Krohwinkel
Rehabilitierende Prozesspflege am Beispiel von Apoplexiekranken
Fördernde Prozesspflege als System

Verlag Hans Huber
Programmbereich Pflege

Beirat Wissenschaft
Angelika Abt-Zegelin, Dortmund
Silvia Käppeli, Zürich
Doris Schaeffer, Bielefeld

Jürgen Osterbrink, Salzburg
Christine Sowinski, Köln
Franz Wagner, Berlin

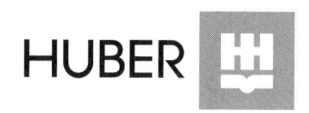

HUBER

Bücher aus verwandten Sachgebieten

Pflegeprozess

Brobst et al.
Der Pflegeprozess in der Praxis
2007[2]. ISBN 973-456-83553-2

Lunney
Arbeitsbuch Pflegediagnosen
Pflegerische Entscheidungs-
findung, kritisches Denken und
diagnostischer Prozess –
Fallstudien und -analysen
2007. ISBN 978-3-456-83840-3

Wilkinson
Das Pflegeprozess-Lehrbuch
2008. ISBN 978-3-456-83348-4

Pflegewissenschaft

Behrens/Langer
Evidence-based Nursing and Caring
2006[2]. ISBN 978-3-456-84318-6

Brandenburg/Dorschner (Hrsg.)
Pflegewissenschaft 1
Einführung in wissenschaftliches
Denken in der Pflege
2008[2]. ISBN 978-3-456-84161-8

Brandenburg/Panfil/Mayer (Hrsg.)
Pflegewissenschaft 2
Einführung in die Methoden der
Pflegeforschung
2007. ISBN 978-3-456-84049-9

Mischo-Kelling/Schütz-Pazzini
Primäre Pflege
2007. ISBN 978-3-456-84322-3

Polit/Beck/Hungler
Lehrbuch Pflegeforschung
2004. ISBN 978-3-456-83937-0

Schaeffer/Moers/Steppe/Meleis
(Hrsg.)
Pflegetheorien
Beispiele aus den USA
1997. ISBN 978-3-456-82744-5

Schnell/Heinritz
Forschungsethik
2006. ISBN 978-3-456-84288-2

Schnepp (Hrsg.)
Angehörige pflegen
2002. ISBN 978-3-456-83677-5

Zegelin
**«Festgenagelt sein» – Der Prozess
des Bettlägerigwerdens**
2005. ISBN 978-3-456-84211-0

Alten-/Langzeitpflege

Abraham et al. (Hrsg.)
**Pflegestandards für die Versorgung
alter Menschen**
2001. ISBN 978-3-456-83424-5

Borker
Nahrungsverweigerung in der Pflege
2002. ISBN 978-3-456-83624-9

Bowlby Sifton
Das Demenz-Buch
Ein «Wegbegleiter» für Angehörige
und Pflegende
2007. ISBN 978-3-456-84416-9

Buchholz/Schürenberg
Lebensbegleitung alter Menschen
Basale Stimulation in der Pflege alter
Menschen
2005[2]. ISBN 978-3-456-84111-3

Fitzgerald Miller
**Coping fördern – Machtlosigkeit
überwinden**
2003. ISBN 3-456-83522-1

Kitwood
Demenz
Der person-zentrierte Ansatz im
Umgang mit verwirrten Menschen
2005[4]. ISBN 978-3-456-84215-8

Knipping (Hrsg.)
Lehrbuch Palliative Care
2007[2]. ISBN 978-3-456-84460-2

Koch-Straube
Fremde Welt Pflegeheim
2003[2]. ISBN 978-3-456-83888-5

Lind
Demenzkranke Menschen pflegen
2007[2]. ISBN 978-3-456-84457-2

Morof Lubkin
Chronisch Kranksein
2002. ISBN 978-3-456-83349-1

Sachweh
«Noch ein Löffelchen?»
Effektive Kommunikation in der
Altenpflege
2006[2]. ISBN 978-3-456-84065-9

Pflege von Menschen mit einem Schlaganfall

Hafner/Meier
Geriatrische Krankheitslehre
Teil I: Psychiatrische und
neurologische Syndrome
2005[4]. ISBN 978-3-456-84204-2

Hülshoff
Das Gehirn
Funktionen und Funktionseinbußen
2000[2]. ISBN 978-3-456-83433-7

Laag/Meyer
Stroke Unit
2000. ISBN 978-3-456-83376-7

van Keeken/Kaemingk (Hrsg.)
**Neurorehabilitation von
Schlaganfallpatienten**
Das NDT-Konzept
2001. ISBN 978-3-456-83350-7

Zinn/Davies
Hemiplegie-Merkblatt
2003[10]. ISBN 978-3-456-83967-7

Weitere Informationen über
unsere Neuerscheinungen finden
Sie im Internet unter:
www.verlag-hanshuber.com

Prof. Monika Krohwinkel

Rehabilitierende Prozesspflege am Beispiel von Apoplexiekranken
Fördernde Prozesspflege als System

3., durchgesehene Auflage

Mit einem Geleitwort von Prof. Dr. Ruth Schröck

Verlag Hans Huber

Prof. Monika Krohwinkel
E-Maill: m.krohwinkel@t-online.de

Lektorat: Jürgen Georg, Mareike Gögler
Titelillustration: pinx. Winterwerb und Partner, Design-Büro, Wiesbaden
Umschlag: Atelier Mühlberg, Basel
Druckvorstufe: sos-buch, Mainz
Druck und buchbinderische Verarbeitung: AZ Druck und Datentechnik GmbH, Kempten
Printed in Germany

Bibliografische Information der Deutschen Bibliothek
Die Deutsche Bibliothek verzeichnet diese Publikation in der Deutschen Nationalbibliografie;
detaillierte bibliografische Daten sind im Internet unter «http://dnb.d-nb.de» abrufbar.

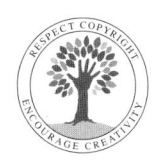

Dieses Werk, einschließlich aller seiner Teile, ist urheberrechtlich geschützt. Jede Verwertung außerhalb der engen Grenzen des Urheberrechtes ist ohne schriftliche Zustimmung des Verlages und der Autorin unzulässig und strafbar. Das gilt insbesondere für Kopien und Vervielfältigungen zu Lehr- und Unterrichtszwecken, Übersetzungen, Mikroverfilmungen sowie die Einspeicherung und Verarbeitung in elektronischen Systemen.

Die Wiedergabe von Gebrauchsnamen, Handelsnamen oder Warenbezeichnungen in diesem Werk berechtigt auch ohne besondere Kennzeichnung nicht zu der Annahme, dass solche Namen im Sinne der Warenzeichen- Markenschutz-Gesetzgebung als frei zu betrachten wären und daher von jedermann benutzt werden dürfen.

Die mit © gekennzeichneten Textteile sind gesondert urheberrechtlich geschützt, die mit ® gekennzeichneten Textteile sind markenrechtlich geschützt. Eine gewerbliche, kommerzielle Nutzung darf nur nach Genehmigung durch die Autorin erfolgen. Der markenrechtliche Schutz erstreckt sich auf Druckerzeugnisse, Software- anwendungen sowie für Aus-, Fort- und Weiterbildung (gewerbliche Zwecke).

Anregungen und Zuschriften bitte an:
Verlag Hans Huber
Hogrefe AG
Lektorat Pflege
z. Hd.: Jürgen Georg
Länggass-Strasse 76
CH-3000 Bern 9
Tel: 0041 (0)31 300 4500
Fax: 0041 (0)31 300 4593

1. Auflage 1993. «Der Pflegeprozess am Beispiel von Apoplexiekranken»,
Nomos Verlagsgesellschaft mbH & Co. KG, Baden-Baden
2. überarb. und erw. Auflage 2007. Verlag Hans Huber, Hogrefe AG, Bern
3. durchgesehene Auflage 2008. Verlag Hans Huber, Hogrefe AG, Bern
© Verlag by Verlag Hans Huber, Hogrefe AG, Bern
ISBN: 978-3-456-84561-6

Inhaltsverzeichnis

	Inhaltsübersichten zu Teil I und II	5
	Geleitwort zur zweiten, überarbeiteten Auflage	9
	Vorwort zur zweiten, überarbeiteten Auflage	11

Teil I: Prozesspflege am Beispiel von Apoplexiekranken 13

	AutorInnen- und MitarbeiterInnenverzeichnis	14
	Grußwort	15
	Vorwort	16
	Einleitung	18

1.	Aneignung des neuesten Wissensstandes und Entwicklung eines theoretischen Rahmenkonzeptes	21
1.1	Vorgehen und Auswertungsschwerpunkte	21
1.2	Ergebnisse empirischer Untersuchungen zur Prozesspflege	23
1.3	Theoretisches Rahmenkonzept zur ganzheitlich-(gesundheits-)fördernden Prozesspflege	28

2.	Untersuchungsdesign	41
2.1	Phasen und Schwerpunkte der Untersuchung	41
2.2	Präzisierung von Untersuchungszielen und Untersuchungsfragen	41
2.3	Methoden und Instrumente zur qualitativen Untersuchung	46
2.4	Methoden und Instrumente zur standardisierten Dokumentationsanalyse	48
2.5	Untersuchungsfelder und Untersuchungsgruppen	50

3.	Explorative Vorstudien und Pretests der Methoden	55
3.1	Zielsetzung und Vorgehen	55
3.2	Explorationen und Erprobung von Methoden zur qualitativen Untersuchung	55
3.3	Erprobung der Untersuchungsinstrumente	62
3.4	Pretests zur standardisierten Pflegedokumentationsanalyse	64

Hauptuntersuchung 67

4.	Durchführung der qualitativen Datenerhebung und Datenanalyse in der Hauptuntersuchung	69
4.1	Untersuchungsphasen und Untersuchungsgruppen	69

| 4.2 | Datenerhebung und Datendokumentation | 70 |
| 4.3 | Durchführung der Datenanalyse | 73 |

5. Qualitative Ergebnisse aus den drei Hauptuntersuchungsebenen, der direkten Pflege, der Pflegedokumentation und der Arbeitsorganisation ... 77
| 5.1 | Ergebnisse aus der Basisuntersuchung | 77 |
| 5.2 | Pflege in der Basis- und in der Postinterventionsuntersuchung im Vergleich | 85 |

6. Analyse der standardisierten Dokumentationsdaten ... 99
6.1	Pflegedokumente, Untersuchungsdimensionen und Fragen	99
6.2	Ergebnisse aus dem Projektkrankenhaus 1	102
6.3	Ergebnisse aus dem Projektkrankenhaus 2	118
6.4	Vergleich zwischen beiden Krankenhäusern	133
6.5	Schlussfolgerungen	144

7. Arbeitsorganisation und Rahmenbedingungen in ihren Auswirkungen auf den Pflegeprozess ... 147
| 7.1 | Arbeitsorganisation und Rahmenbedingungen in der Basisuntersuchung | 147 |
| 7.2 | Basis- und Postinterventionsuntersuchung im Vergleich | 152 |

8. Das Interventionsprojekt ... 163
8.1	Grundlagen, Schwerpunkte und Ziele	163
8.2	Methodisch-didaktische Konzeption	163
8.3	Umsetzung thematischer und inhaltlicher Schwerpunkte der Intervention	168
8.4	Konsequenzen der Projektergebnisse für die Entwicklung praxisintegrierender Aus-, Fort- und Weiterbildung im Pflegeprozess	189

9. Zusammenfassung der Ergebnisse, Schlussfolgerungen und Empfehlungen ... 191
9.1	Entwicklung und Umsetzung von Konzepten und Modellen ganzheitlich-rehabilitierender Prozesspflege	191
9.2	Empirische Ergebnisse	191
9.3	Übertragbarkeit von Konzepten, Methoden und Inhalten der Intervention	194

Literatur ... 197

Teil II: Fördernde Prozesspflege als System – Entstehung, Entwicklung und Anwendung ... 203

Abbildungen
Abb. 1:	Das System Fördernder Prozesspflege (Überblick)	207
Abb. 2:	Fördernde Prozesspflege als System (Einblick)	211
Abb. 3:	Zentrale Konzeptionen und Konzepte	212
Abb. 4:	Rahmenmodell Fördernder Prozesspflege	215
Abb. 5:	Kernaussagen Fördernder Prozesspflege	220
Abb. 6:	ABEDL®-Kategorien im Kontext von Person und Umgebung	221
Abb. 7:	Die ABEDL®-Kategorie «Aktivitäten des Lebens realisieren können»	222
Abb. 8:	ABEDL® «Vitale Funktionen aufrechterhalten können»	223

Abb. 9:	ABEDL® «Sich bewegen können»	224
Abb. 10:	ABEDL® «Kommunizieren können»	226
Abb. 11:	Die ABEDL®-Kategorie «Beziehungen sichern und gestalten können»	231
Abb. 12:	Die ABEDL®-Kategorie «Mit existentiellen Erfahrungen des Lebens umgehen können»	233
Abb. 13:	Der Pflegeprozess im Kontext Fördernder Prozesspflege (direkte Pflege, Dokumentation, Organisation)	237
Abb. 14:	Fördernde Prozesspflege in den Phasen des Pflegeprozesses	236
Abb. 15:	Das ABEDL®-Strukturierungsmodell	242
Abb. 16:	Das Management-Modell: Hauptaufgaben und Verantwortungsbereiche	244
Abb. 17:	Organisation du Umsetzung der Bezugspersonenpflege (Beispiel)	246
Abb. 18:	Pflegediagnose und Pflegeplan (Beispiel aus der Postinterventionsstudie)	249
Abb. 19:	Leitfragen zur Erstellung und Auswertung von Pflegediagnosen und Pflegeplan (Qualitätskriterien)	250
Abb. 20:	Qualitätsentwicklungsmodell	254
Abb. 21:	Kategorien defizitär-versorgender Pflege	255
Abb. 22:	Kategorien Fördernder Prozesspflege	256

Literatur 255

Materialband der Studie 259

1. Zielsetzungen, Schwerpunkte und Vorgehensweisen der Untersuchung 263
2. Untersuchungsmethoden und -instrumente 277
3. Qualitative Dokumentationsanalyse – Synopse der Rohdaten aus der postinterventionsuntersuchung 317
4. Materialien zur Intervention 393

Sachwortverzeichnis 445

Geleitwort zur zweiten, erweiterten Auflage

Als im April 1991 in einem zweitägigen Workshop in Freiburg die hier im Teil I dargestellte und diskutierte Studie zum Pflegeprozess am Beispiel von apoplexiekranken Menschen einer multidisziplinären und multiprofessionellen Teilnehmerschaft als Vertreter von Universitäten, Bundesministerien, berufsverbandlichen Gruppierungen, Gesundheitseinrichtungen und Stiftungen vorgestellt wurde, hatten nur wenige Angehörige der pflegerischen Berufe im deutschsprachigen Europa etwas von Pflegeforschung gehört. Seit den frühen 1960er-Jahren waren Ideen eines sich wandelnden Pflegeverständnisses in der Gesellschaft und in der alltäglichen Praxis vornehmlich aus den USA sowie aus Großbritannien, den Niederlanden und Skandinavien auch nach Deutschland gedrungen, doch ihre Aufnahme war noch recht begrenzt und fand zumindest bis zur Neufassung des Krankenpflegegesetzes in 1985 wenig institutionelle und berufsständische Unterstützung. Das hielt jedoch keineswegs einige der derzeitigen Krankenschwestern und Krankenpfleger davon ab, sich zunehmend mit diesen Ideen und vor allem mit der Entwicklung von Pflegeforschung und der dazu notwendigen Akademisierung der Pflege persönlich auseinanderzusetzen. Durch pflegebezogene Hochschulstudien im Ausland und Erfahrung der sich dort ändernden Pflegepraxis entwickelten sie einen Fundus an Wissen und wissenschaftlichen Kompetenzen, mit denen sie nach Deutschland (vorerst in die alte Bundesrepublik) zurückkehrten. Zu diesen Pionieren gehörte in den 1970er-Jahren auch Monika Krohwinkel. Es war für sie alle keine leichte Aufgabe, ihre Visionen einer wissenschaftlich fundierten und damit nachvollziehbaren Pflegepraxis in die Tat umsetzen zu können oder die Infrastrukturen der Pflegebildung und des Pflegemanagements in einer diesem Ziele angemessenen Weise verändern zu helfen. Daher war es nahezu sensationell, dass das damalige Bundesministerium für Jugend, Familie, Frauen und Gesundheit 1987 bereit war ein erstes pflegespezifisches Forschungsprojekt in der Bundesrepublik Deutschland für drei Jahre zu fördern, obwohl es noch einige Diskussionen und Überredungskünste seitens Monika Krohwinkels brauchte, das Ministerium zu überzeugen, dass eine angemessen akademisch qualifizierte Krankenschwester keinen Arzt als «Leiter» des Projekts benötigte. Somit wurde dies auch nicht nur das erste pflegerische Forschungsunternehmen, sondern auch das erste geleitet und ausgeführt von einer Krankenschwester. Der Empfang der Projektdarstellung und des Forschungsberichtes in dem eingangs erwähnten Freiburger Workshop war enthusiastisch und seminal in der weiteren Entwicklung der noch sehr jungen deutschen Pflegewissenschaft.

All dies wäre Grund genug diese klassische Studie der Pflegepraxis, die an Aktualität nichts verloren hat, gute 15 Jahre später einer nachfolgenden Generation von Pflegenden, Pflegelehrern und Pflegemanagern zu empfehlen und zugänglich zu machen. Doch es gibt noch einen wichtigeren Grund.

Wie Florence Nightingale bemerkte[1], «*Reports are not self-executive*»[2], eine Überzeugung, die zu einem Grundsatz auf allen Ebenen sozialen

---

1 McDonald, Lynn: Florence Nightingale and Public Health Policy: «Theory, Activism and Public Administration», Paper for Origins of Public Health Policy, CSAA Meetings, York University 2006
2 «Berichte setzen sich nicht von selbst um.»

und politischen Wirkens in Großbritannien geworden ist und vom Abteilungsleiter der Klinik bis zum Angeordneten im britischen Unterhaus[3] (des Parlaments) herangezogen wird, um die materiellen und geistigen Ressourcen einzuklagen, die eine Umsetzung erst ermöglichen. Und so ist es auch mit Forschungsberichten. Seit der Pioniertat von Monika Krohwinkel haben sich die Regale in Universitätsbüchereien und Bildungseinrichtungen auf allen Ebenen mit Berichten über abgeschlossene Projekte gefüllt, und wenn darunter auch noch in der Minderheit, so finden sich doch ausgezeichnete Praxisprojekte mit hoher Relevanz für den pflegerischen Alltag. Doch es braucht eine aktive Umsetzungsstrategie in die Pflegepraxis. «*Implementation must be worked out while the report is being written*»[4, 5]. Auch in dieser Hinsicht gehört Monika Krohwinkel in die erste Reihe deutscher Pflegewissenschaftlerinnen, die ihre originale und weiterführenden Forschungsarbeiten der Praxis (und Lehre sowie Management dabei berücksichtigend) unmittelbar zugänglich gemacht hat. Diesen (Lern-)Prozess im Rahmen eines Interviews (Teil II) darzustellen ist erfrischend und bringt die Dynamik zum Ausdruck, die sich in der inhaltlichen Vermittlung und mit dem (Wieder-)Einstieg in die Praxis manifestiert. Ich kenne kein anderes Pflegeforschungsprojekt, das eine derartige Entwicklung aufzuweisen hat. Dazu gehört als ein integraler Bestandteil das Rüstzeug, das zu der von Monika Krohwinkel geforderten theoriegeleiteten Pflegepraxis notwendig ist, wie die Modelle, Konzepte, Kategorien und Prinzipien, die sich beim Denken und Tun in der fördernden Prozesspflege als nützlich und unterstützend erweisen, die aber auch abgewandelt werden können, um die Realität der Pflege widerzuspiegeln und nicht zu erwarten, dass sich diese Realität nach vorgefassten theoretischen Vorstellungen auszurichten hat – die Vorstellung von der ‹Umsetzung von Theorie in die Praxis› ist völlig irreführend. Die theoretische Arbeit, die Monika Krohwinkel geleistet hat, wenn man sie überhaupt von den empirischen Erhebungen und der praktischen pflegerischen Erfahrung trennen kann und sollte, steht nicht auf der einen Seite wie ein Alpenmassiv, das die Praktiker in der ‹Umsetzung› zu erklimmen haben, sondern ist eingewoben in der Wechselbeziehung zwischen der Notwendigkeit zu abstrahieren (zu denken) und den Anforderungen zu handeln (zu tun). Jeder Mensch und somit jeder Pflegende hat ‹theoretische› Vorstellungen, die sein Handeln leiten und aus denen er Möglichkeiten der Interpretation des Geschehens, der Verallgemeinerung und der Vorhersehbarkeit schöpft; nur sind diese oft der gestellten Aufgabe nicht gewachsen. Hier soll die Pflegeforschung Fundierungen schaffen, auf denen relevantere, nützlichere, verständlichere und nachvollziehbarere theoretische Bausteine sich allmählich zu einem Gedankengebäude zusammenfügen lassen, das den Namen einer Pflegetheorie verdient. Es scheint mir, dass die Leistung, die Monika Krohwinkel in dieser Richtung vollbracht hat, noch zu würdigen ist. Vielleicht ist es der Beitrag der deutschen Pflegewissenschaft, (die weithin beklagt, noch keine ‹eigenen› Pflegetheorien entwickelt zu haben), in der internationalen Theoriediskussion in der Pflege aufzuzeigen, dass eine Praxisdisziplin ihre Aufgaben nicht mit einer immer weiter zunehmenden Anzahl von Megatheorien lösen kann. Diese sind ohnehin oft in Gefahr, eher einen ideologischen Streitboden zu bieten, da sich nichts direkt beweisen oder auch nicht beweisen lässt. Vielmehr braucht sie theoretische Konstrukte, die das tatsächliche Tun von Pflegenden differenziert durchdringen können.

Diese 2. überarbeitete und erweiterte Auflage einer zu ihrer Zeit ‹neuartigen› Veröffentlichung in der publizistischen Pflegelandschaft ist nun etwa kein aufgewärmtes Gericht, sondern wieder so neu, frisch und stimulierend, dass man dieses Buch allen Pflegenden, Lehrenden und Managern als einen ständigen Begleiter empfehlen möchte.

Edinburgh
Professor Dr. Ruth Schröck
Im Juli 2007

---

3 House of Commons, Select Committee on Education and Employment Minutes of Evidence, Examination of Witnesses (Questions 120–139), 17 November 1998
4 Mc Donald, ibid
5 «Die Umsetzung muss bedacht werden, wenn der Bericht geschrieben wird.»

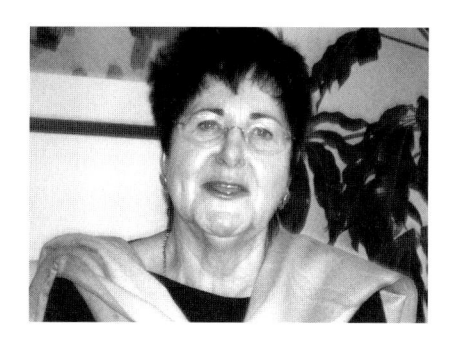

Vorwort zur zweiten, überarbeiteten Auflage

Dreizehn Jahre nach der erstmaligen Publikation der Studie zum «Pflegeprozess am Beispiel von Apoplexiekranken» liegt nun eine zweite, überarbeitete und ergänzte Auflage vor. Ich habe mich zu einer Neuauflage entschlossen, da

- die erste Auflage schon lange vergriffen ist,
- Teilnehmer und Zuhörer meiner Kurse und Vorträge immer wieder danach fragten,
- die Studie zu einem Klassiker der Pflegeforschung avanciert ist und von Studenten der Pflegewissenschaft häufig herangezogen und nachgefragt wird,
- neuere Erkenntnisse, Entwicklungen und Anwendungsbeispiele in eine Neuauflage einfließen sollten,
- Missverständnisse in der Sekundärliteratur mich veranlassten, zentrale Modelle, Konzepte, Kategorien und Prinzipien der «Fördernden Prozesspflege» nochmals in aktualisierter, anschaulicher und verständlicher Form darzustellen.

Der erste Teil der Studie mit den Untersuchungsgrundlagen, der Hauptuntersuchung und dem Materialband wurde durchgesehen, korrigiert und an manchen Stellen inhaltlich gestrafft.

Der neu ergänzte Teil zum System der «Fördernden Prozesspflege»

- gibt einen Überblick über das System der Fördernden Prozesspflege,
- klärt zentrale Modelle, Konzepte, Kategorien, Prinzipien und Verfahren und veranschaulicht diese in Abbildungen und Beispielen,
- beschreibt die Wurzeln und Entstehungsgeschichte der Fördernden Prozesspflege,
- zeichnet nach, wie sie in den zurückliegenden Jahren weiter entwickelt wurde,
- zeigt auf, wie die Konzeption und die Strukturierungshilfe der AEDLs um soziale Beziehungen erweitert wurde, so dass an dieser Stelle die «Aktivitäten, Beziehungen und existenziellen Erfahrungen des Lebens» dargestellt werden können,
- gibt Beispiele dafür, wie die Fördernde Prozesspflege in der Pflegepraxis sowie im Management und in der Qualitätsentwicklung angewendet werden kann.

Den folgenden Personen und Gruppen möchte ich danken:

- Vorrangig den pflegebedürftigen Personen und ihren persönlichen Bezugspersonen sowie allen beteiligten Berufsgruppen dafür, dass sie mir so bereitwillig Einblick in ihre Lebens-, Pflege- und Arbeitswelten gewährt haben. Sie haben mir dadurch erst ermöglicht, diese Erkenntnisse zu gewinnen.
- Den Teilnehmern meiner Schulungen (auch aus anderen Berufsgruppen), die mit großem Engagement dafür sorgen, dass die Fördernde Prozesspflege in der Pflegepraxis und im Pflegemanagement angewendet wird und betroffene Menschen von dieser Anwendung profitieren.
- Ruth Schröck für das kritische Lesen des Manuskriptes und die wertvollen Hinweise sowie für ihr Geleitwort zu dieser Veröffentlichung.

- Meiner Freundin Edda für ihre emotionale Unterstützung und dafür, dass Sie Teile des Manuskriptes auf Verständlichkeit auch für Laien geprüft hat.

- Ganz besonders Jürgen Georg, Lektor beim Verlag Hans Huber, für seine überaus geduldige, engagiert, anregende und fachkompetente Begleitung und für die Erfahrung, dass Prinzipien der Fördernden Prozesspflege durchaus auch in einem Pflegelektorat zur «Förderung von Schreibprozessen» angewendet werden können.

Ich hoffe und wünsche, dass dieses Buch weiterhin dazu beiträgt, Pflegenden und anderen Personen Wissen und Haltungen zur Fördernden Prozesspflege zu vermitteln, damit entsprechend kompetent und achtsam Pflegende in ihrer täglichen Arbeit dazu in der Lage sind, zum wesentlichen Kern der Fördernden Prozesspflege vorzudringen. Dieser besteht darin, pflegebedürftige Menschen und ihre persönlichen Bezugspersonen in unterschiedlichen Lebens- und Pflegeprozessen in ihren Fähigkeiten und Ressourcen zu fördern. Fähigkeiten und Ressourcen, die ihnen helfen beim Erhalten, Erlangen und Wiedererlangen von Unabhängigkeit und Wohlbefinden in ihren Lebensaktivitäten, ihren sozialen Beziehungen und im Umgang mit ihren existenziellen Erfahrungen. Dies soll so geschehen wie es für die betroffenen Menschen und ihre Familien nicht nur möglich, sondern auch von Bedeutung ist. Damit beruflich Pflegende (auch in Zusammenarbeit mit anderen) solche Aufgaben erfüllen können, ist die Weiterentwicklung und Stabilisierung entsprechender Rahmenbedingungen und Strukturen unerlässlich.

Friedberg im Juli 2006

Prof. Monika Krohwinkel

Teil I
Prozesspflege am Beispiel von Apoplexiekranken

Eine Studie zur Erfassung und Entwicklung ganzheitlich-rehabilitierender Prozesspflege

Kapitel 6 – Statistische Bearbeitung und Interpretation der Pflegedokumentation: Sabine Bartholomeyczik

AutorInnen- und MitarbeiterInnenverzeichnis

Wissenschaftliche und pädagogische Leitung, Arbeitsschwerpunkte

Monika Krohwinkel, D.A.N.S. M. Ed., Krankenschwester, Pflege- und Erziehungswissenschaftlerin: Konzeption, Planung, Durchführung und Auswertung des Gesamtprojektes

Wissenschaftliche MitarbeiterInnen

Elke Müller, Krankenschwester, Lehrerin für Krankenpflege (Dipl.), Mitarbeit bei:
- der Entwicklung des standardisierten Instrumentariums
- der Erprobung von qualitativen und standardisierten Datenerhebungsverfahren
- der qualitativen Datenerhebung in der Hauptuntersuchung
- der Raterschulung
- Analysen zu Arbeitsabläufen
- der inner- und interstationären Schulung und Beratung des Pflegepersonals
- der Projektorganisation und -koordination

Dr. Sabine Bartholomeyczik, Krankenschwester und Soziologin: Statistische Bearbeitung der standardisierten Dokumentationsanalyse, Beschreibung und Interpretation

Michael Peine, Diplom-Pädagoge, Mitarbeit bei:
- der Entwicklung von Teilen der standardisierten Instrumente zur Pflegedokumentation
- Durchführung der Datenaufnahme auf EDV-Träger
- Mitarbeit bei der Datenbearbeitung zur standardisierten Dokumentationsanalyse und ihrer statistischen Bearbeitung

- Mitarbeit bei der Datenbeschreibung in der Dateninterpretation in einem Teilbereich der standardisierten Dokumentationsanalyse

Norbert Gelse, Krankenpfleger und Diplom-Psychologe: Mitarbeit bei der Entwicklung und Erprobung der standardisierten Instrumente

Ute Schöniger, Krankenschwester, Diplom-Sozialpädagogin (wissenschaftliche Praktikantin): Mitarbeit bei umfassenden Analysen zur Arbeitsorganisation, Archivierung der Dokumentationsunterlagen und Codierung der Daten zur standardisierten Analyse

Klaus Appel, Krankenpfleger; *Christel Fritsch*, Unterrichtsschwester; Helmut Hahn, Unterrichtspfleger; *Ursula Kroh*, Unterrichtsschwester

Sekretariat: *Brigitte Schulz, Christine Schulze*
Redaktion: *Brigitte Schulz*, Diplom-Soziologin, Redakteurin

Wissenschaftlicher Beirat

Dr. Sabine Bartholomeyczik,
Prof. Dr. R. Krisam,
Renate Reimann, MA
Prof. Dr. Ruth Schröck

Grußwort zur ersten Auflage

Besonders pflegebedürftigen Menschen so weit wie möglich zu helfen und ihre Lebensqualität zu verbessern – das ist das Ziel ganzheitlicher, rehabilitierender Pflege. Dafür hat das Forschungsprojekt «Der Pflegeprozess am Beispiel von Apoplexiekranken» neue Erkenntnisse geliefert. Es widmet sich vorrangig den Bereichen der direkten Pflege, der Pflegeorganisation und der Dokumentation der Pflege.

Im Rahmen dieses Projektes ist es gelungen, ein Pflegemodell zu erarbeiten, das für die Entwicklung besonderer Schwerpunkte, Methoden und Instrumentarien bei der Basisuntersuchung und der Postinterventionsuntersuchung von Apoplexiekranken künftig von entscheidender Bedeutung sein wird.

Die Veröffentlichung des Gesamtforschungsberichtes ergänzt den bereits als Band 12 erschienenen Workshop-Bericht zum Thema «Der pflegerische Beitrag zur Gesundheit in Forschung und Praxis».

Sie wendet sich insbesondere an Pflegende und Pflegeeinrichtungen. Denn sie zeigt Wege auf, wie die Ergebnisse des Forschungsprojektes zum Wohle der Patienten in der täglichen Pflege umgesetzt werden können.

Das Forschungsprojekt verfolgt noch ein zweites Ziel: Es soll eine Anregung sein, die wissenschaftliche Pflegeforschung zum selbstverständlichen Bestandteil der Krankenpflege zu machen. Hier besteht Handlungsbedarf. Deshalb muss es ein erklärtes Ziel sein, Pflegeforschung auch an deutschen Hochschulen zu etablieren.

Ich begrüße es sehr, dass die Entwicklung in den Ländern inzwischen deutlich in diese Richtung geht. Dies ist ein wichtiger Schritt zu einer besseren Anerkennung der professionellen Krankenpflege und der Arbeit der pflegenden Familienangehörigen. Mit ihrem Dienst am Nächsten leisten sie einen unverzichtbaren Beitrag zur Mitmenschlichkeit in unserer Gesellschaft.

Deshalb möchte ich allen, die sich tagtäglich um Pflegebedürftige kümmern, herzlich danken.

Horst Seehofer
Bundesminister für Gesundheit

Vorwort zur ersten Auflage

Der vorliegende Abschlussbericht ist das Ergebnis eines ersten pflegespezifischen Forschungsprojektes in der Bundesrepublik Deutschland, das von einem Bundesministerium (in diesem Falle vom Bundesministerium für Jugend, Familie, Frauen und Gesundheit[1]) für die Dauer von drei Jahren gefördert wurde. Ergänzende Fördermittel wurden von der Agnes Karll-Stiftung für Pflegeforschung und vom Deutschen Berufsverband für Pflegeberufe (DBfK) bereitgestellt.
An den Ergebnissen dieses Projektes sind viele Personen und Gruppen beteiligt.

Dank gebührt den in die Untersuchung einbezogenen PatientInnen sowie ihren Angehörigen und Lebenspartnern für ihre Offenheit im Gespräch und dafür, dass sie mich in ihre Häuser einluden und so die nachklinischen Untersuchungen ermöglichten.

Mein besonderer Dank gilt den Pflegenden, die trotz äußerst geringer personeller Ressourcen und unzureichender Rahmenbedingungen zur Entwicklung ganzheitlich-rehabilitierender Prozesspflege beitrugen und diese im Stationsalltag umsetzten und durchhielten. Ebenso geht mein Dank an die Pflegedienstleitungen und Unterrichtenden, die die Veränderungen engagiert förderten.

Danken möchte ich auch den leitenden ÄrztInnen, den StationsärztInnen, KrankengymnastInnen, SozialarbeiterInnen und SprachtherapeutInnen für ihre Unterstützung und Kooperation.

Besondere Anerkennung gebührt in diesem Zusammenhang den KrankengymnastInnen, die nicht nur engagiert und kontinuierlich an den verschiedenen Seminarveranstaltungen teilnahmen und die Pflegenden bei der Umsetzung ganzheitlich-rehabilitierender Prozesspflege im Stationsalltag unterstützten, sondern darüber hinaus spezifische Interventionsinhalte selbst übernahmen, gestalteten und vorantrieben.

Durch die ausdauernde und fachkompetente Datenaufbereitung der CodiererInnen wurden die erforderlichen Voraussetzungen für eine standardisierte Auswertung der Pflegedokumentation geschaffen.

Weiterhin gilt mein besonderer Dank meinen KollegInnen, die an den wissenschaftlichen Teilen des Projektes mitgearbeitet haben. Sie haben einen substantiellen Anteil am Gelingen des Projektes.

Die Beratung von innerdeutschen und internationalen ExpertInnen hat die Konzeption des Forschungsdesigns befruchtet.

Bei insgesamt engen personellen Ressourcen kommt der wissenschaftlichen Begleitung und Beratung von Frau Reimann, M. A., Frau Professor Schröck, Frau Prof. Dr. Bartholomeyczik und Herrn Professor Krisam eine besondere Bedeutung zu. Sie waren mir über viele Jahre unermüdliche Gesprächspartner und haben in den verschiedenen Projektphasen in Einzel- und in Gruppenberatungen Projektentwürfe und Ergebnisse evaluiert. Sie haben den Fortgang des Projektes immer wieder gefördert, sie haben

---

1 Jetzt Bundesministerium für Gesundheit

wesentlich dazu beigetragen, dass mannigfaltige Fragen, die mit einem solchen Vorhaben verbunden sind, effektiv und zielorientiert geklärt werden konnten.

Danken möchte ich in diesem Zusammenhang auch Herrn Professor von Troschke und der Gesellschaft für Medizinische Forschung im Gesundheitswesen für ihre engagierte und konstruktive Beratung, Begleitung und Kooperation.

Nicht zuletzt danke ich meinen Mitarbeiterinnen im Sekretariat für die gelungene Bearbeitung und Redaktion der Texte.

Monika Krohwinkel
Dezember 1991

Einleitung

Die Ansicht, dass die Pflege alter, kranker oder behinderter Menschen nicht nur auf Tradition und Intuition beruhen darf, sondern dass sie sich auf wissenschaftliche Erkenntnisse stützen muss, wird im europäischen Raum seit Ende der 1950er-Jahre vertreten und hat in mehreren Ländern schon frühzeitig zu gesundheitspolitischen und bildungspolitischen Konsequenzen geführt. Hierzu gehört eine systematische Förderung von Pflegeforschung.

Mit der Förderung des vorliegenden Forschungsprojektes hat im Jahre 1988 ein Bundesministerium diesem Bedarf erstmalig entsprochen.

Anlass für die Förderung war das Krankenpflegegesetz von 1985, das als primäres Ausbildungsziel die sach- und fachkundige, umfassende, geplante Pflege von PatientInnen festlegt. Als weiteres Ausbildungsziel wird die Gesundheitsberatung genannt. Beide Ausbildungsziele bedingen eine Qualifizierung des bereits ausgebildeten Pflegepersonals und die Schaffung entsprechender Strukturen und Rahmenbedingungen für die Umsetzung und Sicherung einer solchen Pflegepraxis und Ausbildung. Das Forschungsprojekt liefert neue Erkenntnisse für die umfassende Umsetzung des Pflegeprozesses als Grundvoraussetzung für eine zielorientierte Aus-, Fort- und Weiterbildung des Krankenpflegepersonals. Darüber hinaus wurde der Beitrag der Pflege zur Gesundheitsentwicklung pflegeabhängiger Menschen am Beispiel von Apoplexiekranken ermittelt.

Im zentralen Interesse des Projektes liegt die Erfassung und Entwicklung ganzheitlich-rehabilitierender Prozesspflege in den drei Hauptverantwortungsbereichen der Pflege: Direkte Pflege, Pflegeorganisation und Pflegedokumentation. Ergänzend hierzu erfasst die Studie strukturelle und personelle Rahmenbedingungen und Ressourcen. Für das Projekt wurde ein Pflegemodell erarbeitet, das sowohl für die Entwicklung von Schwerpunkten, Methoden, Instrumenten und Ergebnissen der Basis- und Postinterventionsuntersuchung, als auch für die dargestellten Veränderungen im Interventionsprozess von entscheidender Bedeutung ist.

Aus dem theoretischen Rahmenkonzept und den Praxisdaten werden in einer Synthese im Sinne praxisintegrierender (handlungsanleitender) Theoriebildung Indikatoren, Muster und Kategorien defizitärer und ganzheitlich-rehabilitierender Prozesspflege gegenübergestellt und in ihren Auswirkungen auf PatientInnen, Pflegende und Lernende überprüft. Das Projekt beantwortet hiermit zentrale Fragen zu Konzepten, Methoden und Inhalten ganzheitlich-fördernder Prozesspflege.

Mit dem konzeptuellen Rahmen, den Untersuchungsergebnissen und dem Interventionsprogramm liegt ein geeignetes Schulungsmodell vor, das in ähnlichen Interventionsprogrammen sowie bei curricularen Entwicklungen in der pflegerischen Aus-, Fort- und Weiterbildung Anwendung finden kann. Der Abschlussbericht ist in zwei Hauptteile untergliedert. Der erste Teil stellt die Untersuchungsgrundlagen vor. Zunächst werden hierzu themenbezogen Ergebnisse aus anderen Forschungsprojekten aufbereitet und das konzeptuelle Pflegemodell entwickelt.

Im zweiten und dritten Kapitel werden das Untersuchungsdesign sowie die explorativen Vorstudien und Pretests beschrieben und evaluiert.

Der zweite Teil des Berichtes befasst sich mit der Durchführung und den Ergebnissen der Hauptuntersuchung und stellt das Interventionsprojekt vor.

Die Ergebnisse der Basis- und der Postinterventionsuntersuchung werden in den Kapiteln 5 bis 7 präsentiert. Hier werden auch zentrale Interdependenzen aufgezeigt.

Im Kapitel 8 werden Konzepte, Methoden, Inhalte und Ergebnisse der Intervention besprochen. Auch hier werden Untersuchungsergebnisse weiterführend erläutert.

Schlussfolgerungen und Zusammenfassungen sind den jeweiligen Kapiteln zugeordnet.

Im letzten Kapitel werden zentrale Ergebnisse aufgegriffen und Empfehlungen für die Umsetzung ganzheitlich-rehabilitierender Prozesspflege ausgesprochen.

Teil des Abschlussberichtes ist ein Materialband. Er enthält die verwendeten Unterlagen zu den Schwerpunkten und Vorgehensweisen der Untersuchung, zu Methoden und Instrumenten sowie zu Materialien der Intervention.

1 Aneignung des neuen Forschungsstandes und Entwicklung eines theoretischen Rahmenkonzeptes

1.1 Vorgehen und Auswertungsschwerpunkte

In der Bundesrepublik Deutschland liegen Erkenntnisse zu personenorientierten Theorien und konzeptuellen Modellen der Pflege im Sinne ganzheitlich-rehabilitierender Prozesspflege sowie entsprechende Forschungsergebnisse in allgemein zugänglicher Form kaum vor. Für die vorliegende Studie war es deshalb erforderlich, zunächst grundlegend ein pflegespezifisches und projektförderliches theoretisches Konzept zu erarbeiten. Dies erfolgte unter Einbeziehung der Ergebnisse von Expertenbefragungen sowie einer entsprechenden Literaturanalyse.

1.1.1 Expertenbefragungen

Befragungen zur Einführung des Pflegeprozesses bei Apoplexiekranken

In den Austausch über die Einführung des Pflegeprozesses im Allgemeinen und über den Pflegeprozess bei Apoplexiekranken im Besonderen wurden ExpertInnen aus den folgenden Fachgebieten einbezogen:

- LogopädInnen zur Kommunikation
- PhysiotherapeutInnen (KrankengymnastInnen) zur Bewegung und Mobilisation
- ErgotherapeutInnen zu postklinischen Selbstpflegeaktivitäten
- Pflegende in der Gemeindepflege zur postklinischen Versorgung
- ExpertInnen zur Umsetzung des Pflegeprozesses in Ausbildung und Praxis
- die Pflegeforscherin Dr. Axelsson (Universität Umea) zu Ess- und Schluckbeschwerden
- die Pflegeforscherin Dr. Hamrin (Professorin für Pflegewissenschaft, Linköping) zu Erkenntnissen pflegerischer Rehabilitation von Schlaganfallpatienten in Akutkrankenhäusern sowie zu methodologischen Aspekten ihrer Forschung.

Im Rahmen der Projektvorbereitung fand ein einwöchiger Workshop für wissenschaftliche MitarbeiterInnen des Forschungsprojektes zum Thema «Rehabilitierende Methoden zur Diagnostik und Therapie und pflegerische Intervention» mit praktischen Übungen statt. Der Workshop wurde in Zusammenarbeit mit namhaften LeiterInnen von Lehranstalten aus den Bereichen Logopädie, Physiotherapie und Ergotherapie durchgeführt.

Das Ziel war, Beobachtungs- und Verhaltensmuster der wissenschaftlichen MitarbeiterInnen auf der Grundlage neuer Erkenntnisse und Verfahrensweisen zu überprüfen und an den neuesten Stand anzugleichen.

In diesem Zusammenhang wurden auch mit Hilfe der Literatur problemorientiert Checklisten, Zeichnungen, Fotografien und Texte zu rehabilitierenden Techniken zusammengestellt. Dieses Material wurde zum einen zur Reliabilitätsabsicherung der Beobachtungen im direkten Pflegebereich entwickelt, zum anderen wurde es zu Schulungszwecken im Interventionsprojekt herangezogen und dort weiterentwickelt (vgl. Kap. 3.4 und Kap. 8.3).

Expertenbefragung zu inhaltlichen und forschungsmethodologischen Fragen

Auf der Grundlage der aus der Literatur gewonnenen Erkenntnisse und des theoretischen Rahmenkonzeptes (Kap. 1.2 und 1.3) konnte in weiteren Arbeitsschritten die Forschungsstrategie mit wissenschaftlichen Beratern und Experten aus dem In- und Ausland unter forschungsmethodologischen Gesichtspunkten diskutiert werden.

Folgende nationale und internationale ExpertInnen wurden hinzugezogen:

- Dr. M. Farell, Chief-Nursing-Officer, WHO-Regionalbüro Europa, Kopenhagen
- Frau E. Stussi, Regional-Nursing-Officer, WHO-Regionalbüro Europa, Kopenhagen
- Dr. I. Svensson, Chief-Scientist, Health Research, WHO-Regionalbüro Europa, Kopenhagen
- Dr. M. Lorensen, Professorin für Pflegewissenschaften an der Universität Oslo
- Frau Brüschweiler, stellvertretende Direktorin der Schweizer Nationalstudie zum Pflegeprozess
- Dr. R. Rest, Professor für Erziehungswissenschaften an der Fachhochschule Dortmund
- Dr. med. Füsgen, Professor für Gerontologie an der Universität Witten-Herdecke.

Aufgrund der komplexen interdependenten Phänomene, die im Rahmen dieser Studie zu untersuchen waren, diskutierte die Forschungsleitung schwerpunktmäßig qualitative Untersuchungsstrategien. Die BeraterInnen befürworteten die Auswahl der Methoden und Schwerpunkte. Die weitere Projektberatung übernahm ein wissenschaftlicher Beirat.

1.1.2 Literaturanalyse

Die Literaturanalyse stützte sich auf die folgenden Quellen:

1. Literatursuchsysteme
   - International Nursing Index 1977–1987
   - DIMDI (Deutsches Institut für medizinische Dokumentation und Information)
2. Ausgewählte Dissertationen und Abstracts von Pflegeforschungsprojekten der folgenden Universitäten:
   - Universität Manchester
   - Universität Edinburgh
   - Universität Oslo
   - Universität Helsinki
   - Universität Uppsala
3. Veröffentlichungen der Workgroup of European Nurse-Researchers 1981–1987;
4. Forschungsberichte des Bundesministeriums für Arbeit und Soziales;
5. Pflegewissenschaftliche Journale:
   - Journal of Advanced Nursing 1972–1987
   - Nursing Research 1980–1987
   - Scandinavian Journal of Caring Sciences;
6. Deutschsprachige Kranken- und Altenpflegezeitschriften und wissenschaftliche Literatur.

Themenbezogen wertete die Forschungsleiterin die folgenden Schwerpunkte aus:

- Ergebnisse empirischer Untersuchungen zum Pflegeprozess
- wissenschaftliche Erkenntnisse zur ganzheitlich-rehabilitierenden Pflege von Patienten mit der Diagnose «Apoplektischer Insult»
- Literatur zur Entwicklung eines theoretischen Rahmenkonzeptes.

Zur Literaturanalyse gehörte zum einen die Untersuchung der verschiedenen Modelle des Pflegeprozesses sowie der Pflegeprozessmethode mit ihren einzelnen Sequenzen, ihren Techniken und Methoden. Darüber hinaus war die theoretische Reflexion über die dem Pflegeprozess zugrunde liegenden Schlüsselkonzepte, Theorien und konzeptuellen Modelle der Pflege erforderlich.

Die Literatur zeigte, dass der Pflegeprozess (ohne pflegetheoretischen Hintergrund) nur die Anwendung einer wissenschaftlich begründeten Problemlösungsmethode in der pflegerischen Praxis ist (Hegevary 1982). Deutschsprachige

Veröffentlichungen zum Pflegeprozess machten deutlich, dass in der Bundesrepublik noch weitgehend nebulöse Vorstellungen vom Pflegeprozess (in der Praxis, aber auch im Unterricht) vorherrschen. Überwiegend werden hier nur die technisch-instrumentellen Aspekte des Pflegeprozesses berücksichtigt, zum Beispiel die Einführung eines Dokumentationssystems.

1.2 Ergebnisse empirischer Untersuchungen zur Prozesspflege

1.2.1 Pflegeprozessdokumentation

Zwei Studien, nämlich die multinationale Studie der Weltgesundheitsorganisation (WHO), Regionalbüro Europa, (Ashworth et al. 1987) sowie die Schweizer Nationale Studie (Exchaquet et al. 1986) nehmen die Pflegeprozessdokumentation als Grundlage für ihre Forschung. Beide Studien sind deskriptiver Art.

In der multinationalen Studie der WHO wurden zum Zweck der Untersuchung komplexe Dokumentationsformulare entwickelt, die sowohl von den Pflegepraktikern verwendet wurden, als auch gleichzeitig den ForscherInnen als Instrumentarien für die Kodierung der Daten dienten (vgl. Kap. 2.4).

Zwei Untersuchungsergebnisse aus dieser Studie scheinen hier von Bedeutung:

1. Das Pflegepersonal in den beteiligten Zentren war nach entsprechender Schulung in der Lage, systematisch pflegerische Bedürfnisse zu dokumentieren, Pflegeziele schriftlich zu formulieren und einen schriftlichen Pflegeplan bedürfnis- und zielorientierter aufzustellen.

2. Die Häufigkeit der dokumentierten Pflegebedürfnisse und Pflegemaßnahmen erhöhte sich signifikant nach Abschluss entsprechender Schulungen. Die dokumentierten Pflegebedürfnisse und -maßnahmen blieben aber schwerpunktmäßig im physisch-funktionalen Bereich der Pflege. Die Ursachen für diese einseitige Entwicklung konnten in der Studie nicht geklärt werden.

Die Schweizer Studie (Exchaquet et al. 1986) hat, ähnlich wie die WHO-Studie, im Zusammenhang mit der Einführung des Pflegeprozesses den Schwerpunkt in der Weiterbildung von Krankenschwestern und Krankenpflegern zur Entwicklung und Verbesserung von professioneller Pflege gesehen. Auch sie nutzt als Erfassungsgrundlage die Pflegedokumentation. Zum Zweck der Kodierung und der anschließenden Datenanalyse wurden aber gesonderte komplexe Erhebungsinstrumente entwickelt. Ergänzt wurden die dokumentationsanalytischen Erhebungen durch Befragungen der für die Pflege des jeweiligen Patienten verantwortlichen Pflegeperson.

Aus einer Faktorenanalyse und einer Varianzanalyse der erhobenen Daten schlossen die ForscherInnen auf Wertveränderungen beim Pflegepersonal, die dadurch deutlich wurden, dass im Vergleich zur ersten Phase der Untersuchung, die Anzahl der Informationen über die physischen, die psychosozialen und die geistigen Bedürfnisse der Patienten signifikant stieg. In der Dokumentation wurden zunehmend die PatientInnen und ihre Aussagen als Informationsquelle angegeben. Die InterventorInnen (hier auch: ForscherInnen) sahen diese Veränderungen in engem Zusammenhang mit der Art der Schulung, in der nicht nur Wissen und Können im Bereich einer exakten Dokumentation des Pflegeprozesses vermittelt, sondern auch Schwerpunkte im Hinblick auf Veränderungen von Wissen und Werthaltungen gesetzt wurden.

Kontrolluntersuchungen darüber, ob die Pflegeprozessdokumentation mit der Pflege im direkten Pflegebereich übereinstimmte, konnten in den vorgenannten Studien nicht durchgeführt werden. In beiden Studien wurden jedoch solche Untersuchungen für erforderlich gehalten. Die WHO-Studie empfiehlt für solche Folgestudien «indepth research and to facilitate comparative Studies, Intervention Studies or both» (Ashworth et al. 1987, S. 38).

Im deutschsprachigen Raum analysierten unter anderem Dorfmeister (1986) und Seidl et al. (1988) die Pflegedokumentation. Sie untersuchten nicht nur Häufigkeiten von Informationen bezüglich ausgewählter Pflegebereiche, sondern auch die Qualität der Formulierungen in Bezug auf ihre Aussagekraft. Krause (1982) führte eine Studie über die Berücksichtigung und Gewichtung physiologischer, psychologischer und sozialer Bedürfnisse in der Pflegedokumentation durch und verglich die Pflegedokumentationen in Allgemeinen Krankenhäusern, Psychiatrischen Kliniken und Gesundheitszentren. Schomburg (1984, 1985) untersuchte Eintragungen in Pflegeberichten und ordnete diese kategorial den Bereichen «Verhalten und Erleben des Patienten», «Routine- und Funktionsabläufe (Organisatorische Belange)» und «Vitalwerte, Medikamentenverabreichung (= Fieberkurveneintragungen)» zu.

Die hier angeführten Studien gehen (z. T. methodisch abgesichert) davon aus, dass das Vorkommen beziehungsweise Nichtvorkommen von bestimmten Problemen beziehungsweise Maßnahmen sowie ihre relativen und absoluten Häufigkeitsverteilungen in der Dokumentation, Rückschlüsse zulassen auf die durch die Implementierung des Pflegeprozesses veränderte Pflegequalität und auf eine Neuorientierung der Pflegenden. Verschiedene Untersuchungen zeigen jedoch, dass eine Pflegedokumentationsanalyse für sich noch keine Aussage über die tatsächlich geleistete Pflege macht (vgl. Hegevary & Haussmann 1976; Käppeli 1984; Krohwinkel 1984; Miller 1987).

1.2.2
Zusammenhänge zwischen der Effektivität des Pflegeprozesses und der pflegerischen Arbeitsorganisation

Eine genauere Betrachtung des WHO-Projektes und der Schweizer Studie zeigt, dass in allen teilnehmenden Zentren eine patientenbezogene Arbeitsorganisation bereits vor Beginn der Untersuchung eingeführt worden war. In einigen Zentren wurde diese patientenbezogene Arbeitsorganisation (deutschsprachig auch «Zimmerpflege» oder «Bereichspflege» genannt) zur Primären Bezugspersonenpflege *(Primary Nursing)* weiterentwickelt (Krohwinkel 1982, 1984; Schomburg 1984; vgl. auch Kap. 1.3.5).

Zur Organisationsform «Primary Nursing» (vgl. S. 38) liegen im Ausland seit Mitte der 1970er-Jahre Forschungsergebnisse vor. Felton (1975) zeigt in ihrer Studie positive Auswirkungen dieses Pflegesystems auf Pflegestandards und auf Ausbildungsqualität. Shulka (1981) zweifelt in einer Anschlussstudie aufgrund ihrer Forschungsergebnisse dieses Pflegesystem als primären Faktor zur Pflegeeffizienz und Ausbildungsqualität allerdings an. Sie kommt zu dem Schluss, dass bei unterschiedlichen Organisationsformen die Persönlichkeit der Pflegenden und ihre Fachkenntnisse von größerer Bedeutung sind als die Organisationsform. Trotz einiger sich widersprechender Ergebnisse zeigen jedoch zunehmend Studien die positiven Auswirkungen einer solchen Pflegeorganisation auf.

In ihrer Analyse verschiedener Untersuchungsprojekte zur Primären Bezugspersonenpflege unterstreicht Hegevary (1982) dann auch die Notwendigkeit, den Pflegeprozess als interpersonellen Beziehungs- und Problemlösungsprozess zu sehen und durch eine entsprechende patientenorientierte Organisationsform zu ergänzen, um damit die Effektivität pflegerischen Handelns zu stützen. Myöhänen (1986) und Perälä (1986) gehören zu den Forscherinnen, deren Untersuchungen die signifikant positiven Veränderungen im Wissen des Pflegepersonals über die individuelle Pflegesituation der Patienten deutlich machen und die inhaltliche Verbesserung der Pflegeprozessdokumentation in Zusammenhang bringen mit der Einführung der Primären Bezugspersonenpflege.

In einer qualitativen Studie untersucht Krohwinkel (1984) Diskontinuität in der Pflege in ihrer Auswirkung auf alte Menschen im Krankenhaus. Als «kontinuierlich» wurde in dieser Studie Pflege bezeichnet, wenn Patienten mit unveränderten Problemen/Bedürfnissen gleiche oder sich ähnelnde Pflege erhalten. Als «diskontinuierlich» wurde Pflege kategorisiert, wenn durch Wechsel des Pflegepersonals starke Unterschiede im Verhalten der Pflegenden erkennbar wurden. Das hohe Maß an Diskontinuität wurde in dieser Studie in Zusammenhang mit der funktionellen Arbeitsteilung (funktionelle Pflege) gesehen. Die Untersuchung beleuchtet Auswirkungen dieser Diskontinuität auf Entwicklung von Unabhängigkeit und Wohlbefinden von PatientInnen.

Miller (1987) hat schließlich in einer vergleichenden Studie in zehn britischen Krankenhäusern verschiedene Methoden der Arbeitsorganisation in ihren Auswirkungen auf den Zustand älterer Patienten im Krankenhaus untersucht. Auf allen Stationen wurde mit einer Pflegeprozessdokumentation (hier Pflegepläne) gearbeitet. Die Ergebnisse zeigen erhebliche Unterschiede zwischen den verrichtungsorientierten Stationen und den Stationen, die patientenorientiert organisiert waren. Die Ergebnisse zeigen unter anderem, dass PatientInnen mit vergleichbarer Pflegeabhängigkeit bei der Einweisung nach jeweils einem vierwöchigen Krankenhausaufenthalt auf funktionell organisierten Stationen eindeutig pflegeabhängiger waren als auf Stationen mit patientenorientierten Organisationsformen. Pflegende auf tätigkeitsorientierten Stationen leisteten häufiger kompensierende Pflege, das heißt, sie führten die Maßnahmen für die Patienten durch, während auf den patientenorientierten Pflegestationen mehr unterstützende, unabhängigkeitsfördernde Pflege sichtbar wurde. Außerdem zeigen die Ergebnisse, dass auf diesen Stationen Pflegende stärker die Fähigkeiten der PatientInnen herausarbeiteten und stützten.

Die Untersuchung legt dar, dass sich eine tätigkeitsorientierte (funktionelle) Organisation im Gegensatz zu einer patientenorientierten Organisation nachhaltig negativ auf die Selbständigkeit (Unabhängigkeit) dieser Patientengruppe auswirkt. Die Forscherin präsentiert in ihren Veröffentlichungen Zahlen, die ein signifikant häufigeres Auftreten von Komplikationen (Kontrakturen, Immobilität, Druck-Geschwüren, Inkontinenz) auf den tätigkeitsorientierten Stationen nachweisen. Diese Komplikationen trugen bei den in die Untersuchung einbezogenen PatientInnen zu einem längeren Krankenhausaufenthalt bei. Die Verlängerung der Verweildauer der PatientInnen wird mit durchschnittlich 32 Tagen angegeben.

Aus dem deutschsprachigen Raum liegen Forschungsergebnisse zur Auswirkung patientenorientierter Pflegeorganisation bisher noch nicht vor. Allerdings wurden vereinzelt positive Erfahrungen aus der Pflegepraxis zur kombinierten Einführung pflegeprozessorientierter Dokumentation und einer entsprechenden Arbeitsorganisation («modifizierte Bezugspersonenpflege») veröffentlicht (s. z. B. Schomburg 1983, 1984).

Elkeles (1985); macht in seiner Untersuchung die Dysfunktionalität einer funktions- beziehungsweise tätigkeitsorientierten Pflege deutlich. Taubert et al. (1985) kommen in der Auswertung ihres Interventionsprojektes «Von der krankheitsorientierten zur patientenorientierten Krankenpflege» zu der Einschätzung, dass bei der funktionellen Pflege eine individuelle ganzheitliche Betreuung erschwert ist, eine umfassende Information über alle zu betreuenden Patienten für den Pflegenden nicht möglich ist und auf individuelle Bedürfnisse des Patienten nicht systematisch eingegangen werden kann. Für das an der Studie beteiligte Pflegepersonal bedeutete dies, dass es in der funktionalen Pflege weder sein Wissensspektrum noch seine Handlungskompetenzen in ausreichendem Maße einsetzen konnte. Die VerfasserInnen propagieren deshalb eine ganzheitliche und patientenorientierte Pflegeorganisation als Voraussetzung zur Realisierung einer geplanten, umfassenden und systematischen Pflege (Pflegeprozess), damit der Patient nicht als anonymes Objekt, sondern als individuelle Persönlichkeit wahrgenommen wird. Eine solche Veränderung erfordert nach Auffassung der AutorInnen aber auch ein entsprechend verändertes Wissen und veränderte Werthaltungen.

1.2.3
Zusammenhänge zwischen Werten, Wissen und Handeln in ihren Auswirkungen auf den Pflegeprozess

Die nachfolgend beschriebenen Untersuchungsergebnisse geben Grund zu der Annahme, dass eine einseitige Einführung des Pflegeprozesses in Form von Pflegeprozessdokumentationen noch keine Verbesserung pflegerischer Leistung im direkten Pflegebereich nach sich ziehen muss. Die Effektivität des Pflegeprozesses ist vor allem dort zu überprüfen, wo Pflege geschieht, das heißt, im *direkten Pflegebereich* (vgl. Hegevary und Haussmann 1976).

In ihren Untersuchungen im Bereich der direkten Pflege fanden beispielsweise Wells (1980) und Heidenborg (1981) heraus, dass Pflegende ihre Einschätzung der pflegerischen Bedürfnisse und Fähigkeiten von Patienten nicht mit den Patienten abstimmten und damit oft die Fähigkeit der Patienten zur Entwicklung unabhängiger Selbstpflege im pflegerischen Handeln außer acht ließen.

Krohwinkel (1984) zeigt dazu, dass sich die Sichtweise des Patienten zu seinen Bedürfnissen, Problemen und Fähigkeiten und zu seinen Prioritäten, bezogen auf Unabhängigkeit und Wohlbefinden, nur teilweise (und dann auch nur oberflächlich) mit den Vorstellungen und dem Wissen der Pflegenden deckte. Sie stimmte darüber hinaus nur selten mit den in der Pflegedokumentation zu findenden Daten überein.

Dieses Phänomen der Unsichtbarkeit verdient besondere Beachtung. Als *unsichtbar* wurde in dieser Studie bezeichnet, was weder als Verhalten des Pflegepersonals dem Patienten gegenüber beobachtet wurde, noch in den pflegerischen Übergaben erwähnt oder in der pflegerischen Dokumentation wiederzufinden war. Neben den unsichtbaren Sichtweisen der PatientInnen, bezogen auf ihre Probleme und Fähigkeiten, war auch feststellbar, dass das *eigene Verhalten* in seinen Auswirkungen auf den Patienten unsichtbar blieb. Dieses Verhalten wurde in einzelnen pflegerischen Handlungen beobachtet und in *zwei Dimensionen* kategorisiert, kodiert und analysiert:

1. *Die physisch-funktionale Dimension pflegerischen Verhaltens.* Diese erfasste das technisch-instrumentelle Handeln in den einzelnen Pflegemaßnahmen, bezogen auf vorher erhobene Bedürfnisse/Probleme des Patienten.

2. *Die willentlich-emotionale Dimension.* In dieser Dimension wurden die pädagogisch-psychologischen Aspekte pflegerischen Verhaltens im Hinblick auf Motivierungs- und Entscheidungsförderung des Patienten untersucht.

In der physisch-funktionalen Dimension wurde ein großes Ausmaß an unabhängigkeitsförderndem Verhalten beobachtet. In der willentlich-emotionalen Dimension war dagegen das Verhalten des Pflegepersonals weitgehend abhängigkeitsfördernd. Dieses Verhalten war den Pflegenden selbst nicht bewusst. Zusammenhänge zwischen konkretem Pflegeverhalten und negativen Entwicklungen von Unabhängigkeit und Wohlbefinden der PatientInnen wurden von den Pflegenden selbst nicht erkannt. In der Studie wurden u. a. Interdependenzen zwischen Prioritäten traditioneller Pflegeausbildung, welche, trotz anderer Zielvorgaben, hauptsächlich die Entwicklung physisch-funktionaler Handlungskompetenz fördert, und der beobachteten Praxis festgestellt.

Käppeli (1984) untersuchte Interdependenzen zwischen pflegerischen Bedürfnissen geriatrischer Patienten und der Pflege, die sie tatsächlich erhielten. Die Pflegeleistungen wurden in Zusammenhang gebracht mit der professionellen Orientierung der Pflegenden, das heißt, mit ihren Werten und Zielen und ihrer pflegerischen Handlungskompetenz. Die Ergebnisse resultieren aus einer kontinuierlichen, komparativen Analyse von 437 Interaktionen zwischen Pflegenden und Patienten. Die Studie zeigt, dass Patientenbedürfnisse, auch wenn sie vom Patienten selbst geäußert wurden, nur in der Weise berücksichtigt wurden, wie die Pflegenden diese individuell und unabhängig voneinander interpretierten. Dabei wurden große Unterschiede deutlich. Die professionelle Orientierung einiger hatte einerseits zur Folge, dass Pflegeleistungen effektiv waren, das heißt, dass sie zur Lebensqualität der Patienten beitrugen. Diese Einschätzung wurde in der Studie in Zusammenhang gebracht mit einer positiven Haltung der Pflegenden älteren Menschen gegenüber und mit patientenorientierten Zielen der Pflegenden sowie mit den Fähigkeiten der Pflegenden, mit Unsicherheiten fertig zu werden, die in klinischen Strukturen immer wieder vorzufinden sind.

Die Studie zeigt, wie im Gegensatz zu den positiven Einstellungs- und Verhaltensmustern dieser Pflegenden, andere Pflegende ineffektiv pflegten. Sie beeinflussten durch ihr pflegerisches Verhalten die Lebensqualität von Patienten negativ und erzeugten darüber hinaus zusätzliche Probleme für die Patienten. Die beobachteten Handlungsmuster korrelierten mit einer negativen Einschätzung der PatientInnen durch die Pflegenden, mit Indifferenz (hier «Unentschiedenheit») oder auch mit Gleichgültigkeit. Dieses Verhalten wurde mitverursacht durch institutions- oder medizindiagnostisch orientierte Ziele und durch mangelnde Fähigkeit der Pflegenden, strukturbedingte Unsicherheiten im klinischen Alltag zu verarbeiten.

1.2.4
Untersuchungen zur Pflege von PatientInnen mit der Diagnose «Apoplektischer Insult»

In Studien zum Pflegeprozess wurden Apoplexiekranke, als spezifische Gruppe, vor dieser Untersuchung nicht einbezogen. Vereinzelt lagen aber Veröffentlichungen zur rehabilitierenden Pflege von Apoplexiekranken vor. Diese kamen hauptsächlich aus dem Ausland (vgl. Axelsson et al. 1986, Axelsson 1988, Hamrin 1981, Johnstone 1976, Parry 1976, Poole 1976). Zur Erfassung von Problemsituationen und zur Anwendung wissenschaftlich abgesicherter Methoden zum Rehabilitationsprozess wurde primär die folgende Literatur ausgewählt (vgl. Kap. 8):

- zum Umgang mit Apoplexiekranken unter besonderer Berücksichtigung neurologischer und psychosozialer Grundprobleme: Affolter et al. 1980; Bobath 1970, 1985; Davies 1986; Hamrin 1982
- zu Bewegungsproblemen bei Hemiplegie: Bobath 1985; Dardier 1987; Davies 1986
- zu Ess-, Kau- und Schluckproblemen: Axelsson et al. 1986; Axelsson 1988; Schalch 1984
- zu Problemen der Inkontinenz und Obstipation: Füsgen et al. 1987; Hollo 1984; Willington 1976
- zu Problemen der Orientierung, des Gesichtsfeldes und der Wahrnehmung: Affolter 1977, 1980; Dardier 1987; Davies 1986
- zu Hilfen für die Verhinderung von Desorientierung: Affolter 1977, 1980; Grond 1984; Wolanin et al. 1981
- zu Problemen der Kommunikation bei Aphasie: Braun 1984; Eitner-Lau 1985; Kotten 1984; Pagoda 1984; Poek et al. 1977; Springer et al. 1984; Temp 1984.

In der gesichteten medizinischen Literatur wird von einigen AutorInnen neben der apoplektischen Grunderkrankung ebenfalls auf die oben genannten Sekundärerkrankungen (Sekundärprobleme) aufmerksam gemacht. Füsgen (1988) stellt den Zusammenhang von Immobilität und dem Auftreten von Sekundärerkrankungen her, wenn er schreibt, dass durch Bettlägerigkeit die ohnehin gestörte neuromuskuläre Belastbarkeit der PatientInnen weiter abnimmt. So können durch multiples Zusammenwirken zum apoplektischen Insult Zweiterkrankungen hinzukommen, wie hypostatische Bronchopneumonie, Dekubitalulzera, Thrombophlebitiden, Harnwegsinfekte, Inkontinenz, Obstipation, Schluckstörungen, Verwirrtheitszustände und andere Erscheinungen. Von besonderer Bedeutung für die Frührehabilitation ist deshalb die Frühmobilisation.

Lehr (1979) macht als eine der ersten Autorinnen in der Bundesrepublik Deutschland auf das Problem der sekundären psychosomatischen Reaktion aufmerksam. Sie weist in diesem Zusammenhang darauf hin, dass es oft nicht zu unterscheiden ist, inwieweit depressive Verstimmungen Folge von Hirnstörungen oder Reaktionen auf die Krankheitserfahrung sind. Dennoch kommt es im klinischen Alltag insbesondere in diesem Bereich immer wieder zu vorschnellen Kategorisierungen. Eine verständnisvolle und positiv-emotionale Beziehung kann deswegen mitentscheidend für den Gesundungsprozess sein. Barolin et al. (1985) unterstützen andere Autoren, wenn sie fordern, dass Angehörige oder andere Bezugspersonen der Erkrankten frühzeitig in den Rehabilitationsprozess einbezogen werden müssen.

Darüber hinaus ist die Zusammenarbeit aller Berufsgruppen in einem therapeutischen Team Voraussetzung für eine effektive Rehabilitation. So zeigen beispielsweise Radebold et al. (1986) und Barolin (1985) die Bedeutung der Krankengymnastik, der Ergotherapie, der Logotherapie und der Sozialarbeit für die Wiedergewinnung von verlorengegangenen Funktionen der Apoplexiekranken und ihre psychosoziale Rehabilitation auf. Pflege als möglicher Einflussfaktor wird allerdings in solchen Veröffentlichungen nur global und peripher erwähnt.

In ausländischen Studien stellt sich dies teilweise anders dar. So kommt zum Beispiel Hamrin

(1982) in ihrer Untersuchung zu dem Ergebnis, dass ohne ausreichende pflegerische Kompetenz die Frührehabilitation von Apoplexiekranken nicht effektiv sein kann. Pflegespezifische Probleme/Bedürfnisse und Fähigkeiten dieser PatientInnen sowie der pflegespezifische Beitrag zu ihrer Rehabilitation wurden allerdings auch hier nicht untersucht.[1]

1.2.5 Schlussfolgerungen

Die Ergebnisse der genannten empirischen Untersuchungen zeigten insgesamt, dass

- über die pflegerischen Bedürfnisse, Probleme, Fähigkeiten der ausgewählten Patientengruppe erst vereinzelt Erkenntnisse vorlagen,

- das Erfassen und Berücksichtigen der pflegerischen Bedürfnisse, Probleme und vor allem der Fähigkeiten der PatientInnen (und ihrer persönlichen Bezugspersonen) abhängig ist vom Wissen und Können, aber auch von den Werten und Sichtweisen der Pflegenden (und der PatientInnen),

- die oben genannten Determinanten mit darüber entscheiden, welche Pflege der Patient erhält (d. h. wie effektiv der Pflegeprozess ist),

- die Pflegeprozessdokumentation eine stützende Funktion im Pflegeprozess hat, die Pflegeprozessdokumentation allein aber den Pflegeprozess nicht verbessern kann,

- ohne eine patientenbezogene Arbeitsweise (Pflegeorganisation) Pflege als individueller Problemlösungs- und Beziehungsprozess nicht wirksam werden kann, das heißt fragmentiert und damit ineffizient bleiben muss,

- der pflegerische Beitrag zur Rehabilitation von Apoplexiekranken, insbesondere in deutschsprachigen Untersuchungen, bisher gar nicht oder nur pauschal erwähnt wurde.

1.3 Theoretisches Rahmenkonzept zur ganzheitlich-(gesundheits-)fördernden Prozesspflege[2]

Die vorliegenden Forschungsergebnisse zum Pflegeprozess stützen theoretische Vorstellungen und empirische Erfahrungen, die zeigen, dass der Pflegeprozess bei einer weiterbestehenden organsymptombezogenen und tätigkeitsorientierten Pflegepraxis allenfalls dazu führen kann, diese Art der Pflege zu systematisieren. Ganzheitlich-rehabilitierende Pflege ist hiermit allein nicht zu erreichen.

Auf der Grundlage dieser Erkenntnisse wurde es erforderlich, in der Vorbereitung des Forschungsprojekts weitere theoretische Bearbeitungen vorzunehmen. Die Entwicklung des konzeptuellen Rahmens der Studie erfolgte in erster Linie für das Projekt selbst, das heißt, es wurde ein konzeptuelles Modell entwickelt, auf dessen Grundlage Forschungsstrategien, Methoden und Instrumente überprüft beziehungsweise entwickelt werden konnten. Es ist aber auch daran gedacht, das Rahmenkonzept als theoretische Orientierung für curriculare Entwicklungen zum Pflegeprozess in Aus-, Fort- und Weiterbildungsprogrammen verfügbar zu machen.[3] Zum theoretischen Rahmenkonzept gehören die konkretisierten pflegeparadigmatischen Konzepte sowie ein Rahmenmodell mit integrierten Modellen und Konzepten:

- zu Aktivitäten und existentiellen Erfahrungen des Lebens und ihren Auswirkungen auf Unabhängigkeit, Wohlbefinden und Lebensqualität von Menschen

- zum Pflegeprozess in der direkten Pflege

- zu der Pflegedokumentation

- zu einer patienten- und pflegeorientierten Arbeitsorganisation.

---

1 Eine weiterführende Analyse zu epidemiologischer und medizinischer Literatur wurde im Rahmen einer Begleitforschung von der Gesellschaft für sozialmedizinische Forschung im Gesundheitswesen (Gesomed) durchgeführt.

2 «Gesundheitsfördernd» ist hier umfassend verstanden. Rehabilitation ist ein Teil der Gesundheitsförderung.

3 Die Inhalte des Rahmenkonzeptes sind zusammenfassend wiedergegeben.

1.3.1
Schlüsselkonzepte des pflegerischen Paradigmas

Zur Erarbeitung des Rahmenkonzeptes wurden zunächst die Schlüsselkonzepte des pflegerischen Paradigmas mit Hilfe der konzeptuellen Modelle von Rogers (1970), Orem (1980) und Roper et al. (1980, 1987) analysiert. Die in den Modellen enthaltenen paradigmatischen Aussagen zu den Schlüsselkonzepten der Pflege haben die Entwicklung des vorliegenden theoretischen Rahmenkonzeptes wesentlich beeinflusst. Zum ganzheitlich-pflegerischen Paradigma gehören die vier folgenden Schlüsselkonzepte (vgl. Fawcett 1978, 1983; Flaskerud et al. 1980):

- Person
- Umgebung
- Gesundheit und Wohlbefinden
- Pflegerischer Handlungsprozess (Pflegeprozess)

Person (Schlüsselkonzept 1)
Das zentrale Interesse der Pflege ist die Person. *Person* meint hier in erster Linie den pflegebedürftigen Menschen, schließt aber die *pflegende* Person mit ein (vgl. **Abb. 1**). Person ist hier definiert als ein «*einheitliches integrales Ganzes, das mehr und anders ist als die Summe seiner Teile, mit einer eigenen Identität und Integrität*» (Rogers 1970).

Diese zuerst in der humanistischen Theorie vertretene Auffassung postuliert auch, dass jeder Mensch das Potential zur Entwicklung, zum Wachstum und zur Selbstverwirklichung in sich trägt. Er hat das Potential in seiner Person zum aktiven, interaktiven und proaktiven Entscheiden, Handeln und Verantworten (vgl. Maslow 1980).

Umgebung (Schlüsselkonzept 2)
Umgebung wird ganzheitlich betrachtet und als wichtigste externe Komponente für Leben, Gesundheit und Wohlbefinden des Menschen angesehen. Mensch und Umgebung werden als

Schlüsselkonzepte der Pflege

- Person (Mensch)
- Gesundheit – Unabhängigkeit und Wohlbefinden in AEDLs
- Pflege
- Umgebung

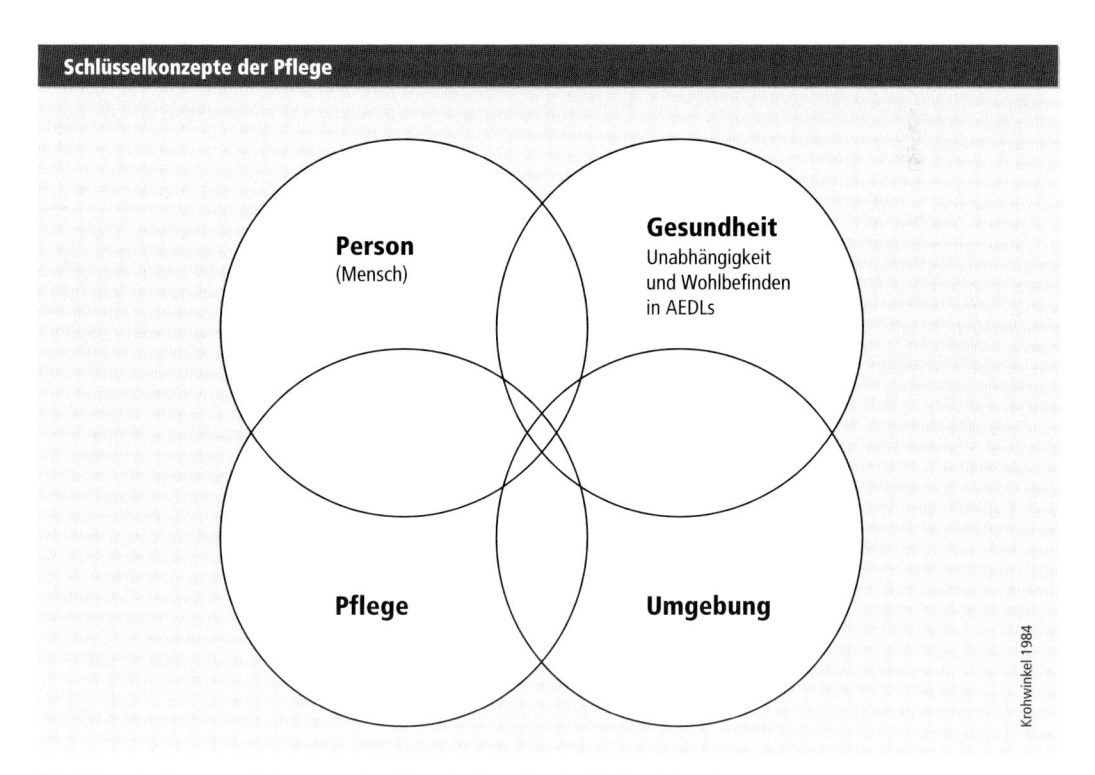

Krohwinkel 1984

Abbildung 1: Das zentrale Interesse der Pflege ist der pflegebedürftige Mensch.

offene, interagierende Systeme verstanden. Als Teil der Umgebung werden andere Menschen, aber auch andere Lebewesen betrachtet. Darüber hinaus gehören zum Konzept «Umgebung» ebenso *ökologische, physikalische, materielle* und *gesellschaftliche* Faktoren, welche Leben, Gesundheit und Lebensqualität des Menschen beeinflussen.

Eine solche Vorstellung bedeutet unter anderem, dass bei der Pflege kranker Menschen im Krankenhaus die Umgebung der PatientInnen (einschließlich der MitpatientInnen, des Krankenzimmers, der Station, der Einrichtungsgegenstände, der Hilfsmittel sowie der ökologischen Bedingungen wie Licht- und Luftqualität) in ihrer Auswirkung erfasst und beeinflusst wird. Im Rahmen von Beobachtungen zur Rehabilitation wird es als wichtig erachtet, die *häusliche Umgebung* der PatientInnen an ihre Behinderungen anzupassen und die häusliche Pflegesituation mit zu berücksichtigen. In diesen Aufgabenbereichen werden Pflegende in Zusammenarbeit mit anderen Berufsgruppen *beratend, vermittelnd* und *informierend* tätig (vgl. Abb. 2 und Abb. 5). Im Kontext einer umfassenden Pflege ist hier allerdings auch die *Arbeitsumgebung* mit entsprechenden Ressourcen und Defiziten als Einflussfaktor von Bedeutung.

Gesundheit (Schlüsselkonzept 3)

Aus einem ganzheitlichen Verständnis heraus werden *Gesundheit und Krankheit* nicht als Zustand, sondern als *dynamische Prozesse* definiert. Diese Sichtweise ermöglicht es, sich nicht nur auf pathologische Abweichungen *(Defizite)* zu konzentrieren, sondern insbesondere auch die konstruktiven Attribute *(Fähigkeiten)* des Menschen/ der Person herauszufinden und zu stützen.

Die dieser Studie zugrunde liegende Auffassung von Gesundheit bezieht den medizinischen Befund als Teil von Gesundheit mit ein. Im Zentrum der pflegerischen Zielsetzung steht aber der Teil der Gesundheit, der vom betroffenen Menschen selbst als Wohlbefinden und Unabhängigkeit erfahren wird. Wohlbefinden und Unabhängigkeit bekommen hier in Anlehnung an die WHO-Definition zur Gesundheit von 1948 einen neuen Stellenwert.

Der pflegerische Handlungsprozess (Schlüsselkonzept 4)

Ausgangspunkt des pflegerischen Handlungsprozesses (vgl. Kap. 1.3.4) sind die Bedürfnisse/ Probleme und Fähigkeiten des pflegebedürftigen Menschen und ihre Auswirkungen auf Unabhängigkeit und Wohlbefinden (vgl. auch Henderson 1967, 1980; Orem 1980, Rogers 1970, Roper et al. 1980, 1987). Diese Bedürfnisse und Fähigkeiten werden ganzheitlich gesehen. Dies bedeutet, sie können nicht fragmentiert werden in *physisch-funktional, willentlich-emotional,* kulturell oder sozial, sondern jedes Bedürfnis ist, auch wenn es primär physisch-funktional, willentlich-emotional oder sozial ist, in allen anderen Komponenten mit enthalten (Definition vgl. Kap. 1.2.3, S.26). Zur Untersuchung einer solchen Ganzheitlichkeit wird allerdings zunächst eine analytische Trennung der Bedürfnisaspekte erforderlich.

Orems konzeptionelles Modell der Selbstpflege (Self-Care, 1980) postuliert, dass Menschen an sich fähig sind, Verantwortung für ihre Selbstpflegeaktivitäten zur Sicherung von Gesundheit und Leben vorzunehmen. Wo der Mensch professioneller pflegerischer Hilfeleistung zur Wahrnehmung seiner Selbstpflegeaktivitäten bedarf, verfügt Pflege nach Orem über spezifische Methoden/Hilfeleistungen, den pflegebedürftigen Menschen bei der Wahrnehmung seiner Selbstpflegeaktivitäten zu unterstützen.

1.3.2 AEDL-Strukturierungsmodell

Roper et al. (1980, 1987) bringen pflegerische Bedürfnisse in Zusammenhang mit *Lebensaktivitäten*, die sie in ihrem Modell beschreiben. Die Realisierung der Lebensaktivitäten hat Einfluss auf Leben und Gesundheit. Leben und Gesundheit hängen aber auch davon ab, wie Menschen mit existentiellen Erfahrungen des Lebens umgehen können, die sie in Zusammenhang mit der Realisierung ihrer Lebensaktivitäten machen (Krohwinkel 1984).

Auf der Grundlage der theoretischen Konzeption wurde zu *Aktivitäten und existentiellen Erfahrungen des Lebens* (AEDL) ein entsprechendes Strukturierungsmodell (vgl. **Abb. 3**) entwickelt und im Hinblick auf die zu untersuchende Patienten-

1. Aneignung des neuen Wissensstandes und Entwicklung eines theoretischen Rahmenkonzeptes

Ganzheitlich-dynamische Sichtweise

Umwelt — *kulturell sozial* — *willentlich rational* — **Mensch** — *physisch funktional* — *emotional* — *Umwelt*

Krohwinkel 1984

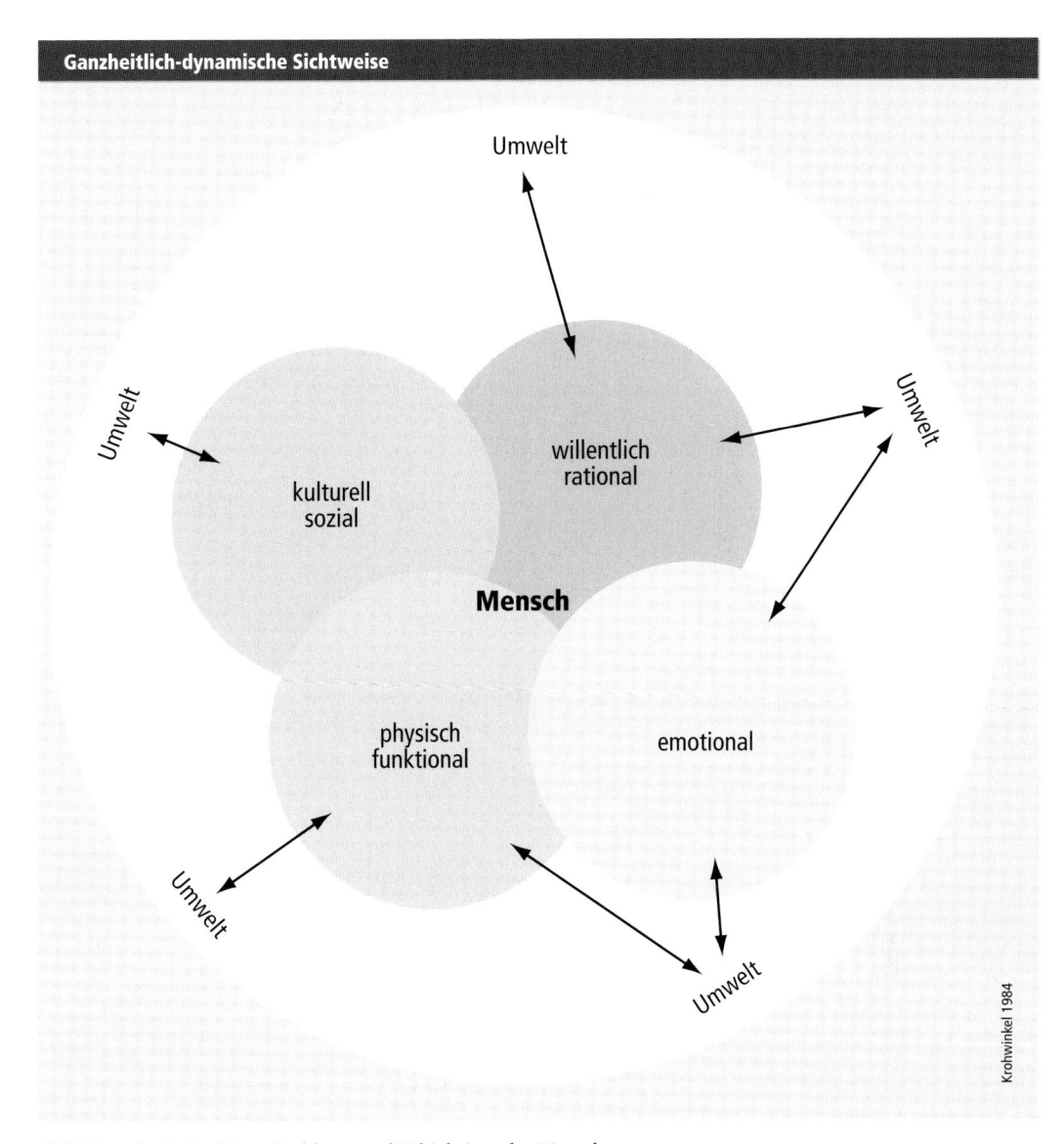

Abbildung 2: Bedürfnisse, Probleme und Fähigkeiten des Menschen.

gruppe konkretisiert (vgl. Kap. 3 und Materialband). Dieses Modell konnte im Verlauf des Gesamtprojektes validiert und weiterentwickelt werden.

Als Aktivitäten und existentielle Erfahrungen wurden 13 Bereiche aufgenommen, die untereinander in Beziehung stehen. Die Nummerierungen symbolisieren keine Hierarchie, sondern wurden den Erfordernissen der Empirie angepasst. Die ersten elf AEDL-Bereiche orientieren sich in ihrer Begrifflichkeit an den Lebensaktivitäten von Roper (1987). Die AEDLs «Soziale Bereiche des Lebens sichern» (12) und «Mit existentiellen Erfahrungen des Lebens umgehen» (13) wurden von Krohwinkel (1984, 1988) entwickelt (vgl. **Abb. 3** auf S. 32).

Die AEDL «Soziale Bereiche sichern» mit ihren Einzel-AEDLs (Spezifika) wurde insbesondere im Hinblick auf die Vorbereitung der nachklinischen Situation von Patienten aufgenommen. Hierzu gehören auch die pflegerische Anleitung und Beratung der relevanten persönlichen Bezugspersonen (z. B. Angehörige oder Lebenspartner).

Die AEDL «Mit existentiellen Erfahrungen des Lebens umgehen» ist untergliedert in: die Existenz gefährdende Erfahrungen, die Existenz fördernde Erfahrungen und in Erfahrungen, welche die Existenz fördern oder gefährden können. **Abbildung 4** zeigt Beispiele von AEDL-Spezifika, die diesen Gliederungen zugeordnet sind.

1.3.3
Rahmenmodell ganzheitlich-fördernder Prozesspflege

Die vorangestellten Grundannahmen zu den vier Schlüsselkonzepten des pflegerischen Paradigmas und das AEDL-Strukturierungsmodell sind in ein Rahmenmodell ganzheitlich-fördernder (hier: rehabilitierender) Prozesspflege integriert (siehe **Abb 5** auf S. 34).

Erläuterungen zum Rahmenmodell

Das primäre pflegerische Interesse

Das zentrale Interesse ganzheitlich-rehabilitierender Prozesspflege ist die pflegebedürftige Person, ihre pflegerischen Bedürfnisse/Probleme (Defizite) und ihre Fähigkeiten bezogen auf Aktivitäten des Lebens und auf ihren Umgang mit existentiellen Erfahrungen des Lebens (zusammengefasst AEDL).

Von wesentlicher Bedeutung sind für die Pflege in diesem Zusammenhang außerdem primäre Einflussfaktoren wie:

- Umgebung und Lebensverhältnisse
- Gesundheits- und Krankheitsprozesse
- Diagnostik und Therapie (einschließlich Ressourcen und Defizite).

Aktivitäten und existentielle Erfahrungen des Lebens (AEDL)

1. Kommunizieren
2. Sich bewegen
3. Vitale Funktionen des Lebens aufrecht erhalten
4. Sich pflegen
5. Essen und trinken
6. Ausscheiden
7. Sich kleiden
8. Ruhen und schlafen
9. Sich beschäftigen
10. Sich als Mann oder Frau fühlen und verhalten
11. Für eine sichere Umgebung sorgen
12. Soziale Bereiche des Lebens sichern
13. Mit existentiellen Erfahrungen des Lebens umgehen

Krohwinkel 1984, 1988

Abbildung 3: Das AEDL-Strukturierungsmodell.

Mit existentiellen Erfahrungen des Lebens umgehen

Beispiele:

Die Existenz gefährdende Erfahrungen wie

- ▶ Verlust von Unabhängigkeit
- ▶ Sorge / Angst
- ▶ Misstrauen
- ▶ Trennung
- ▶ Isolation
- ▶ Ungewissheit
- ▶ Hoffnungslosigkeit
- ▶ Schmerzen
- ▶ Sterben

Die Existenz fördernde Erfahrungen

- ▶ Wiedergewinnung von Unabhängigkeit
- ▶ Zuversicht / Freude
- ▶ Vertrauen
- ▶ Integration
- ▶ Sicherheit
- ▶ Hoffnung
- ▶ Wohlbefinden

Erfahrungen, welche die Existenz fördern oder gefährden

- ▶ Kulturgebundene Erfahrungen wie Weltanschauungen, Glauben und Religionsausübung
- ▶ Lebensgeschichtliche Erfahrungen

Krohwinkel 1984, 1988, 1990

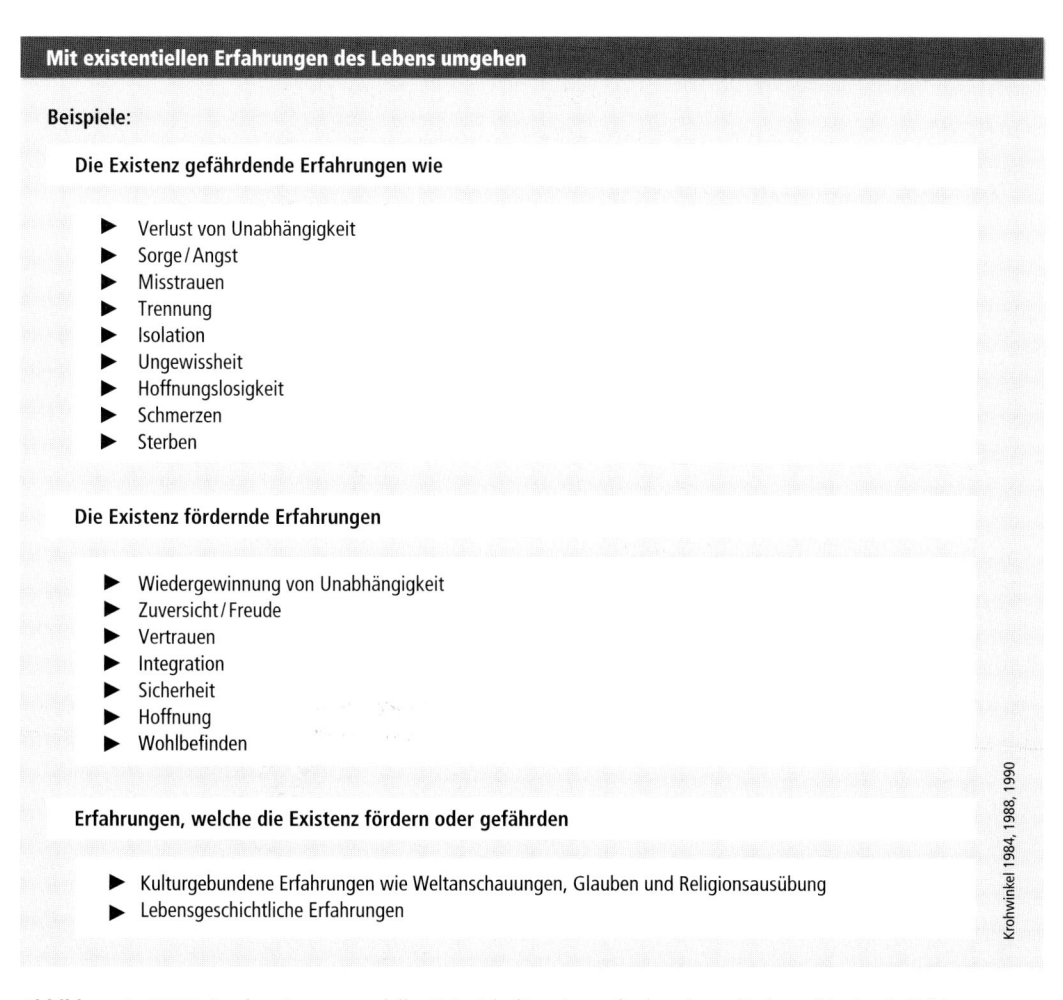

Abbildung 4: AEDL-Strukturierungsmodell – Beispiele für existenzfördernde und/oder gefährdende Erfahrungen.

Die primäre pflegerische Zielsetzung

Primäre pflegerische Zielsetzungen sind das Erhalten, Fördern beziehungsweise Wiedererlangen von Unabhängigkeit und Wohlbefinden der pflegebedürftigen Person in ihren Aktivitäten des Lebens und in ihrem Umgang mit existentiellen Erfahrungen des Lebens. Um dies zu erreichen, sind insbesondere auch die Fähigkeiten der pflegebedürftigen Person und/oder ihrer persönlichen Bezugspersonen (z. B. Angehörige oder Lebenspartner) gezielt und systematisch zu erfassen, zu stützen und zu fördern.
Diese Ziele bleiben bestehen unabhängig davon, ob der pflegebedürftige Mensch gesund, krank oder behindert ist oder ob er stirbt (vgl. Henderson 1967).

Die primäre pflegerische Hilfeleistungen (Pflegemethodik)

Bei Defiziten (Bedürfnisse/Probleme), bezogen auf Aktivitäten und den Umgang mit existentiellen Erfahrungen des Lebens, stehen professioneller Pflege grundlegend fünf übergreifende Methoden pflegerischer Hilfeleistung zur Verfügung, die bedürfnis- und zielorientiert Anwendung finden:

1. für den pflegebedürftigen Menschen handeln,
2. ihn führen und leiten,
3. für eine Umgebung sorgen, die einer positiven Entwicklung förderlich ist,
4. ihn unterstützen,

Teil I: Untersuchungsgrundlagen

Krohwinkel 1988

Rahmenmodell ganzheitlich fördernder Prozesspflege

Primäre pflegerische Hilfeleistung:
- für die Person handeln
- sie führen und leiten
- für eine die Entwicklung fördernde Umgebung sorgen
- die Person unterstützen und fördern
- sie anleiten, beraten, unterrichten

Primäre pflegerische Zielsetzung:
- erhalten
- fördern und befähigen
- Wiedererlangen von Wohlbefinden und Unabhängigkeit

Primäres pflegerisches Interesse:
- Pflegebedürftige Person
- Primäre persönliche Bezugsperson

Pflegerische Bedürfnisse/Probleme und Fähigkeiten in Aktivitäten und Existenziellen Erfahrungen des Lebens

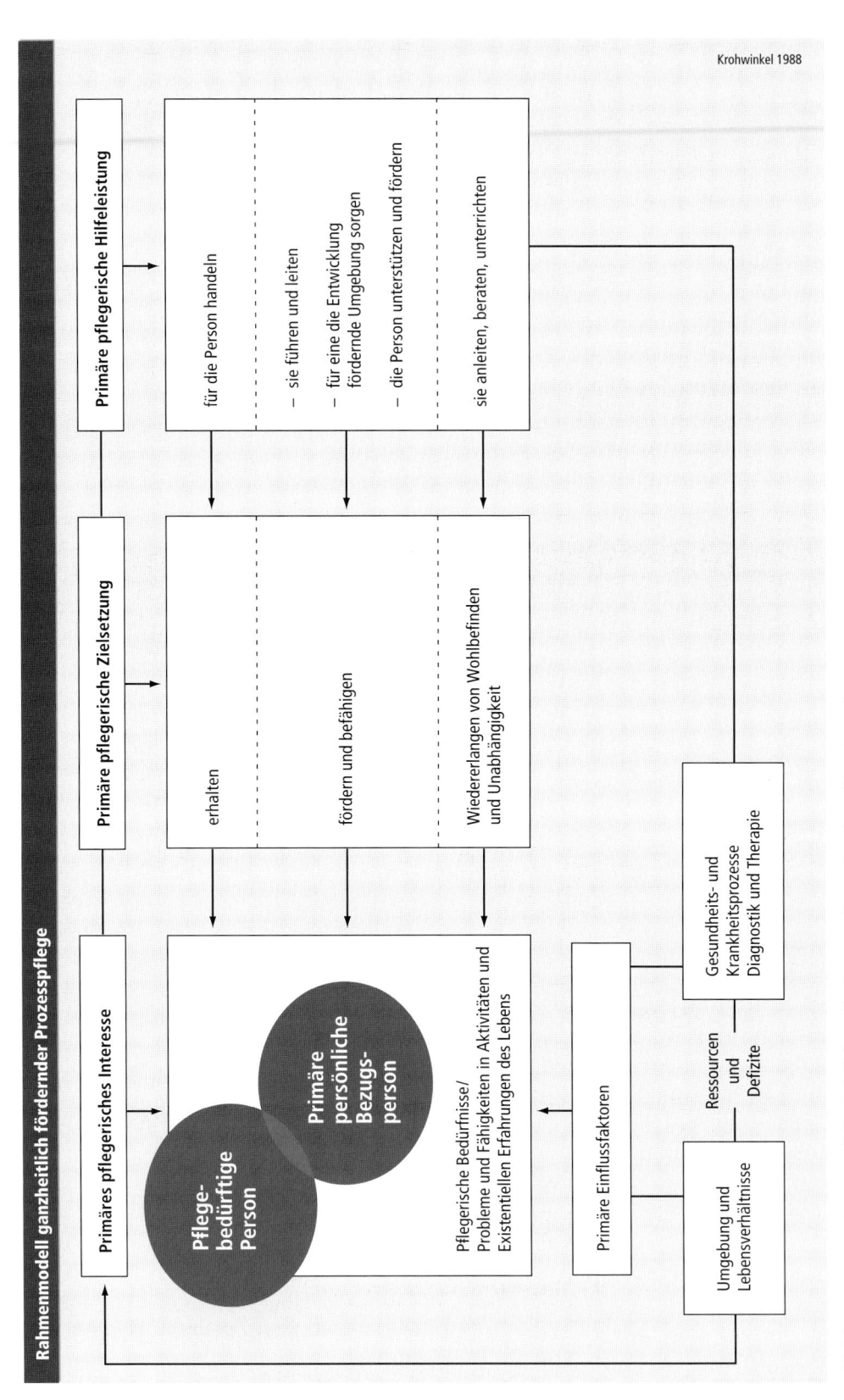

Primäre Einflussfaktoren:
- Gesundheits- und Krankheitsprozesse, Diagnostik und Therapie
- Ressourcen und Defizite
- Umgebung und Lebensverhältnisse

Abbildung 5: Das Rahmenmodell rehabilitierender Prozesspflege mit seinen Grundannahmen.

5. den pflegebedürftigen Menschen und/oder seine persönlichen Bezugspersonen anleiten, beraten, unterrichten und fördern.

Für das Handeln im Pflegeprozess sind die Stützung der Fähigkeiten des Menschen und die edukativ unabhängigkeitsfördernden Elemente von besonderer Bedeutung (vgl. auch § 4, Krankenpflegegesetz, Kurtenbach et al. 1986).

1.3.4
Auswirkungen des Rahmenkonzeptes auf die Umsetzung des Pflegeprozesses

Nach der im theoretischen Rahmenkonzept dargestellten Auffassung von Pflege wird der Pflegeprozess als individueller Problemlösungs- und Beziehungsprozess definiert (vgl. Peplau 1961; Fiechter u. Meier 1981; Kurtenbach et al. 1986). Für die Studie ist das Phasenmodell der WHO (vgl. Ashworth et al. 1987) in modifizierter Form übernommen worden.

Der Pflegeprozess

Im Krankenhaus beginnt der Pflegeprozess bei der Aufnahme der PatientInnen und endet mit ihrer Entlassung. Wesentliche Informationen für den Pflegeprozess sind darüber hinaus sowohl die pflegerische Lebenssituation der PatientInnen und ihrer persönlichen Bezugspersonen vor der stationären Aufnahme wie auch die zu erwartende Pflegesituation nach der Entlassung aus dem Krankenhaus (**Abb. 6**).

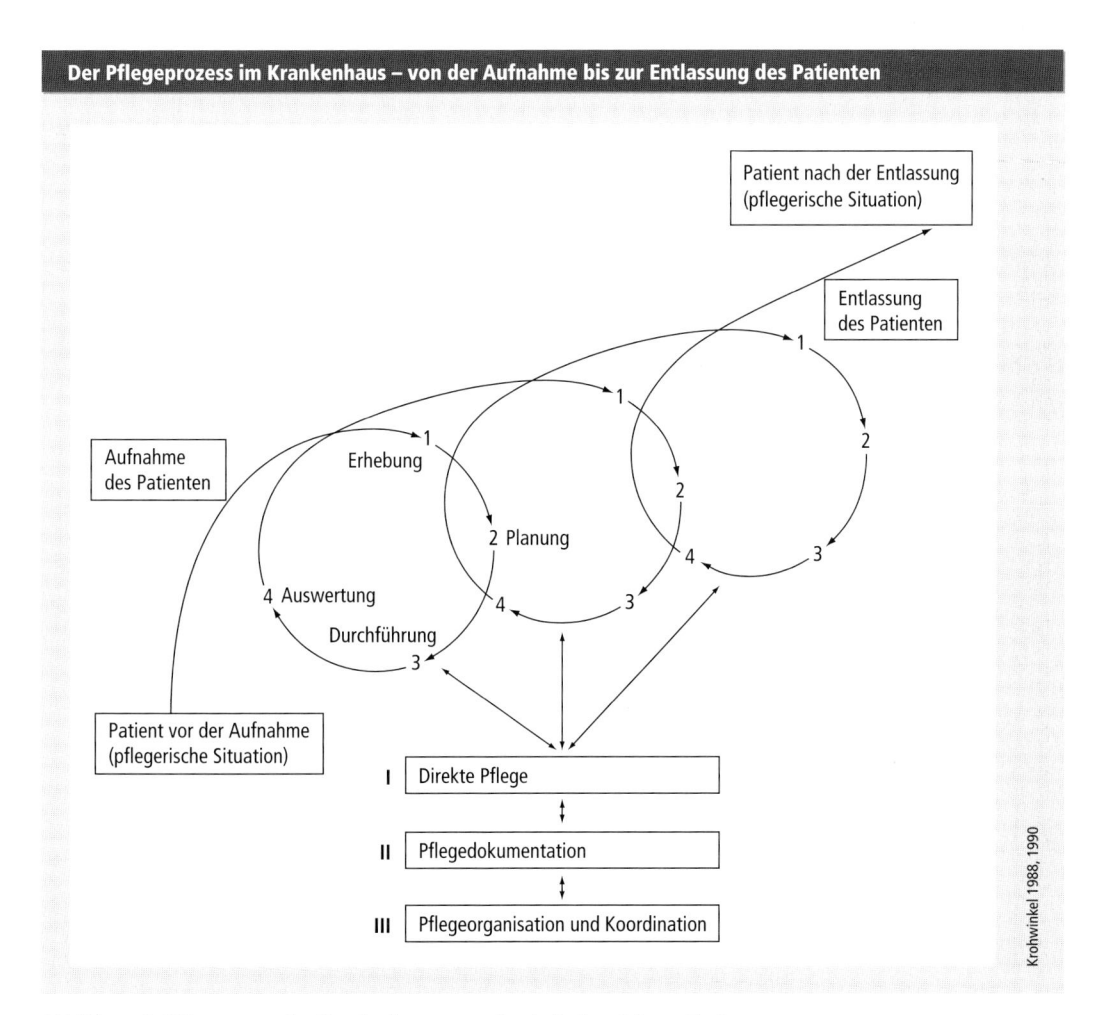

Abbildung 6: Pflegeprozess im Krankenhaus – von der Aufnahme bis zur Entlassung.

Prozessphasen

Der Pflegeprozess besteht aus vier sich gegenseitig beeinflussenden Phasen:

1. Erhebung = Pflegeanamnese und Pflegediagnose
2. Planung = Pflegeziele und Maßnahmen
3. Durchführung = kreative Umsetzung der Pflegeplanung
4. Auswertung = Evaluation auf dem Hintergrund einer Ist-Soll-Analyse und Feedback.

Der Pflegeprozess ist zyklischer Natur (Abb. 6). Auch wenn die Sequenzen als eine logische Reihenfolge nacheinander dargestellt werden, so zeigt die Erfahrung, dass diese Schritte in der Praxis oft parallel verlaufen (vgl. dazu auch Roper et al. 1987).

1. Pflege(bedarfs)erhebung und Zielsetzung

Der ersten Phase des Pflegeprozesses (Pflegebedarfserhebung) kommt besondere Bedeutung zu, denn sie ist das Fundament und die Trägerin des gesamten weiteren Ablaufs. Sind hier Daten ungenau, können alle nachfolgenden Schritte nur wenig zuverlässig sein.

Die Pflege(bedarfs)erhebung umfasst das Erkennen und Beschreiben pflegerelevanter Probleme und Fähigkeiten des pflegebedürftigen Menschen im Hinblick auf Aktivitäten und existentielle Erfahrungen (AEDL) in ihren Auswirkungen auf den Gesundungs- und Lebensprozess sowie die Abschätzung der zugrunde liegenden Ursachen. Diese können zum Beispiel Krankheit oder auch Umwelteinflüsse sein. *Pflegeprobleme/Bedürfnisse und entsprechende Fähigkeiten* könnten wie folgt diagnostiziert werden:

«Der Patient kann seine rechte Körperhälfte einschließlich seiner Extremitäten nicht bewegen. Die Ursache könnte eine Hemiplegie als Folge eines Schlaganfalls sein. Der Patient ist aber fähig, seine linken Extremitäten gezielt einzusetzen.»

Wenn die pflegerischen Grundprobleme und Fähigkeiten im AEDL-Bereich «Sich bewegen» von der Pflegeperson festgestellt sind, ist es erforderlich, diese in ihren Auswirkungen auf Probleme, Bedürfnisse und Fähigkeiten in andere Aktivitäten (z. B. der Körperpflege) und auf existentielle Erfahrungen (z. B. auf die Erfahrung, mit einem veränderten Körperschema leben zu müssen), zu überprüfen und entsprechende pflegerische Maßnahmen zu planen. Erst so wird der Pflegeprozess ganzheitlich (vgl. Krohwinkel 1982, 1984, 1986).

2./3. Planung der Maßnahmen und Durchführung

Im Kommentar zum Krankenpflegegesetz (Kurtenbach et al. 1986) betonen die Autorinnen, dass eine 3-jährig ausgebildete Pflegeperson (Krankenschwester/Krankenpfleger) die Fähigkeit besitzen soll, zu beurteilen, welche Pflege der Patient im Einzelfall benötigt und welche Anforderungen sich daraus für die jeweilige Pflegekraft ergeben (vgl. Kap. 1.3.5). Die AutorInnen tragen damit der besonderen Bedeutung der Entwicklung von Verantwortungs- und Entscheidungskompetenz in den Hauptaufgabenbereichen der Pflege, nämlich *direkte Pflege*, *Pflegediagnostik*, *Pflegeplanung* und *Pflegeevaluation*, Rechnung.

Die Auswahl probater Methoden erfordert von der verantwortlichen Pflegeperson ein hohes Maß an Wissen über neue ganzheitlich-rehabilitierende Pflegemethoden (vgl. Teil II, Kap. 8). Zu ihnen gehören empirisch und wissenschaftlich überprüfte Methoden zur Förderung von Unabhängigkeit und Wohlbefinden sowie Methoden zur Anleitung von persönlichen Bezugspersonen zur Unterstützung des pflegebedürftigen Menschen bei seinen Selbstpflegeaktivitäten. Es wird davon ausgegangen, dass die Auswahl sowie die gezielte, individuelle und flexible Anwendung der Methoden einen entscheidenden Einfluss auf den rehabilitierenden Prozess haben (vgl. Kap. 5.2).

4. Evaluation der Pflege und Feedback

Die Auswertung der Pflege gibt das «feedback» über die Effektivität des Pflegeprozesses. Der Evaluationsprozess stellt an die Pflegenden ähnlich hohe Anforderungen wie die Erhebungsphase. Diese sind, neben möglichst umfassenden Kenntnissen und Erfahrungen, systematisch-ganzheitliche Beobachtung, eine auf den Patienten abgestimmte Kommunikation und das Treffen von Entscheidungen. Das Verhalten und die

Reaktion des Patienten sind der beste Beweis für die Veränderung seiner Fähigkeiten zur Selbstpflege hin zur Wahrnehmung seiner Aktivitäten des Lebens und zum Umgang mit leidvollen existentiellen Erfahrungen. Die Hauptquelle und das Zentrum der Evaluation ist der pflegebedürftige Mensch selbst. Er soll, wo immer möglich, aktiv in den Evaluationsprozess einbezogen werden.

Pflegeprozessdokumentation

Pflegeprozessdokumentation wird als integraler Bestandteil ganzheitlich-fördernder Prozesspflege verstanden. Sie gewinnt in dem Maße an Bedeutung, wie sie den Pflegeprozess stützt, vorantreibt und beweist.

Grundannahmen
- Eine gut geführte Dokumentation kann die Wirksamkeit und die Kontinuität der Pflege erhöhen.
- Sie kann als Mittel zur interdisziplinären Zusammenarbeit und als Bewertungsbasis für die erteilte Pflege dienen.
- Sie kann zur Entwicklung neuer Erkenntnisse im Fachgebiet und zur Überprüfung der gegenwärtigen Pflegeleistung herangezogen werden.

Empirische Erfahrungen zeigen, dass Dokumentationsinstrumente (Dokumentationsformulare) am besten unter aktiver Teilnahme der Pflegepraktiker vor Ort zu entwickeln, zu verändern und anzupassen sind (s. a. Schomburg, 1983, 1985, vgl. Materialband).
Während der Intervention wurde die Entwicklung der Dokumentation unter Einbeziehung der für das Forschungsprojekt zu erstellenden Kriterienliste für eine optimale Pflegeprozessdokumentation vorgenommen (vgl. Kap. 8 und Materialband).

1.3.5 Kontext ganzheitlich-rehabilitierender Prozesspflege

Die Umsetzung des Pflegeprozesses als Beziehungs- und Problemlösungsprozess erfordert ein zielorientiertes Pflegesystem mit entsprechend klar strukturierten Aufgaben- und Verantwortungsbereichen, sowohl innerhalb des Gesamtsystems Krankenhaus/Station als auch innerhalb des Pflegesystems selbst.

Aufgaben und Verantwortungsbereiche

Hauptaufgaben und Verantwortungen
Im Rahmen einer ganzheitlich orientierten Prozesspflege werden pflegerische Hauptaufgaben und Verantwortungen den Bereichen *direkte Pflege*, *Pflegedokumentation* und *pflegerische Arbeitsorganisation* (I, II und III, vgl. **Abb. 7** auf S. 38) zugeordnet. In diesen drei Bereichen erfasst die Pflege den Bedarf. Hier hat sie die Entscheidungs-, Durchführungs- und Evaluationsverantwortung. Die Verantwortung bezieht sich auf pflegerische Aufgaben, pflegerische Methoden und Ressourcen zur Pflege in allen Phasen des Pflegeprozesses.

Weitere Aufgaben- und Verantwortungsbereiche
In der medizinischen Diagnostik und Therapie hat der Arzt die Entscheidungs-, Delegations- und Evaluationsverantwortung. Die Pflegenden übernehmen hier die Durchführungsverantwortung (Bereich IV). Bei den Kooperations- und Koordinationsleistungen (Bereich V) werden von den Pflegenden Aufgaben in Abstimmung mit anderen Berufsgruppen und Arbeitsbereichen wahrgenommen.[4]

Bezugspersonenpflege («Primary Nursing»)
Auf der Grundlage der bearbeiteten Forschungsergebnisse (vgl. Kap. 1.2.1) wurde das Pflegesystem der «Primären Bezugspersonenpflege» konzeptuell übernommen. Dieses System wurde Mitte der 1960er-Jahre unter dem Begriff «Primary Nursing» in den USA entwickelt (vgl. Manthey 1980; Marram et al. 1979). Wichtigstes Merkmal dieses Systems ist die Abkehr von fragmentierter Aufgaben- und Verantwortungszuordnung für durchzuführende Einzeltätigkeiten hin zur Übernahme von Gesamtverantwortung der jeweiligen primären pflegerischen Bezugs-

---

4 Die unter «I. Pflege» subsumierten Aufgaben wurden während des Interventionsprozesses und auf der Grundlage der Postinterventionsergebnisse des Forschungsprojektes in das Modell aufgenommen.

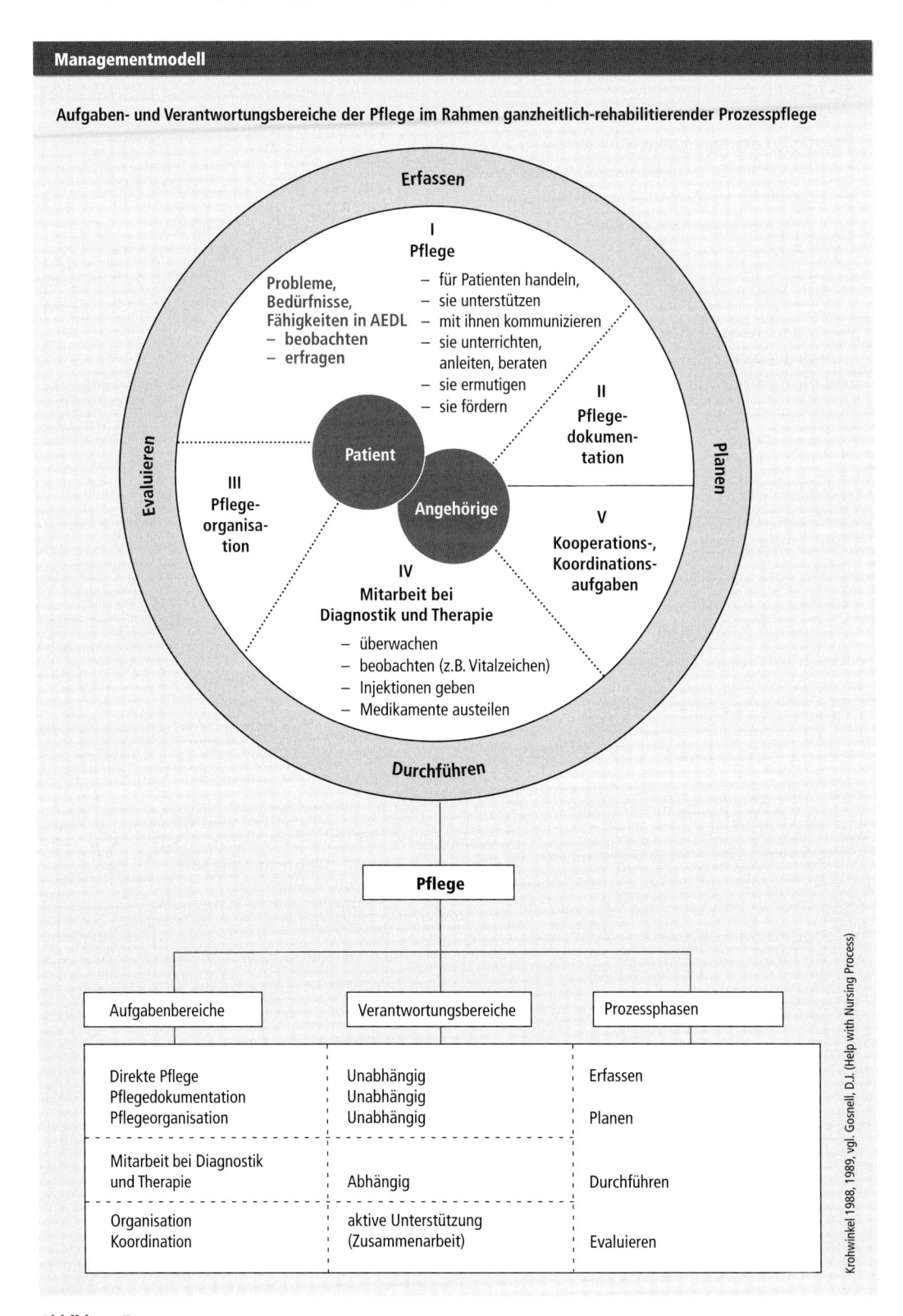

Teil I: Untersuchungsgrundlagen

Managementmodell

Aufgaben- und Verantwortungsbereiche der Pflege im Rahmen ganzheitlich-rehabilitierender Prozesspflege

Erfassen

I Pflege

Probleme, Bedürfnisse, Fähigkeiten in AEDL
– beobachten
– erfragen

– für Patienten handeln,
– sie unterstützen
– mit ihnen kommunizieren
– sie unterrichten, anleiten, beraten
– sie ermutigen
– sie fördern

II Pflegedokumentation

Evaluieren

Planen

Patient   Angehörige

III Pflegeorganisation

V Kooperations-, Koordinationsaufgaben

IV Mitarbeit bei Diagnostik und Therapie

– überwachen
– beobachten (z.B. Vitalzeichen)
– Injektionen geben
– Medikamente austeilen

Durchführen

Pflege

Aufgabenbereiche	Verantwortungsbereiche	Prozessphasen
Direkte Pflege Pflegedokumentation Pflegeorganisation	Unabhängig Unabhängig Unabhängig	Erfassen Planen
Mitarbeit bei Diagnostik und Therapie	Abhängig	Durchführen
Organisation Koordination	aktive Unterstützung (Zusammenarbeit)	Evaluieren

Krohwinkel 1988, 1989, vgl. Gosnell, D.J. (Help with Nursing Process)

Abbildung 7

personen für den Pflegeprozess bei den ihr zugeordneten PatientInnen (in der Regel 1 bis 5 PatientInnen).

Die pflegerische Bezugsperson ist für diese PatientInnen 24 Stunden am Tag und von der Aufnahme bis zu ihrer Entlassung verantwortlich. Diese Verantwortung schließt auch die Aufgabenbereiche IV und V mit ein (vgl. Managementmodell). Die primäre pflegerische Bezugsperson kann einzelne Aufgaben an andere Pflegende (sekundäre pflegerische Bezugsperson) delegieren. Für Zeiten ihrer Abwesenheit besteht eine Vertretungsregelung.

Es wird davon ausgegangen, dass Bezugspersonenpflege einen kontinuierlichen Problemlösungs- und Beziehungsprozess (Pflegeprozess) am ehesten ermöglicht. Bezugspersonenpflege trägt darüber hinaus den Erfordernissen einer gezielten praktischen Ausbildung Rechnung. Dieses System erfordert neben einer entsprechenden Kompetenzentwicklung bei den Bezugspersonen eine dynamische Anpassung von Ressourcen sowie von Kooperations- und Kommunikationsstrukturen (vgl. Kap. 7 und 8.3.4).

2 Untersuchungsdesign

2.1 Phasen und Schwerpunkte der Untersuchung

Die Untersuchung erfolgte in drei Phasen:

1. die Basisuntersuchung zur Erfassung der Ausgangssituation
2. die Intervention mit Beratung, Begleitung und Schulung
3. die Postinterventionsuntersuchung mit vergleichender Analyse.

Aus den Ergebnissen der vor Untersuchungsbeginn vorliegenden empirischen Forschung und dem theoretischen Rahmenkonzept ergaben sich für die Untersuchungs- und die Interventionsebenen, die zu verwendenden Strategien und Methoden des Projekts sowie für die Konkretisierung von Untersuchungszielen und Untersuchungsfragen die folgenden Konsequenzen:

- Ausgangspunkt und primärer Schwerpunkt der Untersuchung lagen in allen Phasen des Pflegeprozesses (Pflegeerhebung, Pflegeplanung, Pflegedurchführung und Pflegeevaluation) im direkten Pflegebereich (Untersuchungsebene I).
- Weitere Untersuchungsschwerpunkte waren die Pflegedokumentation (Untersuchungsebene II) und die pflegerische Arbeitsorganisation mit entsprechenden personellen, materiellen und strukturellen Ressourcen (Untersuchungsebene III) als unmittelbare Einflussfaktoren auf den Pflegeprozess im direkten Pflegebereich. Aufgrund der in den Untersuchungsfeldern vorgefundenen Bedingungen wurden darüber hinaus im Verlauf der Untersuchung Erhebungen zu den zeitlichen Ressourcen der Pflege vorgenommen.
- Die Art der Zusammenarbeit aller an der Behandlung beteiligten Gruppen sowie eine entsprechende Koordination von Zielen und Maßnahmen wurden als weitere wesentliche Einflussfaktoren auf den Pflegeprozess angesehen. Daten zu diesen Einflussfaktoren wurden ebenfalls erhoben (Untersuchungsebene IV und V, vgl. Managementmodell, Abb. 7 u. Kap. 7).

Die Zusammenhänge zwischen den Hauptaufgaben der Pflege, nämlich *direkte Pflege*, *Pflegedokumentation* und *Pflegeorganisation*, werden in **Abbildung 8** auf Seite 42 dargestellt.

2.2 Präzisierung von Untersuchungszielen und Untersuchungsfragen

Ausgehend von einem relativ offenen theoretischen Rahmenkonzept dienten in dieser Studie die Untersuchungsziele und Untersuchungsfragen zusammen mit vorläufigen Kategorien als Orientierungsraster. Die Orientierungsraster enthielten theoriegeleitete kategoriale Grundannahmen, mit deren Hilfe interdependente Prozesse in den definierten Untersuchungsebenen erfasst werden sollten.

Auf eine explizite Hypothesenbildung wurde im qualitativen Teil der Untersuchung ex ante verzichtet, um die Untersuchung nicht a priori zu begrenzen (vgl. hierzu Blumer 1973; Glaser und

Strauss 1967; Witzel 1985). Stattdessen wurden Untersuchungsziele und Untersuchungsfragen jeweils nach Analyse der Ergebnisse aus den vorangegangenen Projektphasen präzisiert.

Auf der Grundlage des theoretischen Rahmenkonzepts und der vorliegenden empirischen Erkenntnisse konnten die anfänglich formulierten Untersuchungsziele und Leitfragen zur Entwicklung und Erfassung einer ganzheitlich-rehabilitierender Prozesspflege den identifizierten Untersuchungsebenen zugeordnet und weiter konkretisiert werden.

2.2.1
Untersuchungsziele

1. Durch die Exploration empirischer Situationen in den drei Hauptebenen der Untersuchung sollten Schlüsselkonzepte und wesentliche konzeptuelle Zusammenhänge zum

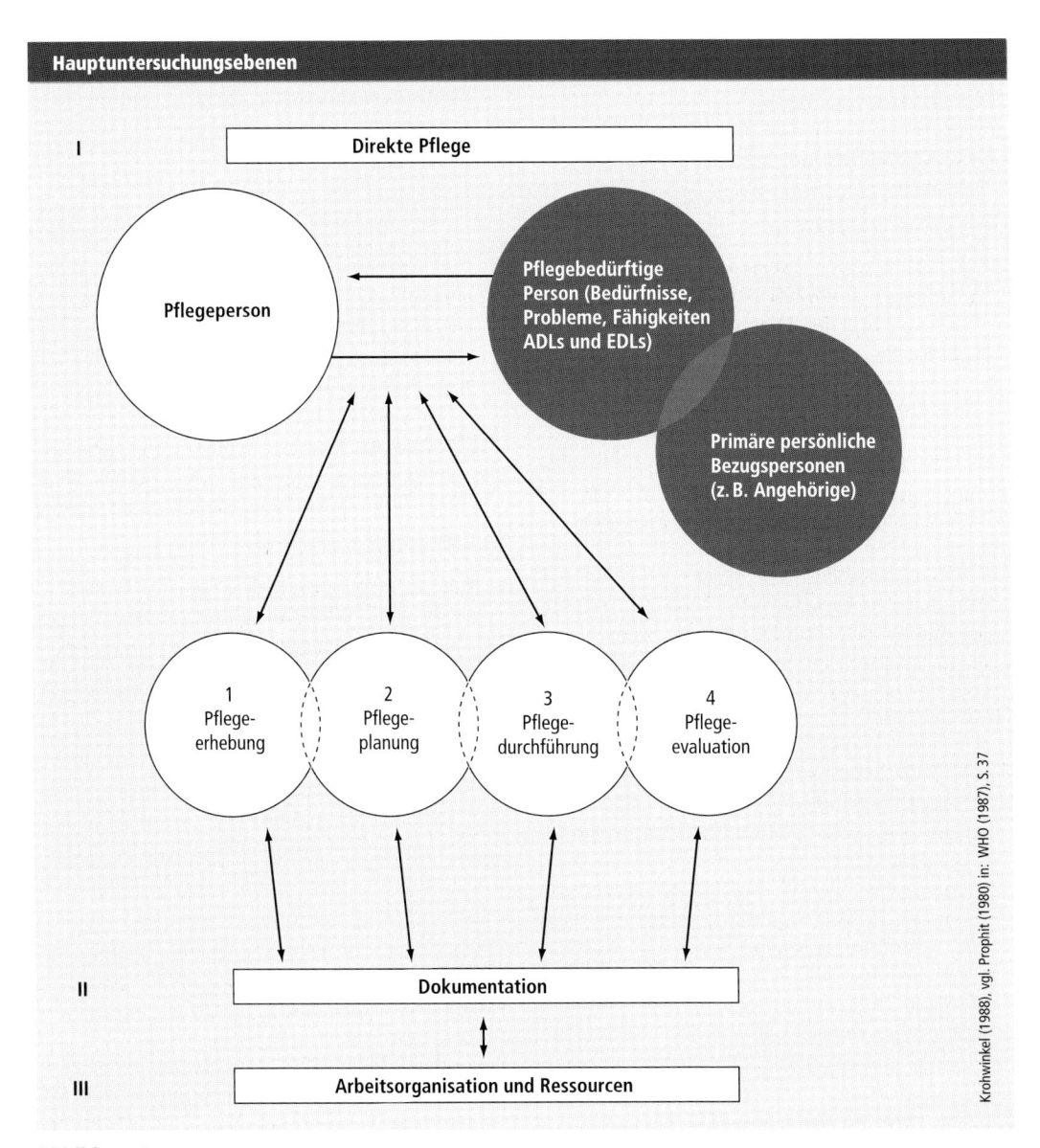

Abbildung 8

Pflegeprozess bei Patienten mit der Diagnose «Schlaganfall» erfasst und dargestellt werden.

2. Pflegerische Bedürfnisse/Probleme und Fähigkeiten dieser Patienten sollten, bezogen auf Aktivitäten und existentielle Erfahrungen des Lebens, ganzheitlich erfasst und beleuchtet werden.

3. Erfasst werden sollte, welche Bedürfnisse, Probleme und Fähigkeiten persönliche Bezugspersonen (z. B. Angehörige) im Hinblick auf pflegerische Beratung und Anleitung haben.

4. Handlungs-, Wissens- und Wertemuster der Pflegenden sollten auf der Grundlage patientenorientierter Konzepte und im Kontext empirischer (klinischer) Alltagssituationen erfasst und beleuchtet werden.

5. Der pflegespezifische Beitrag ganzheitlich-rehabilitierender[1] Prozesspflege in Akutkrankenhäusern sollte am Beispiel der Pflege von Patienten mit der Diagnose «Apoplektischer Insult» exploriert und dargestellt werden.

6. Es sollte darüber hinaus (durch die Einbeziehung von Kontrollgruppen) aufgezeigt werden, wo Erkenntnisse ganzheitlich-rehabilitierender Prozesspflege auf andere Patientengruppen übertragen werden können.

7. Auf der Grundlage der Ergebnisse der Basisuntersuchung sollte unter Einbeziehung der Beteiligten eine problem- und prioritätsbezogene Intervention unter realen Praxisbedingungen wissenschaftlich erprobt und umgesetzt werden.

8. Aus den grundlegenden Erkenntnissen aus Basisuntersuchung, Intervention und Postinterventionsuntersuchung sollten empirisch-wissenschaftlich überprüfte Handlungskonzepte und Handlungshilfen sowie praktikable Verfahrensweisen zur Einführung ganzheitlich-rehabilitierender Prozesspflege abgeleitet werden.

2.2.2
Untersuchungsfragen

Auf der Basis der Literaturanalyse sowie der Explorationen der Untersuchungsfelder im Pretest wurden die Leitfragen zur Untersuchung präzisiert und (wo erforderlich) operationalisiert. Der Schwerpunkt der empirischen Untersuchung sollte in der *direkten Pflege* (Untersuchungsebene I) liegen.

Direkte Pflege (Untersuchungsebene I)

- Welche Bedürfnisse, Probleme, Fähigkeiten haben PatientInnen mit der Diagnose «Schlaganfall» (und/oder ihre primären persönlichen Bezugspersonen) bezogen auf die für sie wichtige Aktivitäten und existentielle Erfahrungen des Lebens?

- Welche Bedürfnisse, Probleme, Fähigkeiten sind den Pflegenden bekannt?

- Ist die präklinische Situation der PatientInnen bekannt?

- Als bekannt wurden in dieser Studie alle Aussagen zu den PatientInnen bezeichnet, die im pflegerischen Handeln, der pflegerischen Information, zum Beispiel während der Übergabe, oder in der pflegerischen Dokumentation «sichtbar» werden.

- Wie werden die Informationen zur Erfassung, Planung, Durchführung und Auswertung der Pflege im direkten Pflegebereich erhoben?

- Welches Wissen hat die Pflegeperson über unabhängigkeitsfördernde Methoden und Techniken rehabilitierender Pflege bei Schlaganfallpatienten? Ist dieses Wissen im Pflegeverhalten beobachtbar?

- Ist das Pflegeverhalten in den beiden identifizierten Dimensionen *(psychisch-funktional/willentlich-emotional)* übereinstimmend («kongruent») oder nicht übereinstimmend («inkongruent») (vgl. Kap. 1.2) und fördert dies die Unabhängigkeit der PatientInnen?

- Welche Auswirkungen dieses Verhaltens werden, bezogen auf die Entwicklung von Wohlbefinden und Unabhängigkeit des Patienten, erkennbar?

---

[1] Die Begriffe «ganzheitlich-rehabilitierend» und «ganzheitlich-fördernd» werden synonym verwendet.

- Welche pflegerischen Hilfeleistungen und welche Pflegemethoden werden praktiziert?
- Über welche Bedürfnisse und Fähigkeiten verfügen die persönlichen Bezugspersonen und welche Erkenntnisse sind daraus auch für die pflegerischen Aus- und Fortbildungsprogramme ableitbar?[2]

Pflegedokumentation (Untersuchungsebene II)

Qualitativer Teil

1. Ist die Pflegedokumentation primär
   - patientenorientiert, die individuelle pflegerische Situation betreffend,
   - medizinorientiert bzw. auf medizinische Diagnostik und Therapie ausgerichtet,
   - an einzelnen Tätigkeiten orientiert?

2. Welche Teile des Pflegeprozesses werden dokumentiert?
   - Pflegeanamnese (pfleg. Vorgeschichte)
   - Pflegediagnose
     - Welche schlaganfallspezifischen Probleme/Bedürfnisse, Fähigkeiten werden dokumentiert?
     - Welche anderen Probleme, Bedürfnisse werden beschrieben?
     - Werden Bedürfnisse, Probleme, Fähigkeiten und Erwartungen von Patienten (und persönlichen Bezugspersonen) konkret formuliert?
     - Werden Zusammenhänge zwischen den einzelnen Bedürfnissen, Problemen und Fähigkeiten beschrieben?
     - Werden Prioritäten gesetzt?
   - Ziele und Maßnahmen
     - Werden Pflegeziele, (erwartete) Ergebnisse beschrieben?
     - Werden die Ziele an den Bedürfnissen, Problemen und Fähigkeiten orientiert?
     - Sind Ziele konkret formuliert?
     - Sind geplante pflegerische Maßnahmen dokumentiert?
     - Sind die geplanten Maßnahmen orientiert an den Bedürfnissen, Problemen und Fähigkeiten?
     - Welche andere Orientierung wird erkennbar? (Routinemaßnahmen? ganzheitlich-rehabilitierende Maßnahmen?)
     - Sind die Maßnahmen handlungsweisend?
   - Pflegeverlaufsbericht
     Ist der Pflegeverlaufsbericht
     - problem-/bedürfnisorientiert?
     - an identifizierten Aktivitäten und existentiellen Erfahrungen des Patienten orientiert?
     - Wird der pflegerische Verlauf erkennbar?
     - Zeigt er die Fortschritte der Patienten in Richtung Unabhängigkeitsentwicklung auf?
   - Pflegeevaluation
     - Wird der Pflegeverlauf überprüft?
     - Wird die Erreichung der Ziele überprüft? (Soll-Ist-Evaluation)
     - Werden Ursachen für die Erreichung/Nichterreichung erkannt?
     - Werden Veränderungen vorgenommen?

Quantitativer Teil

Die standardisierte Codierung der Pflegedokumentation enthält zwei Dimensionen als Variablen. Zum einen sind die Inhalte einer Eintragung codiert, orientiert an der Struktur der AEDLs. Die Inhalte betreffen die Frage, inwieweit Probleme/Bedürfnisse, Fähigkeiten und Maßnahmen dokumentiert sind und welcher Art diese Maßnahmen sind. Die zweite Dimension betrifft die Qualität der Eintragung, die eher vage oder eher konkret sein kann. Mit diesen Variablen sind Möglichkeiten vorgegeben und deren Grenzen gesetzt.

Im einzelnen wurden dazu folgende Fragen untersucht:

1. Welche AEDLs werden wie oft als wichtigste einer Eintragung genannt, und gibt es Unterschiede in dieser Struktur zwischen der Basis-

---

2 Diese Fragestellung wurde aufgrund der Pretestergebnisse zusätzlich aufgenommen (vgl. hierzu auch Kurtenbach et al. (1986), Krankenpflegegesetz, Ausbildungsziel zur Gesundheitserziehung und -beratung)

untersuchung (Phase 1) und der Postinterventionsuntersuchung (Phase 3)?

2. Welche Verschiebungen ergeben sich bei den AEDL-Spezifika zwischen Phase 1 und 3?
3. Wie oft werden weitere AEDLs in einer Eintragung erwähnt?
4. Wie oft beziehen sich die Eintragungen auf Probleme/Bedürfnisse der PatientInnen? Ist die Beschreibung der Probleme/Bedürfnisse eher vage oder konkret?
5. Wie häufig beziehen sich die Eintragungen auf die Fähigkeiten von PatientInnen? Ist die Beschreibung eher vage oder konkret?
6. Wie häufig beziehen sich die Eintragungen auf Maßnahmen der Pflegenden? Ist die Beschreibung eher vage oder konkret?
7. Welche Arten von Maßnahmen werden dokumentiert: pflegerische, organisatorische oder Mitwirkung bei medizinischer Therapie und Diagnostik?
Sind die Maßnahmen eher unterstützend/fördernd oder kompensierend?
8. Welchen Stellenwert nehmen die AEDLs «soziale Bereiche des Lebens sichern» und «mit existentiellen Erfahrungen des Lebens umgehen» ein?

Patientenorientierte Arbeitsorganisation und Ressourcen (Untersuchungsebene III)

1. Aufgabenzuordnung und Arbeitsabläufe
   - Welches Pflegesystem wird umgesetzt?
   - Sind Arbeitsabläufe sowie Personal- und Aufgabenzuordnung
     - primär patientenorientiert?
     - primär tätigkeits- und betriebsorientiert?
   - Welche personellen, materiellen und zeitlichen Ressourcen für eine patientenorientierte Pflegeorganisation sind vorhanden?
2. Information und Kommunikation
   - Wie werden Informationen weitergegeben?
     - primär mündlich
     - primär schriftlich
     - beides

- Beruhen die Informationen eher auf
  - gezielten eigenen Beobachtungen?
  - zufälligen/subjektiven Interpretationen? von Patienten/persönlichen Bezugspersonen eingeholte Informationen?
  - Werden sich widersprechende Beobachtungen diskutiert, mit dem Patienten und/oder seinen/ihren persönlichen Bezugspersonen validiert?

3. Pflegerische Übergabe (mündlicher Bericht)
   - Ist die pflegerische Übergabe primär
     - patientenorientiert, orientiert an der Situation des Patienten?
     - medizinorientiert, bezogen auf medizinische Diagnostik und Therapie?
   - Welche inhaltlichen Schwerpunkte werden erkennbar?

Interdependenzen zwischen den drei Hauptebenen der Untersuchung

Hier wurde untersucht, welche Interdependenzen zwischen der Pflegeorganisation, der Pflegedokumentation und dem pflegerischen Verhalten im direkten Pflegebereich erkennbar wurden und welche Auswirkungen diese auf die Kontinuität bzw. Diskontinuität in der pflegerischen Betreuung von PatientInnen haben.

Sicherung der weiteren nachklinischen Pflege

Hier wurden die folgenden Fragen untersucht:

1. Welches sind gehäuft auftretende Bedürfnisse, Probleme, Fähigkeiten von Apoplexiekranken und ihrer persönlichen Bezugspersonen bei der Entlassung aus dem Krankenhaus?
2. Wie sichert das stationäre Pflegepersonal erforderliche Pflege bei der Entlassung von noch pflegebedürftigen PatientInnen?
3. Welche Kommunikationsstrukturen und Inhalte zwischen dem Pflegepersonal der Station und dem im primären Gesundheitsbereich tätigen Pflegepersonal gibt es?
Wie werden Informationen weitergegeben?

   - mündlich
   - in einem pflegerischen Entlassungsbericht
   - gar nicht.

4. Welche Informationsinhalte werden von anderen Berufsgruppen weitergegeben?

5. Wie werden PatientInnen und ihre persönlichen Bezugspersonen bei Planung und Entscheidung zur Entlassung beziehungsweise Verlegung beteiligt?

Intervenierende Faktoren ganzheitlich-rehabilitierender Prozesspflege (Untersuchungsebenen IV und V)

1. Wie werden Aufgaben- und Verantwortungsbereiche wahrgenommen und welche Schwerpunkte werden erkennbar?

2. Wie sind die Kooperations- und Kommunikationsstrukturen zwischen den Berufsgruppen gestaltet?

3. Welche materiellen, personellen und zeitlichen Ressourcen und Defizite sind zur Entwicklung ganzheitlich-rehabilitierender Prozesspflege vorhanden?

4. Welche(r) Verhaltensschwerpunkte/Wissensstand/Verhaltensmuster werden in den drei definierten Untersuchungsebenen bei anderen an der Behandlung von Schlaganfallpatienten beteiligten Berufsgruppen erkennbar (insbesondere bei ÄrztInnen und behandelnden KrankengymnastInnen).

Ergänzende Untersuchungsfragen zur Evaluation der Interventionsphase (Postinterventionsphase)

1. Trauen es sich in die Studie einbezogene Krankenschwestern und Krankenpfleger zu, den Pflegeprozess bei allen Patienten der Station anzuwenden?

2. Welches sind die überprüfbaren Indikatoren für die Anwendung der Konzepte und Methoden des Pflegeprozesses bei anderen, als den in die Untersuchung einbezogenen Patienten (Indikatoren bezogen auf Arbeitsorganisation, Information und Dokumentation)?

Interstationärer und interinstitutioneller Vergleich

1. Sind Unterschiede zwischen den beiden Projektstationen des jeweiligen Projektkrankenhauses zu erkennen?

2. Sind Unterschiede in der Entwicklung zwischen den Projektkrankenhäusern zu erkennen?

3. Wie sind die Unterschiede erklärbar (konzeptuelle und faktoranalytische Erklärung)?

2.3
Methoden und Instrumente zur qualitativen Untersuchung

2.3.1
Datenerhebung

Ausgehend von der Annahme, dass der Pflegeprozess am besten dort erfasst, verstanden und entwickelt werden kann, wo Pflege geschieht, konzentrierte sich der qualitative Untersuchungsteil auf den direkten Pflegebereich. Zusätzlich wurden Interdependenzen und reziproke Wechselbeziehungen zwischen diesem Bereich und dem indirekten Pflegebereich, einschließlich der der Arbeitsorganisation und Dokumentation zugeordneten Einflussfaktoren, untersucht und beleuchtet.

Das primäre Ziel dieser Vorgehensweise war es, zunächst in den Untersuchungsfeldern anhand pflegerischer Bedürfnisse, Probleme und Fähigkeiten der ausgewählten Patienten und ihrer primären persönlichen Bezugspersonen, die vorherrschenden Muster pflegerischen Verhaltens und der damit zusammenhängenden Wissens- und Wertsysteme zu erfassen. Diese Verhaltensmuster sollten dann vertiefend anhand von Einzelfallstudien und Gesamtfallanalysen in ihren Auswirkungen auf die Entwicklung von Unabhängigkeit und Wohlbefinden (AEDL) des Patienten hin analysiert und evaluiert werden.

Der Vorteil von Einzelfallstudien wurde darin gesehen, dass die Beschränkung auf wenige Personen den Untersuchenden erlaubt, sich intensiver mit den Untersuchungsdaten zu beschäftigen, um dadurch zu «nuancenreicheren und komplexeren Ergebnissen zu kommen» (Becker et al. 1979).

Als Methoden wurden ausgewählt:

- Teilnehmende Beobachtung
- Interview
- Dokumentationsanalyse.

Nicht-direktive, problemorientierte Interviews komplementierten die Methodik der teilnehmenden Beobachtung und die Dokumentationsanalyse, um das Verständnis der Untersuchenden für die Sichtweise von Einzelnen und Gruppen im Untersuchungsfeld zu vertiefen und Interdependenzen zu verdeutlichen. Becker konkretisiert den Sinn dieses Vorgehens so:

«Die Bedeutung der Worte und des Wertsystems kann mit großer Präzision in der Beobachtung ihres Gebrauchs und Kontextes verstanden werden» (Becker et al. 1979).

Durch die Methodentriangulation kann eine wechselseitige Neutralisierung von möglichen Fehlerquellen bei einzelnen Methoden erwartet werden (vgl. z. B. Denzin 1970). Die Anwendung dieser Methoden im Forschungsprojekt konnte in weiteren Arbeitsschritten konkretisiert und durch theorieadaptierte, für das Modellprojekt speziell entwickelte Erhebungsinstrumente und Analyseraster ergänzt werden. Zusätzlich wurden standardisierte Erhebungsinstrumente geprüft (vgl. Kap. 3).

2.3.2
Datendokumentation und Datenanalyse

Die in der Literatur diskutierte Möglichkeit, Daten während des Beobachtungsprozesses zu notieren, wurde aufgrund vorheriger Erfahrungen weitgehend ausgeschlossen, weil es die Beobachteten an die ständige Beobachtungssituation erinnert. Inzidenzen (in sich abgeschlossene Interaktionssequenzen), die im direkten Pflegebereich beobachtet wurden, sollten vielmehr sofort und soweit als möglich verbatim mit Hilfe eines Minikassettenrekorders aufgezeichnet werden,

der Kontext erfasst und der aufgezeichnete Text anschließend transkribiert werden.

Zusätzliche problemorientierte Tiefeninterviews sollten mit Einverständnis der Interviewten bereits während des Gesprächs auf Band aufgezeichnet werden. Nach Abhören des Bandes (außerhalb des Untersuchungsfeldes) hielten die Untersuchenden hierzu ergänzende Notizen fest. Die qualitative Analyse ist ein eng mit der Datensammlung und Datendokumentation verknüpfter Prozess. Dieses prozesshafte Vorgehen war in dieser Studie deshalb von großer Bedeutung, weil unerwartete Phänomene und Entwicklungen in beobachteten Interaktionsprozessen ein beständiges Rückkoppeln und ein Variieren von Methoden und Instrumenten erforderten. Schatzman und Strauss (1975) schreiben dazu:

«... Qualitative Forscher haben selten die Möglichkeit der frühen Operationalisierung, die sie in die Lage versetzen würde, ihr eigenes analytisches Vorgehen präzise im Voraus zu bestimmen» (S.108).

Becker (1979) unterscheidet die vier folgenden Phasen der Analyse, von denen drei während der Zeit der Feldarbeit durchgeführt werden können und mit der vierten Phase begonnen wird, sobald die Feldarbeit abgeschlossen wurde:

1. Auswahl der Probleme, Konzepte und Indizes
2. Kontrolle der Häufigkeit und Verteilung von Phänomenen
3. Einbeziehung individueller Erfassungen
4. Beschreibungen, Schlussfolgerungen und Beweise.

Die Phasen unterscheiden sich durch die Differenz ihrer logischen Sequenzen und durch die unterschiedlichen Schlussfolgerungen. Diese sind abhängig von den unterschiedlichen Kriterien, die in den verschiedenen Analysephasen qualitativer Beweisführung herangezogen werden. Das Vorgehen in dieser Studie wurde an Beckers Vorgehensweisen adaptiert. Darüber hinaus wurden Interaktionen und Interaktionssequenzen codiert, zugeordnet sowie (inhaltlich und numerisch) aufbereitet.

Die Analyse wurde durch die Verwendung einheitlicher Codierungen bei allen Aufzeichnungen im gesamten Ablagesystem erleichtert. Dieses Verfahren ermöglicht Quervergleiche und spätere Rekonstruktionen. Eine weitere Ablage wird erforderlich, sobald sich Analyseindikatoren herauskristallisieren und konzeptuelle Kategorien sichtbar werden. Im Analyseverfahren der Hauptstudie fand, der Zielsetzung entsprechend, die «ständig komparative Methode» Anwendung. Die bei der «ständig komparativen Methode» benutzten Daten basieren auf einer Reduktion der Theorie zugunsten der «Schilderung und Sättigung von Kategorien mit Daten» (vgl. Kap. 4.3).

2.3.3
Erhebungs- und Analyseinstrumente für die Untersuchungsebenen direkter Pflegebereich und Pflegedokumentation

Die Anwendung der oben beschriebenen Methoden wurde durch Erhebungsinstrumente und Analyseraster ergänzt. Als Vorbereitung hierzu wurden zunächst standardisierte Erhebungsinstrumente anderer klinischer Studien überprüft. Aus den geprüften Erhebungsinstrumenten (vgl. Materialband) wurde der «Activity-Index für Schlaganfallpatienten» (Hamrin und Wohlin 1981) ausgewählt und im Vorfeld erprobt. Dieses Instrument wurde aber aufgrund der Pretestergebnisse nicht in die Hauptstudie übernommen.

Die Entwicklung des AEDL-Erhebungs- und Analyseinstrumentes

Theoriegeleitet wurde ein inhaltsanalytisches Erhebungs- und Analyseinstrument zur pflegerischen Einschätzung von Patienten mit «Apoplex» erarbeitet, das sowohl im direkten Pflegebereich wie auch für die Pflegeprozess-Dokumentationserhebung Anwendung fand.
Grundlage für die Entwicklung des Instruments war das im theoretischen Rahmenkonzept dargestellte AEDL-Strukturmodell. Darüber hinaus wurden Praxiserfahrungen der ForscherInnen und Ergebnisse anderer Experten aus dem Pflegebereich herangezogen (vgl. Schomburg 1984). Unter Zugrundelegung der vorangestellten Postulate und Überlegungen wurden nun parallel verschiedene Entwürfe (Variablenlisten und Auswertungsdesigns) erstellt und im Forscherteam unter Hinzuziehung von fachwissenschaftlicher Beratung diskutiert. In diesem Zuge erfolgte eine erste Differenzierung der AEDL-Bereiche in AEDL-Spezifika sowie eine Konkretisierung der Pflegeprozess-Variablen.

Bei der Festlegung der AEDL-Spezifika galt es zum einen, Erhebungsinhalte zu beschreiben, mit denen spezifische Probleme/Bedürfnisse und Fähigkeiten für Patienten mit der Diagnose «Schlaganfall» im Bereich der definierten AEDL-Bereiche erfasst und analysiert werden konnten. Darüber hinaus sollte das Instrument Raum lassen für Datenerhebungen zu komplexen, nicht schlaganfallspezifischen Problemen, welche die Gesundheits- bzw. Unabhängigkeitsentwicklung bei Patienten mit Schlaganfall stark beeinflussen können (AEDL-Spezifika, s. Materialband). Das Erhebungsinstrument wurde darüber hinaus so angelegt, dass es zukünftig auch für andere Patienten genutzt werden kann (Übertragbarkeit der Ergebnisse auf andere Bereiche).

Die Liste der AEDL-Bereiche umfasste zunächst 13 Bereiche mit insgesamt 89 inhaltlich bestimmten Variablen. Als Ergebnis der Pretests wurden die AEDL-Bereiche für die Untersuchung zunächst auf zwölf reduziert, die AEDL-Spezifika wurden weiter konkretisiert und ergänzt. Der AEDL-Bereich «Sich als Mann oder Frau fühlen» wurde aufgrund von Beobachtungen im ersten Projektkrankenhaus für die weiteren Untersuchungen erneut in die Strukturliste integriert.

2.4
Methoden und Instrumente zur standardisierten Dokumentationsanalyse

2.4.1
Methodische Vorüberlegungen

Zu Beginn des Projektes bestand die Vorstellung, für die standardisierte Analyse der Pflegedokumentation auf Instrumente aus der WHO-Studie (Ashworth et al. 1987) oder der Schweizer Nationalen Studie «Der Pflegeprozess» (Exchaquet et al. 1986) zurückgreifen zu können. Dies stellte sich nach genauerem Studium der Methoden als unmöglich heraus.

Darüber hinaus zeigte sich, dass zu den Dokumentationsteilen «tägliche Pflegeverlaufsberichte» und «pflegerische Entlassungsberichte» keine differenzierten Untersuchungsinstrumente vorlagen.

Die standardisierte Analyse der Pflegedokumentation ist zunächst wie jede Text- bzw. Inhaltsanalyse zu behandeln. Eine Dokumentation wird in dieser Studie als «verbales Dokument», das heißt als aufgezeichnete sprachliche Äußerung verstanden, die in natürlichen Kommunikationskontexten produziert wird. Eine Analyse solcher Texte stellt somit ein *nonreaktives Verfahren* dar, denn die Verbalisierung ist keine Reaktion auf die Aufgabenstellung oder eine Befragung. Der Vorteil eines nonreaktiven Verfahrens besteht darin, dass kein direkter Kontrast zwischen ForscherIn und untersuchter Person besteht, Ergebnisse also nicht auf diese Art beeinflusst werden können (Atteslander et al. 1975).

Dieser Bereich erscheint zunächst problemlos. Reliabilitätsprobleme sind bei der Zählung von Begriffen als gering einzuschätzen. Dagegen ist die reine Häufigkeit bestimmter Wortklassen in ihrer Aussagefähigkeit relativ eng begrenzt. Die Bedeutung dieser Begriffe ist meist nur aus dem Zusammenhang heraus zu interpretieren. Daher wird von der Analyseeinheit eines einzelnen Wortes abgeraten und darüber hinaus werden als Ergänzung zur quantitativen Inhaltsanalyse weitere Methoden empfohlen (Mayntz et al. 1978). Jede Art kontextbezogener Analyse erfordert inhaltliche Interpretationsleistungen, die bereits über das Zählen von Einheiten weit hinausgehen. Hierbei muss in ausführlichen Pretests untersucht werden, inwieweit die Interpretationsleistungen zugunsten einer sinnvollen Reliabilität eingeschränkt werden müssen.

Zu Beginn bestand die Auffassung, dass die quantitative Analyse der Pflegedokumentation einen exakten Rückschluss auf die direkte Pflege zulassen könnte. Daher wurde in die Vorüberlegungen der Kontext der Pflegedokumentation miteinbezogen, d. h. durch genaue Kenntnisse des Entstehungskontextes sollten Missverständnisse in der Ausdrucksweise und das Selbstverständnis der Dokumentierenden berücksichtigt

werden können. Dieser Anspruch ließ sich nach ausführlichen Pretests für den standardisierten Teil der Dokumentationsanalyse nicht mehr aufrecht erhalten.

Die einzelnen Schritte der standardisierten Inhaltsanalyse sind folgende (in Anlehnung an Krippendorff 1981, Rust 1983):

- Festlegung des Erkenntnisinteresses und der Erkenntnismöglichkeit aufgrund der Primärerfahrungen mit Pflegedokumentationen

- Festlegung der Untersuchungsobjekte. Welche Dokumentationen können einbezogen werden, welche nicht?

- Auswahl der Population. Welche PatientInnen und welche Pflegenden sollen einbezogen werden?

- Festlegung der Untersuchungseinheit. Diese wurde hier erst im Verlauf der Pretests deutlicher. Für die Dokumentation der laufenden Pflege wurde dies eine von einer Pflegenden abgezeichnete Eintragung.

- Aufbereitung der Unterlagen für die Analyse mit der Anlage von Ordnungssystemen (z. B. Tage, Schichten, Pflegende)

- Operationalisierung der inhaltlichen Variablen und Kategorien. Hierbei waren solche Variablen und Kategorien zu bilden, die auch die quantitativen Aspeke der Texte theoretisch begründet umfassen sollten. Wie auch in jedem standardisierten Fragebogen muss dieses Kategoriensystem exakt definiert sein, sich gegenseitig ausschließen und die Variable erschöpfend beschreiben (Bortz 1984).

2.4.2
Codierung der Daten

Die inhaltliche Codierung der Daten wurde im Verlauf verschiedener Pretestphasen modifiziert. In dem Abschnitt über die Pretests ist die Beschreibung der Prüfungen von Reliabilität und Validität des Instrumentariums enthalten (Kap. 3.5). Hier soll nur das nach erheblichen Vereinfachungen in der Hauptuntersuchung angewendete Verfahren beschrieben werden.

Insgesamt war die Codierung in der Basisuntersuchung mit mehr Interpretationsleistungen versehen als in der Postinterventionsuntersuchung. Während der Intervention waren die Dokumentationsformulare so entwickelt worden, dass die Zuordnung einer Eintragung zu einem AEDL-Bereich bereits von den Pflegenden in das Dokument eingetragen wurde. In der Basisuntersuchung musste dies jedoch ausschließlich von den CodiererInnen vorgenommen werden.

Nach der Übernahme von Rahmendaten für eine Eintragung (Station, Krankenhaus, PatientIn, Datum) war der erste Schritt zur Codierung die Festlegung des wichtigsten AEDL-Bereichs in der Eintragung und seine Zuordnung zu einer spezifizierten AEDL-Kategorie. Danach wurde der zweitwichtigste AEDL-Bereich und drittwichtigste AEDL-Bereich (sofern vorhanden) codiert. Die Kategorisierung der AEDL-Bereiche bildet also das inhaltliche Herzstück der Codierung.

Des Weiteren wurde untersucht, ob die Eintragung *Probleme/Bedürfnisse*, *Fähigkeiten* und/oder *Maßnahmen* enthält. Für jeden dieser drei Bereiche war außerdem zu beurteilen, ob die Formulierung eher konkret oder eher vage gehalten ist. Darüber hinaus wurde bei den Maßnahmen codiert, ob sie primär pflegerisch sind und ob sie eher als *unterstützend/fördernd* oder als *kompensierend* zu bezeichnen sind.

Zur Sicherung der Reliabilität wurden differenzierte Codiermanuale erstellt und die CodiererInnen ausführlich geschult (vgl. Materialband).

2.4.3
Auswertungsverfahren

Unter Berücksichtigung des Messniveaus der Daten, die alle auf nominalem oder ordinalem Niveau liegen, kommt als deskriptives statistisches Verfahren für die univariate Ausweitung vor allem die Ermittlung von Häufigkeitsverteilungen in Frage; für die bi- und multivariate Auswertung wird besonders die Kreuztabelierung zweier bzw. mehrerer Variablen in Betracht gezogen.

Obwohl es sich um eine relativ geringe Anzahl von Variablen handelt, lassen sich im Vergleich der verschiedenen Untersuchungsphasen dennoch wesentliche Fragen zur Untersuchung analysieren. Über die spezifischen inhaltlichen Fragen hinaus kann zum einen die Fähigkeit der Pflegenden, die Dokumentation als Informationsinstrumentarium effektiv zu nutzen, beurteilt werden. Zum anderen können auch mit diesen Daten indirekte Rückschlüsse auf Veränderungen in der direkten Pflege vorgenommen werden.

Zur Berechnung der Ergebnisse wurde das «SPSS/PC + Programmpaket» verwendet. Die Grafiken wurden mit «Harvard Graphics» erstellt. Die meisten Ergebnisse beruhen auf uni- oder multivariaten Häufigkeitsverteilungen. Zur Beurteilung von Unterschiedswerten wurden mit dem «Chi-quadrat-Test» Signifikanzberechnungen vorgenommen. In den Tabellen ist das jeweilige Signifikanzniveau angegeben.

2.5
Untersuchungsfelder und Untersuchungsgruppen

2.5.1
Auswahl der Untersuchungsfelder

Die Studie wurde zeitlich versetzt in zwei Krankenhäusern auf jeweils zwei medizinischen Stationen durchgeführt. Auf eine Ausschreibung in drei deutschen Krankenpflegezeitschriften meldeten insgesamt 32 Krankenhäuser ihr Interesse an einer Projektteilnahme an.

Unter vorwiegend logistischen Gesichtspunkten wurden zunächst acht Krankenhäuser in die engere Wahl gezogen. In diesen Krankenhäusern wurde eine systematische Felderhebung anhand eines Erhebungsbogens und vorher definierter Auswahlkriterien durchgeführt (vgl. Materialband). Zu den wichtigsten Auswahlkriterien gehörten:

- die erklärte Bereitschaft der pflegerischen MitarbeiterInnen der Projektstationen, in allen Phasen des Projektes mit den Untersuchenden zusammenzuarbeiten und in der Interventionsphase aktiv an den Veränderungsprozessen mitzuwirken;

- die verbindliche Zusage der Betriebsleitungen sowie der jeweiligen Pflegedienstleitungen

und der Chefärzte hinsichtlich einer aktiven Kooperation und Unterstützung;
- die Zusicherung einer kontinuierlichen Belegung der Projektstationen mit einer entsprechenden Anzahl von Apoplexiekranken;
- die Zusage ausreichender und kontinuierlicher Stellenbesetzungen auf den Projektstationen;
- die Freistellung von zwei MitarbeiterInnen für Erhebungen (Codierungsarbeiten) zur Vorbereitung der standardisierten Pflegedokumentationsanalyse;
- die Zusicherung der Pflegedienstleitungen und der Krankenpflegeschulleitungen zur Unterstützung und Teilnahme an den Fortbildungsveranstaltungen während der Intervention;
- die Zusage der MitarbeiterInnen der krankengymnastischen Abteilung zur Kooperation;
- Ausbildung von KrankenpflegeschülerInnen auf den Projektstationen.

Die Felderhebungen ergaben ein Sample von vier grundsätzlich geeigneten Krankenhäusern. Zwei Krankenhäuser konnten trotz einer hohen Motivation zunächst getroffene Kooperationszusagen nicht einhalten. Nicht zu behebende eklatante Personalmängel im Pflegebereich machten eine Projektdurchführung in diesen Krankenhäusern unmöglich. Feste Kooperationsvereinbarungen konnten jeweils vor Beginn der Hauptuntersuchungen mit den folgenden zwei Krankenhäusern abgesichert werden. Bei der Auswahl der Projektstationen zur besseren Vergleichbarkeit werden die beiden Krankenhäuser stichwortartig beschrieben:

Projektkrankenhaus 1
- Trägerschaft: Kommune
- Maximalversorgung: 1005 Planbetten
- Akademisches Lehrkrankenhaus
- Abteilung Innere Medizin III, Kardiologie, 84 Planbetten
- Zwei Pflegestationen/Funktionspflege
- Station Z: 28 Planbetten; 10/11 Planstellen Pflegepersonal
- Station Y: 26 Planbetten; 9/10 Planstellen Pflegepersonal (jeweils einschließlich Schüler und Aushilfe)[3]
- Je Station sind vier PatientInnen mit «apoplektischem Insult» für die Dauer der Hauptstudie zugesagt.
- Pflegedokumentation: Einzelmappen seit dem Sommer 1988
- Krankenpflegeschule 119 Plätze
- Krankenpflege 63 Plätze
- Kinderkrankenpflege 36 Plätze
- Krankenpflegehilfe 20 Plätze.

Projektkrankenhaus 2
- Trägerschaft: Kommune
- Maximalversorgung: 1060 Planbetten
- Akademisches Lehrkrankenhaus
- Abteilung Innere Medizin II (Gastroenterologie), 137 Planbetten
- Zwei Pflegegruppen/Funktionspflege
- Pflegegruppe E: 18 Planbetten: acht Planstellen Pflegepersonal (jeweils ohne Krankenpflegeschüler)
- Pflegegruppe M: 19 Planbetten: acht Planstellen Pflegepersonal
- Abteilung 84 Planbetten
- Je Projektgruppe/Station vier PatientInnen mit «apoplektischem Insult» für die Dauer der Hauptstudie zugesagt
- Dokumentation: Teilformulare zum Pflegeprozess in Einzelmappen seit rund 10 Jahren
- Krankenpflegeschule 151 Plätze
- Krankenpflege 96 Plätze
- Kinderkrankenpflege 40 Plätze
- Krankenpflegehilfe 15 Plätze.

---

3 Während der Interventionsphase wurde für beide Projektkrankenhäuser pro Station eine zusätzliche Planstelle geschaffen.

Die Projektstationen können als typische Krankenhäuser angesehen werden, in denen auf medizinischen Stationen vorwiegend ältere Menschen mit multiplen medizinischen und pflegerischen Problemen gepflegt und behandelt werden. Darüber hinaus gelten diese Krankenhäuser als praktische Ausbildungsstätten für Krankenpflegeschülerlnnen.

2.5.2
Untersuchungsgruppen

Die Hauptuntersuchung sollte die folgenden Populationen einschließen:

Primärpopulationen
Einbezogen wurden PatientInnen mit der Diagnose «Apoplektischer Insult» und ihre persönlichen Bezugspersonen (z. B. Angehörige) sowie alle Pflegepersonen der Projektstationen. «Apoplektischer Insult» wurde in Anlehnung an die Definition der Weltgesundheitsorganisation (1971) wie folgt definiert:

«Eine plötzlich auftretende Erkrankung mit lokalen neurologischen Ausfällen, die sich länger als 24 Stunden manifestiert haben und aufgrund derer die PatientInnen stationärer Akutbehandlung und Pflege bedürfen.»

Entsprechend dieser Definition werden nur solche PatientInnen in die Studie mit einbezogen, bei denen

- der behandelnde Arzt die Diagnose nach 24 Stunden bestätigt hat,
- eine Hemiplegie manifest ist,
- wo dies nicht zutrifft, mindestens zwei andere für die Krankheit spezifische Probleme (Defizite) manifest sind.

Schriftlich fixierte Auswahlkriterien (vgl. Materialband) wurden den beteiligten Berufsgruppen vor Beginn der Hauptuntersuchung zur Verfügung gestellt. Es wurde erwartet, dass während der Basisuntersuchung und der Postinterventionsuntersuchung auf jeder der Projektstationen Daten von vier bis fünf PatientInnen erhoben werden konnten. Insgesamt wurden acht bis zehn PatientInnen pro Projektkrankenhaus eingeplant. Für beide Krankenhäuser zusammen wurde von einer Gesamtprimärpopulation von 36 bis 40 PatientInnen ausgegangen. Hinzu kamen die persönlichen Bezugspersonen. Da angenommen werden konnte, dass einige PatientInnen keine, andere jedoch mehrere persönliche Bezugspersonen haben, wurde als Berechnungsgrundlage von 24 bis 32 persönlichen Bezugspersonen der Apoplexiekranken ausgegangen.

Für das Pflegepersonal wurde als Konstante eine Gesamtpopulation von 48 Personen errechnet. Für die Interventionsphase (6 Monate) wurden zur Schulung des Pflegepersonals rund 20 Apoplexiekranke sowie eine entsprechende Zahl persönlicher Bezugspersonen eingeplant.

Kontrollpatienten
Als KontrollpatientInnen sollten rund 24 PatientInnen (pro Krankenhaus in jeder Untersuchungsphase mind. vier bis sechs PatientInnen) einbezogen werden. Als KontrollpatientInnen wurden ältere PatientInnen mit einem hohen Pflegebedarf aufgenommen. Ein Ziel dieses Vorgehens war es, zu erfassen, inwieweit ähnliche oder abweichende pflegerische Schwerpunkte und pflegerische Muster in den Bereichen *direkte Pflegedokumentation* und *Organisation* erkennbar wurden.

Weitere Untersuchungsgruppen
Physiotherapeuten, Ärzte und andere am Behandlungsprozess der ausgewählten Patienten beteiligte Berufsgruppen sollten komplementär beobachtet und interviewt werden.

Pflegedienstleitungen, leitende Ärzte, Verwaltungsleiter und Unterrichtende sollten in das Projekt miteinbezogen werden, soweit sich dies für das Verständnis des Kontextes als dienlich erwies und die angestrebten Veränderungsprozesse während der Interventionsphase förderte.

Zur Überprüfung der Sicherung der Pflege bei Verlegung oder Entlassung noch pflegebedürftiger PatientInnen sollten im Rahmen von Einzelfallstudien neben den oben genannten Populationen die jeweils zuständigen Pflegepersonen in der Gemeindepflege beziehungsweise in den Altenpflegeeinrichtungen befragt werden. Darüber hinaus sollten die Sichtweisen von SozialarbeiterInnen und SprachtherapeutInnen der Projektkrankenhäuser erfasst werden.

3 Explorative Vorstudien und Pretests der Methoden

3.1 Zielsetzung und Vorgehen

In Anlehnung an die im Vorfeld definierten Untersuchungsschwerpunkte und -methoden, wurden die Pretests unter der folgenden primären Zielsetzung durchgeführt und ausgewertet:

- Erkundung der empirischen Untersuchungsfelder und weitere Konkretisierung der Untersuchungsinhalte
- Erprobung von Untersuchungsstrategien, der Methoden und Instrumente zur Datenerhebung und Dateninterpretation.

Die Voruntersuchungen umfassten Explorationen zum Untersuchungsfeld und zum Untersuchungsgegenstand in drei Krankenhäusern im Raum Essen und Frankfurt sowie anschließende umfassende Pretests in einem Krankenhaus im süddeutschen Raum.

Diese umfassenden Pretests wurden in einer Fachabteilung der Inneren Medizin durchgeführt. Die Abteilung hatte vier Pflegegruppen mit insgesamt 70 Betten; die Pflege war weitgehend funktionell organisiert. Die Pretests fanden in zwei Pflegegruppen statt. Als PatientInnen wurden drei PatientInnen der Primärgruppe zwischen 71 und 83 Jahren mit ihren Angehörigen einbezogen. Bei zwei dieser PatientInnen wurde die Entlassung vorbereitet, eine Patientin kam als «Neuaufnahme» hinzu.

Darüber hinaus wurde die Pflege bei sieben KontrollpatientInnen exploriert. Außer den PatientInnen und ihren persönlichen Bezugspersonen wurden das beteiligte Pflegepersonal, Krankengymnastinnen und ÄrztInnen beobachtet. Im Zusammenhang mit der Untersuchung der Pflegedokumentation wurde die ärztliche Dokumentation zur Analyse herangezogen. Im stationären Bereich wurden Daten hauptsächlich innerhalb der verschiedenen Schichten des Tagesdienstes erhoben. Zusätzlich wurden Beobachtungen in den letzten Stunden der Nacht erforderlich.

Während der gesamten Pretestphase wurden zum einen die Methoden/Instrumente der qualitativen Untersuchungsanteile sowie Codier- und Analyseverfahren zur standardisierten Pflegedokumentationsanalyse getestet.

3.2 Explorationen und Erprobung von Methoden zur qualitativen Untersuchung

Insgesamt wurden 210 teilnehmende Beobachtungen mit zusätzlichen Kurzinterviews durchgeführt. Das Vorgehen bei problemorientierten Tiefeninterviews wurde zusätzlich bei drei persönlichen Bezugspersonen der PatientInnen, einer Stationsschwester, einer Gemeindeschwester und einer Sozialarbeiterin erprobt. Weitere Informationen zu Schwerpunkten, Inhalten und Rahmenbedingungen der Pflege holten die Untersuchenden von der Pflegedienstleitung und der Leiterin der Krankenpflegeschule ein.

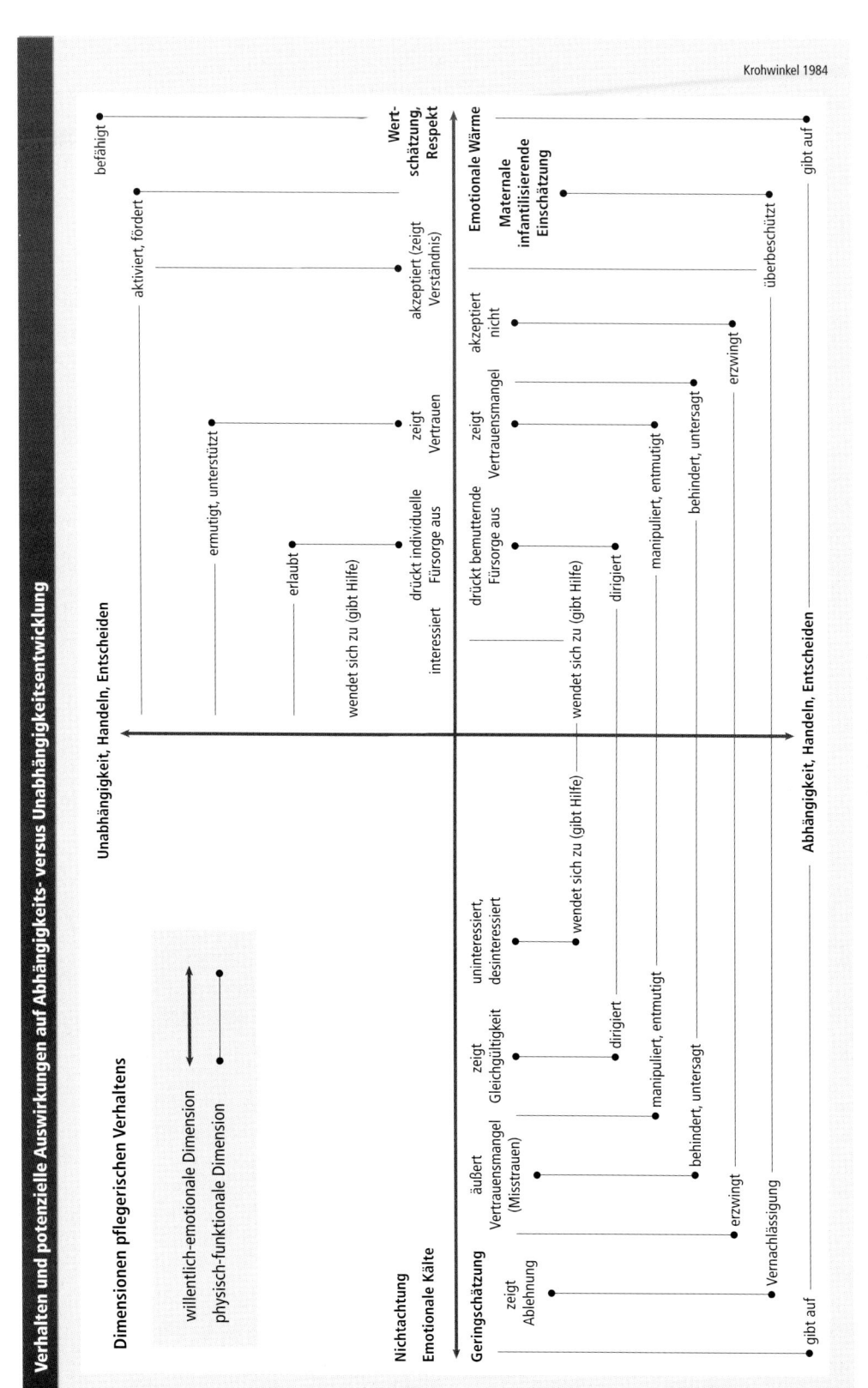

Abbildung 9: Einschätzungsskala zum abhängigkeits- versus unabhängigkeitsfördernden Verhalten.

Da zwei Untersuchende unabhängig voneinander die Beobachtungen durchführten, sollten die große Anzahl von Beobachtungen und Interviews und die kontinuierlichen Vergleiche die Validität und die Reliabilität fördern. Darüber hinaus sollten weitere mögliche Beobachtungsinhalte für die Hauptuntersuchung herausgearbeitet werden.

Orientierungspunkte der Beobachtungen waren *Bedürfnisse/Probleme* und *Fähigkeiten* der PatientInnen, bezogen auf «Aktivitäten und existentielle Erfahrungen des Lebens». Im Zusammenhang hiermit beobachteten die Untersuchenden, wie Pflegende die Pflegesituation der PatientInnen einschätzen und wie sie auf die kranken Menschen in der Durchführung der Pflege eingingen.

Initial wurde so vorgegangen, dass zunächst die Interaktionen zwischen Pflegenden und PatientInnen teilnehmend beobachtet wurden. Die Beobachtungen schlossen physisch-funktionale und willentlich-emotionale Bedürfnis- und Verhaltensdimensionen von Pflegenden und PatientInnen mit ein.

In Momenten, in denen Pflegende das Zimmer verlassen mussten, ergriffen die Untersuchenden die Gelegenheit, Fähigkeiten von PatientInnen zu ermitteln, indem sie begonnene Pflegehandlungen unter Anwendung ganzheitlich-rehabilitierender Prozessmethoden weiterführten und die Auswirkungen festhielten. In anderen Situationen übernahmen sie zu diesem Zweck die Pflegemaßnahme ganz.

Die Beobachtungen wurden durch weitere Beobachtungen und nicht-direkte Befragungen von PatientInnen, Pflegenden und Krankengymnastinnen substantiiert. Komplementär hierzu analysierten die Untersuchenden die Pflegedokumentation (und ärztliche Dokumentation), nahmen an pflegerischen Übergabegesprächen sowie an ärztlichen Visiten teil und machten Erhebungen zur Arbeitsorganisation und zu verfügbaren Ressourcen. An diese Erhebungen schlossen sich vertiefende Explorationen im direkten Pflegebereich sowie in der Anleitung und Beratung von persönlichen Bezugspersonen an.

3.2.1
Vertiefende Exploration und erste tentative Kategorienbildung

Auf dem Hintergrund der Ergebnisse aus einem vorangegangenen Forschungsprojekt (Krohwinkel 1984) wurde das Verhalten der Pflegenden in der neuen Studie in seinen Auswirkungen auf Unabhängigkeit und Wohlbefinden der PatientInnen in der physisch-funktionalen und willentlich-emotionalen Dimension beobachtet. Die physisch-funktionale Dimension erfasst das technisch-instrumentelle Verhalten. Dieses Verhalten des Pflegepersonals wurde in seinen Auswirkungen auf PatientInnen anhand wissenschaftlicher Erkenntnisse über rehabilitierende Methoden und Techniken bei dieser PatientInnengruppe exploriert.

In der willentlich-emotionalen Dimension wurde der pädagogisch-psychologische Aspekt pflegerischen Verhaltens im Hinblick auf Motivierungs- und Entscheidungsförderung untersucht. Pflegerisches Verhalten wurde im Hinblick auf Kongruenz (Übereinstimmung) und Inkongruenz (Nichtübereinstimmung) in den oben genannten Verhaltensdimensionen beobachtet und in seinen Auswirkungen auf Unabhängigkeit und Wohlbefinden von PatientInnen in den für sie wesentlichen AEDL-Bereichen überprüft. Zur Stützung des analytischen Prozesses fand hierbei eine von Krohwinkel (1984) entwickelte Einschätzungsskala zu abhängigkeits- versus unabhängigkeitsförderndem Pflegeverhalten Anwendung (vgl. **Abb. 9**, S. 56).

Methoden der Datenerhebung, Codierung und Interpretation

Das nachfolgende Beispiel demonstriert das Vorgehen bei der Methodenerprobung zur Datenerhebung, Codierung und Interpretation sowie zur Bildung vorläufiger Kategorien.

Im Stationszimmer
Untersuchende bringt das Gespräch auf die Pflegesituation (Inzidenz 1).

Untersuchende zur Pflegeperson:
«Frau Z. hat Schwierigkeiten das Steckbecken zu benutzen?»

Kontext:	Morgenroutine: Betten machen, Zimmer richten, Vorbereitung des Frühstücks, Pflege-Gruppe x
PatientIn:	Code
Pflegesituation:	die Patientin beim Ausscheiden unterstützen

Datum:		AEDL:	04 – Ausscheiden
Pflegeperson:			07 – Bewegen
Untersuchende:			

Beobachtung Incidence 1	Dimension von Pflegeverhalten		
	physisch-funktional	willentlich-emotional	Notizen
1 – Patientin: «Kann ich bitte auf den Nachtstuhl?»			
2 – Pflegende: «Nein, nicht vor dem Frühstück!» (irritierter Tonfall)	behindert die Fähigkeit der Patientin, mit Unterstützung selbst den Nachtstuhl aufzusuchen	untersagt	
3 – Patientin: «Aber, ich muss...»			
4 – Pflegende: «Dann nehmen Sie das Becken.»		akzepziert nicht	Diese Beobachtung deckt sich mit Beobachtungen bei anderen Patienten (Code V1, V2 und V4). Vereinzelt werden alternative Beobachtungen gemacht. Diese werden jedoch nicht konsequent durchgehalten.
5 – Patientin: «Das kann ich nicht.»			
6 – Pflegende: Vor dem Frühstück geht es nicht anders. «Nehmen Sie jetzt das Steckbecken!»			
7 – Patientin: «Ja.» (senkt den Kopf, resigniert)			
8 – Pflegende: Setzt Patientin auf das Steckbecken, gibt kurze Anweisungen. Lässt die Patientin mit dem gesunden Arm am «Bettgalgen» hochziehen (hemiplegischer Arm hängt zur Seite); Unterstützt nicht das hemiplegische Bein.	Bezieht die hemiplegische Seite nicht in die Aktivität der Patientin ein, fördert nicht ihre Unabhängigkeit		• Wissenslücken? • keine konsequenten Richtlinien • Pflegeverhalten wird nicht abgestimmt

9 – Pflegende: «Geht es so oder tut es am Steiß weh?»	berücksichtigt schmerzende Stelle am Steiß	wendet sich zu, zeigt Interesse
10 – Patientin: Nein, es geht.		
11 – Pflegende: Deckt Patientin zu. «Wenn Sie fertig sind, klingen Sie?» Reicht der Patientin die Klingel.	berücksichtigt die Sicherheit	berücksichtigt die Sicherheit
12 – Patientin: Nickt.		
13 – Pflegende: Verlässt das Zimmer.		

Patientin wird nach einer Weile auf ihren Wunsch hin vom Steckbecken genommen, ohne Wasser gelassen zu haben (Pflegeperson II S1)

Abbildung 10: Mögliche Verhaltensdimension einer Pflegehandlung.

Pflegende:
«Ja, in der Nacht will sie auch immer raus aus dem Bett und auf den Nachtstuhl. Wenn sie da nicht ihren Willen kriegt, dann ist oft das Bett nass. Sie will nur ihren Willen durchsetzen. Vor dem Frühstück kommen wir so nicht rum.»

Pflegedokumentation
(Auszüge aus dem Nachtwachebericht)

«Klingelt häufig, will den Nachtstuhl.» (25.05.88)

«Wollte nicht auf die Schüssel. Bett war nass, als ich sie von der Schüssel genommen habe.» (26.06.88)

«Hat noch kein Urin lassen können.» (29.05.88)

Am nächsten Morgen wird die Morgenroutine von einer anderen Pflegenden durchgeführt:

Auf den Impuls der Untersuchenden *«Ich habe gesehen, dass Sie Frau ... auf den Nachtstuhl gesetzt haben?»* antwortet diese Pflegeperson: *«Ja, sie kann sonst kein Wasser lassen, und so schwer ist sie halt auch nicht. Das geht schon, so viel Zeit muss sein.»*

In einem Kurzinterview zu einem späteren Zeitpunkt fragt die Untersuchende, was der Patientin denn am meisten zu schaffen mache.

Die Patientin antwortet: *«... dass man nichts mehr alleine machen kann.»*

Untersuchende: *«Was meinen Sie damit?»*

Patientin: *«Dass man nicht mehr alleine auf die Toilette kann.»*

Untersuchende: *«Hm, ja, das macht Ihnen zu schaffen?»*

Patientin: *«Vielleicht wird es ja besser. Wenn ich das nicht alleine kann, dann schaff ich das alles nicht mehr.»* (Bandaufzeichnung, Pat. Code V 1, Band 3)[1]

Die exemplarisch dargestellten Ereignisse (Inzidenzsequenzen) illustrieren die Komplexität pflegerischen Verhaltens innerhalb der zwei Verhaltensdimensionen einer Pflegehandlung (vgl. Krohwinkel 1984). Darüber hinaus illustriert der Text Unterschiede im Pflegeverhalten bei PatientInnen durch Wechsel von Pflegepersonal. Während die eine Pflegende (Inzidenz 1, **Abb. 10**) auf

---

[1] Codierungsnummern unterscheiden sich hier noch von der in der Hauptuntersuchung verwandten Fassung.

Beobachtung Incidence 2	Dimension von Pflegeverhalten		
	physisch-funktional	willentlich-emotional	Notizen
1 – Patientin: Fragt, ob die Schwester sie auf den Nachtstuhl setzt.			
2 – Pflegende: «Geht es nicht später?»		wendet sich zu, fragt nach	
3 – Patientin: «Nein, nicht.»			
4 – Pflegende: «Ist gut.» Nickt der Patientin zu, richtet den Nachtstuhl.		akzepziert, erlaubt	Mobilisationstechniken weiter beobachten
5 – Pflegende und Patientin: Pflegekraft passt beim Mobilisieren ihr Tempo der Patientin an. Sie greift der Patientin unter die Achselhöhe (asymmetrischer Zug). Gibt Anweisungen.			
6 – Pflegende: Fragt nach. Bedeckt Beine der Patientin mit Morgenmantel.			
7 – Pflegende und Patientin: Pflegekraft gibt Patientin die Klingel. «Bitte klingeln sie». Patientin und Pflegeperson nicken sich zu.			

Abbildung 11: Alternative Verhaltensdimension derselben Pflegehandlung.

die Bedürfnisse, Probleme und Fähigkeiten dieser Patientin nicht eingeht und diese später mit der Begründung negiert: «*Sie will nur ihren Willen durchsetzen*» und «*Vor dem Frühstück kommen wir sonst nicht rum*», interpretiert und bewertet die zweite Pflegeperson das Bedürfnis der Patientin anders und hilft ihr (Inzidenz 2; **Abb. 11**).

Aus solchen Felddaten wurden die ersten Kategorienbildungen gewonnen. Die vorläufigen Kategorien «Diskontinuität versus Kontinuität in der Pflege» wurden in der Datenerhebung der Hauptuntersuchung zunächst als lose Orientierungsraster für Beobachtungen herangezogen, um die Möglichkeiten von anderen Kategorienbildungen nicht vorschnell auszuschließen.

3.2.2
Erfassen von Wechselwirkungen zwischen Pflege und Pflegedokumentation

Die qualitative Analyse der Dokumentation orientierte sich an im Vorfeld definierten Leitfragen. Zuordnungen der Daten wurden mit Hilfe des AEDL-Instrumentes vorgenommen. Ziel war es zu erproben, ob aus solchen Analysen mit diesem Vorgehen ersichtlich wird, inwieweit die dokumentierte Pflege die Bedürfnisse/Probleme und Fähigkeiten der PatientInnen, bezogen auf Aktivitäten und existentielle Erfahrungen des Lebens, widerspiegelt und inwieweit sie über die tatsächliche Pflege Auskunft gibt.

Erkennbar wurden Defizite und Potentiale ganzheitlich-rehabilitierender Pflege auch aus der qualitativen Analyse der Dokumentation. Die Analysen halfen, die aus der teilnehmenden Beobachtung und den Interviews gewonnenen Eindrücke über vorherrschende Bedürfnis-, Wissens-, Werte- und Verhaltensstrukturen zu ergänzen. Die Durchführung der Dokumentation erfolgte – ähnlich wie die Pflege selbst – nach dem Prinzip der Arbeitsteilung; das heißt jeweils die «Pflegende», die Schreibtischdienst hatte, dokumentierte auch. Gezielte Auswertungen und entsprechende Anpassungen der Pflege wurden in keinem Teil der Pflegedokumentation erkennbar.

Die Pflegenden selbst sahen Defizite nur im Zusammenhang mit der Art, wie sie dokumentierten und sagten: «... beim Schreiben hapert's noch.» Ein Blick in die Pflegedokumentation der KontrollpatientInnen verstärkte zuvor gewonnene Eindrücke über Zusammenhänge zwischen Defiziten in der direkten Pflege, der Dokumentation, der Arbeitsorganisation und den vorhandenen Ressourcen.

3.2.3
Zusammenhänge zwischen Pflege, pflegerischer Arbeitsorganisation und verfügbaren Ressourcen

In der direkten Pflege investierten die Pflegenden viel Zeit und Disziplin für Lagerungen zur Vermeidung von Kontrakturen und zur Dekubitusprophylaxe. Das systematische Erfassen von Bedürfnissen/Problemen oder Fähigkeiten der PatientInnen wurde bei der Durchführung der verschiedenen ADEL-bezogenen Pflegemaßnahmen nicht beobachtet. Insbesondere die Pflege älterer PatientInnen wurde als «fürsorglich-versorgend» charakterisiert. Pflegende handelten für die PatientInnen, ohne ihre Fähigkeiten einzubeziehen. Wurden bei einzelnen Pflegepersonen rehabilitierende Methoden eingesetzt, so geschah dies oft ohne Einbeziehung der situativen Befindlichkeit von PatientInnen, ohne ausreichende Koordination und ohne ausreichende Sicherung der Kontinuität (vgl. Kap. 5).

Die Arbeitsorganisation entsprach weitgehend der funktionellen Arbeitsteilung. Die Pflegenden versuchten, trotz Überbelastungen sich Zeit für die Pflege von PatientInnen zu nehmen.

Die Untersuchenden gewannen den Eindruck, dass bei der Verteilung von personellen, materiellen und zeitlichen Ressourcen, die Aufgaben, die die ÄrztInnen an die Pflegenden delegierten, vorrangig berücksichtigt wurden (vgl. Kap. 7). Zusammenhänge zwischen der Organisation in der Verteilung von Ressourcen und pflegerischer Leistung waren den Pflegenden ansatzweise bewusst, ohne dass sie jedoch Ursachen oder konkrete Veränderungsvorstellungen einbringen konnten. Die Aussage einer Krankenpflegeschülerin (3. Ausbildungsjahr) beleuchtet dieses Dilemma. Während eines Gespräches im Personalkasino fragte die Untersuchende die Schülerin.

Untersuchende: «... *Sie haben jetzt 8 Wochen auch PatientInnen mit Schlaganfall gepflegt, wie machen Sie es denn hier mit der Mobilisation der PatientInnen?*»

Schülerin: «*Ja, es ist halt schwierig in der ganzen Organisation. Entweder lässt man sie zu lange im Bett oder man lässt sie zulange draussen sitzen. Es ist einfach schwierig. Weil, das kriegt man meist nicht hin, weil da draussen ist ja auch viel zu tun...*».

Untersuchende: «*Und für was entscheidet man sich dann?*»

Schülerin: «*Na ja, die Stühle sind halt auch nicht so bequem, und manchmal lässt man sie dann schon im Bett. Eigentlich weiss man, dass es den Patienten schadet, aber es ist halt schwer.*»

3.2.4
Exploration zum Beratungsbedarf und zur Erhebung problemorientierter Tiefeninterviews

Ziel dieses Vorgehens war es zu erproben, ob mit der Methode problemorientierter Tiefeninterviews ermittelt werden konnte, welche Bedürfnisse/Probleme persönliche Bezugspersonen haben und welche Ressourcen sie selbst nutzen können. Die Methode erwies sich als zuträglich für die Beantwortung der Untersuchungsfragen. Folgende vorläufige Einschätzungen kristallisierten sich heraus:

- Angehörige fühlen sich weitgehend hilflos hinsichtlich der pflegerischen Situation und erforderlichen Pflegemaßnahmen. Dies trifft sowohl für die klinische als auch die nachklinische Situation zu.

- Pflegerische Anleitung und Beratung scheint im klinischen Alltag als Bedürfnis von Pflegenden (und anderen Berufsgruppen) nicht wahrgenommen zu werden.

- Fehlende schriftliche und/oder mündliche Informationsweitergabe zwischen der klinischen und der nachklinischen Pflege beeinträchtigt die Gewährleistung einer sicheren Pflege.

3.3 Erprobung der Untersuchungsinstrumente

Für den qualitativen Teil der Untersuchung wurden die folgenden Untersuchungsinstrumente getestet:

- Pflegehandbuch zu rehabilitierenden Methoden und Techniken
- AEDL-Erhebungs- und Analyseinstrument
- Aktivitätsindex (Hamrin)

3.3.1 Pflegehandbuch zu rehabilitierenden Methoden und Techniken

Ein im Vorfeld entwickeltes Pflegehandbuch wurde zum Zweck der Interraterkontrolle im Anschluss an die eigentlichen Beobachtungen pflegerischer Vorgehensweisen eingesetzt. Die Beobachtungen und Einschätzungen der Untersuchenden wurden auf der Grundlage der Checklisten und der Bilder verglichen. Es stellte sich dabei sehr bald heraus, dass die Reliabilität zwischen den Beobachtern so hoch war, dass auf die weitere Verwendung des Pflegehandbuches zur Datenerhebung verzichtet werden konnte. Diese Pflegehandbücher wurden aber hauptsächlich unter der Mitarbeit von Pflegenden mit KrankengymnastInnen während der Intervention unter Einbeziehung konkreter Praxisbedingungen weiterentwickelt und für die Anleitung von KrankenpflegeschülerInnen und neuen MitarbeiterInnen verfügbar gemacht.

3.3.2 AEDL-Erhebungs- und Analyseinstrument

Das AEDL-Erhebungs- und Analyseinstrument wurde sowohl für die Anwendung im direkten Pflegebereich als auch zur Verwendung für die qualitativen und quantitativen Pflegedokumentationsanalysen erprobt.

Im qualitativen Verfahren wurde getestet, ob mit Hilfe dieses Instrumentes die bei Patienten mit Schlaganfall besonders typischen Problembereiche erfasst werden konnten. Darüber hinaus wurde erprobt, ob die definierten Items Raum lassen zur Erhebung komplexer, nicht schlaganfallspezifischer Problembereiche, welche die Gesundheitsentwicklung von Patienten mit Schlaganfall stark beeinflussen können.

Die nicht schlaganfallspezifischen Items wurden als Ergebnis der Pretests gekürzt, die apoplexiespezifischen Items wurden konkretisiert und erweitert. Mit diesem Vorgang der Akzentuierung und Spezifizierung sollte eindeutiger erfassbar gemacht werden, wo Patienten mit Schlaganfall Probleme, Bedürfnisse und Fähigkeiten haben und wie diese untereinander in Beziehung zu setzen sind. An den folgenden Beispielen wird dieser Akzentuierungsvorgang verdeutlicht:

Zum AEDL-Bereich «Kommunizieren» (1)
Auf der Grundlage der Feldbeobachtungen wurde diese AEDL durch folgende Items/Spezifika erweitert:

0110 Bewusssein und Gedächtnis
0111 Sich orientieren (Zeit)
0112 Sich orientieren (Ort und Zeit)
0113 Sich orientieren (Person)
0114 Sich erinnern (Gedächtnis)
0115 Sich konzentrieren
0150 Wahrnehmen
0151 Hören (Hörvermögen)
0152 Sehen (Sehvermögen)
0153 Sehen (Gesichtsfeld)
0160 Verstehen und erkennen
0163 Erkennen von Gegenständen des täglichen Lebens

Zum AEDL-Bereich «Sich bewegen» (2)
Dieser Problembereich wurde – ausgehend von den analytischen Vorarbeiten – untergliedert in:

Körperbewegung:
0221 Sich bewegen im Bett
0215 Sich bewegen ausserhalb des Bettes.

Die Zweckmässigkeit dieser Untergliederung bestätigte sich durch die Beobachtungen im Feld. Aus den Daten kristallisierte sich heraus, dass einfache und komplexe Bewegungsabläufe im Bett für Patienten mit Schlaganfall nach anderen Mustern oder Bildern abliefen, als dies bei Bewegungsabläufen ausserhalb des Bettes der Fall war. Aus diesem Grund wurden weitere Spezifika in den Erhebungsbogen aufgenommen, wie:

Zum Liegen und Sitzen
0212 Liegen im Bett
0213 Sitzen im Bett
0214 Sitzen ausserhalb des Bettes.

Allein die überwiegend horizontale Körperposition, in der die Patienten gelagert wurden, machte es für die Patienten unmöglich, bestimmte Aktivitäten (wie «Trinken», «Essen», «Sich waschen», «Kommunizieren») in Teilbereichen selbständiger wahrzunehmen. Zusätzlich wurden unter dem AEDL-Bereich «Sich bewegen» die folgenden Einflussfaktoren als Items aufgenommen:

0220 Schlaffe Lähmung
0230 Spastische Lähmung
0241 Rumpfkontrolle
0250 Gleichgewicht

Zum AEDL-Bereich «Essen und trinken» (4)
Hierzu erfolgten – zunächst auf der Grundlage von Literatur (Axelsson 1988, Schalch 1984) – Beobachtungen zu Kau- und Schluckstörungen. Diese Beobachtungen lenkten die Aufmerksamkeit der Untersuchenden auf Zusammenhänge zwischen Bewegungseinschränkungen, Gesichtsfeldeinschränkungen, Disstress und der Aktivität «Essen und trinken». Diese Zusammenhänge blieben für Ärzte und für Pflegende «unsichtbar».

Eine erneute Literaturanalyse (vgl. Glaser 1969) führte, bezogen auf die oben genannte Problematik, zu einer genaueren Bestimmung der beobachteten Zusammenhänge. Zum AEDL-Bereich «Essen und trinken» und «Bewegen» wurden hier entsprechende Items aufgenommen:

0227 Lähmungen im Gesichts-, Mund-, Zungen- und Schlundbereich
0420 Schlucken von Flüssigkeit
0440 Kau- und Schluckfunktion (vgl. 02)
0441 Lippenschluss, Speichelfluss
0442 Mundboden, Zunge
0443 Wangenmuskulatur, Gaumensegel, Zäpfchen
0444 Koordination von Kauen und Schlucken

Zum AEDL-Bereich «Mit existentiellen Erfahrungen des Lebens umgehen» (13)
Die Items zum Bereich «Existentielle Erfahrung des Lebens» wurden auf der Grundlage der Beobachtungen der PatientInnen und ihrer pflegerischen Situation weiter spezifiziert. Unter der Kategorie «Existenzgefährdende Erfahrungen» wurden folgende Spezifika neu aufgenommen:

1314 Ungewissheit
1311 Verlust von sozialen Beziehungen
1322 Hoffnung/Zuversicht

Die Items zu «Existenzfördernde Erfahrungen» wurden ergänzt. Auf der Grundlage der Vorarbeiten im Feld wurde bei den Untersuchenden der Eindruck verstärkt, dass sich auch alle anderen Bedürfnisse, Probleme und Fähigkeiten dieser Patienten multidimensional darstellten und dass dies vor allem auf die AEDL 13 zutreffen könnte.

Die Überprüfung der AEDL-Item-Liste unterstützte im Zusammenhang mit der Anwendung der Pflegeprozessvariablen die Entwicklung eines Codierungs- und Analyseverfahrens, das

- die Identifizierung von Querbezügen erlaubt, das heißt das Erkennen und Codieren von Zusammenhängen zwischen den einzelnen Aktivitäten und Erfahrungen des Lebens,

- neben der Identifizierung von Bedürfnissen und Problemen auch die Zuordnung von Fähigkeiten sicherstellt,

- die Zuordnung von Zielen, Maßnahmen und Ergebnissen ermöglicht,

- die Zuordnung von Einschätzungen zur Unabhängigkeitsförderung/Abhängigkeitsförderung der Pflegehandlungen erlaubt.

3.3.3
Aktivitätsindex nach Hamrin

Der Aktivitätsindex sollte als zusätzliches Instrument zur Erhebung gesetzt werden. In der Erprobung des Aktivitätsindexes wurde aber deutlich,

- dass die eher allgemeinen Beschreibungen der Funktionseinschätzungen einer Differenzierung bedurften;
- dass mit dem Instrument kleine Aktivitätsansätze von Patienten nur unzureichend erfasst werden können.

Weitere Erprobungen des Aktivitätsindexes wurden bei einer Patientin vorgenommen. Hier bestätigte es sich, dass dieses Instrument, im Gegensatz zum AEDL-Instrument, die Erfassung und Einschätzung erster kleiner Ansätze zur Unabhängigkeitsentwicklung nicht ermöglichte.

Das Ergebnis soll am Beispiel der AEDL «Essen und trinken» verdeutlicht werden:
Bei der Patientin war in der Pflegedokumentation aufgezeichnet worden, dass sie total abhängig sei und «gefüttert» werden musste. Der Aktivitätsindex (Hamrin) ließ nur die Einschätzung der optimalen Funktionsfähigkeit in dieser (und in anderen) Aktivitäten zu:

Funktionsfähigkeit	Punktwert
isst selbständig	6
isst mit Unterstützung	4
ist total von fremder Hilfe abhängig	1

Die Patientin erhielt den Punktwert 1, das heißt, sie musste als total pflegebedürftig eingestuft werden. Mit Hilfe des AEDL-Erhebungsinstrumentes nahmen die Untersuchenden anschließend die folgende Einschätzung vor:

Funktionsfähigkeit	AEDL-Bereich
kann in sitzender Position einen Becher mit etwas Flüssigkeit selbst greifen, zum Mund führen und daraus trinken	2, 4
hat Muskelschwäche in der rechten Hand	1, 3
zeigt sich wach, spricht unaufgefordert in einfachen Sätzen, lächelt den Untersuchenden wiederholt bei den Pflegemaßnahmen zu, Greifübungen und Trinkübungen können trainiert werden.	2, 4

Aufgrund dieser Einschätzung würde die Patientin von unterstützender, die Unabhängigkeit fördernder Pflege profitieren.

3.3.4
Schlussfolgerung

Aufgrund der Pretestergebnisse wurde der Aktivitätsindex von Hamrin als nicht probat für den Untersuchungszweck dieser Studie eingeschätzt.

Das AEDL-Erhebungs- und Analyseinstrument wurde favorisiert, weil es sich bestätigte, dass mit Hilfe dieses Instrumentes fokussiert und im Detail nicht nur Probleme/Bedürfnisse und auch bereits erste Ansätze von Fähigkeiten erfasst werden konnten, sondern im Zusammenhang mit diesen Einschätzungen auch Pflegeverhalten beobachtet und strukturiert werden konnte.

3.4
Pretests zur standardisierten Pflegedokumentationsanalyse

3.4.1
Zielsetzung und Vorgehen

Im Rahmen des ersten Pretests, der vorrangig Aufschlüsse und Erkenntnisse über die Praktikabilität und Validität der qualitativen Beobachtungs- und Einschätzungsverfahren geben sollte, wurden die entwickelten standardisierten Erhebungsinstrumente anhand von Eintragungen im Pflegedokumentationssystem der beteiligten Stationen einer Prüfung unterzogen. Für die Reliabilitäts-Bestimmung wurde folgendes Verfahren festgelegt:

Die MitarbeiterInnen des Forschungsprojekts hatten unabhängig voneinander unter Zugrundelegung von verbindlichen Anleitungen Eintragungen aus dem Pflegedokumentationssystem des Pretest-Krankenhauses zu codieren. Hierzu wurden zwei verschiedene Vorgehensweisen gewählt. Zum einen wurden 30 Einzeleintragungen, die nach dem Zufallsprinzip aus den Pflegeberichten von Patienten mit Schlaganfall ausgewählt waren, unabhängig voneinander codiert. Diese Einschätzungen mussten also ohne Kontextkenntnisse vorgenommen werden, das heißt, die Codiererin kannte lediglich die isolierte Eintragung und musste diese gemäss den vorgegebenen Instruktionen den Variablen mit den Zifferncodes zuordnen.

Zum zweiten wurde ein zusammenhängender einwöchiger Pflegebericht über eine Patientin mit der Diagnose Apoplektischer Insult bearbeitet; wobei auch hier die jeweiligen Eintragungen isoliert, jedoch mit Kenntnis des Kontextes (d. h. hier: vor dem Hintergrundwissen der gesamten pflegerischen und medizinischen Dokumentation), codiert wurde.

3.4.2
Auswertung und Ergebnisse

Wichtig für die Auswertung waren die Stellungnahmen der CodiererInnen. Dadurch sollten Hinweise auf Unsicherheiten der konkreten Begriffszuordnungen bei der Operationalisierung der Variablen zu finden sein. Die Auswertung der Pretest-Codierung erfolgte zum einen durch die Überprüfung der prozentualen Übereinstimmung der Zuordnungen zwischen den CodiererInnen. Zum anderen wurden die Kommentare und Empfehlungen aus dem qualitativen Teil zusammengefasst und bei der Konkretisierung und Differenzierung der Items berücksichtigt (vgl. Kap. 3.3.2).

Weitere Differenzierungen und Interdependenzen wurden in das Instrumentarium aufgenommen. Sie werden hier nicht weiter beschrieben, da sie nach weiteren Tests wieder revidiert wurden. Es wurde zudem festgestellt, dass «Ziele» in den analysierten 30 Einzeleintragungen aus dem ersten Pretest offenbar nicht vorkamen, beziehungsweise nicht codierbar waren. Klärungsbedürftig war zudem die «Einheiten-Bildung» (das betrifft die «Abgrenzbarkeit» von Eintragungen als zu codierende Einzel-Einheiten).

Die Codierungen der Eintragungen des zusammenhängenden Pflegeberichtes wurden differenziert ausgewertet, da hier Kontext-Kenntnisse über die gesamte Dokumentation vorlagen. Obwohl hier eine höhere Reliabilität erwartet wurde, erwies sich die Übereinstimmung zwischen den CodiererInnen als gering. Bei keiner Eintragung wurden alle darin enthaltenen Items durch alle CodiererInnen identisch zugeordnet. Der Prozentsatz der Übereinstimmungen lag für die einzelnen Variablen bei 20 Prozent; hierbei handelte es sich jedoch nur in 11 von 47 Fällen um inhaltlich eindeutige Zuordnungen zu den vorgegebenen Kategorien. Die übrigen Übereinstimmungen in den Codierungen bezogen sich auf «unentschiedene» oder «nicht zutreffende» Zuordnungen.

Diese Analysen zeigten, dass die Differenziertheit der Kategorien sowie die damit in Zusammenhang stehenden Abstufungen einzelner Items offenbar die CodiererInnen überforderten.

Vor allem aber erbrachte der Pretest im Zusammenhang mit der Analyse des Dokumentationssystems wichtige Erkenntnisse in Bezug auf die Relativität der Formulierungen und den damit zusammenhängenden Einschätzungen der Eintragungen. Formulierungen lassen sich nur dann valide einschätzen, wenn nicht nur die Kontextergebnisse aus der gesamten Dokumentation vorliegen, sondern wenn zusätzlich die Interaktion zwischen Pflegepersonal und Patient sowie die Kommunikation der Teammitglieder untereinander hinreichend exploriert und dem Codierer bekannt ist. Ebenso lässt sich auch die Angemessenheit von Pflegemaßnahmen unter Berücksichtigung der individuellen Situation wiederum nur über die Beobachtung der direkten Pflege sicher verifizieren

Es zeigten sich also deutliche Grenzen der Validität einer standardisierten Pflegedokumentationsanalyse im Hinblick auf die direkte Pflege.

Die ursprüngliche Forderung nach einer Abgleichung der Dokumentation mit der direkten Pflege konnte im Rahmen dieses Forschungsprojekts aufgrund fehlender zeitlicher, personeller und materieller Ressourcen nicht länger aufrecht erhalten werden. Die Einschätzung zwischen tatsächlich geleisteter Pflege und dokumentierter Pflege sollte deshalb qualitativ erfolgen. Das heißt, in der standardisierten Pflegedokumentationsanalyse wird es nicht länger um die Abbildungskorrespondenz im Sinne einer (Pflege-)Kriteriums-Validität gehen, sondern um die Kompatibilität mit theoriegeleitet entwickelten Vorgaben, also einer (Pflege-)Konstrukt-Validität bezogen auf einem vorgegebenen Dokumentationsstandard.

Vor dem Hintergrund der vorgenannten Ergebnisse wurde eine grundsätzliche Überarbeitung der Erhebungs- und Codierinstrumente notwendig und zwar in zweierlei Hinsicht:

1. Für eine standardisierte Analyse des Dokumentationssystems mussten vor allem unter Aspekten einer zu fordernden Codier-Ökonomie die Probleme der Einheitenbildung, die Anzahl und Abhängigkeit der Kategorien sowie die Abstufungen in den Pflegeprozess-Variablen neu überprüft werden.
2. In diesem Zusammenhang mussten auch die Auswertungsstrategien in Bezug auf die Fragestellungen der Analyse – unter Berücksichtigung des Stellenwertes, der diesem Untersuchungsteil im Gesamt-Forschungsprojekt zukommt – neu überdacht werden.

Für die Revision der standardisierten Erhebungsinstrumente wurde nun eine Reihe von *Anforderungen* formuliert, denen ein revidiertes Analyse-Instrumentarium zu genügen hat:

- Es soll die zentralen Fragestellungen der Studie umfassen (soweit diese das Pflegedokumentationssystem betreffen).
- Es soll eindeutige Zuordnungen erlauben.
- Es soll relativ klare Einheitenbildungen ermöglichen.
- Es soll einen Variablensatz mit inhaltlich ausreichender und dennoch überschaubarer Kategorisierung aufweisen.
- Es soll relativ einfache Auswertungen ermöglichen.

3.4.3
Weitere Pretests und Anpassung der Codiermanuale

Die Ergebnisse des ersten Pretests zu einer standardisierten Pflegedokumentationsanalyse machten weitere Pretests erforderlich. Ein methodisch vereinfachtes Codierverfahren wurde entwickelt und erneut getestet sowie das Codiermanual inhaltlich neu bearbeitet. Ein erneuter Test ergab auch hier unzureichende Reliabilitätsergebnisse.

Die Erkenntnisse erforderten ein Überdenken der Vorgehensweise. Als Konsequenz wurden die Bereiche für den standardisierten Teil weiter vereinfacht und das Codierformular wurde entsprechend adaptiert. Beide Verfahren wurden zusammen mit den CodiererInnen des ersten Projektkrankenhauses auf der Grundlage der dort verwandten Pflegedokumentation vor Beginn der Basisuntersuchung erneut überprüft.

Die ergänzte Itemliste der AEDL-Bereiche (AEDL-Erhebungsinstrument) sowie die Neufassung von Codiermaterial und Codierformular wurden im Rahmen der Raterschulung im Projektkrankenhaus 1 eingesetzt und dabei nochmals getestet. Grundlage waren ausgewählte Pflegeverlaufsdokumentationen von PatientInnen der Projektstationen. Codierbeispiele wurden zu Test- und Übungszwecken herangezogen. Der Einsatz der beschriebenen Instrumente zeigte, dass mit einer entsprechenden Einarbeitungs- und Übungszeit die Codierung der Dokumentationsschritte und -inhalte möglich war.

Durch kommunikative Validierung konnte festgestellt werden, dass die Präzisierungen und Ergänzungen zur Variablenliste der AEDL-Bereiche (AEDL-Erhebungsinstrument) für die theoriegeleitete Analyse des Pflege(verlaufs)berichts den erforderlichen Umfang an verschlüsselten Begriffen abdecken. Durch kontinuierliche Kontrollen und Abstimmungen zwischen CodiererInnen und wissenschaftlichen MitarbeiterInnen des Projekts konnte eine gute Interraterreliabilität erreicht werden.

Hauptuntersuchung

4 Durchführung der qualitativen Datenerhebung und Datenanalyse in der Hauptuntersuchung

4.1 Untersuchungsphasen und Untersuchungsgruppen

Die Hauptuntersuchung wurde in drei Teilprojekten und zeitlich verschoben in zwei Krankenhäusern der Maximalversorgung auf je zwei medizinischen Stationen durchgeführt (vgl. Kap. 2.5). Als Feldphasen für die Basis- und die Postinterventionsuntersuchung waren pro Projektkrankenhaus zunächst jeweils acht Wochen und für das Interventionsprojekt jeweils sechs Monate geplant. Aufgrund der empirischen Bedingungen in den Projektfeldern mussten die Basis- und Postinterventionsuntersuchung jeweils um 4 bis 6 Wochen verlängert werden. Die Notwendigkeit der Verlängerung hing mit der Patientenbelegung, der Verweildauer einzelner PatientInnen und mit Erfordernissen der nachklinischen Untersuchung zusammen.

In die Basisuntersuchung wurden 18 und in die Postinterventionsuntersuchung 16 Apoplexiekranke mit Angehörigen oder Lebenspartnern einbezogen. Im Rahmen von Einzelfallstudien wurde die nachklinische Pflegesituation bei insgesamt vier PatientInnen der Basisuntersuchung und vier PatientInnen der Postinterventionsuntersuchung erhoben.[1]
Als primäre Patientenpopulation wurden in die Studie solche Apoplexiekranken einbezogen, welche den im Vorfeld definierten Auswahlkriterien entsprachen und die auf Grund dieser akuten Erkrankung intensiver stationärer Pflege bedurften (vgl. Materialband).
Entsprechend der definierten Auswahlkriterien wurden Patienten mit transitorischen ischämischen Attacken oder mit PRIND[2] nicht in die Studie aufgenommen. Ebenfalls wurden Patienten, die auch nach 14 Tagen Krankenhausaufenthalt noch bewusstlos oder kontinuierlich somnolent waren oder innerhalb dieser Zeit verstarben, nicht in die Primärpopulation aufgenommen. Bei ihnen wurden aber Kontrollbeobachtungen durchgeführt.
Zusätzlich zur Primärpopulation wurde die Pflege bei 34 KontrollpatientInnen untersucht. Als KontrollpatientInnen wurden solche PatientInnen ausgewählt, die von den Pflegenden selbst, wie zunächst die Apoplexiekranken auch, als «Pflegefälle» oder später als «pflegeintensive Patienten» bezeichnet wurden. Die Alterstruktur der Primärpopulation und der Kontrollgruppe stellte sich wie folgt dar:

Basisuntersuchung

Primärpopulation
Alter: 45–83 Jahre
Durchschnitt: 72,3 Jahre

Kontrollgruppe
Alter: 59–86 Jahre
Durchschnitt: 72 Jahre

Postinterventionsuntersuchung

Primärpopulation
Alter: 45–88 Jahre
Durchschnitt: 67,5 Jahre

Kontrollgruppe
Alter: 54–92 Jahre
Durchschnitt: 74 Jahre

---

[1] In diesem Teil der Analyse ist die Pflege von 28 Apoplexiekranken und 26 Kontrollpatienten, die während der Interventionsphase am Projekt beteiligt waren, nicht einbezogen.

[2] PRIND: reversible ischämisch bedingte neurologische Ausfälle mit einer Dauer von mehr als 24 Stunden, jedoch restloser Rückbildung innerhalb von acht Tagen.

KontrollpatientInnen wurden medizinisch wegen verschiedener Herz- und Kreislauferkrankungen behandelt oder waren wegen Folgeerkrankungen des Diabetes mellitus stationär aufgenommen. Fünf PatientInnen litten unter einer malignen Erkrankung, die bei zwei Patienten mit erheblichen Schmerzen und bei drei Patientinnen mit ausgeprägten neurologischen Ausfällen einherging. 7 Patienten waren, neben ihren eigentlichen Grunderkrankungen und multiplen medizinischen, pflegerischen und sozialen Problemen, wegen einer ausgeprägten Exsikkose stationär aufgenommen worden.

41 Pflegende waren initial als Subjekte an der Untersuchung beteiligt. Durch Personalversetzungen und Fluktuation erhöhte sich die Zahl der Pflegepersonen während der Gesamtuntersuchung auf 53 Personen. Darüber hinaus wurden Pflegedienstleitungen, ÄrztInnen, die KrankengymnastInnen, eine Sprachtherapeutin und SozialarbeiterInnen beobachtet und interviewt. Am Interventionsprogramm nahmen, neben den bereits genannten Gruppen, auch das Unterrichtspersonal der Krankenpflegeschulen und – im zweiten Projektkrankenhaus – Pflegende von benachbarten medizinischen Stationen teil.

4.2
Datenerhebung und Datendokumentation

Der *Schwerpunkt* der Untersuchung lag im *direkten Pflegebereich*. Durch entsprechende Vorgehensweisen konnten so zunächst pflegerische Probleme und Fähigkeiten von Patienten erfasst und damit zusammenhängend das vorherrschende Können und Wissen der Pflegenden überprüft und Auswirkungen auf die Gesundheitsentwicklung der Patienten protokolliert werden.

Ergänzend zu den Untersuchungen in den drei Hauptaufgabenbereichen der Pflege erfasst die Studie, in welchem Umfang Pflegende durch Mitarbeits- und Koordinationsaufgaben belastet waren. Hierbei wurden Erkenntnisse zu Auswirkungen solcher Belastungen auf Patienten und Pflegende gewonnen (vgl. Kap.7).

Zusätzlich wurde der Bedarf an pflegerischer Information, Anleitung und Beratung von PatientInnen und ihren persönlichen Bezugspersonen sowie der Pflegenden in den nachklinischen Bereichen ermittelt.

In Anlehnung an Spradley (1980) und Blumer (1973) wurde problemorientiert wie folgt vorgegangen: Zunächst versuchten die Untersuchenden, einen Gesamtüberblick über das «physische Setting», die beteiligten Personen, die Pflegedokumentation, pflegerische Arbeitsorganisation, Mitarbeits- und Koordinationsaufgaben der Pflegenden und über die strukturellen Rahmenbedingungen zu gewinnen. Danach nahmen sie zunehmend fokussiertere Beobachtungen vor. Ausgangspunkt der Beobachtungen waren die Pflegesituationen unter Einbeziehung der Sichtweisen von PatientInnen und ihren persönlichen Bezugspersonen sowie das beobachtete Verhalten des Pflegepersonals während der Pflege. Diese Beobachtungen wurden als Incidences (Interaktionen) beschrieben. Die beobachteten Interaktionssequenzen variierten zwischen 8 und 72 Pflegeminuten.

4.2.1
Beobachtungszeiten und -konstellationen

Über zwölf bis 14 Wochen wurden Beoachtungen in allen Arbeitsschichten der Pflegenden durchgeführt. Die Dauer der täglichen Beobachtungszeiten variierte zwischen fünf und acht Beobachtungsstunden. Zwischen den jeweiligen Beobachtungen wurden kurze Pausen eingelegt, um Kassettenaufzeichnungen vorzunehmen. Diese wurden in der Regel mit kurzen handschriftlichen Notizen ergänzt. Weitere Datenaufzeichnungen wurden unmittelbar nach Verlassen des Feldes vorgenommen. Alle Aufzeichnungen wurden innerhalb der nächsten 24 Stunden nochmals angehört, ergänzt und dann transkribiert. Vielseitige Konstellationen zur teilnehmenden Beobachtung stützten die Validität und Reliabilität der Datenerhebung. **Abbildung 12** veranschaulicht die verschiedenen Beobachtungskonstellationen.

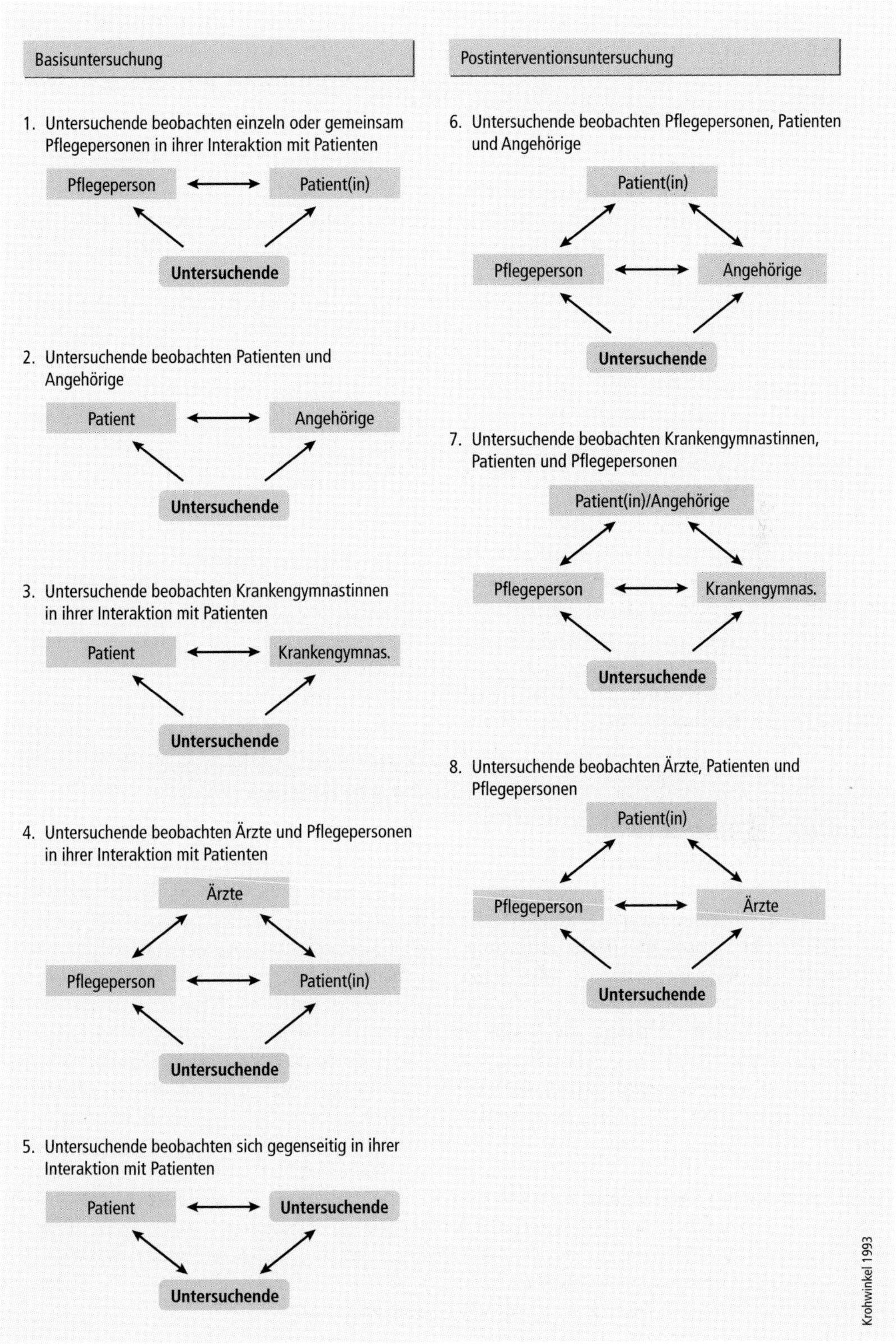

4. Durchführung der qualitativen Datenerhebung und Datenanalyse

Basisuntersuchung

1. Untersuchende beobachten einzeln oder gemeinsam Pflegepersonen in ihrer Interaktion mit Patienten

2. Untersuchende beobachten Patienten und Angehörige

3. Untersuchende beobachten Krankengymnastinnen in ihrer Interaktion mit Patienten

4. Untersuchende beobachten Ärzte und Pflegepersonen in ihrer Interaktion mit Patienten

5. Untersuchende beobachten sich gegenseitig in ihrer Interaktion mit Patienten

Postinterventionsuntersuchung

6. Untersuchende beobachten Pflegepersonen, Patienten und Angehörige

7. Untersuchende beobachten Krankengymnastinnen, Patienten und Pflegepersonen

8. Untersuchende beobachten Ärzte, Patienten und Pflegepersonen

Krohwinkel 1993

Abbildung 12: Die verschiedenen Beobachtungskonstellationen im direkten Pflegebereich.

4.2.2
Rolle der Untersuchenden und ethische Aspekte

In der Literatur variieren die Ansichten zu Vor- oder Nachteilen beim Vorgehen mit verdeckter bzw. offener Identität. Der größte Vorteil einer verdeckten Identität wird darin gesehen, dass dieses Vorgehen am wenigsten das Verhalten der zu beobachtenden Subjekte beeinflusst. Nachteile sind, dass die ForscherInnen sehr stark auf ihre eigenen Interpretationen angewiesen sind, das heißt keine Kontrollmöglichkeiten ihrer Interpretationen haben, weil beispielsweise keine Fragen gestellt werden können, welche die ForscherInnen als Experten erkennen lassen (Schatzman et al. 1975). Erikson (1967) ist dagegen überzeugt davon, dass offenes Vorgehen nicht unbedingt den Erfolg der teilnehmenden Beobachtung beeinflussen muss. Diese Beurteilung wird von Pflegeforschern wiederholt bestätigt (vgl. z. B. Baker 1978, Käppeli 1984, Krohwinkel 1984). Schatzman und Strauss (1975) weisen darüber hinaus darauf hin, dass sich Informanten nur von jemandem beobachten lassen, den sie schon von gemeinsamen Handlungen kennen, der für sie kein Fremder mehr ist.

Sowohl aus ethischen wie auch aus pragmatischen Gründen wurde für diese Untersuchung eine modifiziert offene Vorgehensweise gewählt. Bereits vor Beginn der Hauptuntersuchung informierten die Untersuchenden alle beteiligten Berufsgruppen in Einzel- und Gruppengesprächen über Zielsetzungen, Schwerpunkte und Vorgehensweisen in den drei Phasen des Projektes, über die Auswahl von Patientengruppen sowie über Stützungs- und Kooperationsaufgaben. Da zu Beginn der Hauptuntersuchung das beteiligte Personal teilweise gewechselt hatte, wurden die Gespräche zu anderen Zeitpunkten wiederholt. Darüber hinaus legten die Untersuchenden entsprechende schriftliche Informationen im Stationszimmer beziehungsweise am Gruppenarbeitsplatz der Projektstationen aus (vgl. Materialband).

Mit Beginn der Intervention erhielten die Pflegedienstleitungen und die Chefärzte den 1. Zwischenbericht mit dem theoretischen Rahmenkonzept, den Methoden und Instrumenten sowie mit den Ergebnissen der Vorstudien. Anhand dieser Unterlagen wurden wiederum ausführliche Gespräche zum weiteren Vorgehen geführt (vgl. hierzu Information und Beteiligung der Berufsgruppen während der Intervention, Kap. 8).

Auf den Projektstationen stellten sich die Untersuchenden auch bei neuen MitarbeiterInnen der verschiedenen Dienste als Krankenschwestern und PflegeforscherInnen vor und beantworteten ihre Fragen zum Projekt. PatientInnen nahmen die Untersuchenden in der Regel in den ersten Kontakten als Pflegeperson wahr.

Um PatientInnen unmittelbar nach Erleben des apoplektischen Insultes nicht noch zusätzlich zu belasten, stellten sich ihnen die Untersuchenden erst bei näherem Kennenlernen (oft erst nach einigen Tagen) als PflegeforscherInnen vor und gaben ihnen und ihren Angehörigen dann mündlich ähnliche Informationen wie den anderen Personengruppen. Dabei wurde von Beginn der Untersuchung an immer wieder betont, dass jede beobachtete Situation sowie alle anderen Informationen aus den Untersuchungsfeldern dem Datenschutz unterliegen. Diese Aussage wurde wiederholt von den Pflegenden überprüft. Das konsequente Durchhalten, Beobachtungen und Informationen vertraulich zu behandeln, das Nichteinmischen und das nichtbeurteilende Verhalten halfen, Voraussetzungen für eine unauffällige Teilnahme am Pflege- und Behandlungsprozess zu schaffen. Darüber hinaus half dieses Vorgehen, Vertrauen zu entwickeln und eine positive Beziehung zu den Mitgliedern der beteiligten Untersuchungsgruppen herzustellen. Ethische Probleme tauchten insbesondere im Verlauf der Basisuntersuchung auf, wenn die Untersuchenden von PatientInnen oder Angehörigen Bedürfnisse und Probleme erfahren hatten und ein diesen Problemen/Bedürfnissen und Fähigkeiten konträres Pflegeverhalten beobachteten (vgl. Käppeli 1984). In diesen Situationen mussten die Untersuchenden oft ad hoc zwischen ihrer eigenen Identität und der Rolle als Pflegeperson oder als Forschende entscheiden.

Die Situationen erforderten eine kontinuierliche und bewusste Anstrengung, eine angemessene Balance zu finden zwischen der Rolle als Beraterin für PatientInnen und ihre persönlichen Bezugspersonen, welche ihre Bedürfnisse und Probleme vertrauensvoll den Untersuchenden mitteilten und auch pflegepraktische Hilfestellungen von ihnen erwarten konnten, der Rolle als Pflegende in einem Team und der Rolle als Forschende, deren Aufgabe es ist, Daten für eine wissenschaftliche Bearbeitung zu sammeln und dabei das Feld so wenig wie möglich zu beeinflussen.

Intervention versus Nichtintervention und Risiken der Einflussnahme wurden immer wieder zwischen den Untersuchenden diskutiert. In den Punkten, wo die Untersuchenden sich entschieden zu intervenieren, protokollierten sie dieses im Zusammenhang mit den beobachteten Ereignissen und untersuchten anschließend Auswirkungen der Einflussnahme.

Barrieren, die Wirklichkeit von der Perspektive der untersuchten TeilnehmerInnen her zu verstehen, ergaben sich oft dadurch, dass sich die Auffassung der Untersuchenden von der rehabilitierenden Prozesspflege und der erforderlichen Kommunikation und Kooperation in der Basisuntersuchung weitgehend von der beobachteten Praxis unterschied. Diese Unterschiede machten es problematisch, immer den Regeln der Phänomenologie zu folgen und die Gefühle, Motive und Gedanken, welche hinter dem beobachteten Verhalten lagen, zu reproduzieren. Die Untersuchenden versuchten, diese Barriere zu überwinden, indem sie die Interaktionen verbatim aufzeichneten, wann immer dies für die Analyse und das Verstehen hilfreich erschien (vgl. Kap. 3.2.1).

4.3
Durchführung der Datenanalyse

Die Zusammenhänge zwischen den Daten und den sich abzeichnenden Konzepten herzustellen, war ein langwieriger Prozess, da multiple Daten von zwei Krankenhäusern und vier medizinischen Stationen die Komplexität erhöhten. Divergierende Verhaltensweisen der einzelnen Personen innerhalb einer Station, aber in noch größerem Umfang zwischen den beiden Krankenhäusern, sowie unterschiedliche Ausgangssituationen und Rahmenbedingungen erforderten wiederholte Validitätsprüfungen. *Becker (1957) empfiehlt, die Ergebnisse so zu präsentieren, wie sie sich in den einzelnen Phasen des Konzeptualisierungsprozesses herauskristallisieren.* Dieses Vorgehen wurde in der vorliegenden Studie angewandt. Die Analyse der Felddaten umfasst vier zusammenhängende Einheiten.

Die erste Einheit beinhaltet die Beschreibung des analytischen Prozesses. Die zweite Einheit präsentiert und diskutiert die Ergebnisse. Dieser Teil enthält auch die standardisierte Dokumentationsanalyse (vgl. Kap. 6). In der dritten Einheit erfolgt die Beschreibung und Evaluation der Intervention. Die vierte Einheit beinhaltet die schlussfolgernden Überlegungen. Erkenntnisse aus dem qualitativen Teil der Basisuntersuchung werden in der Beschreibung und Analyse der Intervention und Postintervention aufgegriffen, verglichen und erweitert.

Bei der qualitativen Datenanalyse wurden Strategien umgesetzt wie Glaser und Strauss (1967) und Schatzmann und Strauss (1975) sie angewandt haben, das heißt Datensammlung, Dokumentation und Analyse wurden als simultane und zusammenhängende Prozesse bearbeitet. Dieses Vorgehen war von großer Relevanz für diese Studie, weil unerwartete Phänomene und Ereignisse im Pflegeprozess in allen Phasen der Untersuchung kontinuierliche Überprüfungen und flexible Anpassungen der Methoden erforderlich machten. Barton und Larzarsfeld (1955) diskutierten solche überraschenden oder verblüffenden Phänomene in der Feldforschung, die sich auf verschiedenen Ebenen abspielen: «Einige sind individuelle Auffassungen und Verhaltensweisen, andere sind Gruppennormen oder Strukturen einer Untersuchungseinheit, andere beeinflussen Normen einer ganzen Kultur» (S. 165).

Einige Beobachtungen waren überraschend, weil sie mit der eigenen Praxiserfahrung oder dem theoretischen Rahmenkonzept der Untersuchenden im Konflikt standen. Andere Beobachtungen waren verblüffend, weil sie neue und unerwartete Phänomene ans Licht brachten. Wieder andere Beobachtungen trafen auf vertraute Vorerfahrungen, konnten aber durch eine weiterentwickelte Perspektive nun in einem neuen Licht gesehen werden.

Alle drei Arten solcher überraschender Phänomene wurden während der gesamten Feldphase beobachtet. Die Phänomene hingen zusammen mit unerwarteten Diskrepanzen in der Pflege, aber auch mit der Art und Struktur der Zusammenarbeit zwischen den Berufsgruppen und mit Diskrepanzen zwischen den Sollvorstellungen ganzheitlich-rehabilitierender Prozesspflege und den konkret angetroffenen Bedingungen. Barton und Larzarsfeld (1955) sehen die Bedeutung von unerwarteten Beobachtungen in ihrem dynamischen Potential für das Verstehen. Die Autoren zitieren Situationen, in denen qualitative Indikatoren besonderer Beachtung bedürfen. Zwei dieser Situationen waren von Bedeutung für diese Studie: Erstens waren es Situationen, in denen einfache Beobachtungen zur Kommunikation und Kooperation zwischen den Beobachteten als Indikatoren für die Funktionsmechanismen von komplexen sozialen Strukturen herangezogen wurden, zweitens wurden in den Beobachtungsergebnissen konkrete Situationen verwendet, um Daten zu existentiellen Erfahrungen von Pflegenden, PatientInnen und persönlichen Bezugspersonen, die im allgemeinen nicht so einfach artikuliert werden, zu ermitteln.

Die Analysephasen wurden an Becker (1957) und Glaser et al. (1967, 1969) adaptiert:

1. Auswahl der Probleme und Konzepte
2. Prüfung der Häufigkeit und der Verteilung von Phänomenen, Indikatoren und Fakten
3. Integration der Einzelergebnisse
4. Präsentation der Schlussfolgerungen und Beweise.

Die ersten drei Analyseverfahren standen in einem ummittelbaren Zusammenhang mit den Phasen der Feldforschung. Die vierte Phase begann nach Abschluss der Feldarbeit, als die Daten erneut schriftlich aufbereitet wurden.

Die vier Stadien unterscheiden sich in ihrer logischen Sequenz und in der Tatsache, dass Schlussfolgerungen in jedem Stadium der Analyse unterschiedlich verwendet werden, da die Art der Schlussfolgerungen abhängig ist von den in jedem Stadium unterschiedlichen Kriterien zur qualitativen Beweisführung.

Aus den Transkripten wurden zunächst Hauptthemen herausgearbeitet und Notizen hierzu angefertigt.

Die Protokolle enthalten Beobachtungsnotizen sowie theoretische und methodische Notizen (vgl. Kap. 3.2.1). Beobachtungsnotizen beinhalten Daten, welche durch Beobachtung und Interviews gewonnen wurden. Theoretische Notizen sind Versuche, die Bedeutung der Beobachtungsnotizen systematisch herauszuarbeiten. Hierbei wurden solche Daten interpretiert, die nach Meinung der Untersuchenden für die weitere Konzeptualisierung von Bedeutung sein könnten. Schatzmann und Strauss (1975) beschreiben diesen Prozess mit den folgenden Worten: «Er (ForscherIn) interpretiert, er leitet Hypothesen ab, entwickelt Konzepte und verbindet sie mit älteren Konzepten oder anderen Beobachtungen» (S. 101).

Die Daten wurden in verschiedene Ordnungssysteme einsortiert. Sämtliche Daten wurden zunächst individuellen PatientInnen zugeordnet. Dieses Ordnungssystem enthält Beobachtungsdaten, Interviews, Pflegedokumentationsdaten und medizinische Daten. In einem anderen System wurden alle problemorientierten Tiefeninterviews einsortiert.

In einem weiteren System wurden Daten zur Arbeitsorganisation und Koordination, zur Mitarbeit bei medizinischer Diagnostik und Therapie sowie zu strukturellen, personellen und zeitlichen Rahmenbedingungen festgehalten.

Zunächst wurden durch das Datensammeln, Datensortieren und Dateninterpretieren Kategorien und theoretische Konzepte identifiziert. Danach wurde stärker selektiv vorgegangen, das heißt, es konnten erste Kernkategorien benutzt werden, um eine strukturierte Suche nach neuen Ideen und Zusammenhängen zu organisieren (vgl. Glaser 1969, Witzel 1985).

Ein konsequentes Codiersystem ermöglichte Kreuzverweise und nachträgliche Rekonstruktionen zum Kontext. In einem weiteren Ordnungssystem wurden Indikatoren und Typologien aufgeschrieben und erste Kategorienbildungen dokumentiert. Die abschließende Analyse erfolgte unter Anwendung der «konstant-komparativen

Methode». Diese Methode basiert auf einer Reduktion des umfangreichen qualitativen Datenmaterials sowie der Skizzierung und Sättigung der Kategorien (vgl. Glaser 1969). Das heißt, mit der konstant-komparativen Methode zur Theorienentwicklung werden nochmals die Art und die Häufigkeit der dokumentierten Phänomene und Konzepte analysiert. Darüber hinaus werden die Daten zum Herausarbeiten von Indikatoren, Mustern und Kategorien, innerhalb derer die Daten verstehbar und sinnträchtig werden, überprüft und validiert. Zusätzlich ermöglichen die Einzelfall- und die Gesamtfallanalysen das Herausarbeiten von Unterschieden und Gemeinsamkeiten.

In diesem Prozess wurden Daten aus der Hauptuntersuchung retrospektiv sowohl mit Daten aus den Voruntersuchungen der vorliegenden Studie als auch mit Erkenntnissen anderer Forschungsprojekte zum Problemfeld überprüft. Die umfassende komparative Analyse erfolgte jeweils nach Abschluss der Basis-bzw. der Postinterventionsuntersuchung.

Die Daten der teilnehmenden Beobachtung und der Pflegedokumentation wurden hierbei zunächst den individuellen PatientInnen zugeordnet und unter die jeweiligen AEDL-Bereiche subsumiert. In einem nächsten Schritt erfolgte die Einschätzung der Pflegeprobleme, der Bedürfnisse, der Pflegemaßnahmen und deren Auswirkungen auf PatientInnen und ihre persönlichen Bezugspersonen. Anschließend wurden die Gesamtmaßnahmen pflegerischen Handelns unter die jeweiligen AEDL-Bereiche zusammengefasst und Querbezüge hergestellt. *Aus diesem Material kristallisierten sich schließlich Indikatoren, Muster und Kategorien defizitärer versus ganzheitlich-fördernder Prozesspflege heraus, die durch die Einzelfall- und Gesamtfalldarstellung untermauert werden konnten. Die Kategorien behalten Gültigkeit, auch wenn sich die Indikatoren verändern* (vgl. Glaser et al. 1969 und Kap. 5, 6 und 7).

Im Vergleich zur Basisuntersuchung stand in der Postinterventionsuntersuchung ein weitaus größerer Umfang an Pflegeprozessdokumentationsmaterial für die Datenanalyse zur Verfügung. Überraschend war hier das hohe Maß an Übereinstimmung zwischen den Daten der direkten Pflege und der Pflegeprozessdokumentation in allen Phasen des Pflegeprozesses der PatientInnen (vgl. Datenbasis zu Indikatoren ganzheitlich-fördernder Prozesspflege im Materialband, Synopse der Rohdaten aus der Postinterventionsuntersuchung).

5 Qualitative Ergebnisse aus den drei Hauptuntersuchungsebenen, der direkten Pflege, der Pflegedokumentation und der Arbeitsorganisation

Das vorliegende Datenmaterial umfasst im qualitativen Teil der Untersuchung für beide Projektkrankenhäuser insgesamt 4038 pflegerische Interaktionen aus dem direkten Pflegebereich. Hinzu kommen Datenerhebungen aus der Pflegedokumentation sowie Erhebungen zur pflegerischen Arbeitsorganisation, zu Mitarbeitsaufgaben und zu Koordinationsaufgaben der Pflegenden sowie zu personellen, zeitlichen und strukturellen Ressourcen.

Im Rahmen von Einzelfall- und Gesamtfallanalysen konnten Erkenntnisse gewonnen werden zu Erfordernissen innerklinischer Beratung und Anleitung von persönlichen Bezugspersonen (z. B. Angehörige oder Lebenspartner) sowie zur Entwicklung eines schriftlichen Kommunikationssystems zwischen Pflegenden in Akutkrankenhäusern und den nachsorgenden Einrichtungen (Sozialstationen, Altenheime und Rehabilitationseinrichtungen).

Dieser Teil der Daten ist im Verlauf des Projekts unter der AEDL «Soziale Bereiche des Lebens sichern» subsumiert worden. Die Grundzüge der komplexen und vielschichtigen Ergebnisse werden in diesem Kapitel vorgestellt. In den nachfolgenden Kapiteln wird die Darstellung vertieft, erweitert und ergänzt.

5.1 Ergebnisse aus der Basisuntersuchung

In beiden Projektkrankenhäusern bemühten sich die Pflegenden um eine qualitativ gute Pflege. Die Kompetenz war hierbei von der Tendenz her bei den Pflegenden im 2. Projektkrankenhaus durchaus weiterentwickelt als im ersten Krankenhaus. Doch trotz dieses offensichtlichen Bemühens um «gute Pflege» decken die Ergebnisse inhaltliche, methodische, personelle und strukturelle Probleme derzeitiger Pflegepraxis auf. Sie machen darüber hinaus auf Defizite in der Krankenpflegeausbildung aufmerksam.

5.1.1 Direkte Pflege

Trotz positiver Ansätze in Einzelbereichen, individueller Unterschiede und einiger Unterschiede im Qualitätsvergleich zwischen den Krankenhäusern werden zu allen für die PatientInnen relevanten AEDL-Bereichen (vgl. Kap. 2, AEDL-Strukturmodell) Defizite im Wissen, im Können und in den Wertvorstellungen im Sinne ganzheitlich-fördernder Prozesspflege sichtbar. Solche Defizite haben zum Teil gravierende Auswirkungen auf die Gesundheitsentwicklung von Apoplexiekranken und anderen pflegebedürftigen Menschen (vgl. Daten zur Kontrollgruppe).

Die praktische Bedeutung solch defizitärer Pflegepraxis wird an Patientenbedürfnissen und pflegerischen Verhaltensmustern bei Apoplexiekranken zu den Lebensaktivitäten «Kommunizieren», «Sich bewegen» und «Sich pflegen» exemplarisch aufgezeigt und mit der Pflege der KontrollpatientInnen verglichen.

Die Hilflosigkeit von Pflegenden und anderen Berufsgruppen, Probleme und Fähigkeiten von PatientInnen im Bereich Kommunizieren zu erkennen, ist besorgniserregend. So wurden in der

Basisuntersuchung Unterschiede zwischen motorischer oder sensorischer Aphasie oder Dysphagie nicht systematisch erfasst, sondern blieben oft unerkannt und unberücksichtigt. Die Ausprägung dieser (wie auch anderer) Defizite war in beiden Projektkrankenhäusern unterschiedlich. Sie waren im ersten Projektkrankenhaus mit verstärkt durch eine fehlende sprachtherapeutische Betreuung für diese PatientInnen. Im AEDL-Bereich «Bewegen» wurden Lähmungen (Hemiplegie) in der Regel nur als Lähmung von Extremitäten wahrgenommen. Probleme der Rumpfkontrolle, Körpersymmetrie und Körperwahrnehmung wurden nicht erfasst. Wo KrankengymnastInnen solche Diagnosen stellten, wurden sie in der Regel nicht an die Pflegenden weitergegeben oder dokumentiert. Das systematische Erfassen von motorischen oder sensorischen Lähmungen im Gesichts-, Mund-, Zungen- oder Schlundbereich wurde in der Basisuntersuchung bei keiner Berufsgruppe beobachtet.

So blieben auch Probleme im AEDL-Bereich «Kommunizieren» bei den täglichen Pflegemaßnahmen weitestgehend unerkannt und unberücksichtigt. Dies betraf zum Beispiel Probleme und Bedürfnisse von Patienten, die im Zusammenhang standen mit:

- Gesichtsfeldeinschränkungen
- Schwerhörigkeit
- Einschränkungen im Sehen
- Einschränkungen in der Konzentration.

Pflegende (und andere Berufsgruppen) standen immer wieder außerhalb des Gesichtsfeldes der PatientInnen; Hörgeräte waren nicht eingesetzt. PatientInnen waren somit immer wieder von der Kommunikation abgeschnitten und in Gefahr, als «nicht kommunikativ», als «teilweise verwirrt» oder als «reagiert nur, wenn man ihn anfasst» (beschränkt reaktionsfähig) eingestuft zu werden.

Ein anderes Phänomen ist, dass Fähigkeiten von PatientInnen für Pflegende und für andere Berufsgruppen in der Basisuntersuchung weitgehend unsichtbar blieben. Dies hängt eng zusammen mit den vorherrschenden defizitorientierten Sichtweisen, aber auch mit der funktionalen Arbeitsteilung, die entscheidend zur Diskontinuität pflegerischer Beobachtung und pflegerischer Beziehungen mit den PatientInnen beiträgt.

Auswirkungen dieser fehlerhaften Vorgehensweise sollen am Beispiel einer Patientin verdeutlicht werden. Die **Abbildung 13** gibt die medizinische Diagnose und die unerkannten Probleme und Fähigkeiten der Patientin wieder.

Die Facialisparese machte es dieser Patientin zu Beginn der Pflege unmöglich, ihren Mund auszuspülen. Die Mundpflege wurde deshalb mittels Klemme und Tupfer durchgeführt. Nach 14 Tagen beobachteten die Untersuchenden, wie eine Pflegeperson die Patientin endlich aufsetzte und wie die Patientin sich mit ihrer Hilfe den Mund selbst auszuspülen versuchte. Sie hatte Erfolg!

Am folgenden Morgen wurde von einer anderen Pflegeperson das Kopfteil des Patientenbettes heruntergestellt und die Patientin aufgefordert, den Mund zur sogenannten «speziellen Mundpflege» zu öffnen.

Pflegeperson: *«Machen Sie bitte Ihren Mund auf! Ich will ihn saubermachen.»*

Beobachtung: Die Patientin presst die Lippen zusammen und schüttelt den Kopf.

Pflegeperson: *«Doch, das muss sein.»*

Patientin gibt auf, schließt die Augen und öffnet den Mund.

Pflegeperson: *«Ich weiß, dass es unangenehm ist, aber es muss sein.»*

Am nächsten Tag:
Patientin schließt die Augen und öffnet den Mund unaufgefordert.

Zwei Tage später:
Wieder eine andere Pflegeperson fordert die Patientin auf, sich den Mund auszuspülen. Sie steht außerhalb des Gesichtsfeldes der Patientin. Das Hörgerät ist nicht eingesetzt. Die Patientin reagiert nicht.

Pflegeperson: *«Frau P., spülen Sie Ihren Mund aus.»*

Beispiel: Medizinische Diagnose sowie unerkannte Probleme und Fähigkeiten der Patientin

Medizinische Diagnose

- Cerebrovasculärer Insult
- Hemiparese (rechts)
- Facialisparese
- Aphasie

Unerkannte Probleme und Fähigkeiten

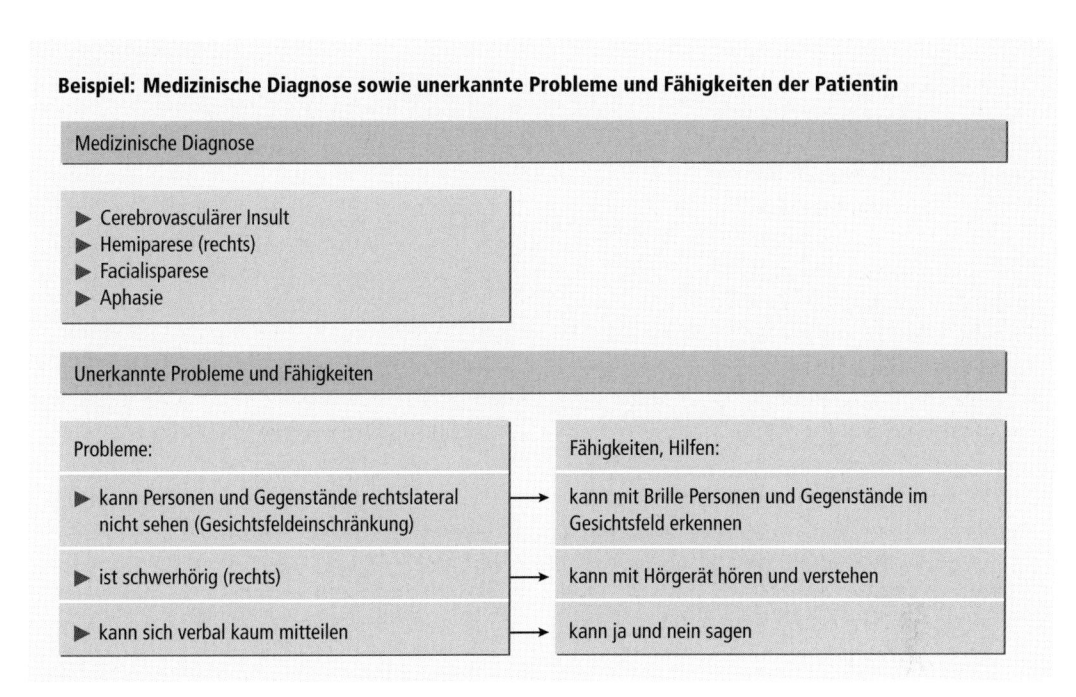

Probleme:	Fähigkeiten, Hilfen:
▶ kann Personen und Gegenstände rechtslateral nicht sehen (Gesichtsfeldeinschränkung)	→ kann mit Brille Personen und Gegenstände im Gesichtsfeld erkennen
▶ ist schwerhörig (rechts)	→ kann mit Hörgerät hören und verstehen
▶ kann sich verbal kaum mitteilen	→ kann ja und nein sagen

Abbildung 13: Unerkannte Probleme und Fähigkeiten einer Patientin bei bekannten medizinischen Diagnosen.

Die Pflegeperson bringt den Becher an den Mund der Patientin. Die Patientin schluckt die Flüssigkeit.

Pflegeperson: «*Nicht schlucken, Frau P., ausspucken!*»

Die Patientin reagiert nicht. Die Pflegeperson gibt auf. Sie führt die Mundpflege am nächsten Tag wieder mittels Klemme und Tupfer durch.

Unterschiede in pflegerischen Wissens- und Verhaltensmustern wurden bei den jeweiligen Pflegenden auch bei den anderen Pflegemaßnahmen beobachtet (vgl. Kap. 7 und 8).
Die Ergebnisse der Untersuchung zeigen, wie die weit verbreitete Funktionspflege zur Diskontinuität führt. Durch Diskontinuität bleiben Probleme und vor allem Fortschritte der PatientInnen unsichtbar und auch optimale Pflegeleistungen einzelner Pflegepersonen werden neutralisiert. Darüber hinaus fördert Diskontinuität bei den Patienten Ungewissheit, Angst und Abhängigkeit, denn bei solcher Pflege wissen Patienten zwar, dass sie bestimmte Pflegemaßnahmen erhalten, sie können aber nicht wissen, wer zu ihnen kommt und was von ihnen erwartet wird (vgl. Krohwinkel 1984, S. 76ff). Bei Pflegenden (und bei anderen Berufsgruppen) trug die Diskontinuität pflegerischer Beobachtung und pflegerischer Handlung immer wieder auch zu Fehlinterpretationen von PatientInnen und ihren Angehörigen oder Lebenspartnern bei.

Als weiteres Beispiel defizitärer Pflegepraxis und ihrer Auswirkung auf Unabhängigkeit und Wohlbefinden von PatientInnen wird der AEDL-Bereich «Sich Pflegen» dargestellt. Auch hier wurden von den Pflegenden Zusammenhänge von Bedürfnissen, Problemen, Fähigkeiten und Maßnahmen in ihren Auswirkungen auf andere AEDL-Bereiche zunächst in der Regel nicht erkannt und nicht berücksichtigt.
Während der Basisuntersuchung fiel in den beobachteten Pflegesituationen auf, dass sowohl PatientInnen der Untersuchungsgruppe als auch die KontrollpatientInnen im wahrsten Sinne des Wortes «gewaschen werden», das heißt, die Pflegenden handeln bei solchem Vorgehen nicht mit den PatientInnen, sie beziehen ihre Fähig-

keiten nicht in die Pflege ein, sondern handeln an den PatientInnen.

Die Kopfteile der Betten wurden beim Waschen fast flach gestellt («pflegeleichte Lagerung»), und die PatientInnen wurden meist aus Gründen der Zeitersparnis auch gleich ganz entkleidet. Rehabilitierende Methoden wie gezielte Bewegungsübungen, Übungen zur Konzentration oder zur Orientierung wurden bei keinem der in die Basisuntersuchung einbezogenen PatientInnen beobachtet. Apoplexiespezifische Maßnahmen zur problemorientierten Förderung von Symmetrie, Rumpfkontrolle oder Körperwahrnehmung wurden ebenfalls nicht systematisch umgesetzt.

Die Untersuchenden protokollierten Beobachtungen über Auswirkungen solcher Vorgehensweisen auf die Patienten mit fast identischen Worten:

- «schließt die Augen»
- «bleibt mit geschlossenen Augen liegen»
- «macht sich steif»
- «fast wie leblos».

Eine Patientin charakterisierte ihre Empfindungen bei solchem Pflegeverhalten mit den Worten:

«… man fühlt sich wie eine nackte Leiche» (Code P 10).

Allgemein wurde davon ausgegangen, dass die Durchführung der Körperpflege jeder, das heißt, auch angelerntes Personal, übernehmen könne. Insbesondere bei Überlastungen des examinierten Personals mit Mitarbeits- und Administrationsaufgaben bestand in der Basisuntersuchung die Tendenz, die Körperpflege der PatientInnen SchülerInnen oder nicht ausgebildeten Aushilfen zu übertragen. Insgesamt blieb die Pflege fragmentiert. So blieben zum Beispiel Zusammenhänge zwischen Körperbewegung, Körperhaltung und Lagerung unberücksichtigt. Deren Auswirkungen auf Unabhängigkeit und Wohlbefinden in Aktivitäten wie Kommunizieren, Atmen, Essen, Trinken und Ausscheiden wurden in der Regel nicht erkannt oder berücksichtigt (vgl. Kap.8).

Beim Essen und Trinken fiel als eines der überraschenden Phänomene auf, dass (mitbedingt durch sehr flache Lagerung) bewegungseingeschränkte PatientInnen die Trinkmengen nicht sehen konnten und die getrunkene Menge jeweils erheblich größer einschätzten, als dies tatsächlich der Fall war. Dieser Zusammenhang ist insbesondere bei vielen älteren Menschen mit Flüssigkeitsdefiziten (bei denen im Pflegeverlaufsbericht oft zu lesen ist: «trinkt nicht genug») von Bedeutung. Interdependenzen zwischen physiologischer Körperposition und Problemen beziehungsweise Fähigkeiten bei der Wahrnehmung und damit auch bei der Aufnahme der Speisen und Getränke wurden (von einigen Ausnahmen abgesehen) vom Pflegepersonal und anderen Berufsgruppen nicht beachtet.

Patienten mit Schluckstörungen bekamen in dieser Untersuchungsphase keine systematische Schluckdiagnose und kein Schlucktraining, sondern in der Regel eine Nährsonde. Trinkversuche wurden, besonders ausgeprägt im ersten Krankenhaus, unkontrolliert, inkorrekt und auch durch unausgebildetes Personal durchgeführt. Gefahren der Aspiration wurden dort nicht berücksichtigt (vgl. hierzu Kap. 7).

Es bestand die Tendenz, bewegungseingeschränkten, desorientierten oder kommunikationsbehinderten PatientInnen einen Dauerkatheter zu legen oder sie vorsorglich zu «pampern» (da in der Regel davon ausgegangen wurde, dass sie längerfristig inkontinent seien). In Zeiten von Überlastung bestand im 2. Krankenhaus zusätzlich die Tendenz, auch mobilisierten älteren PatientInnen routinemäßig Windeln anzulegen. Einige Pflegepersonen begründeten dieses Vorgehen mit zeitökonomischen Überlegungen, wenn sie sagten: «Wir kommen sonst nicht durch» oder: «Wir haben keine Zeit, hinter allen herzulaufen». Tatsächlich war die Zeit der Pflegenden auch voll ausgefüllt.

Abhängigkeitsfördernde Pflege wurde auch in anderen Situationen, zum Beispiel beim Drehen und Umlagern, bei dem Herausholen der PatientInnen aus dem Bett, beim An- und Ausziehen beobachtet. Patienten wurden gedreht, wurden aus dem Bett geholt, wurden angezogen, ohne dass ihre Fähigkeiten hierbei systematisch erfasst oder berücksichtigt wurden. Da wo Hilfskräfte mit diesen Maßnahmen betraut waren, wurden zudem bei Hemiplegikern Gefahren einer Subluxation des Schultergelenkes, der Kontrakturenbildung und der Förderung von Spastizität häufig nicht beachtet. Glaser et al. (1964) beschreiben solche Verhaltensweisen als Phänomene «unsichtbarer Handlungen». Sie beschreiben diese Phänomene im Zusammenhang mit institutionellen Werten, die nur darauf ausgerichtet sind, dass Handlungsanweisungen ausgeführt werden, aber der Art und Weise der Ausführung wenig Bedeutung beimessen. Diese unsichtbaren Systeme unterliegen somit auch nicht der institutionellen Bewertung (vgl. Krohwinkel 1984). Die dargestellten Ergebnisse sind umso besorgniserregender, als ein Vergleich der aus den zwei Projektkrankenhäusern gewonnenen Daten mit den Daten der vier Krankenhäuser, in denen die Voruntersuchungen durchgeführt wurden, ein ähnliches Verhalten der Pflegenden mit entsprechenden Auswirkungen auf die PatientInnen ergab.

Auswirkungen auf die existentielle und soziale Situation von PatientInnen

Daten, wie sie hier beispielhaft aufgezeigt sind, geben Grund zu der Annahme, dass solche Pflege entscheidend zur Entwicklung physisch-funktionaler Abhängigkeit und willentlich-emotionaler Entmutigung von Patienten beiträgt (vgl. Dimensionen pflegerischen Verhaltens, Krohwinkel 1984 und Kap. 3.2.1).
Diese Annahmen wurden durch teilnehmende Beobachtung und in Gesprächen mit PatientInnen und Angehörigen bestätigt. PatientInnen reagieren auf solches Verhalten oft mit Weinen oder mit Aussagen wie:

«*Lasst mich doch sterben.*»

Sie ließen Maßnahmen und Entscheidungen nur noch passiv über sich ergehen, oder sie wurden aggressiv. Auch hier wurden Fehlinterpretationen solcher Reaktionen durch den häufigen Wechsel von pflegerischen Kontaktpersonen zusätzlich gefördert (vgl. Krohwinkel 1984).
Am häufigsten äußerten PatientInnen in der Basisuntersuchung existentielle Nöte wie Angst und Ungewissheit, bis hin zur Hoffnungslosigkeit, je wieder unabhängig zu werden in den für sie wichtigen Lebensaktivitäten. Diese Angst und Ungewissheit hing eng zusammen mit ihren Ängsten, dass sie aufgrund ihrer Abhängigkeiten in der Bewegung, in der Körperpflege, beim Essen und Trinken oder beim Ausscheiden nicht wieder in ihre häuslichen Gegebenheiten zurückkehren könnten und somit auch ihr Lebensraum und ihre sozialen Beziehungen gefährdet wären (15 PrimärpatientInnen und 17 der 22 KontrollpatientInnen aus der Basisuntersuchung).

Angst, Ungewissheit, Hilflosigkeit und Hoffnungslosigkeit waren bis zu einem gewissen Grad existentielle Erfahrungen, die auch Angehörige oder Lebenspartner der PatientInnen äußerten. Gezielte Anleitung oder Beratung von Angehörigen oder Lebenspartnern wurden im klinischen Alltag nicht wahrgenommen. Sie werden aufgrund der Untersuchungsergebnisse den unsichtbaren Problem-Bedürfnis-Bereichen zugeordnet. Das Fehlen dieser Anleitung und Beratung gehört zu den Indikatoren defizitärer Pflegepraxis. Interessant ist in diesem Zusammenhang, dass Anleitung und Beratung zwar als pflegerische Aufgaben im Krankenpflegegesetz in den Ausbildungszielen definiert sind, hierzu aber kaum curriculare Inhalte bestehen.

Die in die Untersuchung einbezogenen persönlichen Bezugspersonen (hier Angehörige oder Lebenspartner) litten unter dieser mangelnden Information und Beratung.

Aussagen wie:

«*Niemand informiert mich darüber, wie es weiter gehen kann*» oder

«*Ich weiß nicht, ob meine Fragen nicht als Belästigung aufgefasst werden*» oder

«*Die Schwestern haben keine Zeit, und wir trauen uns nicht, sie zu stören*» oder

«*Ich weiß gar nicht, wen ich von den Schwestern fragen kann*»,

spiegeln diese Orientierungslosigkeit wider.

Angehörige haben so das Gefühl, bedeutungslos zu sein. Insbesondere im ersten Krankenhaus wurden PatientInnen ab einem bestimmten Alter

Kategorien (Basisuntersuchung)

1 Unsichtbarkeit
d. h. Pflegebedürfnisse/-probleme/Fähigkeiten werden nicht oder nur oberflächlich erkannt. – Auswirkungen von Maßnahmen werden nicht erkannt.

2 Fragmentierung
d. h. Zusammenhänge von Problemen, Bedürfnissen und Fähigkeiten werden nicht oder nur oberflächlich erkannt. – Pflege wird in Einzelteile zerlegt – nicht zusammenhängend durchgeführt.

3 Diskontinuität
d. h. Pflegeabläufe werden ständig unterbrochen oder Patienten erhalten bei Wechsel von Pflegepersonal unterschiedliche Pflege.

4 Abhängigkeit
d. h. Pflege ist an Defiziten des Patienten orientiert. Unsichtbarkeit, Fragmentierung und Diskontinuität verstärken abhängigkeitsfördernde Pflege.

Krohwinkel 1989, 1990

Abbildung 14: Die vier Kategorien ganzheitlicher Prozesspflege.

von den Berufsgruppen sehr schnell als «Pflegefälle» gekennzeichnet, bei denen «nicht mehr viel zu machen» sei. Auswirkungen solcher vorschnellen Kennzeichnung werden sichtbar in Äußerungen von Angehörigen wie:

«Ich konnte nur noch weinen, aber niemand hat mit mir gesprochen».

Die Untersuchungsergebnisse machen deutlich, wie sehr sich Angehörige oder Lebenspartner in solchen Situationen hilflos und allein gelassen fühlen.

Aus den vorherrschenden Indikatoren, Mustern und Konzepten kristallisierten sich vier Kategorien defizitärer Pflegepraxis heraus, die eng miteinander verknüpft sind (**Abb. 14**).

5.1.2
Pflegedokumentation, Arbeitsorganisation und Ressourcen

Die Kategorien Unsichtbarkeit, Fragmentierung, Diskontinuität und Abhängigkeit wurden ebenfalls in der Datenanalyse der Pflegedokumentation und in der Arbeitsorganisation nachgewiesen (vgl. Kap. 6 und 7).

Die Defizite der Pflegepraxis wurden aber nicht nur von den Pflegenden selbst erzeugt. Sie sind mitbedingt durch eine funktionell und einseitig medizinorientierte Arbeitsorganisation, und sie werden den Pflegenden zum großen Teil auch von außen durch Mitarbeits-, Administrationsaufgaben und weitere Entlastungsaufgaben für andere Berufsgruppen aufgezwungen.

Der Pflegebedarf und die pflegerische Leistung bleibt hierbei für die anderen Berufsgruppen weitgehend unsichtbar. Diese Unsichtbarkeit wiederum stützt die Erwartungshaltung dieser Berufsgruppen, insbesondere die der Ärzte, dass ihre eigenen Arbeitsabläufe, auch bei zu enger personeller Besetzung und bei Überbelegung, prioritär und reibungslos durchgeführt würden. Die Berufsgruppen erwarten in der Regel, dass Pflegende ihnen jederzeit zur Verfügung stehen und ihnen assistieren. Pflegespezifische Aufgaben müssen bei solchen Strukturen und Vorgaben zurückstehen. Pflege kann dann nur noch geleistet werden, wenn Zeit übrig bleibt (vgl. Kap. 7).

5.1.3
Auswirkungen defizitärer Pflegepraxis auf die nachklinische Pflege

Kategorien defizitärer Pflegepraxis spiegeln sich ebenfalls in der Sicherung der nachklinischen Pflegesituation wider. Informationen über die häusliche Pflegesituation blieben in der Basisuntersuchung für das klinische Personal selbst fragmentiert und weitgehend unsichtbar. Eine gezielte und ganzheitlich ausgerichtete Vorbereitung für PatientInnen und ihre persönlichen Bezugspersonen wurde nicht beobachtet, obwohl im 2. Krankenhaus hierzu erste Ansätze bei den einzelnen Berufsgruppen erkennbar wurden. Eine bedarfsgerechte Informationsweitergabe zur Sicherung pflegerischer und krankengymnastischer Weiterbehandlung wurde in keinem der Krankenhäuser beobachtet. Die Analyse ergab das oben abgebildete Informationsmuster (**Abb. 15**).

Auswirkungen auf die nachklinische Pflegesituation waren bei den PatientInnen individuell unterschiedlich stark ausgeprägt. Die nachklinischen Untersuchungen ergaben, dass das größte Ausmaß von Diskontinuität zwischen der klinischen und der nachklinischen Pflege bei PatientInnen, die in Pflegeheime verlegt wurden, auftrat. Bei einer Patientin (Code 01) waren die negativen Auswirkungen besonders gravierend. Diese Patientin hatte über lange Zeit Hoffnung, wieder in ihre häusliche Situation zurückzukehren (auch wenn diese Hoffnung bis zu einem gewissen Grad unrealisierbar schien). Der behandelnde Arzt hatte sie (wie andere SchlaganfallpatientInnen auch) «von der rein ärztlichen Seite aus als Pflegefall» angesehen. Er umriss die medizinischen Schwerpunkte mit den folgenden Worten:

«... medizinisch ist da ja wenig zu machen. Ja, das sind die Patienten, die den Schwestern viel Arbeit machen, den Ärzten aber sehr wenig Arbeit machen. Medizinisch muss man bei solchen Patienten an Pneumonie- und Harnwegsinfektionsverhütung denken und die Notversorgung vornehmen, aber medizinisch ist ansonsten bei diesen Patienten ja wenig zu tun. Diese Patienten gehören eigentlich gar nicht hierher. Unser Ziel ist, sie möglichst bald wieder nach Hause oder in ein Heim zu verlegen. Ich spreche die Angehörigen sehr bald daraufhin an» (Ä.-Int. 2).

Dieses war auch bei der genannten Patientin so geschehen. Es handelt sich um die Patientin, welche aufgrund einer nicht erkannten Schwerhörigkeit und vermuteten «globalen Aphasie» über mehr als zwei Wochen als «kommunikationsunfähig» und als totaler Pflegefall eingestuft worden war (vgl. Kap. 5.1.1). Nachdem die Untersuchenden die Pflegenden und die Krankengymnastin auf Fähigkeiten der Patientin hingewiesen hatten, wurde die Patientin soweit gefördert, dass sie zum Zeitpunkt ihrer Verlegung auf verbale Informationen sachlogisch reagieren, selbst einzelne Wörter sprechen und über

Weitergabe von Informationen

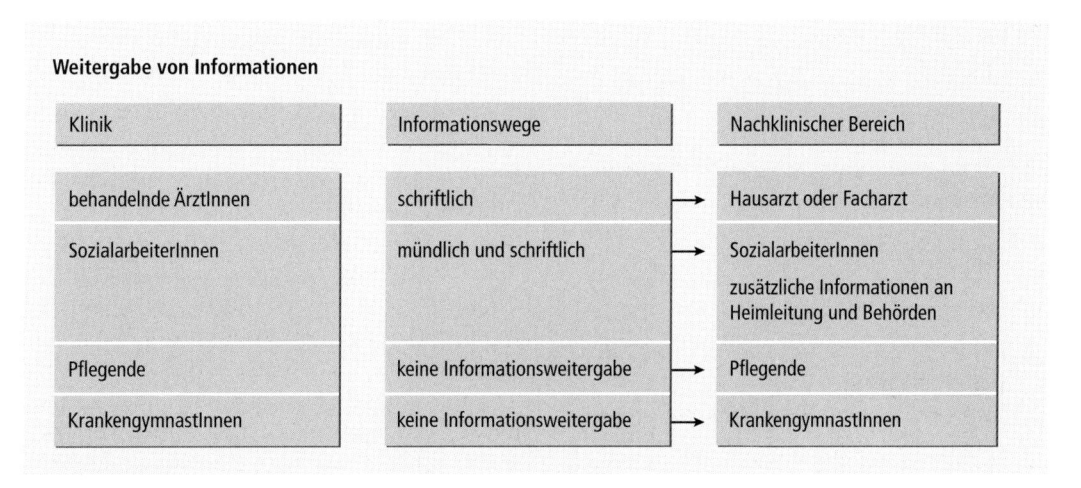

Klinik	Informationswege	Nachklinischer Bereich
behandelnde ÄrztInnen	schriftlich	Hausarzt oder Facharzt
SozialarbeiterInnen	mündlich und schriftlich	SozialarbeiterInnen zusätzliche Informationen an Heimleitung und Behörden
Pflegende	keine Informationsweitergabe	Pflegende
KrankengymnastInnen	keine Informationsweitergabe	KrankengymnastInnen

Abbildung 15: Informationsmuster.

mehrere Stunden im Rollstuhl sitzen und dabei ihr Gleichgewicht halten konnte. Beim Umsetzen vom Bett in den Rollstuhl half sie selbst mit, angerichtete Nahrung könnte sie selbst zu sich nehmen, und sie fing an, in Zeitschriften Bilder anzusehen und Überschriften zu lesen.

Nachdem die Angehörigen sich geweigert hatten, die Patientin «entmündigen zu lassen» (wie sie es selbst formulierten), wurde das schriftliche Einverständnis für die Heimeinweisung drei Tage vor ihrer Verlegung von der Patientin eingeholt, ohne dass diese jedoch zuvor auf diese Möglichkeit vorbereitet worden war.

In einer Phase existentieller Erschütterung erfolgte die tatsächliche Heimeinweisung für die Patientin und ihre Angehörigen überaus überraschend. Am Nachmittag vor ihrer Verlegung erfuhren die Pflegenden, dass ein Bett in einem Pflegeheim frei geworden sei. Die Patientin wurde, ohne dass ihre Angehörigen benachrichtigt waren, selbst erst während ihrer Verlegung informiert.

Als die Untersuchende sie vierzehn Tage später im Pflegeheim aufsuchte, fand sie die Patientin in einem Zweibettzimmer vor, in dem das eine Bett nicht belegt war. Rehabilitierende Prinzipien waren weder bei der Lagerung noch bei der Anordnung des Krankenbettes und des Nachttisches im Zimmer berücksichtigt. Speisen und Getränke standen außerhalb des Gesichtsfeldes der Patientin. Die Patientin lag flach und apathisch im Bett und hatte den Kopf zur Wand weggedreht. Sie reagierte zunächst nicht auf Ansprache. Ihr Hörgerät war nicht eingesetzt. Es lag unausgepackt im Koffer der Patientin. Als die Patientin die Untersuchende erkannte, nahm sie ihre Hand und weinte.

In einem Gespräch der Untersuchenden mit der Stationsschwester meinte diese:

«Wie war sie (die Patientin) eigentlich bei Ihnen im Krankenhaus? Wir sind uns nicht sicher, ob sie uns überhaupt versteht, ob sie überhaupt noch beieinander ist» (Int. Nk. 1) (vgl. unerkannte Probleme/Fähigkeiten, Kap. 5.1.1).

Die Pflegenden hatten die Patientin ohne ausreichende Information als «totalen Pflegefall» eingestuft, «bei dem nicht mehr viel zu machen» sei und dementsprechend versorgt. Probleme und Fähigkeiten der Patientin waren auch hier für die Pflegenden weitgehend unsichtbar geblieben.

Auch wenn dieses Patientenschicksal vielleicht als extrem angesehen werden kann, wird grundsätzlich erkennbar, dass negative Auswirkungen defizitärer Vorbereitung auf die nachklinische Pflegesituation und mangelhafte Informationsweitergabe für PatientInnen und ihre persönlichen Bezugspersonen immer dann gravierend sind, wenn die PatientInnen zu früh, das heißt, ohne dass ihre Grundfunktionen zur Selbstpflege ausreichend trainiert worden sind, in ein Heim oder in die häusliche Situation entlassen werden.

Die Ergebnisse der nachklinischen Untersuchungen geben Grund zu der Annahme, dass klinische Erfolge immer dann neutralisiert werden und PatientInnen in die Gefahr kommen, dauerhaft als Pflegefall eingestuft zu werden und abhängig zu bleiben, wenn

- Angehörige oder Lebenspartner keine ausreichende Zeit und Hilfe erhalten, sich selbst und die häusliche Umgebung auf die Pflegesituation vorzubereiten,

- Grundfunktionen zur Kommunikation, zur Körperpflege, zum Essen und Trinken und zum Ausscheiden vorher nicht ausreichend trainiert worden sind,

- Patienten, ohne sich symmetrisch zu bewegen, zumindest im Sitzen ihre Körpermitte zu finden und ihr Gleichgewicht zu halten, entlassen werden, und

- pflegende Angehörige oder Lebenspartner nicht ausreichend informiert werden über Fähigkeiten der PatientInnen und problemorientiert angeleitet werden in unabhängigkeitsfördernden Maßnahmen in den für den jeweiligen Patienten relevanten AEDL-Bereichen.

Hier ist bei bewegungsbehinderten PatientInnen insbesondere die Kompetenz zu fördern, den Transfer vom Bett zum Stuhl und zurück, auch ohne zusätzliche professionelle Hilfe, zu Hause bewältigen zu können. Dieser Kompetenz kommt deshalb besondere Bedeutung zu, weil unter den derzeitig noch vorherrschenden Strukturen den Pflegenden in Sozialstationen für solche Aufgaben keine zeitlichen Ressourcen eingeräumt werden und auch im Rehabilitationsprozess im häuslichen Bereich noch keine Kontinuität oder gezielte Kooperation zwischen den pflegerischen und den krankengymnastischen Diensten möglich zu sein scheint.

Der Bedarf an innerklinischer Vorbereitung und gezielter Informationsweitergabe zur Sicherung der nachklinischen Pflegesituation für PatientInnen und ihren persönlichen Bezugspersonen bleibt bei einseitig defizit- und medizinorientierter Praxis für die beteiligten Berufsgruppen im klinischen Bereich noch weitgehend unerkannt und unberücksichtigt, das heißt unsichtbar.

5.2 Pflege in der Basis- und in der Postinterventionsuntersuchung im Vergleich

5.2.1 Übergreifende Veränderungen im Pflegeprozess

Die nachfolgend dargestellten Veränderungen im Pflegeprozess konnten und können nur schrittweise erreicht werden (vgl. Kap. 8).

War vor der Intervention die Orientierung auf Defizite der PatientInnen ausgerichtet und primär «versorgungsorientiert», so rückte im Verlauf der Intervention das systematische Einbeziehen von Fähigkeiten der PatientInnen und Angehörigen/Lebenspartnern zunehmend in den Mittelpunkt. Diese Entwicklung bestätigte sich in den Daten der Postinterventionsuntersuchung (vgl. auch Kap. 6 und 7).

Die ganzheitliche Orientierung erforderte neben Veränderungen im pflegerischen Paradigma grundlegende Veränderungen in der direkten Pflege, in allen Phasen des Pflegeprozesses und eine entsprechende Entwicklung in der Pflegedokumentation sowie in den zeitlichen Arbeitsabläufen und der Arbeitsorganisation im Sinne einer modifizierten Bezugspersonenpflege.

Im Projekt wurde darüber hinaus die Anpassung beziehungsweise Entwicklung von Ressourcen, einschließlich pflegerischer Hilfsmittel, erforderlich. Ebenso wurde eine Verbesserung der Kommunikation und Kooperation mit anderen Berufsgruppen, insbesondere mit den KrankengymnastInnen, realisiert. Diese stimmten nunmehr nicht nur ihre Beobachtungen, Ziele und Maßnahmen mit den Pflegenden ab, sondern adaptierten auch entsprechend ihre eigenen Arbeitsabläufe (vgl. Kap. 8).

Bei insgesamt besseren Ausgangsbedingungen und Ressourcen im zweiten Krankenhaus konnte eine ähnliche Kooperations- und Kommunikationsverbesserung auch zwischen den pflegerischen Bezugspersonen und der dort tätigen Sprachtherapeutin erreicht werden. In diesem Krankenhaus war darüber hinaus die kontinuierliche Unterstützung und Beratung zwischen den Pflegenden und der Sozialarbeiterin besonders ausgeprägt. Hier zeichnete sich schon in einer relativ frühen Phase von der Tendenz her auch eine stärkere Unterstützung der Stationsärzte, der Pflegedienstleitung und der MitarbeiterInnen der Krankenpflegeschule ab.

Die Veränderungsprozesse umfassten in beiden Krankenhäusern den Pflegeprozess von der Aufnahme bis zur Entlassung der PatientInnen (**Abb. 16**, S. 86). Dies schloss das Wissen um die häusliche Pflegesituation von PatientInnen und persönlichen Bezugspersonen mit ein. Dieser neue Schwerpunkt ganzheitlich-gesundheitsfördernder Pflegepraxis in Akutkrankenhäusern spiegelte sich auch in der Pflegeprozessdokumentation wider (vgl. Abb. 20 und 21 sowie Kap. 6 und 8.3.3).

Pflegende sammelten nunmehr systematisch Informationen über die häusliche Pflegesituation und den zu erwartenden nachklinischen Bedingungen für die Pflege der PatientInnen nach der Entlassung und berücksichtigten diese Informationen während des Pflegeprozesses.

Im Gegensatz zur Basisuntersuchung wurden Entlassungen und Verlegungen in beiden Krankenhäusern jetzt systematischer unter Einbeziehung von Betroffenen und unter aktiver Beteiligung von Pflegenden und KrankengymnastInnen vorbereitet. Zwischen ÄrztInnen, Pflegenden und KrankengymnastInnen wurden jetzt auch Schwerpunkte und Prognosen der Pflege und der Krankengymnastik gezielter ausgetauscht und bei den ärztlichen Überlegungen zur Entlassung oder Verlegung der PatientInnen konkreter berücksichtigt.

Mit den Veränderungen in den Sichtweisen, dem Wissen der praktischen Kompetenz und mit den positiven Erfahrungen bei den Veränderungsprozessen änderten sich bei den Pflegenden auch die Bewertungen und Zielsetzungen einzelner Pflegemaßnahmen im direkten Pflegebereich. So wurde Körperpflege in der Postinterventionsphase bei allen PatientInnen nur noch vom Tagdienst ausgeführt (vgl. Kap. 7).

Bei entsprechender Pflegebedürftigkeit wurden diese und andere Pflegemaßnahmen von den ausgebildeten pflegerischen Bezugspersonen nicht nur geplant und dokumentiert, sondern auch selbst übernommen und ausgewertet.

Behinderungen von PatientInnen und verfügbare Hilfsmittel wurden jetzt systematischer erfasst und gezielter berücksichtigt. Routinemäßiges Anbringen von Bettgittern wurde in der Postinterventionsuntersuchung nicht mehr beobachtet. Fixierungen von PatientInnen wurden auf Grund entsprechender pflegerischer Vorbeugungsmaßnahmen nur noch kurzzeitig bei 3 Apoplexiekranken und bei 2 KontrollpatientInnen in der Nacht vorgenommen. Potentielle Probleme, die in Zusammenhang mit Obstipation, Diarrhoe, Inkontinenz oder Desorientierung auftreten kön-

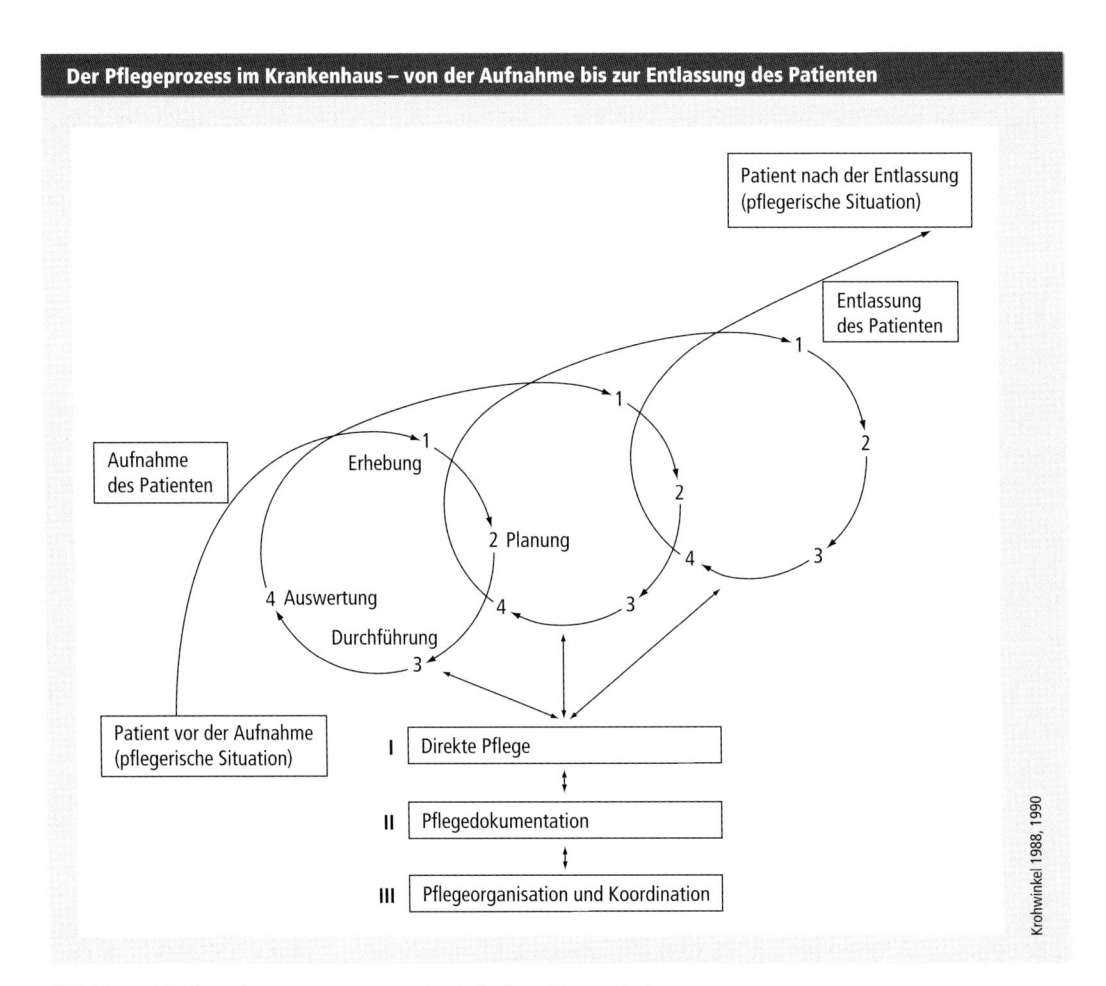

Abbildung 16: Veränderungsprozesse von der Aufnahme bis zur Entlassung.

nen, wurden jetzt systematischer (auch vorbeugend) erfasst und berücksichtigt. Zusammenhänge zwischen Bewegung, Körperhaltung und Lagerung (im sowie außerhalb des Bettes) und Fähigkeiten der PatientInnen, selbständig zu kommunizieren, zu essen, zu trinken, auszuscheiden, sich zu pflegen, sich an- und auszuziehen, wurden von der Tendenz her bei allen Primär- und KontrollpatientInnen gezielter erfasst und im Sinne ganzheitlich-fördernder Prozesspflege genutzt (vgl. Abb. 45–65).

Die Analysen der Daten der KontrollpatientInnen zeigen allerdings, dass die Intensität und der Umfang des Pflegeprozesses auf Grund mangelnder personeller und zeitlicher Ressourcen bei der Mehrheit dieser Patientengruppe nicht in gleichem Ausmaße wie bei den Apoplexiekranken realisiert und durchgehalten werden konnten (vgl. Kap. 7 u. 8). Dies artikulierten Pflegende selbst als Defizit. Auch einzelne Stationsärzte betonten die Notwendigkeit, entsprechende Ressourcen zu entwickeln, damit auch die anderen PatientInnen umfassender, als dies unter den gegebenen Bedingungen möglich war, in den «Genuss ganzheitlich-fördernder Prozesspflege» kämen.

5.2.2
Veränderungen im Pflegeprozess bei Apoplexiekranken

Veränderungen im Auftreten und im Lösen von Pflegeproblemen

Im Vergleich zur Basisuntersuchung nahmen sekundär auftretende Probleme in der Postinterventionsphase deutlich ab. Probleme im AEDL-Bereich «Für eine sichere Umgebung sorgen» wurden während der Basisuntersuchung noch durch nicht apoplexiegerechte Anordnung von Krankenbett und Nachttisch sowie Verwendung unzureichender Hilfsmittel verstärkt. Diese Probleme wurden während der Postinterventionsuntersuchung nur noch kurzfristig bei zwei PatientInnen beobachtet.

Eine Analyse der Sekundärinfektionen zeigt darüber hinaus, dass in der Basisuntersuchung bei zwölf von 18 Apoplexiekranken aufgrund von Infektionen im Atmungs- und Ausscheidungsbereich Fieber auftrat, während in der Postinterventionsuntersuchung nur 4 PatientInnen kurzfristig an einer Sekundärinfektion erkrankten. Kein Patient aus der Postinterventionsuntersuchung wurde mit einem transurethralen Dauerkatheter entlassen (vgl. hierzu auch Untersuchungen von Miller 1987).

Im Gegensatz zu den oft vermeidbaren Sekundärproblemen war das Auftreten apoplexiespezifischer Grundprobleme bei der Primärgruppe in allen Untersuchungsphasen vergleichbar. Stark belastende Auswirkungen haben diese Grundprobleme vor allem auf die Unabhängigkeit der Apoplexiekranken in den folgenden AEDL-Bereichen: «Kommunizieren», «Bewegen», «Essen und trinken», «Sich pflegen», «Ausscheiden», «Sich kleiden», «Soziale Bereiche des Lebens sichern» und auf ihren «Umgang mit existentiellen Erfahrungen».

Im AEDL-Bereich «Kommunizieren» hingen pflegerische Grundprobleme in beiden Untersuchungsphasen neben aphasie- oder dysphasiebedingten Problemen mit Gesichtsfeldeinschränkungen zusammen, oder sie hingen zusammen mit Störungen in der Körperwahrnehmung (Hemineglect) sowie mit erheblichen Konzentrations- oder Gedächtnisstörungen.

Im AEDL-Bereich «Bewegen» litten neun PatientInnen der Basisuntersuchung und zwölf PatientInnen der Postinterventionsuntersuchung unter einer leichteren oder schwereren Facialisparese. Neun PatientInnen litten, neben Problemen der Symmetrie von Gesicht und Kopf, auch unter motorischen und/oder sensorischen Problemen im Mund-, Zungen- und Schlundbereich. Diese Probleme hatten Auswirkungen auf ihre Unabhängigkeit beim Sprechen, bei der Mundpflege und beim Essen und Trinken. Fünf PatientInnen der Basisuntersuchung und vier PatientInnen der Postinterventionsuntersuchung litten darüber hinaus unter erheblichen Kau- und/oder Schluckstörungen. Bei den vier PatientInnen der Postinterventionsuntersuchung setzten Pflegende gezielt rehabilitierende Methoden beim Kau- und Schlucktraining um.

Im AEDL-Bereich «Bewegen von Kopf, Rumpf und Extremitäten» litten PatientInnen nicht nur an den Folgen ihrer Halbseitenlähmung, sondern zusätzlich oft unter dem Verlust ihrer Rumpfkontrolle, ihres Gleichgewichts, ihrer symmetrischen Körperhaltung oder auch unter dem Verlust ihrer Kopfkontrolle, das heißt, solche PatientInnen können den Kopf ohne Unterstützung durch Lagerungshilfen zunächst nicht selbst symmetrisch halten (insgesamt sechs PatientInnen).

Geschieht die Unterstützung der Kopfkontrolle in dieser Problemphase nicht systematisch und kontinuierlich, dann hat dies zum einen negative Auswirkungen auf die Kommunikationsfähigkeit dieser PatientInnen; zusätzlich ist aber ihre Fähigkeit zu atmen und zu schlucken behindert. Mit Computertomografien kann nachgewiesen werden, wie solche dysfunktionale Lagerung auch die Hirndurchblutung beeinträchtigt.

Drei der Apoplexiekranken mit Ausscheidungsproblemen litten neben der Scham, die alle PatientInnen in diesem Zusammenhang äußerten, unter großer Angst, dass sie bei anhaltender Inkontinenz nicht wieder in ihre häusliche Situation zurückkehren könnten und in ein Pflegeheim verlegt würden. Bei diesen PatientInnen führten die Pflegenden mit Unterstützung der KrankengymnastInnen ein Kontinenztraining, verbunden mit einem Gedächtnis- und Bewegungstraining, durch.

Indikatoren und Muster unabhängigkeitsfördernder Pflegemaßnahmen im Kontext ganzheitlich-rehabilitierender Prozesspflege

Die vergleichende Analyse belegt, dass Pflegende in der Postinterventionsphase im Gegensatz zur Basisuntersuchung Probleme/Bedürfnisse von PatientInnen nicht nur fundiert erfassten, Zusammenhänge herstellten und Auswirkungen auf Selbstpflegeaktivitäten erkannten, sondern darüber hinaus systematisch Fähigkeiten ermittelten, rehabilitierende Pflegemaßnahmen im Pflegeplan dokumentierten und in der direkten Pflege gezielt umsetzten (vgl. Kap. 6, 7 u. 8).

In der Postinterventionsphase setzten Pflegende im täglichen Pflegeprozess gezielt rehabilitierende Methoden ein, wie sie ähnlich auch bei den KrankengymnastInnen und der Sprachtherapeutin beobachtet wurden. Im Bewegungsbereich (von Kopf, Rumpf und Extremitäten) wandten KrankengymnastInnen 1- bis 2-mal täglich berufsspezifisch diese Methoden an und beeinflussten hier auch die anderen Probleme der PatientInnen. Die Sprachtherapeutin behandelte 1- bis 2-mal wöchentlich Grundprobleme im AEDL-Bereich «Kommunizieren». Sie ging dabei auch gezielt auf Bewegungsprobleme im Bereich von Gesicht, Kiefer, Lippen, Wangen, Zunge und Schlundbereich ein und unterstützte hier auch gezielt existentiell fördernde Erfahrungen. Bei den Pflegenden wurde die Anwendung rehabilitierender Methoden 9- bis 21-mal täglich beobachtet. Sie integrierten hierbei jetzt ganzheitlich diese Methoden in die jeweiligen Pflegemaßnahmen.

Pflegemaßnahmen wurden bei entsprechender Bedürftigkeit von PatientInnen und/oder Angehörigen unter Verwendung der Pflegeprozessmethode zu therapeutisch-rehabilitierenden Maßnahmen.

Für die Untersuchenden war hierbei das Ausmaß der Übereinstimmung zwischen den Beobachtungsdaten aus der direkten Pflege und den Daten aus der Pflegeprozessdokumentation überraschend (vgl. Abb. 17, 18 und Daten im Materialband).

Beispielsweise wurden

- für PatientInnen mit Hemiplegie und motorischer Lähmung rehabilitierende Methoden zur eigenaktiven Einbeziehung der gelähmten Seite, zur Förderung der Symmetrie der Bewegungen und zur Rumpfkontrolle sowie zur positiven Anpassung des Körperbewusstseins an die Behinderung integriert in Pflegemaßnahmen zur Bewegung, beim Essen und Trinken, bei der Körperpflege, beim An- und Auskleiden, beim Ausscheiden und zur Sicherung der Umgebung,

- für PatientInnen mit sensorischen Lähmungen Maßnahmen zur Förderung der Tiefensensibilität beim Lagern und Stehen und zur Förderung der Oberflächensensibilität bei der Körperpflege eingeleitet (vgl. Kap. 8),

- für PatientInnen mit motorischen und/oder Bewegungsproblemen im Gesichts-, Mund-,

Zungen- und Lippenbereich Übungen im Zusammenhang mit der Mundpflege und beim Kommunizieren, beim Essen und Trinken durchgeführt (vgl. Kap. 7),

- für Patienten mit Kau- und/oder Schluckstörungen zusätzliches Kau- und Schlucktraining vorgenommen (vgl. Kap. 7 u. 8),

- für Patienten mit Gesichtsfeldeinschränkungen oder Hemineglect Maßnahmen zur Erweiterung des Gesichtsfeldes und zur Wahrnehmung der gelähmten Körperseite in die Pflege einbezogen. Gezieltes Bewegungstraining führten Pflegende im Zusammenhang mit Förderung der Unabhängigkeit beim Essen und Trinken und bei der Körperpflege durch. Das Training begann für die PatientInnen, sobald der medizinische Befund dies zuließ (meist am zweiten Tag nach der Aufnahme). So lernten PatientInnen bereits in dieser Phase, Teile der Körperpflege im Bett selbst durchzuführen. Dies schloss das Waschen des gesunden Armes mit Hilfe des kranken Armes ein. Hierzu stützten die Pflegenden das Schultergelenk und führten die Bewegungen mit den Patienten durch. Sie verhinderten dadurch unter anderem, dass PatientInnen die gelähmte Extremität als total funktionsunfähig erlebten (Kap. 8),

- für Patienten mit Konzentrationsproblemen entsprechende Maßnahmen zur Förderung von Konzentration durchgeführt,

- für Patienten mit Kommunikationsproblemen Maßnahmen zur Förderung von Fähigkeiten in diesen Bereichen eingeführt (vgl. Kap. 8).

Insbesondere die Maßnahmen zur Förderung von Konzentration und Kommunikation erfordern neben der fachlichen Kompetenz der Pflegenden ein hohes Maß an Zuwendung, an Geduld, an eigener Konzentration und an Zeit (vgl. Kap. 7).

Die Datenanalyse ergibt zum einen enge Wechselwirkungen zwischen einzelnen Grundproblemen und Fähigkeiten der PatientInnen, zum anderen verdeutlicht sie die Auswirkungen der einzelnen rehabilitierenden Pflegemaßnahmen auf verschiedene, den einzelnen AEDL-Bereichen zuordnenbare Probleme, Bedürfnisse und Fähigkeiten im Sinne einer Ganzheitlichkeit. Hierbei ist als Phänomen auffällig, wie unterschiedliche existentielle Erfahrungen der PatientInnen, die in allen Untersuchungen zu Problemen, Bedürfnissen und Maßnahmen erkennbar werden, entscheidend Einfluss nehmen auf die Gesundheitsentwicklung der Patientenpopulation. Der Unterstützung bei der Bewältigung existentieller Erfahrungen kommt deshalb in einer ganzheitlich-fördernden Pflegepraxis besondere Bedeutung zu.

Verändertes Pflegeverhalten im Umgang mit existentiellen Erfahrungen des Lebens

Ungewissheit, Angst, Sorge und phasenweise auch Mutlosigkeit, die sich in regressiven, depressiven oder aggressiven Verhaltensweisen äußern, waren Probleme, die auch bei Patienten und Angehörigen in der Postinterventionsuntersuchung beobachtet wurden. Allerdings wurden diese Probleme durch ein verändertes Pflegeverhalten positiv beeinflusst. Anhaltende Depressivität, Angst oder Mutlosigkeit wurden bei keinem dieser PatientInnen mehr beobachtet.

Unterschiede zur Basisuntersuchung bestanden zum einen darin, dass Pflegende auch in diesem AEDL-Bereich Probleme sehr viel konkreter erkannten, in der Übergabe besprachen, dokumentierten und gezielte Maßnahmen zur Hilfe planten und diese auch umsetzten. Sie stützten damit existentiell fördernde Erfahrungen wie Hoffnung, Freude und Vertrauen und sie förderten Fähigkeiten der Patienten in den für sie relevanten AEDL-Bereichen.

Auch wenn die Entwicklung nicht bei allen Pflegepersonen gleich stark ausgeprägt war, wurde insgesamt, von der Tendenz her, eine Entwicklung hin zu kongruenten, unabhängigkeitsfördernden Verhaltensmustern sichtbar (vgl. Dimensionen pflegerischen Verhaltens, Kap. 3.2.1).

In den Protokollen zur teilnehmenden Beobachtung im direkten Pflegebereich werden in diesem Zusammenhang immer wieder Begriffe von den Untersuchenden aufgeschrieben wie: «unterstützt», «motiviert», «fördert physisch-funktional und willentlich-emotional».

In den von den Pflegenden verfassten Pflegeplänen finden sich ebenfalls Formulierungen wie: «fördern», «unterstützen», «anregen», «anleiten», «geduldig anhören», «Zeit lassen», «immer wieder auf kleine Fortschritte hinweisen», «ermutigen», «bei Angst informieren und beruhigen».

Die zuletzt genannte Maßnahme bezog sich auf eine Patientin, die in den ersten Wochen ihres Krankenhausaufenthaltes morgens örtlich und zeitlich desorientiert war und dann mit großer Angst reagierte.

Auch wenn die Stimmungslage der PatientInnen in der ersten Zeit ihres Krankheitsgeschehens stark schwankte, wurde anhaltendes depressives Verhalten im Gegensatz zur Basisuntersuchung bei keinem der PatientInnen beobachtet. Dies traf auch, mit einer Ausnahme, auf die Patienten aus der Interventionsphase zu. Ein Patient aus der Interventionsphase machte auch noch zum Zeitpunkt seiner Verlegung in einer neurologische Nachsorgeklinik Äußerungen von Hoffnungslosigkeit und Auswegslosigkeit. Dieser Patient war von seiner Lebensgefährtin aufgegeben worden und sollte von ihr verlassen werden. Die vorliegenden Daten zeigen, dass die Integration rehabilitierender Übungen in alltägliche Pflegehandlungen für pflegeabhängige Menschen einen besonderen Sinn macht, weil hier erfahrene Fortschritte einen für diese Menschen entscheidenden Einfluss auf ihre existentielle und soziale Zukunft haben können.

Patienten brachten ihre Freude über die Entwicklung solcher Fähigkeiten zum Ausdruck, wenn sie sagten: «*Dass ich das wieder kann!*»

Soziale Bereiche des Lebens sichern

Pflegende förderten den Erhalt von Lebensräumen und von sozialen Beziehungen der PatientInnen auch dadurch, dass sie Angehörige oder Lebenspartner im Gegensatz zur Basisuntersuchung aktiv in die Pflege einbezogen, sie anleiteten, informierten, berieten und ermutigten.

In einer Auswertung meinte eine Stationsleiterin hierzu:

«*Wir wussten ja vorher selbst nicht, was man alles machen kann und wie wichtig das auch für die Angehörigen ist*» (Y 01).

Pflegende gaben relevante Informationen in Entlassungsberichten an andere Pflegende in nachsorgenden Bereichen (Rehabilitationseinrichtungen, Altenheimen, häusliche Krankenpflege) weiter.

Aus den empirischen Daten der direkten Pflege und der Pflegedokumentation lassen sich die in **Abbildung 17** zusammengestellten Indikatoren und Muster ganzheitlich-rehabilitierender Prozesspflege nachweisen (vgl. **Abb. 18**, S. 92).

Aus den Indikatoren und Mustern werden Kategorien ganzheitlich-fördernder Prozesspflege erkennbar (vgl. Kap. 6 und 7). Sie sind, ähnlich wie die Kategorien defizitärer Pflegepraxis, nicht als absolut, sondern als Kontinuum zu verstehen. Ganzheitlich-rehabilitierende Pflege ist am Ausmaß von Sichtbarkeit, Ganzheitlichkeit, Kontinuität und Unabhängigkeit zu erkennen (**Abb. 19**, S. 93).

Patientenbeispiele

An drei Patientenbeispielen soll abschließend die Bedeutung dieser veränderten Pflege für die Gesamtgruppe der Apoplexiepatienten und der Umsetzungsgrad der gesteckten Ziele exemplarisch verdeutlicht werden.

Beispiel 1

Das erste Beispiel bezieht sich auf einen 56-jährigen Patienten (P 01). Die medizinische Diagnose des Patienten lautete auf Massenblutung im Bereich der mittleren, dorsalen Stammganglion-Region rechts mit Hemiplegie links «und hypertone Krisen» (Quelle: ärztliche Dokumentation). Der Patient war die ersten vier Tage nach der Krankenhausaufnahme somnolent, aber ansprechbar. Die Pflegenden stellten bei dem Patienten zusätzlich zu den genannten Problemen eine «Blickdeviation nach rechts oben» fest, die sich aber innerhalb der ersten zwei Wochen zurückbildete.

Die Ärzte äußerten zunächst aufgrund des Befundes wenig Hoffnung auf Besserung bei

Indikatoren ganzheitlich-rehabilitierender Prozesspflege

Pflegende fördern Fähigkeiten durch kontinuierliche Integration rehabilitierender Methoden in Selbstpflegemaßnahmen der Patientinnen, hauptsächlich in folgenden Zusammenhängen:

Bewegen
Kopf, Schultern, Rumpf, Extremitäten:
- symmetrisch im Bett liegen und sich selbst drehen
- sich anheben
- sich aufsetzen
- selbstständig sitzen
- die gelähmte Körperseite symmetrisch einbeziehen
- sich aus dem Bett herausmobilisieren
- im Stuhl sitzen
- stehen
- gehen

Gesichtsmuskulatur, Kiefer, Lippen, Zunge, Schlund:
- gelähmte Gesichtshälfte wahrnehmen
- Zunge bewegen
- Mundhöhle mit der Zunge wahrnehmen
- Lippen schließen
- Lippen blasen

Essen und trinken
- Speisen und Getränke selbst zum Mund führen
- selbst Brot anrichten
- Speisen und Getränke im Mund wahrnehmen
- symmetrisch und koordiniert kauen und schlucken

Körperpflege selbst durchführen
- Gesicht, Mund, Rachen, Zähne
- Rumpf
- gelähmten Arm
- gesunden Arm
- Genitalbereich
- Beine
- Haare kämmen
- Rasieren
- sich eincremen
- Hilfsmittel selbst richten

Kommunizieren
Übungen
- den eigenen Körper und sich selbst wahrnehmen
- Personen, Gegenstände und Umgebung wahrzunehmen und zu erkennen
- Mimik und Gestik verstehen
- mündliche Informationen verstehen
- begonnene Selbstpflegebehandlungen konzentriert beenden
- kommunikative Bewegungen ausführen
- langsam und deutlich sprechen
- sinnzusammenhängend sprechen
- lesen und schreiben (Zahlen, Wörter, Texte)

Selbständiges An- und Ausziehen von:
- Hemd, Jacke, Hose, Kleid, Strümpfe, Schuhe

Ausscheiden
- Förderung von Kontinenz
- Vorbeugen von Obstipation
- Förderung der Selbständigkeit bei der Nutzung von Hilfsmitteln

Soziale Bereiche sichern

Pflegende beziehen persönliche Bezugspersonen mit ein
- informieren
- beraten
- demonstrieren
- leiten an
- unterstützen
- unterrichten
- ermutigen

Pflegende beziehen Personen und Gruppen in nachsorgende Pflegebereiche ein

geben pflegerelevante Informationen schriftlich, ggf. auch mündlich weiter

Krohwinkel 1991

Die Existenz fördernde Erfahrungen machen

Pflegende
- weisen auf Fortschritte hin
- gehen auf Ängste ein
- ermutigen
- wiederholen geduldig

- leiten an, beraten
- zeigen Fähigkeiten auf und setzen sie um
- besprechen Entwicklungen
- zeigen Erfolge auf

Abbildung 17: Quelle: Daten der teilnehmenden Beobachtung und der Pflegeprozessdokumentation.

Integration rehabilitierender Maßnahmen im Pflegeprozess

Krohwinkel 1991

Grundprobleme der PatientInnen AEDL-Bereiche	Pflegende fördern Fähigkeiten durch ganzheitliche und kontinuierliche Integration rehabilitierender Methoden, hauptsächlich im Zusammenhang mit Unabhängigkeitsförderung in den AEDL-Bereichen		Im Zusammenhang mit Selbstpflegeaktivitäten gezielte Förderung von
Bewegen von Kopf, Rumpf, Extremitäten	sich bewegen, sich pflegen, sich kleiden	Essen und Trinken, Ausscheiden, für eine sichere Umgebung sorgen	Motorik/Sensorik – Tiefensensibilität – Oberflächensensibilität – Rumpfkontrolle – symmetrische Bewegungen – Gleichgewicht – Finden der Körpermitte
Bewegen von Gesichtsmuskulatur, Kiefer, Lippen, Zunge und Schlund	Kommunizieren, Essen und trinken, Sich den Mundraum pflegen		Motorik/Sensorik Symmetrische Bewegungen und Koordination von Gesichts-/Wangenmuskulatur, von Lippen, Zunge und Schlundbereich
Kommunizieren verbal und nonverbal	Kommunizieren	Essen und Trinken, Ausscheiden, für eine sichere Umgebung sorgen	Wahrnehmen Sehen (Gesichtsfeld) Erkennen und Verstehen Sich orientieren Sich konzentrieren Sich erinnern Sich mitteilen
Soziale Bereiche des Lebens sichern	Soziale Bereiche sichern	Pflegende fördern Unabhängigkeit durch Einbeziehen von persönlichen Bezugspersonen	Erhalten von Lebensräumen und sozialen Beziehungen Sichern von Pflegekontinuität unmittelbar nach der Entlassung
Mit existenziellen Erfahrungen des Lebens umgehen	Die Existenz fördernde Erfahrungen machen in allen relevanten AEDL-Bereichen		Hoffnung und Freude, Zuversicht Vertrauen Integration Sicherheit Unabhängigkeit Wohlbefinden

Abbildung 18: Quelle: Daten der teilnehmenden Beobachtung und der Pflegeprozessdokumentation.

diesem Patienten. Auf der Grundlage der Daten der Basisuntersuchung ist anzunehmen, dass der Patient unter den Verhältnissen dieser Untersuchungsphase sehr viel geringere Chancen auf Besserung gehabt hätte.

Seine Ehefrau brachte in Gesprächen ihre Angst zum Ausdruck, als sie sagte: «*Muss er sterben oder wird es besser werden?*»

Bei diesem Patienten wurde von den Pflegenden die existentielle Situation als ein prioritäres Problem identifiziert und im Pflegeplan entsprechend gekennzeichnet. Der Patient selbst hatte im Verlauf der ersten vier Wochen seines Krankenhausaufenthaltes große Stimmungsschwankungen und wirkte oft depressiv (er lag oder saß dann da, den Kopf abgewandt und weinte manchmal auch). Er war sich zunächst nicht im Klaren darüber, dass er wegen seiner Erkrankung eine längerfristige Behandlung benötigte. Er versuchte wiederholt aufzustehen und war verzweifelt, wenn es ihm nicht gelang. Er reagierte dann aber positiv auf Erklärungen, auf Anleitung und auf Ermutigung.

Als Pflegemaßnahme wurde im Pflegeplan für den Bereich festgelegt:

«**Den Patienten immer wieder auf kleine Fortschritte aufmerksam machen, ihm Mut zusprechen.**»

Er wurde darüber hinaus im Verlauf seines Krankenhausaufenthaltes gezielt, sowohl von den Ärzten wie auch den Pflegenden und der Krankengymnastin, über seine Möglichkeiten zur nachsorgenden Rehabilitation informiert.

Die Ehefrau des Patienten wurde von den Pflegenden und der Krankengymnastin von Anfang an aktiv in den rehabilitierenden Prozess einbezogen. Sie stützte den Patienten emotional und half bei diversen Pflegemaßnahmen.

Die ersten pflegerischen Maßnahmen im Zusammenhang mit den Bewegungsproblemen des Patienten bestanden darin, die Bewegungsübungen in die AEDL-Bereiche «Essen und trinken«, »Ausscheiden« und »An- und Ausziehen« zu integrieren und schrittweise auszuweiten.

Kategorien ganzheitlicher Prozesspflege

1 Sichtbarkeit
d. h. Pflegebedürfnisse/Probleme und Fähigkeiten von Patienten und persönlichen Bezugspersonen werden gezielt berücksichtigt und dargestellt.

2 Ganzheitlichkeit
d. h. Probleme/Bedürfnisse/Fähigkeiten und Maßnahmen werden in ihren Zusammenhängen erkannt. Ergebnisse werden unter Einbeziehung der Gesamtsituation systematisch ausgewertet.

3 Kontinuität
d. h. der pflegerische Beziehungs- und Problemlösungsprozess wird ohne Unterbrechung realisiert. Die pflegerischen Abläufe werden individuell und umfassend von den pflegerischen Bezugspersonen gewährleistet.

4 Unabhängigkeit und Wohlbefinden
d. h. Pflege ist an den Fähigkeiten des Patienten orientiert.
Sichtbarkeit, Ganzheitlichkeit und Kontinuität bedingen unabhängigkeitsfördernde Pflege.

Krohwinkel 1989, 1990

Abbildung 19: Die vier Kategorien ganzheitlicher Prozesspflege.

Da der Patient zu hypertonen Krisen neigte, wurden vor und nach jeder Übung Blutdruckkontrollen durchgeführt. Das Ausmaß der Unabhängigkeitsübungen musste teilweise wegen der Herz- und Kreislaufprobleme situativ reduziert werden.

Die verlorene Körpersymmetrie wurde zunächst mit entsprechender Abstützung durch Lagerungshilfsmittel kompensiert. Selbst in einer relativ frühen Phase erreichte der Patient durch korrekte Lagerung, durch Übungen der Symmetrie und des Gleichgewichtes sowie durch gezielte Bewegungsübungen bei den verschiedenen Pflegemaßnahmen (unterstützt durch entsprechende willentlich emotionale Förderung) ein relativ hohes Ausmaß an Unabhängigkeit beim Bewegen im Bett, bei der Körperpflege und beim Essen und Trinken.

Trotz der guten Fortschritte tauchten Stimmungsschwankungen bei diesem und bei anderen Patienten immer wieder im Zusammenhang mit Abhängigkeiten bei Ausscheidungsvorgängen auf. Zwar war der Patient durch gezieltes Training bald in der Lage, sich die Urinflasche selbst vorzulegen und sie auch wieder wegzustellen, aber er hatte große Probleme mit seinen Abhängigkeiten bei der Stuhlausscheidung. Aussagen des Patienten wie

«Schwester, dass Sie diese Arbeit für mich machen müssen, das ist ganz schrecklich«,

beleuchten die existentielle Dimension dieser an sich funktionalen Abhängigkeiten.

In der beobachteten Situation versuchte die Pflegende den Patienten zu ermutigen, indem sie sagte:

«…Bald werden Sie auf den Nachtstuhl können, dann wird es leichter für Sie« (Y 10).

Im Pflegeverlaufsbericht ist im weiteren hierzu folgende Entwicklung festgehalten:

«Patient wollte auf dem Nachtstuhl sitzen. Das ging aber noch nicht gut, er kippte nach links weg. Patient musste zurück ins Bett gehoben werden, hat danach geweint« (Y 07).

Im weiteren Pflegeverlaufsbericht wird dokumentiert:

«Hat das erste Mal auf der Toilette gesessen, hielt sich ohne Hilfe gerade, freute sich, dass er das erste Mal normal ausscheiden konnte.« (Y 03)

Wieder einige Tage später:

«War auf der Toilette, war sehr traurig, dass er sich danach noch nicht selbst säubern kann.«

Wieder einige Tage später:

«Säubert sich selbst, wenn er von einer Person am Rumpf gehalten wird und sich mit einer Hand am Handgriff festhält. Freut sich darüber« (Y 07).

Dieser Patient konnte durch gezielte, fachgerechte Förderung seiner Fähigkeiten sowie durch kontinuierliche Ermutigung und Zuwendung vor allem von den Pflegenden und der Krankengymnastin zum Zeitpunkt seiner Entlassung in eine Rehabilitationsklinik (nach 6 Wochen) sich weitgehend selbst versorgen. Beim Anziehen seiner Hose und seiner Schuhe benötigte er noch pflegerische Hilfe zur Korrektur seiner Rumpfhaltung und seines Gleichgewichts. Er benötigte noch weitere Hilfe zur Verbesserung seiner Armfunktion beim Waschen des gesunden Armes.

Krankengymnastisches Training war noch zur Gewichtsverlagerung beim Gehen und zur Kniekontraktion beim Treppensteigen erforderlich (vgl. Pflegerischer Entlassungsbericht, Patient Code P01).

In einem Gespräch mit der Untersuchenden (U1) beschrieb der Patient seine Situation mit den Worten:

«Wissen Sie, am Anfang hatte ich große Angst.«

Nach einer Weile:

«Meine Frau hatte Angst, dass ich sterbe. Ich hatte gedacht, ich werde nicht mehr, es wird nichts mehr mit mir.« (Pause) «Aber dann ist es mir hier wirklich gut gegangen. Wenn die das in der Rehaklinik auch so gut machen, werde ich wohl wieder in Ordnung kommen, oder?«

Nach einer Weile:

«Meinen Sie, dass ich wieder arbeiten kann?» (P 01, I. P. 6, S. 3).

Für die Untersuchenden war das Ausmaß der Übereinstimmung zwischen den in der Dokumentation festgehaltenen Problemen/Bedürfnissen, Fähigkeiten und Maßnahmen und der entsprechenden Umsetzung dieser Maßnahmen in der direkten Pflege überraschend.

Dies zeigen auch die beiden nächsten Beispiele:

Beispiel 2

Dieses Beispiel betrifft einen 68-jährigen Patienten. Er wurde mit einer leichten motorischen Lähmung der linken Körperhälfte und einer ausgeprägten sensomotorischen Aphasie stationär aufgenommen. Er konnte zu Beginn seines Krankenhausaufenthaltes weder Gegenstände noch Bilder erkennen. Er war auch nicht in der Lage, seine eigenen Körperteile zu identifizieren. Er war zunächst nicht fähig, einfachen verbalen Informationen zu folgen oder selbst sinnzusammenhängend zu sprechen. Obwohl seine physisch-funktionalen Fähigkeiten im Bereich der Bewegung kaum eingeschränkt waren, war er aufgrund seiner Kommunikationsprobleme zunächst abhängig in für ihn bis dahin ganz normalen Lebensaktivitäten wie beim «Bewegen» (AEDL 2), beim «Essen und trinken» (AEDL 4), bei der Körperpflege (AEDL 5), aber auch bei Aktivitäten, die seine Sicherheit in einer fremden Umgebung betrafen.

In der Basisuntersuchung hatten die Pflegenden, aber auch ÄrztInnen und KrankengymnastInnen, bei einem Patienten mit ähnlichen Problemen noch weitgehend hilflos reagiert (**Abb. 20**).

Die jetzt in der direkten Pflege beobachteten prioritären Maßnahmen können gut aus folgendem Ausschnitt der Pflegedokumentation nachvollzogen werden.

Durch die rehabilitierende Bezugspersonenpflege hatte sich die Pflegesituation des Patienten bald weitgehend verbessert.

Zum Zeitpunkt seiner Krankenhausentlassung führte er alle Pflegemaßnahmen wieder selbständig durch. Er konnte seine eigenen Körperteile identifizieren sowie Bilder und Gegenstände erkennen. Er war fähig, einfachen verbalen Informationen zu folgen. Auch seine eigene verbale Kommunikation hatte sich verbessert. Der Patient wurde zur ambulanten sprachtherapeutischen Behandlung nach Hause entlassen (Quelle: Pflegerischer Entlassungsbericht/Patient P 05).

Der Patient brachte seine Freude über seine wiedergewonnenen Fähigkeiten – ähnlich wie andere Patienten auch – zum Ausdruck, als er sagte:

«*Dass ich das wieder kann!*»

Beispiel 3

Das letzte Beispiel betrifft eine 88-jährige Patientin. Diese Patientin war mit einer (leichten) motorischen Aphasie und einer Hemiplegie der linken Körperhälfte stationär aufgenommen worden. Sie konnte darüber hinaus ihre Körpermitte nicht finden und hatte erhebliche Gleichgewichtsprobleme. Zusätzlich litt sie zunächst unter ausgeprägten Konzentrations- und Gedächtnisstörungen. Außerdem erkannten die Pflegenden bei ihr eine leichte sensomotorische Behinderung im linken Lippen-, Wangen- und Schlundbereich.

Das Tragen eines Dauerkatheters beziehungsweise das dauerhafte Tragen von Pampers konnte durch präventive Pflegemaßnahmen verhindert werden.

Die Patientin hatte vor ihrem Krankenhausaufenthalt alleine zu Hause gelebt. Sie berichtete der pflegerischen Bezugsperson (und später auch der Untersuchenden), dass sie sich dort zunehmend einsam gefühlt hätte, und sie äußerte den Wunsch, nach ihrem Krankenhausaufenthalt in ein Altenheim zu gehen. Sie wollte aber unbedingt in ihrem Wohnort bleiben, weil sie Angst hatte, sonst ihre sozialen Beziehungen zu einer Nachbarin und zu ihren zwei Freundinnen zu verlieren. Die Ungewissheit, ob dieser Wunsch realisiert werden könnte, beeinträchtigte sie erheblich. Insbesondere hier erhielt sie immer wieder Informationen und Ermutigung.

Im exzerpierten Pflegeplan (**Abb. 21**) sind die schrittweisen rehabilitierenden Pflegemethoden zu den AEDL-Bereichen nachzulesen.

Die Patientin konnte entsprechend ihren Wünschen in ein wohnungsnahes Altenheim entlassen werden.
Ihre Konzentrationsfähigkeit hatte sich mit Hilfe gezielter pflegerischer Intervention erheblich verbessert (ihre Sprache war nur noch leicht verwaschen). Sie richtete sich das Essen selbst an und konnte problemlos kauen und schlucken. Sie führte selbständig am Waschbecken ihre Körperpflege durch und richtete sich die Hilfsmittel selbst, musste aber beim Stehen noch am Rumpf leicht gehalten werden.
Sie zog sich mit geringer verbaler Anleitung selbst an und aus. Zum Schuheanziehen benötigte sie noch Hilfe.
Sie konnte mit Hilfe eines 3-Punkt-Stockes gehen, hatte allerdings noch Schwierigkeiten, im Gehen die Körpermitte zu halten, und erhielt

Pflegeplan Patient Code 5

Datum	AEDL	Pflegemaßnahmen	Hdz.
7.11.89	1	Wahrnehmung und Merkfähigkeit trainieren (Bilder und Gegenstände bezeichnen üben) (AEDL 2, 4, 5, 7, 11)	
		Nachahmung kommunikativer Bewegungen üben.	
7.11.89	13	Ermutigen, Koordinationsübungen durchzuführen.	
		Zum langsamen Sprechen anleiten	
7.11.89	5	Patienten am Waschbecken selbst waschen lassen	
	2	Training:	
		– linken Arm mit Hilfe des gesunden Armes symmetrisch einbeziehen lassen	
		– Arm und Hand in das Waschbecken legen lassen	
		– Waschhandschuh an linker Hand anziehen	
		– Linken Arm und linke Schulter beim Waschen des rechten Armes durch Pflegende stützen	
	5, 1	Hinweis: Nonverbale und verbale Hilfen geben durch häufiges Wiederholen, durch Demonstration der Handlungen.	
7.11.89	12, 1	Ehefrau über pflegerische Situation, Maßnahmen und Ziele informieren, sie in der Kommunikation anleiten (z.B., was man sagt, auch demonstrieren). Interaktion zwischen Ehefrau und Ehemann beobachten und Hilfe geben (Nachmittagsdienst)	GW

1	2	3	4	5	6	⊗	8	9	10	11	12	✗	14	15	16	17	18	19	✗	21	22	23	24	25	26	✗	28	29	30	31
						GW																								

Abbildung 20: Pflegeplan eines Patienten.

Pflegeplan-Maßnahmen: Patient 16

Pflegeplan

	AEDL	Maßnahmen
Kommunizieren	1	– Sprachübungen: zum langsamen und deutlichen Sprechen ermutigen – Lippenblasen, Zunge bewegen üben – Alle Tätigkeiten genau erklären – Bei den Maßnahmen durch verbale Unterstützung Konzentration fördern – Logotherapie (2-mal wöchentlich)
sich bewegen	2	– Übungen zum Finden der Körpermitte – Selbständiges Drehen im Bett üben, verbale Unterstützung geben – Wahrnehmungstraining und Gleichgewichtsübungen im Sitzen und beim Transfer «Bett–Stuhl» – Förderung eines zielgerichteten Tonus in der linken Rumpfseite und im Schultergürtel – Gehübungen, siehe Plan der Krankengymnastin
Essen und trinken	4/2	– Kautraining: Auf Speisenreste in der linken Wangentasche aufmerksam machen, zum langsamen und symmetrischen Kauen anleiten, nachschlucken lassen – Zum Essen linken Arm auf rutschfester Unterlage ablegen, Finger in Streckhaltung – Streichübung (Brot festhalten), Schneideversuche mit der rechten Hand
sich pflegen	5/2	Körperpflegetraining (Bobath): – im Bett – am Waschbecken (Unterstützung beim Waschen des gesunden Armes, der Beine und des Rücken) – Pat. wäscht sich selbständig – wäscht Genitalien im Stehen, muss noch von hinten gehalten werden – Vor- und Nachbereitung beim Waschen selbst machen lassen
sich kleiden	7/2	– An- und Ausziehtraining (Kleidung) durchführen (Training wird auch von KG gefördert) – An- und Ausziehtraining weiterführen → soweit Patientin nicht überfordert ist, mit Schuhen beginnen
Mit existentiellen Erfahrungen umgehen	13	– Immer wieder Mut machen
Soziale Bereiche des Lebens sichern	12/13	– Pat. über alle Entwicklungen hinsichtlich ihrer nachklinischen Versorgung informieren und alles mit ihr besprechen

Abbildung 21: Pflegeplan der 88-jährigen Patientin aus Beispiel 3 (Seite 98).

deshalb beim Gehen noch leichte Unterstützung durch eine Hilfsperson (Quelle: Pflegerischer Entlassungsbericht und Beobachtungsprotokoll – Teilnehmende Beobachtung (P 16).

Nach Einschätzung der Pflegenden selbst wäre diese Patientin vor der Intervention wahrscheinlich überwiegend versorgend und im Bett liegend gepflegt und ebenso wahrscheinlich als sogenannter «Pflegefall» verlegt worden.

5.2.3
Schlussfolgerungen

Die vorgestellten Ergebnisse liefern Erkenntnisse zu:

- pflegerischen Problemen, Bedürfnissen und Fähigkeiten von Apoplexiekranken und ihren persönlichen Bezugspersonen;
- Indikatoren, Mustern, Konzepten und Kategorien defizitärer und ganzheitlich-fördernder Pflegepraxis und zeigen Auswirkungen auf PatientInnen, Angehörige und Pflegende auf (vgl. auch nachfolgende Kapitel).

Im Vergleich zur Basisuntersuchung konnte in der Postinterventionsuntersuchung ein hohes Maß an Unabhängigkeit in den für den jeweiligen Patienten relevanten Aktivitäten und existentiellen Erfahrungen des Lebens erreicht und auch ihr Wohlbefinden gefördert werden.

Aus den Ergebnissen kann der spezifische pflegerische Beitrag zur Gesundheit von Apoplexiepatienten im Krankenhaus nachgewiesen werden.

Auch wenn die Probleme und Bedürfnisse von Apoplexiekranken sich spezifisch und besonders komplex darstellen, so lassen sich viele der gesundheitsfördernden Maßnahmen im Kontext ganzheitlich-fördernder Prozesspflege auch auf andere Patientengruppen übertragen. Dies trifft insbesondere auf die Pflege älterer pflegeintensiver Menschen und auf die Pflege von Menschen mit neurologisch bedingten Funktionseinschränkungen zu.

Aus den Gesamtergebnissen lässt sich der spezifische Beitrag ganzheitlich-fördernder Prozesspflege zur Gesundheit in Akutkrankenhäusern nachweisen (**Abb. 22**):

Der pflegespezifische Beitrag zur Gesundheitsentwicklung

1. in der ganzheitlichen und kontinuierlichen Integration rehabilitierender Einzelmethoden in die verschiedenen Pflegemaßnahmen der AEDL-Bereiche

2. in der prioritätsorientierten ganzheitlichen Unterstützung von PatientInnen zur Entwicklung von Unabhängigkeit und Wohlbefinden in den für sie wesentlichen AEDL-Bereichen

3. in der prioritätsorientierten ganzheitlichen Unterstützung von PatientInnen zur Entwicklung von Unabhängigkeit und Wohlbefinden in den für sie wesentlichen AEDL-Bereichen

Krohwinkel 1991

Abbildung 22: Beitrag ganzheitlich-fördernder Prozesspflege zur Gesundheitsentwicklung.

6 Analyse der standardisierten Dokumentationsdaten

6.1 Pflegedokumente, Untersuchungsdimensionen und Fragen

Der Logik des Pflegeprozesses entsprechend sind für die Pflegedokumentation mehrere Dokumentenarten vorgesehen, die im vorliegenden Projekt in der Interventionsphase unter aktiver Mitarbeit aller Beteiligten entwickelt wurden (vgl. **Abb.23** auf der nächsten Seite).

Entsprechend dem Verlauf der Pflege beinhaltet das erste Dokument die Pflegeanamnese in Form der pflegerischen Aufnahme- und Lebenssituation. In der sich anschließenden Pflegebedarfserhebung werden die längerfristigen Probleme/ Bedürfnisse und Fähigkeiten der PatientInnen festgehalten. Daran orientiert sich die Pflegeplanung, die die längerfristigen Pflegeziele und Maßnahmen enthält. In der Regel werden nur solche Probleme/Bedürfnisse in den Pflegeplan aufgenommen, für die auch pflegerische Maßnahmen festgelegt werden können. Pflegebedarf und -planung sind in einem Formular unter dem Begriff Pflegeplan zusammengefasst. Dieser soll regelmäßig, mindestens einmal pro Woche, evaluiert und überarbeitet werden. Die Durchführung der Pflege wird im Pflegeverlaufsbericht dokumentiert in Form der pflegerischen Entwicklung sowie der kurzfristige Probleme, Fähigkeiten, Maßnahmen und Ziele. Zur Entlassung ist schließlich zur Sicherung der Pflegekontinuität im nachklinischen Bereich der pflegerische Entlassungsbericht vorgesehen (vgl. Leitfaden zur Handhabung der Pflegedokumentation, Materialband).

In der Postinterventionsphase wurden alle erwähnten Dokumentenarten einheitlich codiert.

In der Basisuntersuchung gab es jedoch in keinem der Projektkrankenhäuser einen pflegerischen Aufnahmebericht oder einen pflegerischen Entlassungsbericht. Im Projektkrankenhaus 1 gab es ein als Pflegeplan bezeichnetes Dokument. Dies enthielt aber nur medizinische Maßnahmen und wurde daher nicht in die Untersuchung einbezogen. Anders war die Lage im 2. Projektkrankenhaus, in dem ein Pflegeplan verwendet wurde. Die qualitative Analyse zeigt, dass diese Pflegepläne jedoch vor allem Standardformeln enthielten, die wenig auf die individuelle Situation der PatientInnen ausgerichtet waren (vgl. Kap. 8.3). Diese qualitativen Merkmale können in einer standardisierten Analyse nicht untersucht werden.

Die standardisierte Codierung der Dokumentationstexte beinhaltet zwei verschiedene Dimensionen. Diese betreffen zunächst die Inhalte der Eintragungen, orientiert an den AEDL-Bereichen. Zum anderen bezieht sich die Codierung auf Qualitäten der Eintragungen. Werden beide Dimensionen gemeinsam untersucht, so lassen sich wiederum zwei übergreifende Dimensionen analysieren. Die erste Dimension ist die Qualität des Dokumentationsverhaltens der Pflegenden. Sie drückt sich in Präzision und Umfang der Eintragungen aus. Der Umfang der Eintragungen bezieht sich nicht auf Wortzahlen, sondern auf Informationsgehalte. In dieser ersten Untersuchungsdimension kann die Frage beantwortet werden, inwieweit die Pflegenden gelernt haben, die Pflegedokumentation im Sinne einer umfassenden Information und Handlungsanleitung zu nutzen.

Die zweite Dimension geht über dokumentationsimmanente Kriterien hinaus, denn sie lässt Schlussfolgerungen auf die Pflegequalität zu. Diese Schlussfolgerungen lassen sich vor allem bei der Analyse der AEDL-Spezifika ziehen.

Schließlich kann die standardisierte Dokumentationsanalyse auch eine Bewertung dazu abgeben, inwieweit die Pflegenden den vier Interventionszielen

von der Unsichtbarkeit zur Sichtbarkeit,
von der Fragmentierung zur Ganzheitlichkeit,
von der Diskontinuität zur Kontinuität,
von der Abhängigkeit zur Unabhängigkeit

nähergekommen sind.

Dokumentationsformen im Pflegeprozess

Prozessphase	Dokumentationsformular	Inhalte
1 = Aufnahme des Patienten	Aufnahmebogen	Erfassung der pflegerischen Aufnahme- und Lebenssituation des Patienten ▶ relevante medizinische Daten ▶ Daten, die für die Entlassung/Verlegung von Bedeutung sind
2 = Pflegebedarfserhebung	Pflegeplan	▶ Probleme und Bedürfnisse ▶ mögliche Ursachen ▶ Fähigkeiten
3 = Planung	Pflegeplan	▶ Pflegeziele ▶ Pflegemaßnahmen
4 = Durchführung	Pflegeverlaufsbericht	Erfassung und Entwicklung von Problemen, Bedürfnissen und Fähigkeiten ▶ situativ auftretende Probleme und Bedürfnisse ▶ kurzfristige Maßnahmen ▶ kurzfristige Ziele und Hinweise
5 = Systematische Auswertung	schwerpunktmäßig und wöchentlich im Pflegeplan Auswertungsinhalte 1 und 2	▶ Soll-Ist-Vergleich ▶ Systematische Überprüfung und Anpassung von Pflegebedarf, Pflegezielen und Pflegemaßnahmen
6 = Entlassung; Sicherung der Pflegekontinuität in der nachklinischen Pflege ▶ häuslicher Bereich und Gemeindepflege ▶ Alten- und Pflegeheime ▶ Anschlussheilverfahren/Rehabilitationszentren ▶ andere Kliniken	Entlassungsbericht	Pflegerische Informationen zur Entlassung von Patienten, die nachklinischer Pflege bedürfen

Krohwinkel 1989, 1990. Quelle: Leitfaden zur Pflegeprozessdokumentation

Abbildung 23: Formen der Dokumentation im Pflegeprozess.

Im einzelnen werden dazu folgende Fragen untersucht:

- Welche AEDL-Bereiche werden wie oft als wichtigste einer Eintragung genannt, und gibt es Unterschiede in dieser Struktur zwischen der Basisuntersuchung und der Postinterventionsuntersuchung?
- Welche Verschiebungen ergeben sich bei den AEDL-Spezifika zwischen Basis- und Postinterventionsuntersuchung? Es ist zu erwarten, dass die Spezifika mit allgemeineren Formulierungen zugunsten spezifischer formulierten Kategorien abnehmen. Außerdem ist in beispielhaften Bereichen eine sichtbare Veränderung des Pflegeverhaltens zu erwarten.
- Wie oft werden weitere AEDL-Bereiche in einer Eintragung erwähnt? Hierbei besteht die Annahme, dass in der Postinterventionsuntersuchung häufiger weitere AEDL-Bereiche genannt werden als in der Basisuntersuchung. Weiterhin wird untersucht, ob die weiteren AEDL-Nennungen dieselben oder andere AEDL-Bereiche betreffen als die Erstnennung. Hier besteht die Annahme, dass nach der Intervention häufiger auch andere AEDL-Bereiche genannt werden, weil Zusammenhänge im Sinne von Ganzheitlichkeit besser erkannt werden.
- Wie häufig werden die AEDL-Bereiche als Probleme/Bedürfnisse oder als Fähigkeiten der PatientInnen genannt? Wichtig ist hier vor allem die Annahme, dass Fähigkeiten nach der Intervention wesentlich häufiger genannt werden als vorher. Das traditionell defizitorientierte Denken in der Pflege ignoriert weitgehend vorhandene Fähigkeiten gerade bei Schwerkranken. Diese zu erkennen ist allerdings Voraussetzung für die Anwendung und Dokumentation rehabilitierender Maßnahmen.
- Neben der Frage nach der Häufigkeit spielt auch die Frage nach der Art der Beschreibung, nämlich nach ihrem Präzisionsgrad, eine wichtige Rolle. Kategorisiert wird dieser als «eher konkret» oder «eher vage». «Konkret» bedeutet eine so genaue Beschreibung des Problems bzw. der Fähigkeiten, dass sie handlungsleitend ist. Mit zunehmender Pflegekompetenz und zunehmender Wahrnehmung der Relevanz von Pflegedokumentationen ist eine Zunahme konkreter Beschreibungen zu erwarten.
- Die gleiche Fragestellung besteht für dokumentierte Maßnahmen: Welche Art von Maßnahmen werden genannt: pflegerische, organisatorische oder Mitwirkung bei medizinischer Diagnostik und Therapie? Wenn als Erfolg der Intervention Pflege besser sichtbar gemacht werden kann, dann werden pflegerische Maßnahmen auch in der Dokumentation zunehmen.

Auch hier wird die Qualität der Beschreibung nach «eher vage» bzw. «eher konkret» bewertet.

- Schließlich wird untersucht, welche Bedeutung die zwei AEDL-Bereiche «Mit existentiellen Erfahrungen des Lebens umgehen» und «Soziale Bereiche des Lebens sichern» haben. Diese AEDL-Bereiche werden gesondert untersucht, weil ihnen im Kontext ganzheitlich-rehabilitierender Prozesspflege ein besonderer Stellenwert zukommt. Demnach ist anzunehmen, dass die Bedeutung dieser AEDL-Bereiche in der Postinterventionsuntersuchung gegenüber der Basisuntersuchung in der Dokumentation zunehmen wird.

Die codierten Dokumente enthalten alle einen vergleichbaren Kern an Variablen. Dies sind zunächst die AEDL-Bereiche, die bis in ihre Spezifika kategorisiert sind. Die AEDL-Kategorien betreffen die Bereiche, zum Beispiel «Kommunizieren», die wiederum unterteilt werden können in ihre Spezifika, zum Beispiel «Sich mündlich mitteilen», «Verstehen/Erkennen». Weitere Variablen enthalten die Information über die Nennung von Problemen/Bedürfnissen, von Fähigkeiten und von Maßnahmen. Darüber hinaus werden diese drei Variablen ergänzt durch jeweils eine Variable, welche die jeweilige Eintragung als «eher vage» oder «eher konkret» charakterisiert. Für die Maßnahmen gibt es eine weitere Variable zur Beschreibung der Art der Maßnahmen (pflegerische oder andere) und noch eine zur Qualifizierung der Maßnahmen (unterstützend, kompensierend u. a.).

Tabelle 1: Datenbasis, Phase 1, Krankenhaus 1

Codierte Dokumente: Pflegeverlaufsbericht	
Anzahl von Eintragungen	n = 822
Anzahl von PatientInnen	n = 9
Minimale Dokumentationsdauer pro Patient in Tagen	n = 10
Maximale Dokumentationsdauer pro Patient in Tagen	n = 35
Minimale Zahl an Eintragungen pro Patient	n = 26
Maximale Zahl an Eintragungen pro Patient	n = 164
Minimale Eintragungen pro Patient und Tag	x = 3,2
Maximale Eintragungen pro Patient und Tag	x = 5,3
Gesamtdurchschnitt an Eintragungen pro Patient und Tag	x = 3,8

Die Ergebnisse der Untersuchung werden zunächst für jedes Krankenhaus ausgewertet; im Anschluss daran erfolgt eine vergleichende Gesamtanalyse.

6.2
Ergebnisse aus dem Projektkrankenhaus 1

6.2.1
Beschreibung der Datenbasis

Eintragungen, PatientInnen, Zeiträume
Zu Beginn der Studie wurde im ersten Projektkrankenhaus Pflege ausschließlich im Pflegeverlaufsbericht dokumentiert. Wie beschrieben, gab es darüber hinaus nur den entfremdeten Pflegeplan, der nicht in die Untersuchung einbezogen wurde. Während der Intervention entwickelten die Pflegenden die Dokumente nach ihren Bedürfnissen und erweiterten sie entsprechend der Logik des Pflegeprozesses. In der Postinterventionsuntersuchung konnten daher für den Fortgang der Pflege sowohl Pflegepläne als auch Pflegeverlaufsberichte für die EDV codiert werden (vgl. Codierformulare, -manuale, Materialband). Darüber hinaus wurden auch die inzwischen eingeführten Aufnahme- und Entlassungsberichte standardisiert erfasst.

Die folgende Beschreibung der Datenbasis (**Tab.**1) dient dem Zweck, den quantitativen Rahmen der Analyse abzustecken.[1]

Insgesamt umfassen die Pflegeverlaufsberichte 822 Eintragungen bei 9 PatientInnen, darunter 5 Frauen und 4 Männer. Die Dokumentationsdauer reicht von 10 bis 35 Tagen. Sie entspricht nicht bei allen PatientInnen der Liegedauer im Krankenhaus, da bei der ersten Patientin die Codierung erst am 7. Tag ihres Krankenhausaufenthaltes begann. Die Eintragungszahl pro PatientIn unterscheidet sich ebenfalls deutlich und reicht von 26 bis 164 Eintragungen. Berechnet man diese pro Tag und PatientIn, so schwanken die Eintragungen von durchschnittlich 3,2 bis 5,3. Im Gesamtdurchschnitt hat jeder Patient pro Tag 3,8 Eintragungen in seinem Pflegeverlaufsbericht.

In der Postinterventionsuntersuchung sind in den Pflegeplänen 257 Eintragungen codiert und in den Verlaufsberichten 988. Es entspricht den Erwartungen, dass die Gesamtzahl der Eintragungen im Pflegeplan geringer als im Verlaufsbericht ist, da die Pläne in der Regel einmal wöchentlich evaluiert und angepasst werden. Die Verlaufsberichte dagegen werden täglich in jeder Schicht ergänzt.

In Phase 3 (**Tab. 2**) wurden 8 PatientInnen in das Projekt aufgenommen, darunter 3 Frauen und 5 Männer. Die Dokumentationsdauer reichte von

---

1 In den Tabellen wird als Kürzel für die Basisuntersuchung der Begriff «Phase 1» und für die Postinterventionsuntersuchung der Begriff «Phase 3» benutzt.

19 bis 45 Tagen, wobei auch hier bei dem ersten Patienten vor Beginnn der Codierung 9 Krankenhaustage verstrichen waren. Im Pflegeplan reicht die Anzahl der Eintragungen pro Patient von 14 bis 59, im Verlaufsbericht von 42 bis 255 Tage. Pro Patient und Tag schwankt die Zahl der Eintragungen von 2,2 bis 6,9. Im Gesamtdurchschnitt hat jeder Patient 4 Eintragungen pro Tag im Pflegeverlaufsbericht. Auf dieser Basis sind keine relevanten Unterschiede zwischen Phase 1 und Phase 3 auszumachen.

Der Umfang der Aufnahme- und Entlassungsberichte ist für alle PatientInnen relativ ähnlich. Das liegt vor allem an der Struktur der Dokumente, die auf der Struktur der AEDL-Bereiche aufbauen und jeden AEDL-Bereich quasi abfragen. Bei zwei Patienten wurde in den Aufnahme- und Entlassungsberichten offenbar nur der Formularkopf ausgefüllt. Alle anderen Aufnahme- und Entlassungsberichte enthalten (mit einer Ausnahme) mindestens 20 Eintragungen.

Vergleich der Pflegepläne mit den Pflegeverlaufsberichten

Als Analyseeinheit wurden für den Verlauf der Pflege die Daten aus Pflegeplänen mit denen der Pflegeverlaufsberichte zusammengefasst. Dies anzumerken hat vor allem für das erste Projektkrankenhaus eine besondere Bedeutung, weil hier – wie beschrieben – in der Basisuntersuchung keine Pflegepläne codiert wurden.

Inhaltlich ist die Zusammenfassung der beiden Dokumente zur Analyse damit zu begründen, dass längerfristige Probleme, Fähigkeiten und Maßnahmen meist nur im Pflegeplan auftauchen, während sich schneller verändernde Pflegesituationen im Verlaufsbericht beschrieben werden. Die Art der Dokumentation in beiden Dokumenten ist (oder sollte) also aufeinander bezogen (sein). Dies wird möglicherweise von den Pflegenden nicht immer identisch gehandhabt, wobei Unterschiede kaum zu interpretieren sein dürften.

Die Zunahme der Dokumentenzahl von Phase 1 (nur Pflegeverlaufsbericht) zu Phase 3 (Pflegeplan + Pflegeverlaufsbericht) lässt zunächst rein quantitativ eine Zunahme an Eintragungen wahrscheinlich erscheinen. Dem ist aber entgegen zu halten, dass nach der Intervention ein Teil der Probleme/Bedürfnisse, Fähigkeiten und Maßnahmen, nämlich die längerfristigen, nicht täglich, sondern in der Regel einmal wöchentlich dokumentiert wurden. Ein effektiveres Dokumentationsverhalten muss folglich zwingend zu einer Vermehrung der Eintragungen führen.

Tabelle 2: Datenbasis, Phase 3, Krankenhaus 1

Codierte Dokumente: Pflegeplan – Pflegeverlaufsbericht – Aufnahmebericht – Entlassungsbericht		
	Pflegeplan	Verlaufsbericht
Anzahl von Eintragungen	n = 257	988
Anzahl von PatientInnen	n = 8	8
Minimale Dokumentationsdauer pro Patient in Tagen	n = 19	19
Maximale Dokumentationsdauer pro Patient in Tagen	n = 45	45
Minimale Zahl an Eintragungen pro Patient	n = 14	42
Maximale Zahl an Eintragungen pro Patient	n = 59	255
Minimale Eintragungen pro Patient und Tag	x = 2,2	
Maximale Eintragungen pro Patient und Tag	x = 6,9	
Gesamtdurchschnitt an Eintragungen pro Patient und Tag	x = 4,0	
	Aufnahme	Entlassung
Anzahl von Eintragungen:	n = 141	144
Minimale Zahl an Eintragungen pro Patient	n = 3	4
Maximale Zahl an Eintragungen pro Patient	n = 27	26

Um die Datenlage transparenter zu gestalten, wird hier ein Vergleich zwischen den Daten einiger wichtiger Variablen der Pflegepläne und denen der Verlaufsberichte vorgenommen, der im Krankenhaus 1 nur in der Postinterventionsuntersuchung möglich ist (**Tab. 3** und **4**).

In den Pflegeplänen werden die AEDLs «Kommunizieren», «Vitale Funktionen aufrecht erhalten» und «Mit existentiellen Erfahrungen des Lebens umgehen» signifikant häufiger als in den Verlaufsberichten dokumentiert. Jedoch ist die Verteilung der Variablen in beiden Dokumentenarten ähnlich. Die häufigsten AEDL-Bereiche sind in beiden Dokumenten «Sich bewegen», «Ausscheiden», «Essen und trinken». Dagegen wird in den Plänen «Kommunizieren» am häufigsten genannt (zusammen mit «Sich bewegen»).

In den Verlaufsberichten steht der AEDL-Bereich «Kommunizieren» erst an 4. Stelle. Auffallend ist, dass der AEDL-Bereich «Ruhen und schlafen» in den Plänen nie erwähnt wird, während er mit 6 % in den Verlaufsberichten nicht zu den seltensten gehört.

Mehrfachnennungen sind in den Plänen etwas häufiger zu finden als in den Verlaufsberichten. Die Unterschiede sind allerdings nur gering signifikant.

Probleme/Bedürfnisse werden in den Plänen häufiger und sehr viel eher konkret dokumentiert als in den Verlaufsberichten (vgl. **Tab. 5**).

Das Gleiche gilt für die Fähigkeiten und in weit größerem Maße noch für die Maßnahmen (vgl. **Tab. 6** und **Tab. 7**).

Tabelle 3: AEDL-Bereiche, 1. Nennung, Phase 3, Krankenhaus 1

Vergleich von Pflegeplan und Verlaufsbericht			
	Pflegeplan (n)	Verlaufsbericht (n)	Diff. signif.
1. Kommunizieren	57 (22 %)	117 (12 %)	$p = 0.000$
2. Sich bewegen	56 (22 %)	218 (22 %)	$p = 0.925$
3. Vitale Funktionen	13 (5 %)	118 (12 %)	$p = 0.001$
4. Essen und trinken	35 (14 %)	134 (14 %)	$p = 0.981$
5. Sich pflegen	24 (9 %)	123 (12 %)	$p = 0.169$
6. Ausscheiden	34 (13 %)	167 (17 %)	$p = 0.154$
7. Sich kleiden	11 (4 %)	7 (1 %)	
8. Ruhen und schlafen	0	54 (6 %)	
9. Sich beschäftigen	0	1 (0,1 %)	
10. Sich als Frau/Mann fühlen	0	1 (0,1 %)	
11. Umgebung sichern	4 (2 %)	5 (0,5 %)	
12. Soziale Bereiche	8 (3 %)	32 (3 %)	$p = 0.919$
13. Existentielle Erfahrungen	15 (6 %)	11 (1 %)	$p = 0.000$
Insgesamt	**257**	**988**	

Tabelle 4: AEDL-Bereiche, 2. und 3. Nennung, Phase 3, Krankenhaus 1

Vergleich von Pflegeplan und Verlaufsbericht			
	Pflegeplan (n)	Verlaufsbericht (n)	Diff. signif.
2. Nennung vorhanden	107 (42 %)	338 (34 %)	$p = 0.027$
2. Nennung nicht vorhanden	150 (58 %)	650 (66 %)	
3. Nennung vorhanden	25 (10 %)	85 (9 %)	$p = 0.572$
3. Nennung nicht vorhanden	232 (90 %)	903 (91 %)	
Gesamt	**257**	**988**	

Tabelle 5: Probleme/Bedürfnisse, Konkretheit der Dokumentation, Phase 3, Krankenhaus 1

Vergleich von Pflegeplan und Verlaufsbericht			
	Pflegeplan (n)	Verlaufsbericht (n)	Diff. signif.
Nennungen	142 (55 %)	397 (40 %)	p = 0.000
davon:			
eher vage	19 (13 %)	148 (37 %)	p = 0.000
eher konkret	123 (87 %)	249 (63 %)	

Tabelle 6: Fähigkeiten, Konkretheit der Dokumentation, Phase 3, Krankenhaus 1

Vergleich von Pflegeplan und Verlaufsbericht			
	Pflegeplan (n)	Verlaufsbericht (n)	Diff. signif.
Nennungen	147 (57 %)	313 (32 %)	p = 0.000
davon:			
eher vage	24 (16 %)	142 (45 %)	p = 0.000
eher konkret	123 (84 %)	171 (55 %)	

Tabelle 7: Art der Maßnahmen, Konkretheit der Dokumentation, Qualität der Maßnahmen, Phase 3, Krankenhaus 1

Vergleich von Pflegeplan und Verlaufsbericht			
	Pflegeplan (n)	Verlaufsbericht (n)	Diff. signif.
Nennungen	174 (68 %)	434 (44 %)	p = 0.000
davon:			
Pflegerische Maßnahmen	158 (91 %)	247 (57 %)	p = 0.000
Mitwirkung an med. Maßnahmen	16 (9 %)	135 (31 %)	
Organisatorische Maßnahmen	0	52 (12 %)	
Die Nennungen sind…			
eher vage	11 (6 %)	207 (48 %)	p = 0.000
eher konkret	163 (94 %)	227 (52 %)	
Qualität der Maßnahmen:			
unterstützend	150 (86 %)	146 (34 %)	p = 0.000
kompensierend	24 (14 %)	150 (35 %)	
nicht entscheidbar	0	138 (32 %)	

Darüber hinaus werden in den Pflegeplänen fast nur pflegerische Maßnahmen notiert, während in den Verlaufsberichten die «Mitwirkung bei medizinischen Maßnahmen» fast ein Drittel der Dokumentationen ausmacht.

Die Art der Maßnahmen wird in den Plänen meistens als unterstützend/fördernd beschrieben und sind in den Verlaufsberichten nur noch zu einem Drittel als unterstützend zu weiten. Ein weiteres Drittel muss als kompensierend eingestuft werden, und das letzte Drittel ist nicht einordbar.

Insgesamt entsteht der Eindruck, dass sich in den Pflegeplänen eher theoretische Vorstellungen niederschlagen als in den Verlaufsberichten. Dies zeigt sich sowohl an inhaltlichen Bereichen wie zum Beispiel dem Vorrang pflegerischer Maßnahmen als auch im Dokumentationsverhalten wie zum Beispiel der Konkretheit der Dokumentation.

6.2.2
Vergleich zwischen Basis- und Postinterventionsuntersuchung

Erstnennung der AEDL-Bereiche

Als Erstnennung wird der für eine Eintragung inhaltlich wichtigste AEDL-Bereich bezeichnet, auf den sich weitere AEDL-Bereiche beziehen können. So wird zum Beispiel bei der Codierung der Aussage «Patient hatte beim Raussetzen Schmerzen» als Erstnennung das «Raussetzen» der AEDL «Sich bewegen» zugeordnet und als Zweitnennung die «Schmerzen» der AEDL «existentielle Erfahrungen».

Die Struktur der Erstnennungshäufigkeiten ist in Phase 3 im Vergleich zu Phase 1 relativ ähnlich: Die häufigsten Nennungen beziehen sich auf die AEDL-Bereiche «Sich bewegen», «Essen und trinken», «Ausscheiden» und – vor allem in Phase 3 – auf «Kommunizieren».

Besonders selten erwähnt werden «Sich kleiden», «Sich beschäftigen» und «Umgebung sichern». «Sich als Mann oder Frau fühlen oder verhalten» war in Phase 1 noch nicht als Code vorgesehen gewesen.

Abbildung 24 zeigt die AEDL-Bereiche der vorangegangenen Tabelle, bei denen sich die relative Anzahl der Nennungen signifikant verändert hat. Zugenommen haben die AEDL-Bereiche «Kommunizieren», «Sich pflegen» und «Sich kleiden»; abgenommen hat «Essen und trinken» (vgl. **Tab. 8**). Bewertungen dieser Veränderungen lassen sich vornehmen, wenn man sich ansieht, auf weiche AEDL-Spezifika, also auf welche Kategorien eines Bereichs, diese Veränderungen hauptsächlich zurückzuführen sind.

Ausgewählte AEDL-Spezifika (Erstnennung)

Bei dem AEDL-Bereich «Kommunizieren» fällt auf, dass viele Spezifika, die in Phase 3 genannt werden – «Sich schriftlich mitteilen», «Mimik und Gestik», «Körperschema», «Gesichtsfeld» –, in Phase 1 nicht vorkommen (**Tab. 9**). Umgekehrt trifft das nur auf 2 Spezifika mit insgesamt 3 Eintragungen zu. Es ist also eine bedeutende Differenzierung bei diesem AEDL-Bereich eingetreten. Am auffallendsten ist die Erwähnung des Gesichtsfeldes, das in Phase 1 gar nicht dokumentiert wird, in Phase 3 dagegen 16-mal. Da nicht davon auszugehen ist, dass es bei den PatientInnen der Basisuntersuchung keine Gesichts-

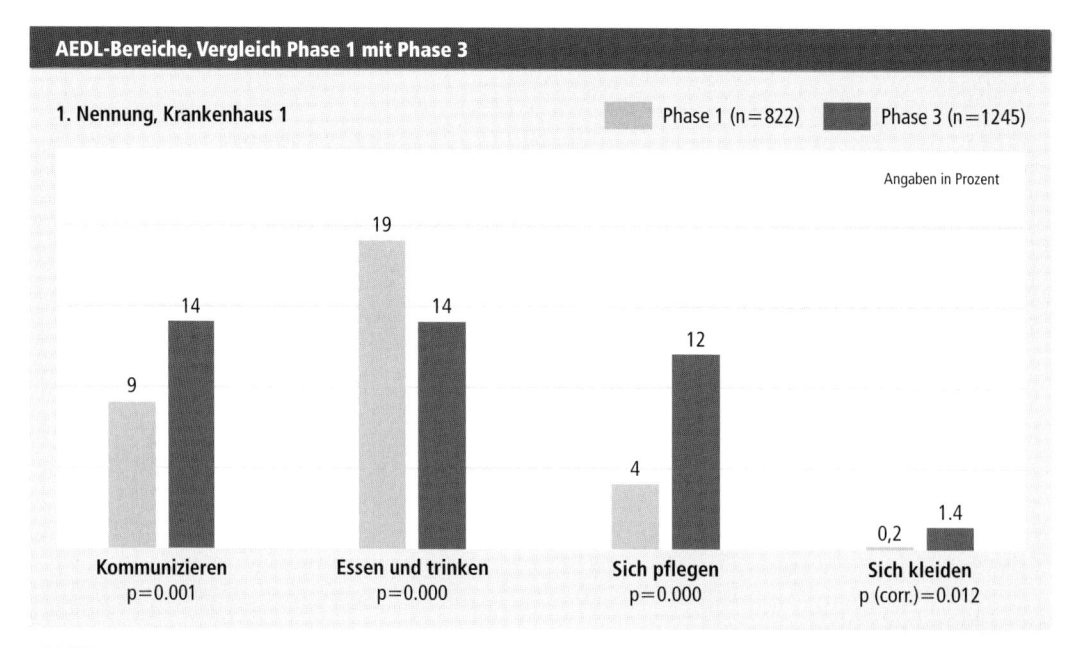

Abbildung 24: Anzahl der Nennungen in 4 AEDL-Bereichen, Vergleich von Phase 1 mit Phase 3.

Tabelle 8: AEDL-Bereiche, 1. Nennung, Krankenhaus 1

Vergleich von Phase 1 (Verlauf) mit Phase 3 (Plan und Verlauf)

	Basisuntersuchung		Postinterventionsphase		Diff. signif.
1. Kommunizieren	75	(9 %)	174	(14 %)	p = 0.000
2. Sich bewegen	197	(24 %)	274	(22 %)	p = 0.299
3. Vitale Funktionen	100	(12 %)	131	(11 %)	p = 0.246
4. Essen und trinken	159	(19 %)	169	(14 %)	p = 0.000
5. Sich pflegen	32	(4 %)	147	(12 %)	p = 0.000
6. Ausscheiden	142	(17 %)	201	(16 %)	p = 0.499
7. Sich kleiden	2	(0,2 %)	18	(1 %)	
8. Ruhen und schlafen	52	(6 %)	54	(4 %)	p = 0.045
9. Sich beschäftigen	4	(0,5 %)	1	(0,1 %)	
10. Sich als Frau/Mann fühlen	0		1	(0,1 %)	
11. Umgebung sichern	5	(0,6 %)	9	(0,7 %)	
12. Soziale Bereiche	36	(4 %)	40	(3 %)	p = 0.168
13. Existentielle Erfahrungen	18	(2 %)	26	(2 %)	p = 0.876
Insgesamt	**822**	**(100 %)**	**1245**	**(100 %)**	

feldeinschränkungen gab, zeigt sich hier die Auswirkung einer besseren Wahrnehmung und Sichtbarmachung von Pflege (vgl. qualitative Analyse, Kap. 5).

Mehr als doppelt so häufig wie in Phase 1 werden auch «Bewusstseinszustand», «Gedächtnis» und «Konzentration» genannt sowie «Aussprache/Verständlichkeit», um nur die wichtigsten Spezifika zu nennen. Auch diese Veränderungen sprechen für verbesserte Beobachtung oder zumindest für einen veränderten Stellenwert dieser Beobachtungen, der sie dokumentationswürdig macht. Dennoch sind bei diesen kleinen Abso-

Tabelle 9: AEDL «Kommunizieren», spezifische Bereiche, 1. Nennung, Krankenhaus 1

Vergleich Phase 1 (Verlauf) mit Phase 3 (Plan und Verlauf)

	Basisuntersuchung		Postinterventionsphase		Diff. signif.
100 Kommunizieren			1	(0,1 %)	
110 Bewusstseinszustand	17	(2 %)	35	(3 %)	p = 0.291
114 Gedächtnis	1	(0,1 %)	9	(0,7 %)	
115 Konzentration	6	(0,7 %)	23	(2 %)	p = 0.055
120 Mündlich mitteilen	9	(1 %)	17	(1 %)	p = 0.583
121 Aussprache/Verständlichkeit	10	(1 %)	27	(2 %)	p = 0.110
130 Schriftlich mitteilen			1	(0,1 %)	
140 Nonverbal mitteilen	2	(0,2 %)	7	(0,6 %)	
141 Mimik/Gestik			2	(0,2 %)	
143 Körperschema			2	(0,2 %)	
150 Wahrnehmen	1	(0,1 %)	5	(0,4 %)	
153 Gesichtsfeld			16	(1 %)	
160 Verstehen, erklären	2	(0,2 %)	9	(0,7 %)	
170 Fühlen	1	(0,1 %)			
180 Schmerz ausdrücken	16	(2 %)	10	(0,8 %)	p = 0.023
Sonstiges	10	(1 %)	10	(0,8 %)	p = 0.346

Tabelle 10: AEDL «Essen und trinken», spezifische Bereiche, 1. Nennung, Krankenhaus 1

Vergleich Phase 1 (Verlauf) mit Phase 3 (Plan und Verlauf)			
	Basisuntersuchung	Postinterventionsphase	Diff. signif.
410 Essen	74 (9 %)	67 (5 %)	$p = 0.001$
414 Passierte Kost	4 (0,5 %)	12 (1 %)	
416 Sondenkost	9 (1 %)		
420 Trinken	19 (2 %)	16 (1 %)	$p = 0.077$
421 Schlucken von Flüssigkeit	3 (0,4 %)	13 (1 %)	
422 Trinkmenge	24 (3 %)	5 (0,4 %)	
430 Zähne		5 (0,4 %)	
440 Kau- und Schluckfunktionen	3 (0,4 %)	23 (2 %)	
450 Verträglichkeit von Essen und Trinken	3 (0,4 %)	10 (0,8 %)	
460 Sonstiges zu 4	20 (2 %)	19 (2 %)	

lutzahlen keine signifikanten Unterschiede festzustellen.

Die Veränderungen bei «Essen und trinken» zeigen allgemein zwar eine Abnahme in Phase 3, bei den spezifischen Bereichen gibt es neben großen Abnahmen aber auch deutliche Zunahmen (**Tab. 10**). Wesentlich seltener genannt werden allgemeine Angaben über «Essen», «Trinken», «Die Trinkmenge» und eine nicht näher spezifizierte Restkategorie. «Sondenkost» wird in Phase 3 überhaupt nicht mehr erwähnt.

Zugenommen haben dagegen die Angaben der Bereiche «Passierte Kost», «Schlucken von Flüssigkeit», «Zähne», «Kau- und Schluckfunktionen», «Verträglichkeit von Essen und Trinken».

Diese Aufzählung lässt leicht erkennen, dass auch hier eine deutliche Differenzierung stattgefunden hat, indem präziser benannte Bereiche zuungunsten der allgemeineren Formulierungen zugenommen haben. Außerdem zeigt sich auch eine Folge veränderter Pflege darin, dass «Sondenkost» in Phase 3 nicht mehr vorkommt. Abgesehen davon, dass aus der qualitativen Analyse bekannt ist, dass PatientInnen nach der Intervention keine Nährsonden mehr haben, ist die Schlussfolgerung, dass die Dokumentation das Verhalten widerspiegelt, auch aus inhaltlichen Gründen zulässig. Es ist nämlich davon auszugehen, dass die Tatsache, Sondenkost geben zu müssen, mit sehr viel höherer Wahrscheinlichkeit dokumentiert wird als andere Pflegemaßnahmen.

Hinter der Kategorie «passierte Kost» verbirgt sich allgemein ein differenzierteres Nahrungsangebot entsprechend den Bedürfnissen der PatientInnen. Die Erwähnung der «Zähne» sei deshalb hier angemerkt, weil nach der Intervention ein zuvor meist übersehenes Problem erkannt wird: Die Behinderung durch schlecht sitzende Prothesen, insbesondere bei sensorischen Störungen, wird verschoben und vergrößert durch die Dauerentfernung dieser Prothesen. Der Kiefer verformt sich zunehmend, Kauen wird ohne neue Prothesen nicht mehr möglich sein (vgl. Kap. 7, Rahmenbedingungen). Die Abnahme von Nennungen zum AEDL-Bereich «Essen und trinken» ist also vor allem aufgrund der geringeren Häufigkeiten relativ allgemeiner Standardformulierungen geschehen. Insgesamt zählt dieser AEDL-Bereich aber auch in Phase 3 noch zu den vier am häufigsten genannten Bereichen.

Bei dem AEDL-Bereich «Sich pflegen» haben die Nennungen in allen vorkommenden Spezifika zugenommen (**Tab. 11**). Zwei davon sollen hier aufgeführt werden, weil sie auch Ausdruck eines geänderten Pflegeverhaltens sind: «Sich selbständig waschen» wurde in Phase 1 einmal notiert, in Phase 3 dagegen 41-mal; und «Sich mit Hilfe waschen», stieg von 6 auf 56 Nennungen an. Zweierlei wird hier wohl deutlich: Zum einen gehört die Körperpflege im Sinne der Körperreinigung im traditionellen Pflegedenken zur einfachen Pflege (sogenannte Grundpflege) und wird damit als delegierbar an das untere Ende der Pflegehierarchie angesehen. Dieses Abschieben kennzeichnet gleichzeitig den Status dieser Pflegehandlungen, die dem abgewerteten und eher unsichtbaren und damit nicht dokumentationswürdigen Bereich der Pflege zugeschrieben werden (vgl. Kap. 5 und Kap. 7). Zum anderen ist die so drastisch häufigere Erwähnung gewisser Selbständigkeiten der PatientInnen bei ihrer Körperpflege als ein Indikator für vermehrt rehabilitierendes Verhalten anzusehen. Es drückt sich in diesen AEDL-Kategorien also sowohl die differenziertere Wahrnehmung von Fähigkeiten der PatientInnen aus, als auch ein verändertes Pflegeverhalten.

Eine noch unsichtbarere Rolle spielen Probleme/Bedürfnisse oder auch Fähigkeiten im Bereich der Kleidung, vor allem bei Schwerkranken wie dies die PatientInnen dieses Projektes auch sind. Hier gibt es in Phase 1 nur 2 Nennungen, in Phase 3 sind es jedoch 20 Nennungen. Diese Zunahme ist vor allem auf die Kategorie «Ankleiden» (= sich selbst an- und ausziehen) zurückzuführen, die ohne eine einzige Nennung in Phase 1 in Phase 3 16-mal erwähnt wird.

Obwohl sich die relative Häufigkeit der AEDL «Sich bewegen» zwischen Phase 1 und 3 nicht merklich verändert hat, werden die Spezifika dieser AEDL hier noch einmal gesondert untersucht (**Tab. 12**). Gerade diese AEDL wurde im Laufe der Pretests mit der gezielten Ausrichtung auf schlaganfallspezifische Pflegeanforderungen stark differenziert.

Es lassen sich einige Veränderungen ausmachen. Die häufigste Spezifizierung von «Sich bewegen» ist das «Sitzen außerhalb des Bettes». Dies wird zwar insgesamt immer noch häufig, aber signi-

Tabelle 11: AEDL «Sich pflegen», spezifische Bereiche, 1. Nennung, Krankenhaus 1

Vergleich Phase 1 (Verlauf) mit Phase 3 (Plan und Verlauf)			
	Basisuntersuchung	Postinterventionsphase	Diff. signif.
510 Hautzustand	6 (0,7 %)	7 (0,6 %)	
520 Sich waschen	0	3 (0,2 %)	
521 Selbst waschen	1 (0,1 %)	41 (3 %)	
522 Mit Hilfe waschen	6 (0,7 %)	56 (5 %)	p(corr.) = 0.000
523 Gewaschen werden	8 (1 %)	17 (1 %)	
530 Körperbereiche	6 (0,7 %)	14 (1 %)	p(corr.) = 0.505
540 Hautschäden	5 (0,6 %)	9 (0,6 %)	

Tabelle 12: AEDL «Sich bewegen», spezifische Bereiche, 1. Nennung, Krankenhaus 1

Vergleich Phase 1 (Verlauf) mit Phase 3 (Plan und Verlauf)			
	Basisuntersuchung	Postinterventionsphase	Diff. signif.
210 Körperbewegung	10 (1 %)	9 (0,7 %)	p = 0.250
211 Bewegen im Bett	11 (1 %)	48 (4 %)	p = 0.001
212 Liegen im Bett	7 (0,9 %)	2 (0,2 %)	
213 Sitzen im Bett	2 (0,2 %)	7 (0,6 %)	
214 Sitzen außerhalb des Bettes	109 (13 %)	72 (6 %)	p = 0.000
215 Bewegen außerhalb des Bettes	12 (2 %)	30 (2 %)	p = 0.134
220 Schlaffe Lähmungen	1 (0,1 %)	30 (2,4 %)	
240 Sonst. Bewegungseinschränkungen	2 (0,2 %)	0	
250 Gleichgewichtsstörungen	0	3 (0,2 %)	
260 Lagerung	38 (5 %)	57 (5 %)	p = 0.962
270 Gefährdete Körperregionen	1 (0,1 %)	5 (0,4 %)	
271 Kontrakturen	1 (0,1 %)	0	
272 Dekubitalgeschwüre	0	11 (0,9 %)	
295 Hilfsmittel	3 (0,4 %)	0	

fikant seltener in Phase 3 erwähnt. Deutlich zugenommen hat dagegen «Sich Bewegen im Bett». Das ist insofern bemerkenswert, als Bewegungen im Bett als Anforderung an die Pflege traditionell keine Bedeutung haben. Das traditionelle Pflegeverständnis bezieht sich hier eher auf das passive Lagern. Bewegung im Bett stellt jedoch einen der ersten Schritte dar, um aktives Bewegen wieder zu erlernen. Auch die Zunahme der Dokumentation von «Schlaffer Lähmung» ist deswegen erwähnenswert, weil sie zwar meistens nach einem Schlaganfall auftritt, jedoch offensichtlich zu den «unsichtbaren» Erscheinungen gehört. Dennoch hat sie wichtige Konsequenzen für die Pflege.

Wahrnehmung von Zusammenhängen: AEDL-Mehrfachnennungen

Die bisher gezeigten AEDL-Bereiche beziehen sich nur auf die Erstnennungen. Eine stärker ganzheitlich orientierte Sicht lässt jedoch mehr als einen AEDL-Bereich in einer Eintragung erwarten, da Zusammenhänge eher erkannt und auch genannt werden.

In **Abbildung 25** ist aufgeführt, wie oft mehrere AEDL-Bereiche in einer Eintragung dokumentiert sind. Während in Phase 1 nur gut jede fünfte Eintragung einen 2. AEDL-Bereich enthält, sind es in Phase 3 bereits weit mehr als ein Drittel aller Eintragungen. Eine umfassendere Sichtweise ist zu erkennen. Interessant ist auch zu wissen, wie breit Zusammenhänge gestreut sind, das heißt, ob die zweite Eintragung aus demselben AEDL-Bereich wie die erste kommt. Auch hier ist bei umfassenderer Sichtweise eine breitere Streuung nach der Intervention zu erwarten. Diese Erwartung erfüllt sich auch, indem nur noch 40 Prozent der Zweiteintragungen in Phase 3 aus demselben AEDL-Bereich kommen, im Vergleich zu weit über der Hälfte in Phase 1. Drittnennungen sind insgesamt relativ selten zu finden, dennoch hat sich ihr Vorkommen in Phase 3 deutlich gesteigert. Diese Drittnennungen beziehen sich insgesamt noch seltener auf denselben erstgenannten AEDL-Bereich. Eine leichte Zunahme ist hierbei in Phase 3 zu verzeichnen. Wegen der geringen Zahlen ist der Unterschied jedoch nicht als signifikant einzustufen.

Die AEDL-Mehrfachnennungen weisen also auf einen Erfolg der Intervention, die Pflege von der Fragmentierung zur Ganzheitlichkeit verändern will.

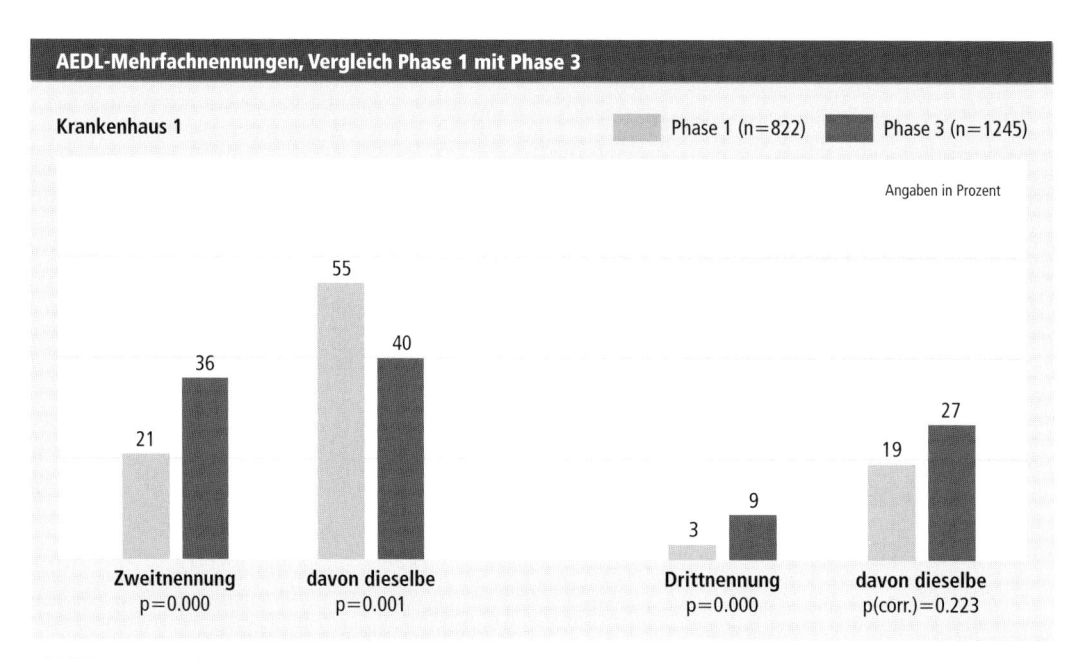

Abbildung 25: Mehrfachnennungen von AEDL-Bereichen, Vergleich von Phase 1 mit Phase 3.

Probleme und Bedürfnisse, Vergleich Phase 1 mit Phase 3

Krankenhaus 1 — Phase 1 (n=822), Phase 3 (n=1245)

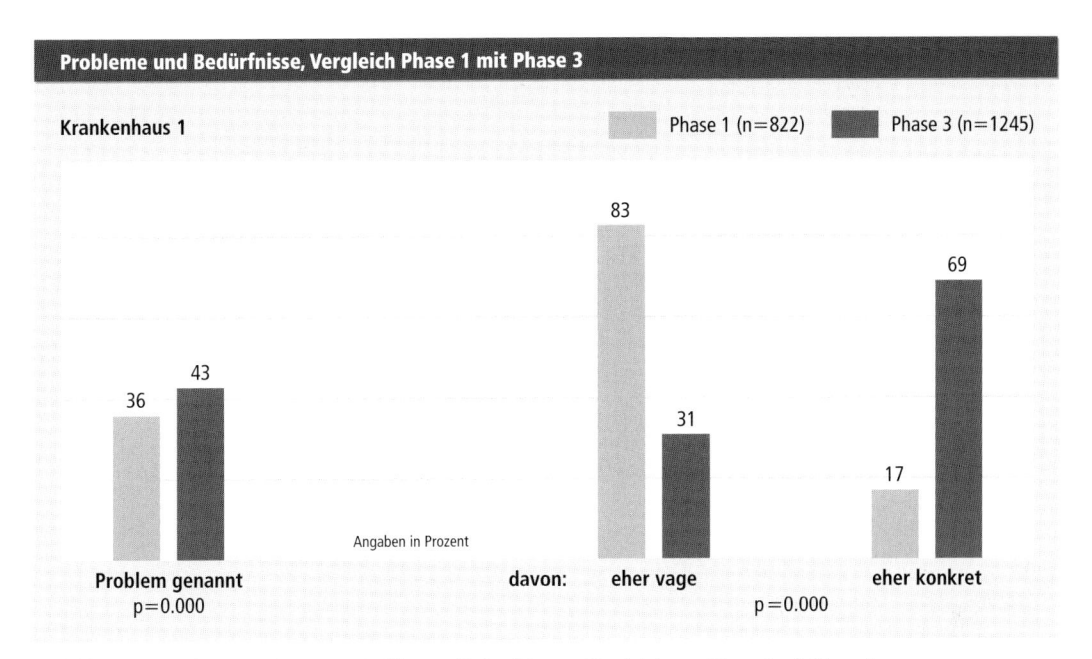

- Problem genannt: 36 / 43 (p=0.000)
- davon: eher vage: 83 / 31
- davon: eher konkret: 17 / 69 (p=0.000)

Angaben in Prozent

Abbildung 26: Dokumentation von «Problemen/Bedürfnissen», Vergleich von Phase 1 mit Phase 3.

Probleme/Bedürfnisse

Abbildung 26 beleuchtet die Dokumentation von Problemen/Bedürfnissen. Die Häufigkeit benannter Probleme hat in Phase 3 signifikant zugenommen. Dies spricht sicher für ein verbessertes Dokumentationsverhalten, besagt alleine aber noch nicht viel.

Sehr viel auffälliger ist die Veränderung in der Art ihrer Formulierung. Als Beispiel für eine vage Formulierung sei hier aus einem Pflegeverlaufsbericht zitiert:

«27.10., 19.45 Uhr: Pat. saß lange draußen; 28.10., 13.45 Uhr: Pat. sitzt draußen, 19.10: Pat. saß lange draußen.»

Diesen Formulierungen sind keinerlei Konsequenzen zu entnehmen. Was bedeutet das Draußen-Sitzen für die Patientin, was kann sie dabei machen, welche Veränderungen sind zu beobachten? Das Defizit in diesen Formulierungen wird deutlich, wenn man sich eine sehr konkrete Formulierung aus der Postinterventionsuntersuchung ansieht:

«Pat. sitzt im Sessel; hat beim Raussetzen gut mitgemacht. Hat auf dem gelähmten Bein mit Stütze gestanden und hat mit dem rechten Bein einen Schritt gemacht.»

Während in Phase 1 noch über vier Fünftel der erwähnten Probleme eher vage formuliert werden, sind es in Phase 3 nicht einmal mehr ein Drittel. Die Steigerung des Präzisionsgrades zeigt einen ganz erheblichen Lernerfolg, da von der Konkretheit der Formulierung auch ihre Verwendbarkeit als handlungsleitendes Dokument abhängt.

Tabelle 13 auf Seite 112 zeigt, auf welche AEDL-Bereiche sich die Probleme beziehen.

In Phase 1 sind Ausscheidungsprobleme am häufigsten genannt, mit großem Abstand vor Kommunikationsproblemen und Problemen/Bedürfnissen, die mit dem AEDL-Bereich «Essen und trinken» verbunden sind. In Phase 3 dagegen werden Kommunikationsprobleme am häufigsten dokumentiert, direkt gefolgt von Problemen/Bedürfnissen zum AEDL-Bereich «Sich bewegen». Erst danach folgen Ausscheidungsprobleme. Die Prioritätenveränderung vom AEDL-Bereich «Ausscheiden» zum Bereich «Kommunizieren» mag interpretiert werden als ein Wechsel ausgehend von Problemen, die für

Tabelle 13: AEDL-Bereiche, auf die sich Probleme/Bedürfnisse beziehen, Krankenhaus 1

Vergleich Phase 1 (Verlauf) mit Phase 3 (Plan und Verlauf)

	Basisuntersuchung		Postinterventionsphase		Diff. signif.
1. Kommunizieren	50	(17 %)	104	(19 %)	p = 0.442
2. Sich bewegen	27	(9 %)	99	(18 %)	p = 0.001
3. Vitale Funktionen	45	(15 %)	71	(13 %)	p = 0.374
4. Essen und trinken	51	(18 %)	80	(15 %)	p = 0.322
5. Sich pflegen	11	(4 %)	48	(9 %)	p = 0.006
6. Ausscheiden	76	(26 %)	87	(16 %)	p = 0.001
7. Sich kleiden	0		4	(0,7 %)	
8. Ruhen und schlafen	19	(7 %)	24	(5 %)	p = 0.202
9. Sich beschäftigen	0		0		
10. Sich als Frau/Mann fühlen	0		0		
11. Umgebung sichern	0		2	(0,4 %)	
12. Soziale Bereiche	4	(1 %)	4	(0,7 %)	
13. Existentielle Erfahrungen	9	(3 %)	16	(3 %)	
Insgesamt	**292**	**(100 %)**	**539**	**(100 %)**	

Pflegende physisch, aber auch emotional stark belastend sind (vgl. Sowinski 1990) und von daher im Zentrum der Aufmerksamkeit stehen, hin zu Problemen, die zwar auch als problematisch erlebt, jedoch als Anlass von Pflegehandlungen traditionell eher nicht beachtet werden. Zusätzlich ist anzunehmen, dass diese Prioritätenveränderung bei der Problemidentifikation auch eine Auswirkung veränderter Pflege darstellt. So führt Sondenkost eher zu Verdauungs- und damit Ausscheidungsproblemen als «normal» aufgenommene Nahrung. Auch der AEDL-Bereich «Sich bewegen», dessen allgemeine Häufigkeit sich kaum verändert hat, erhält bei der Problemdokumentation in Phase 3 eine doppelt so starke Aufmerksamkeit wie in Phase 1. Dass hiermit auch inhaltliche Veränderungen verbunden sind, die spezifischer auf die Probleme bei PatientInnen nach einem Schlaganfall orientiert sind, konnte bei der Beschreibung der AEDL-Spezifika gezeigt werden.

Identifikation von Fähigkeiten

Abbildung 27 zeigt, dass Fähigkeiten in Phase 3 weit mehr als doppelt so oft (relativ gesehen) dokumentiert werden wie in Phase 1. Es sei noch einmal wiederholt, dass das Erkennen von Fähigkeiten eine außerordentlich wichtige Voraussetzung für rehabilitierende Pflege ist, die defizitorientierten Denkgewohnheiten in der Pflege dieses Erkennen der Fähigkeiten aber vernachlässigen. Die häufigere Nennung der Fähigkeiten ist also als guter Interventionserfolg und als ein wesentlicher Indikator ganzheitlich-fördernder Prozesspflege einzustufen.

Das gleiche gilt für die Art ihrer Formulierung. Auch hier sind die Formulierungen zu fast zwei Dritteln konkret geworden. Sie können also als Handlungsanleitung dienen.

Die **Tabelle 14** zeigt – analog zu der Darstellung bei den Problemen/Bedürfnissen –, auf welche AEDL-Bereiche sich die dokumentierten Fähigkeiten beziehen.

Auch die Fähigkeiten beziehen sich in Phase 1 am häufigsten auf die AEDL «Ausscheiden», ebenso häufig aber auch auf die AEDL «Ruhen und schlafen». An dritter Stelle folgt, sehr viel seltener genannt, «Kommunizieren». Diese Rangfolge verändert sich in Phase 3 grundlegend. Die am häufigsten genannten Fähigkeiten beziehen sich nun auf «Sich bewegen», mit Abstand folgt «Sich pflegen» und danach schließlich «Kommunizieren». Der AEDL-Bereich «Ausscheiden» ist mit 9% nur noch von nachgeordneter Bedeutung. Dies kann natürlich verschiedene Gründe haben, die zum einen in der Prioritätenverände-

Tabelle 14: AEDL-Bereiche, auf die sich Fähigkeiten beziehen, Krankenhaus 1

Vergleich Phase 1 (Verlauf) mit Phase 3 (Plan und Verlauf)				
	Basisuntersuchung		Postinterventionsphase	Diff. signif.
1. Kommunizieren	17	(14 %)	81 (18 %)	p = 0.335
2. Sich bewegen	12	(10 %)	121 (26 %)	p = 0.000
3. Vitale Funktionen	0		5 (5 %)	
4. Essen und trinken	22	(18 %)	94 (20 %)	p = 0.555
5. Sich pflegen	5	(4 %)	93 (20 %)	
6. Ausscheiden	29	(24 %)	41 (9 %)	p = 0.000
7. Sich kleiden	0		7 (2 %)	
8. Ruhen und schlafen	29	(24 %)	3 (0,7 %)	
9. Sich beschäftigen	3	(3 %)	1 (0,2 %)	
10. Sich als Frau/Mann fühlen	0		0	
11. Umgebung sichern	0		3 (0,7 %)	
12. Soziale Bereiche	2	(2 %)	2 (0,4 %)	
13. Existentielle Erfahrungen	3	(3 %)	9 (2 %)	
Insgesamt	**122**	(100 %)	**460** (100 %)	

rung bei der direkten Pflege liegen. Es entspricht bei manchen Nachtwachen guter Tradition zu dokumentieren, dass ein Patient gut geschlafen hat. Außerdem hat üblicherweise die Dokumentation geregelter Verdauung in der Pflege einen hohen Stellenwert, wie auch die gesondert dafür vorgesehene Zeile in den üblichen Kurvenblättern zeigt. Dennoch soll darauf hingewiesen werden, dass – absolut gesehen – sich in Phase 3 noch mehr Fähigkeitseintragungen auf «Ausscheiden» beziehen als in Phase 1. Da aber insgesamt die Dokumentation der Fähigkeiten so stark zugenommen hat, drückt sich in der Verschiebung der relativen Häufigkeiten wohl vor allem eine Prioritätenverschiebung aus. Es werden auch in der Dokumentation Fähigkeiten

Fähigkeiten, Vergleich Phase 1 mit Phase 3

Krankenhaus 1 — Phase 1 (n = 822), Phase 3 (n = 1245)

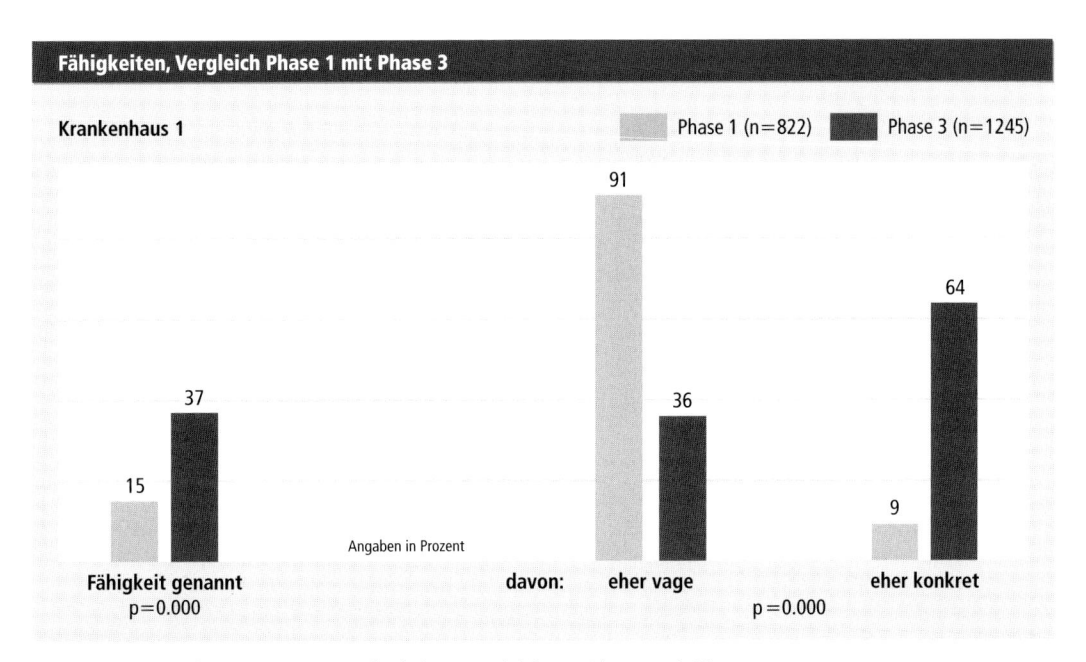

Angaben in Prozent

- Fähigkeit genannt: 15 / 37, p = 0.000
- davon: eher vage: 91 / 36
- eher konkret: 9 / 64, p = 0.000

Abbildung 27: Dokumentation von Fähigkeiten, Vergleich von Phase 1 mit Phase 3.

sichtbar, die vorher entweder nicht dokumentiert oder nicht gesehen wurden. Dies betrifft insbesondere AEDL-Bereiche, die für rehabilitierende Pflege von besonders großer Bedeutung sind: allen voran «Sich bewegen», danach «Sich pflegen» und schließlich «Kommunizieren».

Maßnahmen

Die in **Abbildung 28** dargestellten Ergebnisse zeigen, dass die Menge der Maßnahmen sich kaum verändert hat. Anders sieht es wieder mit der Art der Formulierungen aus. Von 14 Prozent konkreten Formulierungen in Phase 1 sind diese auf 64 Prozent in Phase 3 gestiegen. Auch hier schlägt sich eine allgemein verbesserte Fähigkeit der Pflegenden zum Dokumentieren nieder. Die Art der genannten Maßnahmen hat sich dagegen nicht verändert. Bereits in Phase 1 sind zwei Drittel pflegerische Maßnahmen und ein Viertel Mitwirkung bei medizinischer Therapie und Diagnostik. Bevor dieses Ergebnis als Widerlegung für die Hypothese interpretiert wird, pflegerische Maßnahmen nähmen nach der Intervention signifikant zu, muss noch einmal auf die Dokumentenunterschiede in den zwei Phasen hingewiesen werden.

Der Pflegeplan enthält – wie erwähnt – neben anderen längerfristigen Problemen und Fähigkeiten auch die längerfristigen Maßnahmen, während im Verlaufsbericht kurzfristigere Situationen und Handlungen ihren Niederschlag finden. Diese Unterscheidung gibt es in der Basisuntersuchung jedoch noch nicht. Es könnte im Extremfall zum Beispiel vorkommen, dass bei vergleichbarer Situation in Phase 1 der Verlaufsbericht sich bis zu 7-mal in der Woche auf «Sich pflegen» bezieht, während dies in Phase 3 stattdessen nur einmal im Pflegeplan auftaucht.

Die Anzahl der Eintragungen nimmt also ab, obwohl die Situation die gleiche ist.

Auch bei den AEDL-Bereichen, auf die sich die Maßnahmen beziehen, haben sich zwischen Phase 1 und 3 deutliche Veränderungen ergeben (**Tab. 15**).

In Phase 1 beziehen sich die meisten Maßnahmen auf «Sich bewegen», gefolgt von der AEDL «Vitale Funktionen aufrecht erhalten» und «Essen und trinken» etwas häufiger als «Ausscheiden». Maßnahmen zu «Essen und trinken» sind in Phase 3 nachrangig geworden mit 8 Pro-

Maßnahmen, Vergleich Phase 1 mit Phase 3

Krankenhaus 1

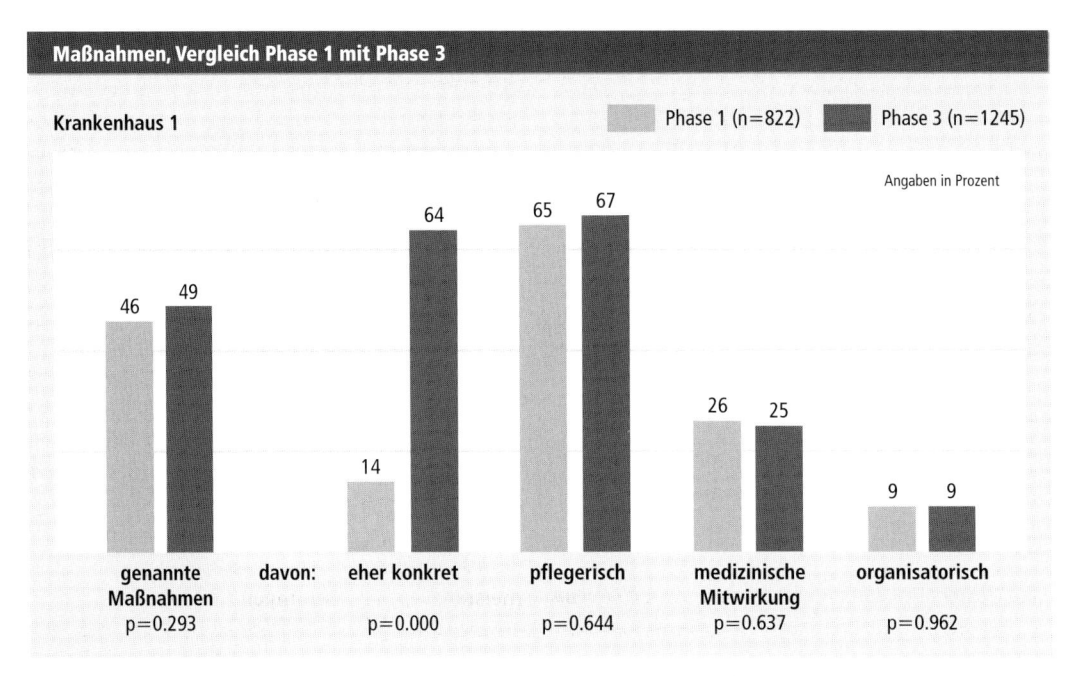

Phase 1 (n=822) Phase 3 (n=1245)

Angaben in Prozent

	genannte Maßnahmen	davon: eher konkret	pflegerisch	medizinische Mitwirkung	organisatorisch
Phase 1	46	14	65	26	9
Phase 3	49	64	67	25	9
	p=0.293	p=0.000	p=0.644	p=0.637	p=0.962

Abbildung 28: Prozentuale Menge der Maßnahmen, Vergleich von Phase 1 mit Phase 3.

Tabelle 15: AEDL-Bereiche, auf die sich Maßnahmen beziehen, Krankenhaus 1

Vergleich Phase 1 (Verlauf) mit Phase 3 (Plan und Verlauf)						
	Basisuntersuchung		Postinterventionsphase		Diff. signif.	
1. Kommunizieren	18	(5 %)	62	(10 %)	p = 0.002	
2. Sich bewegen	94	(25 %)	153	(25 %)	p = 0.844	
3. Vitale Funktionen	76	(20 %)	94	(16 %)	p = 0.072	
4. Essen und trinken	72	(19 %)	49	(8 %)	p = 0.000	
5. Sich pflegen	24	(6 %)	101	(17 %)	p = 0.000	
6. Ausscheiden	66	(17 %)	83	(14 %)	p = 0.120	
7. Sich kleiden	2	(0,5 %)	15	(3 %)		
8. Ruhen und schlafen	3	(0,8 %)	13	(2 %)		
9. Sich beschäftigen	1	(0,3 %)	0			
10. Sich als Frau/Mann fühlen	0		0			
11. Umgebung sichern	5	(1 %)	4	(0,7 %)		
12. Soziale Bereiche	17	(5 %)	25	(4 %)	p = 0.797	
13. Existentielle Erfahrungen	4	(1 %)	9	(2 %)		
Insgesamt	**382**	**(100 %)**	**608**	**(100 %)**		

zent aller Maßnahmen, auch solche zu «Ausscheiden» sind etwas weniger wichtig geworden. Zugenommen haben dagegen Maßnahmen zu «Kommunizieren» und vor allem «Sich pflegen». Wie bei der Beschreibung der Spezifika zu dieser AEDL zu sehen war, sind hier insbesondere unabhängigkeitsfördernde Maßnahmen zu finden. Nach wie vor beziehen sich die meisten Maßnahmen auf «Sich bewegen».

Mit Ausnahme von «Essen und trinken» ist die Prioritätenverschiebung der Maßnahmen vor allem darauf zurückzuführen, dass insgesamt sehr viel mehr Maßnahmen dokumentiert werden. Pflegehandlungen werden also sehr viel besser sichtbar. Es ist darüber hinaus davon auszugehen, dass sich in den Prioritätenveränderungen auch verändertes Verhalten in der direkten Pflege widerspiegelt.

Die Bedeutung der AEDL-Bereiche «Mit existentiellen Erfahrungen des Lebens umgehen» und «Soziale Bereiche des Lebens sichern»

«Mit existentiellen Erfahrungen des Lebens umgehen»
«Existentielle Erfahrungen» wurde als wesentlicher Bereich in das Gesamt der AEDL aufgenommen, um sie explizit sichtbar zu machen und ihnen einen gesonderten Stellenwert zu geben (vgl. theoretisches Rahmenkonzept, Kapitel 1.3). Grundsätzlich wird davon ausgegangen, dass existentielle Erfahrungen «Begleiterscheinungen» aller anderen AEDL-Bereiche sind oder sein können, wenn sie nicht als eigenständiger Bereich auftreten. Es ist allerdings bekannt, dass gerade diese psychologischen Vorgänge häufig nicht wahrgenommen oder nicht als dokumentationswürdig angesehen werden (vgl. z. B. Seidel et al. 1988). Auch weil davon ausgegangen werden muss, dass die Dokumentation stärker an vorwiegend somatisch orientierten AEDL-Bereichen ausgerichtet ist, wird hier gesondert untersucht, in wievielen Eintragungen der AEDL-Bereich «Mit existentiellen Erfahrungen des Lebens umgehen» insgesamt vorkommt, unabhängig davon, ob es sich um eine Erst-, Zweit- oder Drittnennung handelt.

Auch wenn man alle Dokumentationen des AEDL-Bereichs «Mit existentiellen Erfahrungen des Lebens umgehen» addiert, behält er seinen nachrangigen Stellenwert in den Dokumenten des ersten Krankenhauses. In Phase 1 wird er in 3,4 Prozent aller Eintragungen mindestens einmal dokumentiert (**Tab. 16**). Davon sind die meisten als Erstnennungen codiert, d.h., wenn er dokumentiert wird, dann stellt er meistens den wichtigsten AEDL-Bereich einer Eintragung dar. Da dies bei weit über der Hälfte der Erwäh-

Tabelle 16: AEDL «Existentielle Erfahrungen», Krankenhaus 1

Vergleich Phase 1 (Verlauf) mit Phase 3 (Plan und Verlauf)		
	Basisuntersuchung	Postinterventionsphase
(Plan und) Verlaufsbericht	28 (3,4%)	43 (3,5%)
davon als Erstnennung	18 (2,2%)	26 (2,1%)
Aufnahmebericht		13 (9,2%)
Entlassungsbericht		13 (9,0%)

nungen existentieller Erfahrungen der Fall ist, taucht dieser AEDL-Bereich zumindest in den Verlaufsberichten der Basisuntersuchung im Krankenhaus 1 nicht vorwiegend als «Begleiterscheinung» auf.

In Phase 3 werden die «Existentiellen Erfahrungen» zwar absolut gesehen häufiger genannt, ihr relativer Stellenwert hat sich aber gegenüber Phase 1 nicht verändert. Auch hier wird dieser AEDL-Bereich überwiegend dann dokumentiert, wenn die «Existentiellen Erfahrungen» als Anlass für eine Eintragung angesehen werden.

Im Krankenhaus 1 hat also die Nennung von «Existentiellen Erfahrungen» zwischen Phase 1 und 3 weder zugenommen, noch hat sich ihr Verhältnis als vorrangiger Bereich zur Begleiterscheinung verändert.

Etwas anders sieht es aus, betrachtet man die Aufnahme- und Entlassungsberichte. Hier betrifft fast jede 10. Eintragung die «Existentiellen Erfahrungen». Dieser AEDL-Bereich wird offenbar leichter als grundsätzliches Problem auch für die Weitergabe an andere Pflegende oder Angehörige erkannt.

Noch deutlicher wird die Schlussfolgerung, dass «Existentielle Erfahrungen» sehr gut als grundsätzliches Problem erkannt werden, wenn man sich die Pflegepläne der Phase 3 ansieht. Die neuentwickelten Formulare enthalten nun als Kopf die Liste der AEDL-Bereiche. Die aufnehmende Pflegende kreuzt darin an, welcher AEDL-Bereich als prioritäres oder als zu berücksichtigendes Problem einzustufen ist. Dabei zeigt sich, dass bei 4 der 8 PatientInnen «Existentielle Erfahrungen» als prioritäres Problem eingestuft werden und bei den restlichen 4 PatientInnen als zu berücksichtigendes Problem. Das heißt, der AEDL-Bereich «Mit existentiellen Erfahrungen des Lebens umgehen» wird bei keiner der PatientInnen als für die Pflege nachrangiger AEDL-Bereich eingestuft.

«Soziale Bereiche des Lebens sichern»
Gerade bei kranken Menschen, die teilweise längerfristig daran gehindert sind, vollständig für sich selbst zu sorgen, können soziale Bereiche wie zum Beispiel der Beruf, die Unterbringungsmöglichkeit, finanzielle Fragen einen existentiellen Stellenwert erhalten. Da auch dieser wichtige Bereich traditionell in der Pflege unsichtbar war und ist, soll er ebenfalls hier gesondert vorgestellt werden.

Weder in Phase 1 noch in Phase 3 ist die Frage der Sicherung sozialer Bereiche rein zahlenmäßig von großer Bedeutung (**Tab. 17**). In Phase 1 ist die Dokumentation «Sozialer Bereiche» in der überwiegenden Zahl der Fälle auch der wichtigste AEDL-Bereich einer Eintragung. Das heißt, dokumentiert wird dieser Bereich nur, wenn er auch als vorrangig angesehen wird. Dieser verändert sich in der Postinterventionsuntersuchung. Die AEDL «Soziale Bereiche des Lebens sichern» ist nur noch gut zur Hälfte Anlass für eine Eintragung, vielmehr wird sie sehr viel häufiger als in Phase 1 im Zusammenhang mit anderen prioritären AEDL-Bereichen erwähnt. Relativ gesehen hat die Zahl der Erwähnungen der «Sozialen Bereiche» also nicht zugenommen, aber sie wird wesentlich häufiger im Zusammenhang mit anderen erstgenannten AEDL-Bereichen dokumentiert.

In den Aufnahme- und Entlassungsberichten steigt auch bei den «Sozialen Bereichen» die relative Bedeutung. Sie entspricht etwa der der

Tabelle 17: AEDL «Soziale Bereiche», Krankenhaus 1

Vergleich Phase 1 (Verlauf) mit Phase 3 (Plan und Verlauf)		
	Basisuntersuchung	Postinterventionsphase
(Plan und) Verlaufsbericht	42 (5,1 %)	70 (5,6 %)
davon als Erstnennung	36 (4,4 %)	40 (3,2 %)
Aufnahmebericht		15 (10,6 %)
Entlassungsbericht		13 (9,0 %)

«Existentiellen Erfahrungen». Jedoch anders als bei dem AEDL-Bereich «Existentielle Erfahrungen» wird nicht bei allen PatientInnen in den Pflegeplänen die AEDL «Soziale Bereiche» als Problembereich gekennzeichnet. Bei drei PatientInnen werden sie als prioritär eingestuft, bei zwei weiteren als zu berücksichtigende Probleme. Dieses Ergebnis erscheint plausibel, da ja – im Gegensatz zu der eigentlich immer existentiellen Beeinträchtigung, welche im Zusammenhang mit dem Ereignis eines Schlaganfalls auftritt – soziale Bereiche des Lebens durchaus nicht immer gravierend beeinträchtigt oder verändert sein müssen.

Zusammenfassung

Um die Übersicht zu erleichtern, werden hier einige wichtige Ergebnisse noch einmal zusammenfassend dargestellt.

Verglichen wurden die Daten der Pflegeverlaufsberichte aus der Basisuntersuchung mit den zusammengefassten Daten der Pflegepläne und Pflegeverlaufsberichte der Postinterventionsuntersuchung. Der Vergleich der Daten aus den Verlaufsberichten mit den Plänen erweckt den plausiblen Eindruck, dass in den Pflegeplänen eher Sollvorstellungen dokumentiert werden, die allerdings in der Alltagspraxis – wie sie sich in den Verlaufsberichten niederschlägt – nicht unbedingt umgesetzt werden können.

Bei der Dokumentation der AEDL-Bereiche, vor allem bei deren Spezifika, zeigt sich nach der Intervention fast überall eine deutliche Differenzierung und eine stärkere Orientierung in krankheitsbildspezifischen AEDL-Kategorien. Außerdem werden Bereiche sichtbar, die vorher entweder nicht wahrgenommen oder nur nicht dokumentiert wurden wie zum Beispiel «Gesichtsfeldeinschränkung» und «Schlaffe Lähmung». Indikatoren für vorrangig rehabilitierende Pflege lassen sich ebenfalls nach der Intervention sehr viel häufiger finden als vorher, wie zum Beispiel «Sich bewegen im Bett» und «Sich bewegen außerhalb des Bettes». Ebenfalls eine wichtige Voraussetzung für rehabilitierende Pflege ist das Erkennen von Fähigkeiten der PatientInnen, die nach der Intervention mehr als doppelt so häufig dokumentiert werden als vorher. Veränderungen in der Prioritätenstruktur der AEDL-Bereiche, auf die sich Probleme beziehen, lassen ebenfalls auf ein verändertes Pflegebewusstsein sowie auf ein verändertes Pflegeverhalten schließen, zum Beispiel Prioritätsverlust bei «Ausscheiden» zugunsten von «Kommunizieren» und «Sich bewegen».

Dokumentierte Maßnahmen sind nach der Intervention ebenfalls sehr viel häufiger zu finden und auch konkreter formuliert. Nur ihre Struktur hat sich nicht in die erwartete Richtung (Zunahme des Anteils pflegerischer Maßnahmen) verändert. Die Nennung der AEDL-Bereiche «Existentielle Erfahrungen» und «Soziale Bereiche des Lebens» hat sich in den Dokumenten des Pflegeverlaufs wenig verändert. Die «Existentiellen Erfahrungen» werden in der Postintervention jedoch allgemein bei allen PatientInnen entweder als prioritäre oder als weiter zu berücksichtigende AEDL-Bereiche eingestuft.

Es lässt sich also aus den Ergebnissen ganz allgemein ableiten, dass sich sowohl das Dokumentationsverhalten der Pflegenden als auch die Dimensionen des Pflegeverständnisses und des Pflegeverhaltens im Sinne der Interventionsziele verändert haben (vgl. Kap. 6.5, Schlussfolgerungen).

6.3 Ergebnisse aus dem Projektkrankenhaus 2

6.3.1 Beschreibung der Datenbasis

Eintragungen, PatientInnen, Zeiträume

Im Gegensatz zu Krankenhaus 1 wurde im Krankenhaus 2 bereits in der Basisuntersuchung neben dem Pflegeverlaufsbericht auch ein Pflegeplan so angewandt, dass er auch codiert werden konnte. Aus den qualitativen Untersuchungsergebnissen ist allerdings bekannt, dass die Pflegepläne in Phase 1 vor allem mit Standardformeln bestückt wurden, die sich kaum auf die individuelle Situation der PatientInnen bezog (vgl. Kap. 8, Intervention).

Die **Tabelle 18** zeigt, dass die Verlaufsberichte kaum mehr Eintragungen in der Basisuntersuchung haben als die Pflegepläne. Insgesamt sind 9 PatientInnen einbezogen, davon 4 Frauen und 5 Männer. Die Dokumentationsdauer reicht von 15 bis 71 Tagen. Hier gibt es 3 PatientInnen, deren Dokumente nicht vom ersten Krankenhaustag an codiert wurden, weil sie schon vor Beginn der Untersuchung auf der Projektstation behandelt und gepflegt wurden. In den Pflegeplänen liegt die Anzahl der Eintragungen pro Patient zwischen zwölf und 92 für die gesamte Zeit. Die geringste Zahl an Eintragungen im Verlaufsbericht pro Patient ist 22, die höchste 102. Durchschnittlich bedeutet dies eine Spannbreite an Eintragungen pro Patient und Tag von 0,7 bis 3,8, im Gesamtdurchschnitt sind dies 2 Eintragungen pro Patient und Tag. Die Zahlen besagen auch, dass bei einzelnen PatientInnen Tage ohne eine einzige Eintragung zu finden sind.

In der **Tabelle 19** sind die entsprechenden Daten für die Pflegepläne und die Verlaufsberichte der Postinterventionsuntersuchung aufgeführt. Hier erstaunt, dass sich in den Pflegeplänen mehr als doppelt soviele Eintragungen finden wie in den Verlaufsberichten. Es wurde bereits begründet, warum dies den Erwartungen zuwiderläuft. Aus den qualitativen Daten ist allerdings bekannt, dass bei Personalengpässen die Pflegedokumentation zugunsten der direkten Pflege zurückgestellt wurde. Wir gehen davon aus, dass diese «Auslassungen» inhaltlich zufällig verteilt sind, so dass sie die Aussagen der Ergebnisse nicht systematisch beeinflussen.

Einbezogen sind in Phase 3 insgesamt 8 PatientInnen, davon 4 Frauen und 4 Männer. Die geringste Anzahl an Eintragungen in den Pflegeplänen pro Patient sind 24, die höchste 90. In den Verlaufsberichten liegen die Zahlen der Eintragungen pro Patient zwischen 6 und 42. Entsprechend gering sind auch die Durchschnittszahlen für die Eintragungen pro Patient und Tag mit einer Spannweite zwischen 0,3 und 1,1, im Gesamtdurchschnitt 0,7. Im Gesamtdurchschnitt haben die PatientInnen folglich nicht einmal eine Eintragung pro Tag. Vom quantitativen Umfang her kann die Pflegeverlaufsdokumentation der Postinterventionsuntersuchung im Krankenhaus 2 sicher nicht als Vorbild dienen.

Die Zahl der Eintragungen in den Aufnahme- und Entlassungsberichten schwankt stärker als im Krankenhaus 1, hält sich aber vom Umfang her in demselben Bereich.

Vergleich der Pflegepläne mit den Pflegeverlaufsberichten

Anders als im Krankenhaus 1 werden hier auch für die Basisuntersuchung Pflegepläne mit Pflegeverlaufsberichten verglichen, da für beide Phasen die beiden Dokumentenarten als eine Einheit analysiert werden. In den Pflegeverlaufsberichten werden die AEDL-Bereiche «Kommunizieren» und «Mit existentiellen Erfahrungen des Lebens umgehen» signifikant häufiger genannt (**Tab. 20**). Signifikant seltener dagegen werden «Vitale Funktionen aufrecht erhalten» und «Ausscheiden» dokumentiert. Die häufigsten AEDL-Bereiche sind in beiden Dokumentenarten unterschiedlich mit Ausnahme von «Sich bewegen». In den Plänen kommt der AEDL-Bereich «Vitale Funktionen aufrecht erhalten» am häufigsten vor. Neben «Atmen» wird bei dieser AEDL als Spezifikation am häufigsten «Kreislauf» dokumentiert.

Es kann vermutet werden, dass sich hinter der häufigen Nennung der AEDL «Vitale Funktio-

Tabelle 18: Datenbasis, Phase 1, Krankenhaus 2

Codierte Dokumente: Pflegeplan und Verlaufsbericht

	Pflegeplan	Verlaufsbericht
Anzahl von Eintragungen	n = 488	506
Anzahl von PatientInnen	n = 9	9
Minimale Dokumentationsdauer pro Patient in Tagen	n = 15	15
Maximale Dokumentationsdauer pro Patient in Tagen	n = 71	71
Minimale Zahl an Eintragungen pro Patient	n = 15	15
Maximale Zahl an Eintragungen pro Patient	n = 71	71
Minimale Eintragungen pro Patient und Tag	x = 0,7	
Maximale Eintragungen pro Patient und Tag	x = 3,8	
Gesamtdurchschnitt an Eintragungen pro Patient und Tag	x = 2,0	

Tabelle 19: Datenbasis, Phase 3, Krankenhaus 2

Vercodete Dokumente: Pflegeplan – Pflegeverlaufsbericht – Aufnahmebericht – Entlassungsbericht

	Pflegeplan	Verlaufsbericht
Anzahl von Eintragungen	n = 449	213
Anzahl von PatientInnen	n = 8	8
Minimale Dokumentationsdauer pro Patient in Tagen	n = 20	20
Maximale Dokumentationsdauer pro Patient in Tagen	n = 69	69
Minimale Zahl an Eintragungen pro Patient	n = 24	6
Maximale Zahl an Eintragungen pro Patient	n = 90	42
Minimale Eintragungen pro Patient und Tag	x = 0,3	
Maximale Eintragungen pro Patient und Tag	x = 1,1	
Gesamtdurchschnitt an Eintragungen pro Patient und Tag	x = 0,7	

	Aufnahme	Entlassung
Anzahl von Eintragungen	n = 118	128
Minimale Zahl an Eintragungen pro Patient	n = 7	11
Maximale Zahl an Eintragungen pro Patient	n = 23	23

Tabelle 20: AEDL-Bereiche, 1. Nennung, Phase 1, Krankenhaus 2

Vergleich von Pflegeplan und Verlaufsbericht

	Pflegeplan (n)		Verlaufsbericht (n)		Diff. signif.
1. Kommunizieren	16	(3 %)	51	(10 %)	p = 0.000
2. Sich bewegen	121	(25 %)	140	(28 %)	p = 0.304
3. Vitale Funktionen	131	(27 %)	32	(6 %)	p = 0.000
4. Essen und trinken	58	(12 %)	87	(17 %)	p = 0.018
5. Sich pflegen	62	(13 %)	64	(13 %)	p = 0.979
6. Ausscheiden	84	(17 %)	52	(10 %)	p = 0.002
7. Sich kleiden	0		2	(0,4 %)	
8. Ruhen und schlafen	0		14	(3 %)	
9. Sich beschäftigen	0		13	(3 %)	
10. Sich als Frau/Mann fühlen	0		0		
11. Umgebung sichern	0		2	(0,4 %)	
12. Soziale Bereiche	0		0		
13. Existentielle Erfahrungen	16	(3 %)	49	(10 %)	p = 0.000
Insgesamt	**488**		**506**		

nen» im Pflegeplan die routinemäßige Aufforderung verbirgt, den Kreislauf zu kontrollieren. Über diese Besonderheit hinaus sind die Häufigkeitsverteilungen in den Plänen und den Verlaufsberichten ähnlich (Tab. 21).
Mehrfachnennungen erscheinen sehr viel häufiger in den Pflegeverlaufsberichten als in den Plänen. Inhaltliche Querverbindungen zwischen den AEDLs werden also im Verlauf eher dokumentiert, Ganzheitlichkeit wird dadurch eher sichtbar.
In fast allen Eintragungen der Pläne sind Probleme erwähnt, die auch größtenteils konkret formuliert sind (Tab. 23). In den Verlaufsberichten werden sehr viel weniger Probleme erwähnt; sie sind auch seltener konkret formuliert.
Bei den Fähigkeiten sieht es anders aus, weil in den Plänen nur sehr vereinzelt Fähigkeiten dokumentiert sind, alle eher vage, während in den Verlaufsberichten bereits jede 5. Eintragung Fähigkeiten enthält, die zu Teilen auch konkret formuliert sind. (Tab. 23)

In den Pflegeplänen enthält jede Eintragung den Hinweis auf eine Maßnahme, die zu einem überwiegenden Teil pflegerische Maßnahmen sind. Bei den Verlaufsberichten dagegen werden in zwei Dritteln der Eintragungen Maßnahmen erwähnt, die sich ebenfalls zum überwiegenden Teil auf pflegerische Maßnahmen beziehen (Tab. 24). Diese sind in den Verlaufsberichten weniger konkret formuliert als in den Plänen. In den Plänen sind die Maßnahmen etwa zu gleichen Teilen als unterstützend und kompensierend beschrieben. In den Verlaufsberichten dagegen überwiegen die kompensierenden Maßnahmen. Fast die Hälfte der dokumentierten Maßnahmen in den Verlaufsberichten ist allerdings nicht einzuordnen.
Anders als in Phase 1 nimmt der AEDL-Bereich «Kommunizieren» in den Pflegeplänen einen

Tabelle 21: AEDL-Bereiche, 2. und 3. Nennung, Phase 1, Krankenhaus 2

Vergleich von Pflegeplan und Verlaufsbericht			
	Pflegeplan (n)	Verlaufsbericht (n)	Diff. signif.
2. Nennung vorhanden	175 (36 %)	249 (49 %)	p = 0.000
2. Nennung nicht vorhanden	313 (64 %)	257 (51 %)	
3. Nennung vorhanden	14 (3 %)	80 (16 %)	p = 0.000
3. Nennung nicht vorhanden	474 (97 %)	426 (84 %)	
Gesamt	**488**	**506**	

Tabelle 22: Probleme/Bedürfnisse, Konkretheit der Dokumentation. Phase 1, Krankenhaus 2

Vergleich von Pflegeplan und Verlaufsbericht			
	Pflegeplan (n)	Verlaufsbericht (n)	Diff. signif.
Nennungen	440 (90 %)	227 (45 %)	p = 0.000
davon:			
eher vage	328 (74 %)	93 (41 %)	p = 0.000
eher konkret	112 (26 %)	134 (59 %)	

Tabelle 23: Fähigkeiten, Konkretheit der Dokumentation. Phase 1, Krankenhaus 2

Vergleich von Pflegeplan und Verlaufsbericht			
	Pflegeplan (n)	Verlaufsbericht (n)	Diff. signif.
Nennungen	8 (2 %)	110 (22 %)	p = 0.000
davon:			
eher vage	8 (100 %)	64 (58 %)	
eher konkret	0	46 (42 %)	

Tabelle 24: Art der Maßnahmen, Konkretheit der Dokumentation, Qualität der Maßnahmen, Phase 1, Krankenhaus 2

Vergleich von Pflegeplan und Verlaufsbericht	Pflegeplan (n)	Verlaufsbericht (n)	Diff. signif.
Nennungen	485 (99 %)	343 (68 %)	
davon:			
Pflegerische Maßnahmen	431 (88 %)	288 (84 %)	p = 0.040
Mitwirkung an med. Maßnahmen	53 (10 %)	51 (15 %)	p = 0.092
Organisatorische Maßnahmen	1 (0,1 %)	4 (0,1 %)	
Die Nennungen sind…			
eher vage	154 (32 %)	177 (52 %)	p = 0.000
eher konkret	331 (68 %)	166 (48 %)	
Qualität der Maßnahmen:			
unterstützend	206 (43 %)	71 (21 %)	p = 0.000
kompensierend	223 (46 %)	108 (32 %)	p = 0.000
nicht entscheidbar	56 (12 %)	164 (48 %)	p = 0.000

Tabelle 25: AEDL-Bereiche, 1. Nennung, Phase 3, Krankenhaus 2

Vergleich von Pflegeplan und Verlaufsbericht	Pflegeplan (n)	Verlaufsbericht (n)	Diff. signif.
1. Kommunizieren	85 (19 %)	20 (9 %)	p = 0.002
2. Sich bewegen	124 (28 %)	58 (27 %)	p = 0.917
3. Vitale Funktionen	4 (1 %)	6 (3 %)	
4. Essen und trinken	53 (12 %)	16 (8 %)	p = 0.091
5. Sich pflegen	61 (14 %)	37 (17 %)	p = 0.200
6. Ausscheiden	50 (11 %)	27 (13 %)	p = 0.564
7. Sich kleiden	27 (6 %)	7 (3 %)	p(corr.) = 0.195
8. Ruhen und schlafen	2 (0,4 %)	9 (4 %)	
9. Sich beschäftigen	0	3 (1 %)	
10. Sich als Frau/Mann fühlen	6 (1 %)	0	
11. Umgebung sichern	6 (1 %)	1 (0,5 %)	
12. Soziale Bereiche	12 (3 %)	9 (4 %)	p = 0.287
13. Existentielle Erfahrungen	19 (4 %)	20 (9 %)	p = 0.009
Insgesamt	449	213	

sehr viel höheren Stellenwert ein als in den Verlaufsberichten (**Tab. 25**). Ähnlich wie in Phase 1 wird der AEDL-Bereich «Mit existentiellen Erfahrungen des Lebens umgehen» in den Verlaufsberichten häufiger als in den Plänen dokumentiert. Darüber hinaus sind die Verteilungen der AEDL-Bereiche vergleichbar.
Daten der Postinterventionsuntersuchung sind ebenfalls aus Tabelle 25 zu entnehmen: Mehrfachnennungen kommen in den Eintragungen der Pläne häufiger vor als in denen der Verlaufsberichte (**Tab. 26**). Dies entspricht nicht den Verhältnissen in Phase 1.

Ähnlich wiederum wie in Phase 1 werden Probleme/Bedürfnisse in den Plänen in der überwiegenden Zahl der Eintragungen, die auch meist konkret formuliert sind, genannt (**Tab. 27**). In den Verlaufsberichten erscheinen sie seltener und sind auch seltener konkret formuliert.

Ähnlich verhält es sich mit der Dokumentation von Fähigkeiten und Maßnahmen (**Tab. 28**): Beide erscheinen in den Plänen häufiger und sind dort auch konkreter formuliert.
Fast alle Maßnahmen werden in den Plänen als pflegerische dokumentiert. In den Verlaufsbe-

richten ist dies zwar seltener der Fall, aber auch noch bei dem weit überwiegenden Anteil der Eintragungen. Der größte Teil der Maßnahmen wird in den Plänen als unterstützend charakterisiert (Tab. 29); in den Verlaufsberichten sind es nicht mehr zwei Drittel, aber dennoch die große

Tabelle 26: AEDL-Hauptbereiche, 2. und 3. Nennung, Phase 3, Krankenhaus 2

Vergleich von Pflegeplan und Verlaufsbericht			
	Pflegeplan (n)	Verlaufsbericht (n)	Diff. signif.
2. Nennung vorhanden	354 (79 %)	146 (68 %)	p = 0.004
2. Nennung nicht vorhanden	95 (21 %)	67 (32 %)	
3. Nennung vorhanden	160 (36 %)	59 (28 %)	p = 0.043
3. Nennung nicht vorhanden	289 (64 %)	154 (72 %)	
Gesamt	**488**	**506**	

Tabelle 27: Probleme/Bedürfnisse, Konkretheit der Dokumentation. Phase 3, Krankenhaus 2

Vergleich von Pflegeplan und Verlaufsbericht			
	Pflegeplan (n)	Verlaufsbericht (n)	Diff. signif.
Nennungen	371 (83 %)	115 (54 %)	p = 0.000
davon:			
eher vage	42 (11 %)	41 (36 %)	p = 0.000
eher konkret	329 (89 %)	74 (64 %)	

Tabelle 28: Fähigkeiten, Konkretheit der Dokumentation. Phase 3, Krankenhaus 2

Vergleich von Pflegeplan und Verlaufsbericht			
	Pflegeplan (n)	Verlaufsbericht (n)	Diff. signif.
Nennungen	338 (85 %)	96 (45 %)	p = 0.000
davon:			
eher vage	28 (7 %)	23 (24 %)	p = 0.000
eher konkret	355 (93 %)	73 (76 %)	

Tabelle 29: Art der Maßnahmen, Konkretheit der Dokumentation, Qualität der Maßnahmen, Phase 3, Krankenhaus 2

Vergleich von Pflegeplan und Verlaufsbericht			
	Pflegeplan (n)	Verlaufsbericht (n)	Diff. signif.
Nennungen	408 (91 %)	122 (57 %)	p = 0.000
davon:			
Pflegerische Maßnahmen	388 (95 %)	99 (81 %)	p = 0.000
Mitwirkung an med. Maßnahmen	3 (1 %)	19 (16 %)	p = 0.000
Organisatorische Maßnahmen	17 (4 %)	4 (3 %)	p(corr.) = 0.990
Die Nennungen sind…			
eher vage	35 (9 %)	36 (30 %)	p = 0.000
eher konkret	371 (91 %)	86 (70 %)	
Qualität der Maßnahmen:			
unterstützend	339 (83 %)	76 (62 %)	p = 0.000
kompensierend	39 (10 %)	14 (12 %)	p = 0.536
nicht entscheidbar	30 (7 %)	32 (26 %)	p = 0.000

Mehrheit. Etwa ein Viertel der dokumentierten Maßnahmen in den Verlaufsberichten sind nicht zuordbar, in den Plänen sind dies nur 7 Prozent.

Trotz der geringen Anzahl von Eintragungen in den Verlaufsberichten findet sich auch im Krankenhaus 2 in der Postinterventionsphase eine dem Krankenhaus 1 vergleichbare Struktur.

6.3.2 Vergleich zwischen Basis- und Postinterventionsuntersuchung

Erstnennung der AEDL-Bereiche

In der **Tabelle 30** ist die Verteilung der als wichtigste einer Eintragung codierten AEDL-Bereiche dargestellt.

Sowohl in Phase 1 als auch in Phase 3 sind mit Abstand die häufigsten Eintragungen zu dem AEDL-Bereich «Sich bewegen» zu finden. Dieser AEDL-Bereich ist Anlass für mehr als ein Viertel aller Eintragungen. Alle anderen AEDL-Bereiche sind um mindestens 10 Prozentpunkte seltener vertreten.

In beiden Phasen relativ häufig vertreten sind die AEDL-Bereiche «Essen und trinken», «Körperpflege» und «Ausscheiden». Die größten Unterschiede zwischen beiden Phasen sind bei «Vitale Funktionen aufrecht erhalten» und «Kommunizieren» festzustellen.

Der AEDL-Bereich «Vitale Funktionen» steht in Phase 1 an zweiter Stelle der Häufigkeitsrangfolge und reduziert seine Bedeutung in Phase 3 auf 2 Prozent aller Eintragungen. Dies hat unter anderem seine Begründung darin, dass – wie bereits beschrieben – in Phase 1 die Pflegepläne vor allem mit Standardformulierungen bestückt wurden. Darin war meist auch der Hinweis auf die Kreislaufkontrolle enthalten. Eine stärkere individuelle und pflegerische Orientierung benötigt keine Erwähnung routinemäßiger Kreislaufkontrolle.

Der AEDL-Bereich «Kommunizieren» hat in Phase 3 – relativ gesehen – weit über das Doppelte zugenommen. Dies entspricht der durch die Intervention veränderten Sichtweise dieses AEDL-Bereichs, der im Rahmen der Pflege von SchlaganfallpatientInnen traditionellerweise meist zu kurz gekommen ist. Bemerkenswerterweise erhalten die AEDL-Bereiche «Sich kleiden» und «Soziale Bereiche des Lebens sichern» in Phase 3 überhaupt erst eine Bedeutung. Auch hier wird traditionell Unsichtbares, jedoch für die Pflege bei SchlaganfallpatientInnen Wichtiges, in der Dokumentation sichtbar. In **Abbildung 29** (S. 124) sind noch einmal die signifikanten Veränderungen der AEDL-Bereiche in den Erstnennungen der Eintragungen dargestellt.

Tabelle 30: AEDL-Bereiche, 1. Nennung, Krankenhaus 2

Vergleich Phase 1 (Verlauf) mit Phase 3 (Plan und Verlauf)						
	Pflegeplan (n)		Verlaufsbericht (n)		Diff. signif.	
1. Kommunizieren	67	(7 %)	105	(16 %)	p = 0.000	
2. Sich bewegen	261	(26 %)	182	(28 %)	p = 0.580	
3. Vitale Funktionen	163	(16 %)	10	(2 %)	p = 0.000	
4. Essen und trinken	145	(15 %)	69	(10 %)	p = 0.013	
5. Sich pflegen	126	(13 %)	98	(15 %)	p = 0.215	
6. Ausscheiden	136	(14 %)	77	(12 %)	p = 0.222	
7. Sich kleiden	2	(0,2 %)	34	(5 %)		
8. Ruhen und schlafen	14	(1 %)	11	(2 %)	p = 0.680	
9. Sich beschäftigen	13	(1 %)	3	(0,5 %)		
10. Sich als Frau/Mann fühlen	0		6	(1 %)		
11. Umgebung sichern	2	(0,2 %)	7	(1 %)		
12. Soziale Bereiche	0		21	(3 %)		
13. Existentielle Erfahrungen	65	(7 %)	39	(6 %)	p = 0.590	
Insgesamt	994	(100 %)	662	(100 %)		

AEDL-Bereiche, Vergleich Phase 1 mit Phase 3

1. Nennung, Krankenhaus 2 Phase 1 (n=994) ■ Phase 3 (n=662)

Angaben in Prozent

Kommunizieren	Vitale Funktionen	Essen und trinken	Sich kleiden	Sozialer Bereich
7 / 16	16 / 2	15 / 10	0,2 / 5	0 / 3
p=0.000	p=0.000	p=0.01	p(corr.)=0.000	

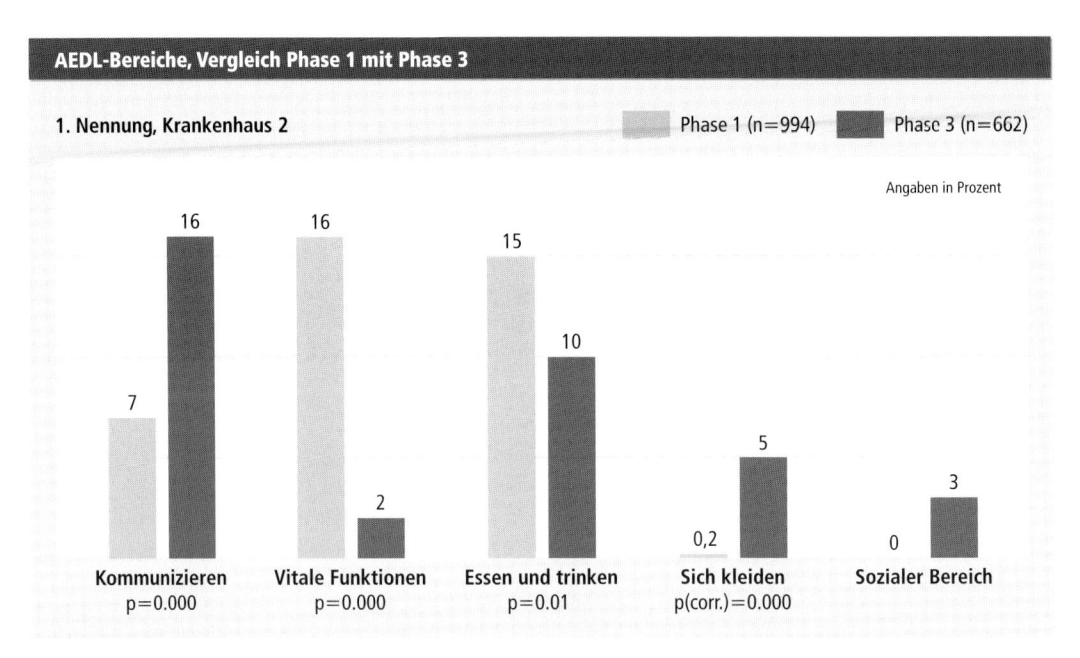

Abbildung 29: Erstnennungen der AEDL-Bereiche, Vergleich von Phase 1 mit Phase 3.

Ausgewählte AEDL-Spezifika (Erstnennung)

Die Zunahme der AEDL «Kommunizieren» ist vor allem auf 3 Spezifika dieser AEDL zurückzuführen: «Aussprache/Verständlichkeit», «Sich mündlich mitteilen» und «Konzentration» (Tab. 31). Da diese drei Kategorien spezielle Pflegeprobleme bei SchlaganfallpatientInnen berühren, darf auch dieses Ergebnis als Interventionserfolg interpretiert werden. Das gleiche gilt für die erstmalige Nennung von «Körperschema» und «Wahrnehmen» in Phase 3.

Die Veränderung der Spezifika des AEDL-Bereichs «Vitale Funktionen» (Tab. 32) unterstützt zum einen das bereits Beschriebene zur stärker individuellen Orientierung der Dokumentation und auch des Pflegeverständnisses: «Atmung» und «Kreislauf» stellen den überwiegenden Teil aller Nennungen des AEDL-Bereichs «Vitale

Tabelle 31: AEDL «Kommunizieren», spezifische Bereiche, 1. Nennung, Krankenhaus 2

Vergleich Phase 1 (Verlauf) mit Phase 3 (Plan und Verlauf)			
	Basisuntersuchung	Postinterventionsphase	Diff. signif.
100 Kommunizieren	5 (0,5 %)	0	
110 Bewusstseinszustand	8 (0,8 %)		
115 Konzentration	4 (0,4 %)	12 (2 %)	
120 Mündlich mitteilen	6 (0,6 %)	27 (4 %)	p(corr.)=0.000
121 Aussprache/Verständlichkeit	13 (1 %)	36 (5 %)	p=0.000
143 Körperschema		3 (0,5 %)	
150 Wahrnehmen		5 (0,8 %)	
153 Gesichtsfeld	1 (0,1 %)		
160 Verstehen, erklären		8 (1 %)	
170 Fühlen	0	1 (0,2 %)	
180 Schmerz ausdrücken	21 (2 %)	8 (1 %)	p=0.169
Sonstiges	9 (0,9 %)	5 (0,8 %)	

Tabelle 32: AEDL «Vitale Funktionen aufrecht erhalten», ausgewiesene spezifische Bereiche, 1. Nennung, Krankenhaus 2

Vergleich Phase 1 (Verlauf) mit Phase 3 (Plan und Verlauf)

		Basisuntersuchung	Postinterventionsphase	Diff. signif.
300	Vitale Funktionen aufrecht erhalten	3 (0,3 %)	0	
310	Atmung	62 (6 %)	0	
312	Husten	0	1 (0,2 %)	
313	Verschleimung	2 (0,2 %)	0	
314	Infekte	7 (0,7 %)	0	
320	Kreislauf	83 (8 %)	5 (0,8 %)	
322	Blutdruck	1 (0,1 %)	3 (0,5 %)	
331	Fieber	5 (0,5 %)	1 (0,2 %)	

Tabelle 33: AEDL «Essen und trinken», spezifische Bereiche, 1. Nennung, Krankenhaus 2

Vergleich Phase 1 (Verlauf) mit Phase 3 (Plan und Verlauf)

		Basisuntersuchung	Postinterventionsphase	Diff. signif.
410	Essen	100 (10 %)	43 (7 %)	p = 0.011
414	Passierte Kost	2 (0,2 %)	0	
420	Trinken	19 (2 %)	0	
421	Schlucken von Flüssigkeit	2 (0,2 %)	6 (0,9 %)	
422	Trinkmenge	1 (0,1 %)	0	
430	Zähne	1 (0,1 %)	0	
440	Kau- und Schluckfunktionen	1 (0,1 %)	5 (0,8 %)	
450	Verträglichkeit von Essen und trinken	3 (0,3 %)	0	
460	Sonstiges zu 4	13 (1 %)	0	

Funktionen» in Phase 1. Die seltenere Dokumentation dieser Kategorien macht die allgemeine Bedeutungsminderung der «Vitalen Funktionen» im Phase 3 aus.

Zum anderen zeigt sich jedoch auch eine Folge veränderter Pflege, indem «Verschleimung» und «Infekte» in Phase 3 gar nicht mehr und «Fieber» nur noch einmal erwähnt werden. Aus der qualitativen Erhebung ist bekannt, dass im Gegensatz zu Phase 1 in Phase 3 keine Sekundärinfekte bei den PatientInnen auftraten.

Auch «Essen und trinken» wird in Phase 3 deutlich seltener dokumentiert als in Phase 1, auch wenn dieser AEDL-Bereich noch zu den relativ häufig genannten gehört (**Tab. 33**).
Die Veränderungen sind hauptsächlich darauf zurückzuführen, dass sehr viele Spezifika, die in Phase 1 notiert sind, in Phase 3 nicht mehr vorkommen. Dazu gehören das allgemeine «Trinken», die «Trinkmenge», «Zähne», «Kau- und Schluckfunktionen», «Verträglichkeit von Essen und trinken» und eine Restkategorie «Sonstiges». Übrig geblieben ist in Phase 3 fast nur noch die auch relativ allgemeine Kategorie «Essen».

Die AEDL «Sich kleiden» hat in Phase 3 überhaupt erst eine Bedeutung bekommen, indem sie von insgesamt 2 Nennungen in Phase 1 auf 34 in Phase 3 angestiegen ist. Dieser Anstieg ist auf drei Spezifika verteilt: «Sich kleiden», «Art der Kleidung» und «Ankleiden», das sich auf die eigene Fähigkeit zum An- und Ausziehen bezieht. Auch hier wird ein stärker rehabilitierendes Pflegeverständnis sichtbar, weil Kleidung und die Fähigkeit sich anzuziehen Dimensionen sind, die über die abhängige Pflegebedürftigkeit mit Nachthemd im Bett hinausweist.

«Sich pflegen» wird in Phase 3 zwar nicht signifikant häufiger als in Phase 1 dokumentiert, wird hier aber auf ihre Spezifika hin beschrieben, weil sie eine deutliche Aussage über rehabilitierendes Pflegeverhalten enthalten können (Tab. 34).

Die Veränderungen dieser Spezifika sind gut als Verlagerung von eher passivierender zu unabhängigkeitsfördernder Pflege zu interpretieren. «Sich selbst waschen» und «Sich mit Hilfe waschen» sind in Phase 3 die am häufigsten dokumentierten Kategorien dieser AEDL, während in Phase 1 «Gewaschen werden» noch vor «Mit Hilfe waschen» am häufigsten vorkommt.

Auch die Dokumentationshäufigkeit des AEDL-Bereichs «Sich bewegen» hat sich zwischen den beiden Phasen nicht verändert (Tab. 35). Da er jedoch der am häufigsten genannte und auch für die hier besonderen Pflegeanforderungen vorrangige AEDL-Bereich ist, seien seine Spezifika ebenfalls beschrieben.

Tabelle 34: AEDL «Sich pflegen», spezifische Bereiche, 1. Nennung, Krankenhaus 2

Vergleich Phase 1 (Verlauf) mit Phase 3 (Plan und Verlauf)			
	Basisuntersuchung	Postinterventionsphase	Diff. signif.
500 Sich pflegen	9 (0,9 %)	6 (0,9 %)	
510 Hautzustand	2 (0,2 %)	0	
520 Sich waschen	7 (0,7 %)	2 (0,3 %)	
521 Selbst waschen	1 (0,1 %)	17 (3 %)	
522 Mit Hilfe waschen	31 (1 %)	59 (9 %)	p = 0.000
523 Gewaschen werden	37 (4 %)	2 (0,3 %)	
530 Körperbereiche	6 (0,6 %)	5 (0,8 %)	
531 Mundpflege	25 (3 %)	7 (1 %)	p = 0.054
540 Hautschäden	8 (0,8 %)	0	

Tabelle 35: AEDL «Sich bewegen», spezifische Bereiche, 1. Nennung, Krankenhaus 2

Vergleich Phase 1 (Verlauf) mit Phase 3 (Plan und Verlauf)			
	Basisuntersuchung	Postinterventionsphase	Diff. signif.
210 Körperbewegung	8 (0,8 %))	7 (1 %)	
211 Bewegen im Bett	25 (3 %)	31 (5 %)	p = 0.017
212 Liegen im Bett	3 (0,3 %)	14 (2 %)	
213 Sitzen im Bett	6 (0,6 %)	1 (0,2 %)	
214 Sitzen außerhalb des Bettes	4 (0,4 %)	1 (0,2 %)	
215 Bewegen außerhalb des Bettes	51 (5 %)	10 (2 %)	p = 0.000
220 Schlaffe Lähmungen	26 (3 %)	46 (7 %)	p = 0.000
240 Sonst. Bewegungseinschränkungen	32 (3 %)	56 (9 %)	p = 0.000
250 Gleichgewichtsstörungen	0	9 (1 %)	
260 Lagerung	0	1 (0,2 %)	
270 Gefährdete Körperregionen	2 (0,2 %)	0	
271 Kontrakturen	0	1 (0,2 %)	
272 Dekubitalgeschwüre	46 (5 %)	6 (0,9 %)	
295 Hilfsmittel	20 (2 %)	0	
210 Körperbewegung	15 (2 %)	0	
211 Bewegen im Bett	25 (3 %)	0	
212 Liegen im Bett	3 (0,4 %)	0	

In Phase 1 sind «Lagerung» und «Sitzen außerhalb des Bettes» von größter Bedeutung. Hier verlagert es sich in Phase 3 vor allem auf «Sich bewegen außerhalb des Bettes», «Schlaffe Lähmung» und «Bewegen im Bett». Außerdem nimmt die allgemeine Nennung von «Körperbewegungen» zu. Hier drückt sich wohl auch ein verändertes Pflegeverständnis aus, nach dem die Bedeutung der (passiven) Lagerung zurückgeht zugunsten der (aktiveren) Bewegung.

Wahrnehmung von Zusammenhängen: AEDL-Mehrfachnennungen

Die Eintragungen in den Pflegeplänen und Verlaufsberichten enthalten in Phase 3 signifikant häufiger mehrere AEDL-Bereiche. Dies betrifft sowohl die Zweitnennung als auch die Drittnennung von AEDL-Bereichen. Wird untersucht, inwieweit sich die Mehrfachnennungen auf denselben AEDL-Bereich beziehen wie die Erstnennung, so zeigt sich, dass die Zweitnennungen deutlich häufiger andere AEDL-Bereiche betreffen als die Erstnennungen. Anders ist es mit den Drittnennungen, die sich in Phase 3 etwas häufiger als in Phase 1 auf denselben AEDL-Bereich beziehen. Insgesamt enthalten jedoch 75 Prozent aller Eintragungen in Phase 3 Mehrfach-AEDL-Bereiche, so dass hier sehr deutlich ein Indikator für ein klareres Verständnis von Ganzheitlichkeit vorhanden ist (**Abb. 30**).

Probleme/Bedürfnisse

Bereits in zwei Dritteln aller Eintragungen der Phase 1 werden Probleme und Bedürfnisse dokumentiert. Dieses wird in Phase 3 noch etwas gesteigert auf 73 Prozent.

Die Art und Weise der Dokumentation ist in Phase 1 jedoch zum größten Teil eher vage, so dass sie keine präzisen Handlungsanleitungen ermöglicht. Dies verändert sich in Phase 3, in der vier Fünftel aller beschrieben Probleme konkret beschrieben sind. Dieses Ergebnis deutet auf einen großen Lernerfolg beim Dokumentationsverhalten hin, wahrscheinlich auch bei der Präzision der Wahrnehmung bzw. Beobachtung.

Die Verteilung der AEDL-Bereiche, auf die sich Probleme beziehen, spiegelt des gleiche wider, was schon allgemein bei der Häufigkeitsverteilung der AEDL-Bereiche zu sehen war (**Tab. 36**). «Sich bewegen» steht in beiden Phasen an erster

AEDL-Mehrfachnennungen, Vergleich Phase 1 mit Phase 3

Krankenhaus 2 — Phase 1 (n=994), Phase 3 (n=662)

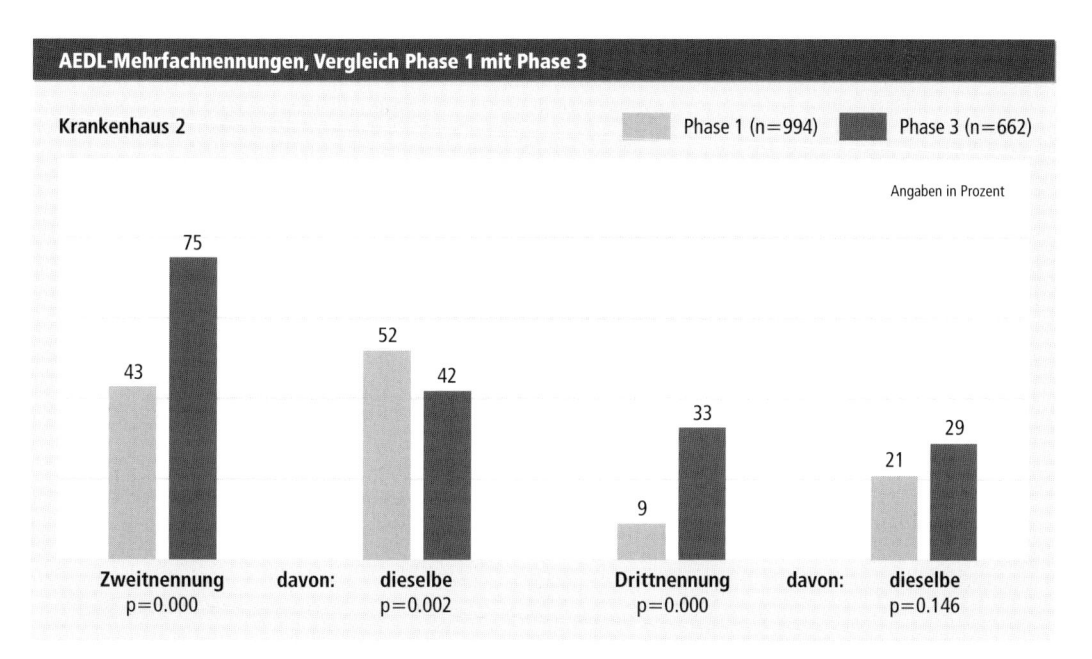

Angaben in Prozent

	Zweitnennung p=0.000	davon: dieselbe p=0.002	Drittnennung p=0.000	davon: dieselbe p=0.146
Phase 1	43	52	9	21
Phase 3	75	42	33	29

Abbildung 30: Mehrfachnennungen von AEDL-Bereichen, Vergleich von Phase 1 mit Phase 3.

Tabelle 36: AEDL-Bereiche, auf die sich Probleme beziehen, Krankenhaus 2

Vergleich Phase 1 (Verlauf) mit Phase 3 (Plan und Verlauf)

	Pflegeplan (n)		Verlaufsbericht (n)		Diff. signif.
1. Kommunizieren	49	(7 %)	90	(19 %)	p = 0.000
2. Sich bewegen	156	(23 %)	136	(28 %)	p = 0.076
3. Vitale Funktionen	143	(21 %)	9	(2 %)	p = 0.000
4. Essen und trinken	95	(14 %)	52	(11 %)	p = 0.075
5. Sich pflegen	74	(11 %)	63	(13 %)	p = 0.333
6. Ausscheiden	93	(14 %)	55	(11 %)	p = 0.188
7. Sich kleiden	0		29	(6 %)	
8. Ruhen und schlafen	8	(1 %)	8	(2 %)	
9. Sich beschäftigen	4	(0,6 %)	1	(0,2 %)	
10. Sich als Frau/Mann fühlen	0		0		
11. Umgebung sichern	2	(0,3 %)	2	(0,4 %)	
12. Soziale Bereiche	0		6	(1 %)	
13. Existentielle Erfahrungen	43	(6 %)	35	(7 %)	p = 0.614
Insgesamt	**667**	(100 %)	**486**	(100 %)	

Stelle. In Phase 1 folgt gleich darauf die AEDL «Vitale Funktionen», die in Phase 3 fast keine Bedeutung als Problem mehr hat (vgl. auch «Abnahme von Sekundärerkrankungen», Kap. 5.2). Dafür rückt «Kommunizieren» in Phase 3 an die zweithäufigste Stelle. Relativ häufig beziehen sich die Probleme auch auf «Essen und trinken», «Sich pflegen» und «Ausscheiden». Die Veränderung der AEDL-Struktur, auf die sich Probleme beziehen, kann auch als Ausdruck einer stärker individuell und pflegerisch orientierten Dokumentation interpretiert werden (**Abb. 31**).

Probleme und Bedürfnisse, Vergleich Phase 1 mit Phase 3

Krankenhaus 2 — Phase 1 (n=994), Phase 3 (n=662)

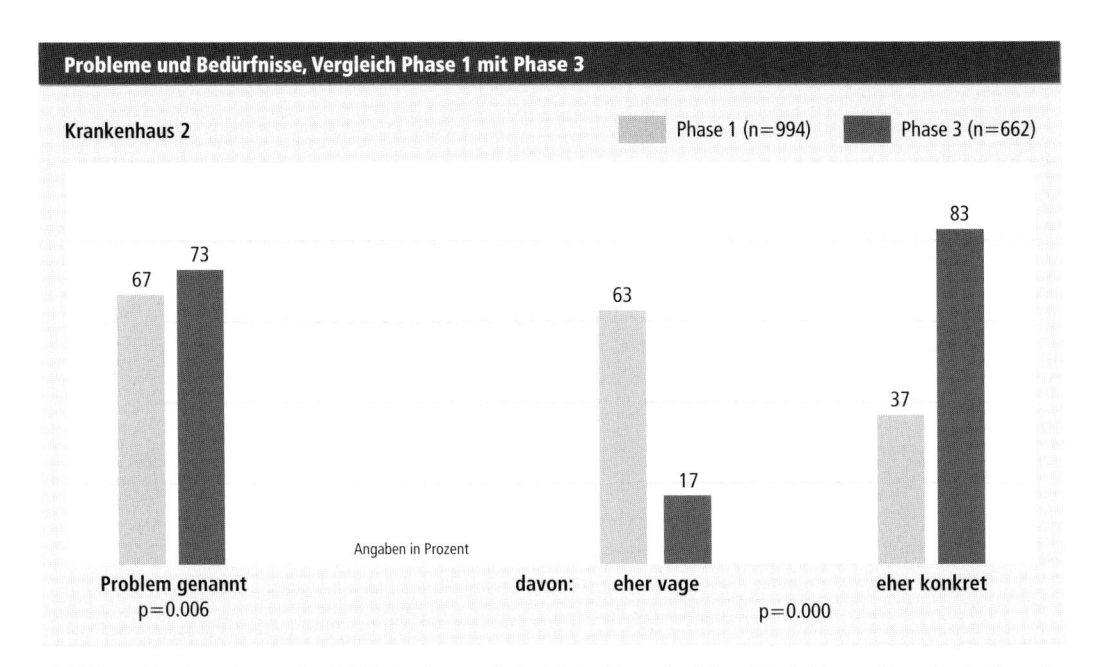

	Problem genannt	davon: eher vage	eher konkret
Phase 1	67	63	37
Phase 3	73	17	83
	p=0.006	p=0.000	

Angaben in Prozent

Abbildung 31: Veränderung der AEDL-Struktur, auf die sich Probleme beziehen; Vergleich von Phase 1 mit Phase 3.

Tabelle 37: AEDL-Bereiche, auf die sich Fähigkeiten beziehen, Krankenhaus 2

Vergleich Phase 1 (Verlauf) mit Phase 3 (Plan und Verlauf)			
	Pflegeplan (n)	Verlaufsbericht (n)	Diff. signif.
1. Kommunizieren	11 (9 %)	88 (18 %)	p = 0.018
2. Sich bewegen	44 (37 %)	152 (32 %)	p = 0.250
3. Vitale Funktionen	1 (0,8 %)	0	
4. Essen und trinken	26 (22 %)	53 (11 %)	p = 0.002
5. Sich pflegen	16 (14 %)	85 (18 %)	p = 0.277
6. Ausscheiden	9 (8 %)	39 (8 %)	p = 0.854
7. Sich kleiden	0	21 (4 %)	
8. Ruhen und schlafen	1 (0,8 %)	2 (0,4 %)	
9. Sich beschäftigen	5 (4 %)	1 (0,2 %)	
10. Sich als Frau/Mann fühlen	0	6 (1 %)	
11. Umgebung sichern	0	5 (1 %)	
12. Soziale Bereiche	0	12 (3 %)	
13. Existentielle Erfahrungen	5 (4 %)	15 (3 %)	
Insgesamt	118 (100 %)	479 (100 %)	

Identifikation von Fähigkeiten

Bei der Dokumentation von Fähigkeiten ist auch im zweiten Projektkrankenhaus eine drastische Veränderung zu beobachten (**Tab. 37**). In Phase 1 enthält kaum mehr als jede zehnte Eintragung etwas über Fähigkeiten von PatientInnen. In Phase 3 dagegen beziehen sich fast drei Viertel aller Eintragungen auf diese Fähigkeiten. Hier schlägt sich offenbar ein deutlicher Wandel im Bewusstsein über rehabilitierende Pflege in der Dokumentation nieder. **Abbildung 32** zeigt, dass

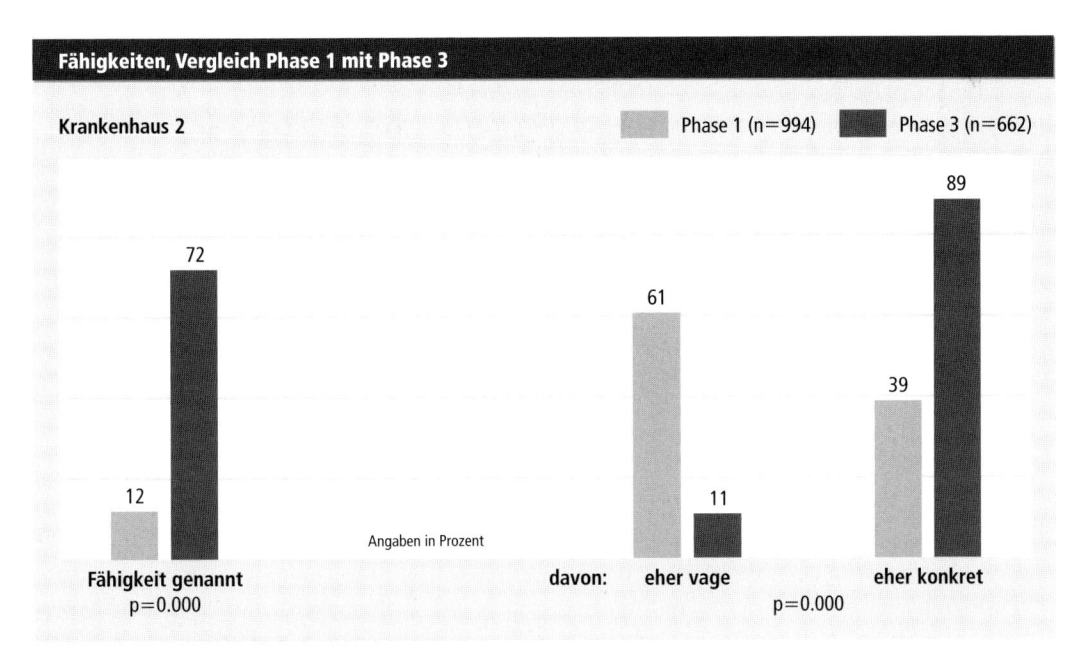

Abbildung 32: Fähigkeiten von Patienten, Vergleich von Phase 1 mit Phase 3.

Maßnahmen, Vergleich Phase 1 mit Phase 3

Krankenhaus 2

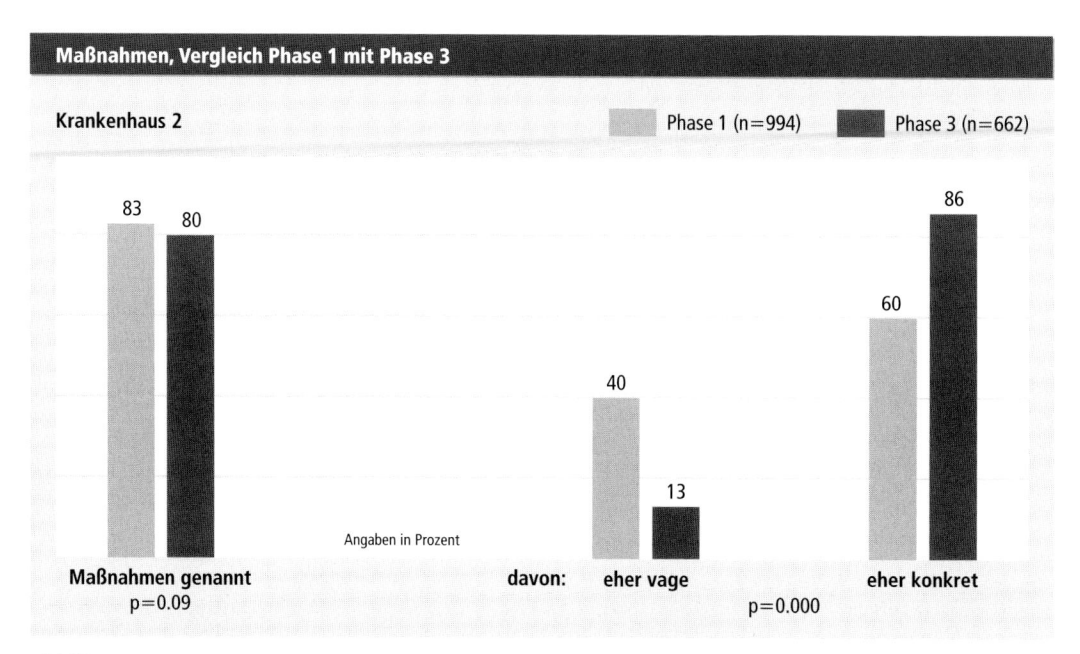

Phase 1 (n=994) | Phase 3 (n=662)

- Maßnahmen genannt: Phase 1: 83, Phase 3: 80; p=0.09
- davon: eher vage: Phase 1: 40, Phase 3: 13
- eher konkret: Phase 1: 60, Phase 3: 86; p=0.000

Angaben in Prozent

Abbildung 33: Dokumentation von Maßnahmen, Vergleich von Phase 1 mit Phase 3.

auch die Qualität des Dokumentationsverhaltens ist wesentlich effektiver geworden, indem nach der Intervention fast 90 Prozent aller Eintragungen über Fähigkeiten der PatientInnen eher konkret sind.

Auch die Fähigkeiten beziehen sich am häufigsten auf den AEDL-Bereich «Sich bewegen». «Essen und trinken» folgt in Phase 1, wird aber in Phase 3 nur noch halb sooft als Fähigkeit genannt. Wie auch bei den Problemen nimmt die Bedeutung von «Kommunizieren» drastisch zu. Auf «Sich pflegen» beziehen sich schließlich nach einer leichten Zunahme etwa genauso viele Dokumentationen von Fähigkeiten wie auf «Kommunizieren».

Anzumerken ist, dass die Aufrechterhaltung vitaler Funktionen offenbar nur als Problem angesehen werden kann. Dieser AEDL-Bereich taucht in Phase 1 bei 21 Prozent aller Problemnennungen auf und kommt nur ein einziges Mal (0,8 %) als Fähigkeit vor. In Phase 3 hat dieser AEDL-Bereich jedoch insgesamt an zahlenmäßiger Bedeutung verloren. Nur noch 2 Prozent der Probleme beriefen sich darauf, als Fähigkeit wird er nicht dokumentiert (vgl. Kap. 5.2).

Maßnahmen

Bereits in Phase 1 werden in den Pflegeplänen und Verlaufsberichten in mehr als vier Fünftel aller Eintragungen Maßnahmen dokumentiert. Das nimmt in Phase 3 sogar leicht ab (nicht signifikant). Die Beschreibung dieser Maßnahmen ist in Phase 1 jedoch zu einem erheblichen Teil eher vage und wird in Phase 3 sehr viel konkreter.

Sieht man sich die Art der Maßnahmen an, dann sind bereits 87 Prozent davon in Phase 1 pflegerische. Dies steigert sich noch leicht in Phase 3 auf 92 Prozent zugunsten einer Abnahme der Mitwirkung bei medizinischer Diagnostik und Therapie. Organisatorische Maßnahmen nehmen leicht zu (vgl. **Abbildung 33** und **Abbildung 34**). Deutlichere Veränderungen zwischen den beiden Phasen sind bei der Art der Maßnahmen zu sehen. Fördernde Maßnahmen haben weit über das Doppelte zugenommen, während kompensierende deutlich abnehmen. Aber auch Maßnahmen, die nicht klar einzuordnen sind, nehmen signifikant ab. Hier zeigt sich wieder ein Interventionserfolg, indem rehabilitierendem Verhalten ein vorrangiger Stellenwert eingeräumt wird.

6. Analyse der standardisierten Dokumentationsdaten

Art der Maßnahmen, Vergleich Phase 1 mit Phase 3

Krankenhaus 2

Phase 1 (n=994) ■ Phase 3 (n=664)

Angaben in Prozent

	pflegerisch	medizinische Mitwirkung	organisatorisch	fördernd	kompensierend	nicht entschieden
Phase 1	87	13	0,6	34	40	27
Phase 3	92	4	4	78	10	11
	p=0.004	p=0.000		p=0.000	p=0.000	p=0.000

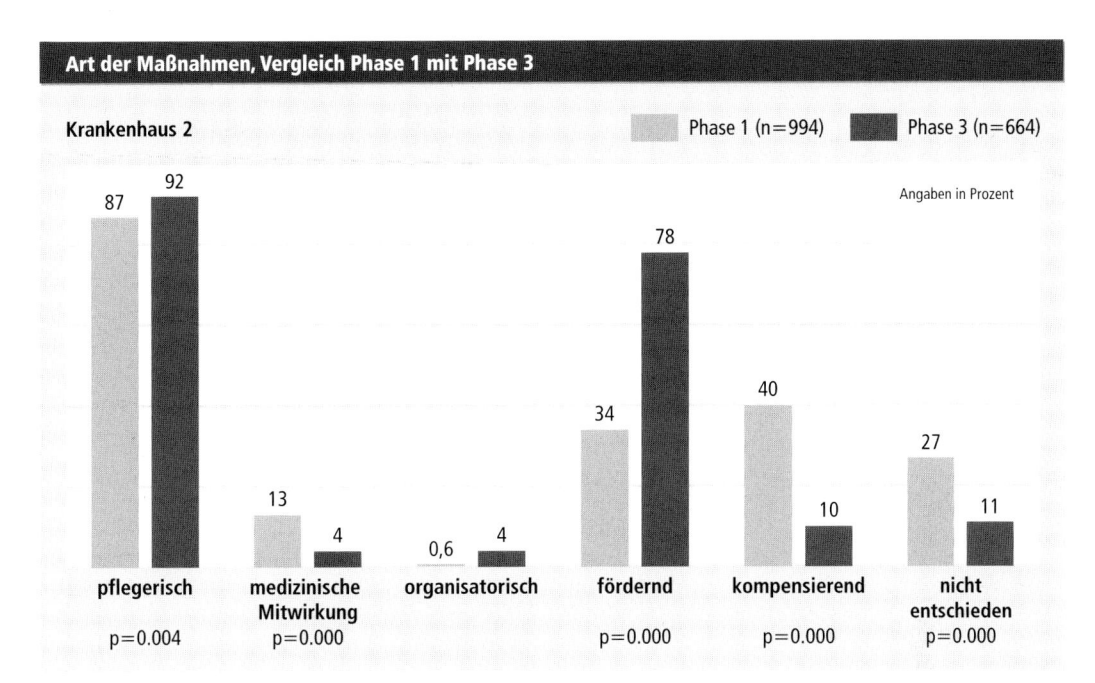

Abbildung 34: Art der Maßnahmen, Vergleich Phase 1 mit Phase 3.

Die Strukturveränderungen der AEDL-Bereiche, auf die sich Maßnahmen beziehen, sind ganz ähnlich denen, auf die sich Probleme beziehen (**Tab. 38**). Die meisten Maßnahmen betreffen in beiden Phasen mit Abstand den AEDL-Bereich «Sich bewegen». In Phase 1 folgt der AEDL-Bereich «Vitale Funktionen», der in Phase 3 kaum eine Bedeutung für Maßnahmen erhält.

Nur 5 Prozent aller Maßnahmen in Phase 1 beziehen sich auf den AEDL-Bereich «Kommunizieren». In Phase 3 ist das dreimal so viel. Relativ viele Maßnahmen beziehen sich auch auf «Essen

Tabelle 38: AEDL-Bereiche, auf die sich Maßnahmen beziehen, Krankenhaus 2

Vergleich Phase 1 (Verlauf) mit Phase 3 (Plan und Verlauf)						Diff. signif.
	Pflegeplan (n)		Verlaufsbericht (n)			
1. Kommunizieren	42	(5 %)	87	(16 %)		p=0.000
2. Sich bewegen	232	(28 %)	152	(29 %)		p=0.792
3. Vitale Funktionen	154	(19 %)	10	(2 %)		
4. Essen und trinken	121	(15 %)	56	(11 %)		p=0.031
5. Sich pflegen	123	(15 %)	89	(17 %)		p=0.323
6. Ausscheiden	117	(14 %)	61	(12 %)		p=0.163
7. Sich kleiden	2	(0,2 %)	31	(6 %)		
8. Ruhen und schlafen	2	(0,2 %)	4	(0,8 %)		
9. Sich beschäftigen	5	(0,6 %)	1	(0,2 %)		
10. Sich als Frau/Mann fühlen	0		6	(1 %)		
11. Umgebung sichern	2	(0,2 %)	5	(0,9 %)		
12. Soziale Bereiche	0		5	(0,9 %)		
13. Existentielle Erfahrungen	28	(3 %)	23	(4 %)		p=0.365
Insgesamt	828	(100 %)	530	(100 %)		

und trinken», «Sich pflegen» und «Ausscheiden». Hier ähneln sich beide Phasen.

Die Bedeutung der AEDL-Bereiche «Mit existentiellen Erfahrungen des Lebens umgehen» und «Soziale Bereiche des Lebens sichern».

«Mit existentiellen Erfahrungen des Lebens umgehen»
Im Projektkrankenhaus 2 enthält bereits in Phase 1 fast jede 10. Eintragung den AEDL-Bereich «Mit existentiellen Erfahrungen des Lebens umgehen». Weit über die Hälfte davon (70 %) sind Erstnennungen (**Tab. 39**). Die qualitative Analyse zeigt, dass hier jedoch überwiegend Aussagen wie *«Frau f. (Sozialarbeiterin) soll mit Angehörigen Frage eines Heimplatzes klären»*, enthalten sind. Diese Aussagen geben noch keinen Heinweis auf ganzheitlich-rehabilitierende Elemente. In Phase 3 ist der Anteil der Eintragungen etwas gestiegen. Der Anteil der Erstnennungen ist dagegen gesunken. Das heißt, der AEDL-Bereich «Existentielle Erfahrungen» wird in Phase 3 häufiger im Sinne von Ganzheitlichkeit im Zusammenhang mit anderen erstgenannten AEDL-Bereichen dokumentiert. Die qualitative Analyse zeigt, dass hier soziale Bereiche häufig im Zusammenhang mit Maßnahmen zur pflegerischen Anleitung und Beratung dokumentiert werden. Von einer Gesamtpopulation von 8 PatientInnen der Postinterventionsuntersuchung enthalten die Aufnahme- und Entlassungsberichte jeweils nur 7 Eintragungen zum AEDL-Bereich «Mit existentiellen Erfahrungen umgehen».

Ebenso wie in Haus 1 wird jedoch aus den Pflegeplänen der Phase 3 sichtbar, wie grundlegend wichtig die «Existentiellen Erfahrungen» der PatientInnen für die Pflege gesehen werden. Bei fünf PatientInnen werden sie als prioritärer AEDL-Bereich in den Pflegeplänen gekennzeichnet; bei den übrigen drei PatientInnen als zu berücksichtigendes Problem. So gibt es auch in Haus 2 keinen Patienten, bei dem die Bewältigung existentieller Probleme nicht als wichtiger Bestandteil der Pflege angesehen wird.

«Soziale Bereiche des Lebens sichern»
Im zweiten Projektkrankenhaus spielt in Phase 1 die «Sicherung der sozialen Bereiche» so gut wie keine Rolle, da diese AEDL nur in 3 Eintragungen insgesamt zu finden ist (**Tab. 40**). In keiner dieser Eintragungen stellt sie die Erstnennung. In Phase 3 hat die Bedeutung der «Sozialen Bereiche» sichtbar zugenommen. Nun ist sie in der überwiegenden Zahl ihrer Dokumentation Anlass für eine Eintragung geworden.

In den Aufnahme- und Entlassungsberichten ist dieser AEDL-Bereich mit 9 Prozent bzw. 6 Prozent aller Eintragungen vertreten.

Tabelle 39: AEDL «Existentielle Erfahrungen», Krankenhaus 2

Vergleich Phase 1 (Verlauf) mit Phase 3 (Plan und Verlauf)		
	Basisuntersuchung	Postinterventionsphase
(Plan und) Verlaufsbericht	93 (9,4 %)	85 (12,8 %)
davon als Erstnennung	65 (6,5 %)	39 (5,9 %)
Aufnahmebericht		7 (5,9 %)
Entlassungsbericht		7 (5,9 %)

Tabelle 40: AEDL «Soziale Bereiche», Krankenhaus 2

Vergleich Phase 1 (Verlauf) mit Phase 3 (Plan und Verlauf)		
	Basisuntersuchung	Postinterventionsphase
(Plan und) Verlaufsbericht	3 (0,3 %)	29 (4,4 %)
davon als Erstnennung	0	21 (3,2 %)
Aufnahmebericht		10 (8,5 %)
Entlassungsbericht		8 (6,3 %)

Es zeigt sich bei dem AEDL-Bereich «Soziale Bereiche des Lebens sichern» ebenfalls, dass er bei fast allen PatientInnen in den Pflegeplänen als wichtiger Bereich angesehen wird. Bei drei PatientInnen wird dieser AEDL-Bereich als prioritär eingestuft, bei vier als zu berücksichtigendes Problem. Nur bei einem Patienten scheint dieser Bereich keine Rolle zu spielen.

Zusammenfassung

Ein zusammenfassender Überblick über die Ergebnisse aus dem zweiten Projektkrankenhaus zeigt zunächst, dass schon in Phase 1, sehr viel stärker aber noch in Phase 3, die Pflegeverlaufsberichte nicht in dem erwarteten Umfang genutzt wurden. Nicht einmal mindestens eine Eintragung täglich pro Patient ist zu verzeichnen. Dies ist vor allem als Ausdruck einer Prioritätensetzung der Pflegenden zu verstehen, die bei Personalengpässen der direkten Pflege den Vorrang vor der Dokumentation gegeben haben (vgl. Kap. 7, Rahmenbedingungen). Da es keine Gründe gibt, die die Annahme stützen, dass nicht dokumentierte Bereiche inhaltlich systematisch mit den hier zu untersuchenden Fragen zusammenhängen, ist trotz dieser Auslassungen ein Vergleich zwischen den beiden Phasen auch in Haus 2 sinnvoll.

Weiterhin anders als in Haus 1 wurde in Haus 2 bereits in der Basisuntersuchung Pflege in Pflegeplänen dokumentiert, dies allerdings vorwiegend mit Standardformulierungen. Dies bedeutet, dass die Pläne in der Regel viele Eintragungen enthalten, die allerdings für verschiedene PatientInnen eher gleich aussehen. Veränderungen nach der Intervention deuten auf eine individueller ausgerichtete Dokumentation, zum Beispiel bei der Abnahme der AEDL «Vitale Funktionen» bis zur Bedeutungslosigkeit.

Darüber hinaus werden krankheitsbildspezifische AEDLs stärker sichtbar, wie zum Beispiel durch häufigere Nennung von «Aussprache, Verständlichkeit», «Sich mündlich mitteilen», «Konzentration».

Deutlich wird stärker rehabilitierende Pflege sichtbar in verschiedenen AEDL-Spezifika. Ähnlich wie in Haus 1 nimmt zum Beispiel «Mit Hilfe waschen» gegenüber «Gewaschen werden» deutlich zu. Ein weiterer Indikator für unabhängigkeitsfördernde Pflege ist die bessere Dokumentation von Fähigkeiten sowohl im quantitativen Sinne als auch in der Konkretheit der Beschreibung. Schließlich steigt der Anteil aller unabhängigkeitsfördernden Maßnahmen sichtbar an.

Die Konkretheit, also die handlungsorientierte Präzision der Beschreibung, hat nach der Intervention auf allen Ebenen zugenommen, unabhängig davon, ob es sich um Probleme, Fähigkeiten oder Maßnahmen handelt. Auch der Indikator für Ganzheitlichkeit, die AEDL-Mehrfachnennungen, ist verstärkt sichtbar.

Als Gesamtergebnis aus dem Zweiten Projektkrankenhaus lässt sich also ebenso wie bezüglich Haus 1 summarisch festhalten, dass sowohl das Dokumentationsverhalten als auch die Dimensionen des Pflegeverständnisses und des Pflegeverhaltens die Kategorien ganzheitlich-rehabilitierender Prozesspflege stützen (vgl. Kap. 6.5 Schlussfolgerungen).

6.4 Vergleich zwischen beiden Projektkrankenhäusern

6.4.1 Vergleich der Ausgangslage (Basisuntersuchung)

Bevor beurteilt werden kann, ob die Intervention in beiden Häusern vergleichbare Veränderungen bewirkt hat, muss die Ausgangslage untersucht werden. Bekannt ist bereits, dass bei Beginn der Untersuchung die für die Pflege verwendeten Dokumentenarten unterschiedlich waren: Im ersten Krankenhaus wurde nur der Pflegeverlaufsbericht benutzt, während im Krankenhaus 2 mit Beginn der Untersuchung sowohl Pflegeplan als auch Pflegeverlaufsbericht verwandt wurden. Bekannt ist außerdem, dass die Pflegepläne im 2. Krankenhaus nach standardisierten Vorstellungen (Routinemaßnahmen) ausgefüllt wurden, das heißt, für jeden Patienten wurde eine ähnlicher Katalog an Problemen und Maßnahmen aufgezeichnet. Dennoch war es nicht sinnvoll, die beiden Dokumente – Plan und Verlauf – für die Analyse auseinander zu ziehen, da sich auch im Projektkrankenhaus 2 die Verlaufsberichte auf die Pflegepläne beziehen.

Tabelle 41 enthält die Erstnennung der AEDL-Hauptbereiche im Vergleich zwischen Krankenhaus 1 und Krankenhaus 2 mit den Daten der Basisuntersuchung, wobei im Krankenhaus 2 die Daten aus Plan und Verlauf zusammengefasst sind.

Im wesentlichen ist die Häufigkeitsverteilung der AEDL-Bereiche (Erstnennung) in den Dokumenten der beiden Krankenhäuser sehr ähnlich: «Sich bewegen» wird am häufigsten dokumentiert, danach folgen «Essen und trinken», «Ausscheiden» und «Vitale Funktionen». Die letzteren werden in Krankenhaus 1 jedoch signifikant seltener genannt als in Krankenhaus 2. Besonders groß sind die Unterschiede jedoch in anderen Bereichen: «Sich pflegen» hat in Krankenhaus 2 eine weitaus größere Bedeutung als in Krankenhaus 1, das gleiche gilt für «Existentielle Erfahrungen». «Ruhen und schlafen» dagegen ist im 1. Krankenhaus wesentlich häufiger. Aus den qualitativen Ergebnissen ist bekannt, dass die Schlafqualität von PatientInnen oft routinemäßig dokumentiert wurden, auch ohne Pflegerelevanz.

Es ist möglich, dass sich hinter den Unterschieden auch unterschiedliche Pflegeauffassungen verbergen. Dies soll anhand von Unterschieden der Spezifika bei den beiden für die Pflege von PatientInnen nach einem Schlaganfall so wichtigen AEDLs «Sich pflegen» und «Sich bewegen» untersucht werden (**Tab. 42** und **43**).

Wegen der niedrigen Absolutzahlen konnten hier keine sinnvollen Signifikanzberechnungen vorgenommen werden. Zunächst fällt auf, dass in Krankenhaus 2 drei Spezifika mehr genannt werden als im 1. Krankenhaus; eine größere Differenzierung im Dokumentationsverhalten ist also festzustellen. Die größte Differenz bei diesen in Haus 1 nicht dokumentierten Spezifika ist bei der «Mundpflege» zu finden, darüber hinaus werden die allgemeineren Formulierungen wie «Sich pflegen» und «Sich waschen» nur in Haus 2 dokumentiert. Wesentlich wichtiger jedoch sind die Unterschiede bei «Mit Hilfe waschen» und «Gewaschen werden». Beide werden in Haus 2 wesentlich häufiger genannt als in Haus 1. Zum einen ist wohl eine stärkere Sichtbarkeit bei der traditionell als Grundpflege abqualifizierten Körperpflege auszumachen, zum anderen aber ist deutlicher ein rehabilitierendes Ver-

Tabelle 41: AEDL-Bereiche, 1. Nennung, Phase 1

Vergleich Krankenhaus 1 (Verlauf) mit Krankenhaus 2 (Plan und Verlauf)						
	Krankenhaus 1		Krankenhaus 2		Diff. signif.
1. Kommunizieren	75	(9 %)	67	(7 %)	p = 0.060
2. Sich bewegen	197	(24 %)	261	(26 %)	p = 0.263
3. Vitale Funktionen	100	(12 %)	163	(16 %)	p = 0.011
4. Essen und trinken	159	(19 %)	145	(15 %)	p = 0.007
5. Sich pflegen	32	(4 %)	126	(13 %)	p = 0.000
6. Ausscheiden	142	(17 %)	136	(14 %)	p = 0.034
7. Sich kleiden	2	(0,2 %)	2	(0,2 %)	
8. Ruhen und schlafen	52	(6 %)	14	(1 %)	p = 0.000
9. Sich beschäftigen	4	(0,5 %)	13	(1 %)	
10. Sich als Frau/Mann fühlen	0		0		
11. Umgebung sichern	5	(0,6 %)	2	(0,2 %)	
12. Soziale Bereiche	36	(4 %)	0		
13. Existentielle Erfahrungen	18	(2 %)	65	(7 %)	p = 0.000
Insgesamt	822	(100 %)	994	(100 %)	

Tabelle 42: AEDL «Sich pflegen», spezifische Bereiche, 1. Nennung, Phase 1

Vergleich Krankenhaus 1 (Verlauf) mit Krankenhaus 2 (Plan und Verlauf)			
	Krankenhaus 1	Krankenhaus 2	Diff. signif.
500 Sich pflegen	0	9 (0,9 %)	
510 Hautzustand	6 (0,7 %)	2 (0,2 %)	
520 Sich waschen	0	7 (0,7 %)	
521 Selbst waschen	1 (0,1 %)	1 (0,1 %)	
522 Mit Hilfe waschen	6 (0,7 %)	31 (3 %)	
523 Gewaschen werden	8 (1 %)	37 (4 %)	
530 Körperbereiche	6 (0,7 %)	6 (0,6 %)	
531 Mundpflege	0	25 (3 %)	
540 Hautschäden	5 (0,6 %)	8 (0,8 %)	

Tabelle 43: AEDL «Sich bewegen», spezifische Bereiche, 1. Nennung, Phase 1

Vergleich Krankenhaus 1 (Verlauf) mit Krankenhaus 2 (Plan und Verlauf)			
	Krankenhaus 1	Krankenhaus 2	Diff. signif.
210 Körperbewegung	0	8 (0,8 %)	
211 Bewegen im Bett	10 (1 %)	25 (3 %)	p = 0.45250
212 Liegen im Bett	11 (1 %)	3 (0,3 %)	
213 Sitzen im Bett	7 (0,9 %)	6 (0,6 %)	
214 Sitzen außerhalb des Bettes	2 (0,2 %)	4 (0,4 %)	
215 Bewegen außerhalb des Bettes	109 (13 %)	51 (5 %)	p = 0.000
220 Schlaffe Lähmungen	12 (2 %)	26 (3 %)	p = 0.087
240 Sonst. Bewegungseinschränkungen	1 (0,1 %)	32 (3 %)	
250 Gleichgewichtsstörungen	2 (0,2 %)	2 (0,2 %)	
260 Lagerung	38 (5 %)	46 (5 %)	p = 0.996
270 Gefährdete Körperregionen	1 (0,1 %)	20 (2 %)	
271 Kontrakturen	1 (0,1 %)	15 (2 %)	
272 Dekubitalgeschwüre	0	25 (3 %)	
295 Hilfsmittel	3 (0,4 %)	3 (0,3 %)	

ständnis anzunehmen, wenn «Mit Hilfe waschen» soviel häufiger dokumentiert wird.

Auch bei «Sich bewegen» drückt sich eine stärkere Differenziertheit im 2. Haus aus: Bei zwei Spezifika finden sich keine Nennungen in Haus 1 und bei weiteren drei ist dort nur eine einzige Nennungen zu finden, während diese in Haus 2 von 15 bis 32 reichen. Die letzteren Unterschiede betreffen «Schlaffe Lähmung», «Gefährdete Körperregionen» und «Kontrakturen». Hier werden offenbar spezifische Pflegeanforderungen, die mit dem Krankheitsbild verbunden sind, deutlicher sichtbar gemacht. Die häufigsten Spezifika dieser AEDL sind in beiden Häusern «Sitzen außerhalb des Bettes» und «Lagerung». Die AEDL «Sitzen außerhalb des Bettes» wird allerdings in Haus 1 fast dreimal so häufig (relativ gesehen) dokumentiert wie in Haus 2.

Die bereits vorher festgestellte Differenzierung findet sich also auch bei den Spezifika des AEDL-Bereichs «Sich bewegen» ebenso wie eine sichtbarere Orientierung auf die speziellen Pflegeanforderungen, die mit dem Krankheitsbild der Apoplexie verbunden sind.

Nimmt man die Mehrfachnennungen von AEDL-Bereichen in einer Eintragung als Indikator für die Dokumentation von Ganzheitlichkeit, so zeigen sich hier hochsignifikante Unterschiede zwischen Haus 1 und Haus 2.

Sowohl die Zweitnennungen als auch die Drittnennungen sind im Haus 2 häufiger in einer Eintragung zu finden als in Haus 1. Wieweit dies nur ein gekonnteres Dokumentationsverhalten ausdrückt oder ein ganzheitlicheres Pflegeverständnis, lässt sich hier nicht feststellen (**Tab. 44**). Auch bei der Häufigkeit dokumentierter Probleme bzw. Bedürfnisse sind signifikante Unterschiede zwischen beiden Häusern zu finden (**Tab. 45**).

Fast doppelt soviele Eintragungen beziehen sich im Haus 2 auf Probleme der PatientInnen als in Haus 1. Und die in Haus 2 formulierten Probleme sind zu einem wesentlich höheren Anteil konkret formuliert als in Haus 1.

Fähigkeiten dagegen werden in Haus 1 eher häufiger dokumentiert als in dem bisher in der Dokumentation weiter entwickelt erscheinenden Haus 2. Dieser Unterschied ist allerdings für ein ausreichendes Signifikanzniveau nicht groß genug (**Tab. 46**).

Anders sieht es wiederum bei der Art der Dokumentation von Fähigkeiten aus: Auch hier sind die Formulierungen in Haus 2 zu einem wesentlich höheren Anteil konkret als in Haus 1. Maßnahmen kommen in Haus 2 in den meisten Eintragungen vor, vier Fünftel enthalten sie, in Haus 1 ist dies nur bei etwas mehr als zwei Fünfteln der Fall (**Tab. 47**). Insbesondere zu diesem Bereich ist jedoch bekannt, dass die große Zahl dokumentierter Maßnahmen in Haus 2 auf die nahezu standardisierte Anwendung der Pflegepläne zurückzuführen ist. Von daher ist es noch wichtiger zu sehen, dass unter den dokumentierten Maßnahmen in Haus 2 auch ein

Tabelle 44: AEDL-Hauptbereiche, 2. und 3. Nennung, Phase 1

Vergleich Krankenhaus 1 (Verlauf) mit Krankenhaus 2 (Plan und Verlauf)			
	Krankenhaus 1	Krankenhaus 2	Diff. signif.
2. Nennung vorhanden	173 (21 %)	424 (43 %)	p = 0.000
2. Nennung nicht vorhanden	649 (79 %)	570 (57 %)	
3. Nennung vorhanden	26 (3 %)	94 (9 %)	p = 0.000
3. Nennung nicht vorhanden	796 (97 %)	900 (91 %)	
Gesamt	**822**	**994**	

Tabelle 45: Probleme und Bedürfnisse, Konkretheit der Dokumentation. Phase 1

Vergleich Krankenhaus 1 (Verlauf) mit Krankenhaus 2 (Plan und Verlauf)			
	Krankenhaus 1	Krankenhaus 2	Diff. signif.
Nennungen	292 (36 %)	667 (67 %)	p = 0.000
davon:			
eher vage	242 (83 %)	421 (63 %)	p = 0.000
eher konkret	50 (17 %)	246 (37 %)	

Tabelle 46: Fähigkeiten, Konkretheit der Dokumentation. Phase 1

Vergleich Krankenhaus 1 (Verlauf) mit Krankenhaus 2 (Plan und Verlauf)			
	Krankenhaus 1	Krankenhaus 2	Diff. signif.
Nennungen	122 (15 %)	118 (12 %)	p = 0.063
davon:			
eher vage	111 (91 %)	72 (61 %)	p = 0.000
eher konkret	11 (9 %)	46 (39 %)	

Tabelle 47: Art der Maßnahmen, Konkretheit der Dokumentation, Phase 1

Vergleich Krankenhaus 1 mit Krankenhaus 2 (Plan und Verlauf)			
	Krankenhaus 1	Krankenhaus 2	Diff. signif.
Nennungen	382 (46 %)	828 (83 %)	p = 0.000
davon:			
Pflegerische Maßnahmen	249 (65 %)	719 (87 %)	p = 0.000
Mitwirkung an med. Maßnahmen	100 (26 %)	104 (13 %)	p = 0.000
Organisatorische Maßnahmen	33 (9 %)	5 (0,6 %)	
Die Nennungen sind…			
eher vage	327 (86 %)	331 (40 %)	p = 0.000
eher konkret	55 (14 %)	497 (60 %)	

wesentlich höherer Anteil an pflegerischen Maßnahmen zu finden ist als in Haus 1, der Anteil an Mitwirkung bei medizinischer Diagnostik und Therapie ist entsprechend viel geringer in Haus 2, und organisatorische Maßnahmen kommen dort im Gegensatz zu Haus 1 fast gar nicht vor. Noch eklatanter sind die Unterschiede, sieht man sich die Präzision der Formulierungen an: In Haus 2 sind 60 Prozent aller dokumentierten Maßnahmen konkret formuliert, in Haus 1 sind dies nur 14 Prozent.

Es lässt sich also zusammenfassen, dass neben der Dokumentenart auch das Dokumentationsverhalten in Haus 2 zu Beginn der Basisuntersuchung offensichtlich weiter entwickelt war als in Haus 1. Indikatoren lassen ein differenzierteres Wahrnehmungsvermögen in Haus 2 vermuten und ein ausgeprägteres Verständnis für Ganzheitlichkeit. Diese Aussagen können auch unter dem Vorbehalt des zu wenig individuell orientierten, eher schematisierten Dokumentationsverhaltens in Haus 2 aufrecht erhalten werden.

6.4.2
Vergleich der Veränderungen in den beiden Krankenhäusern

Um zu beurteilen, ob sich die Veränderungen nach der Intervention in beiden Häusern in gleicher Weise vollzogen haben, wurden Tabellen erstellt, die die Veränderungen zwischen den beiden Phasen in Prozentpunkten enthalten. Da mögliche Veränderungsgrößen auch von der Ausgangslage abhängig sind, enthalten die Tabellen darüber hinaus die prozentuale Ausgangslage für die jeweiligen Variablen und Kategorien. In neun der dreizehn AEDL-Bereiche zeigen die Veränderungen zwischen den beiden Phasen in dieselbe Richtung (**Tab. 48**, S. 138). Ein Unterschied, wie er zum Beispiel bei «Sich bewegen» zu beobachten ist, hat kaum Aussagekraft, da die Veränderung im Verhältnis zur Ausgangslage gering ist.

Zwei Unterschiede sind jedoch markanter: Der AEDL-Bereich «Vitale Funktionen» nimmt in Haus 1 kaum, in Haus 2 dagegen bis zur Bedeutungslosigkeit ab, dennoch gibt es in beiden Häusern eine relativ ähnliche Ausgangslage. Offen bleibt, ob dies als Bedeutungswandel der Pflege in Haus 2 zu interpretieren ist. Aus der qualitativen Analyse ist allerdings bekannt, dass Atemwegsinfektionen in der 2. Phase deutlich abnahmen. Die AEDL «Sich pflegen» nimmt in Haus 1 drastisch zu, während sie in Haus 2 von einer viel höheren Ausgangslage her leicht abnimmt. Hier bleibt zu fragen, ob dieser AEDL-Bereich in Haus 2 schon in Phase 1 den ihr angemessenen Stellenwert erhalten hat. Bei dem AEDL-Bereich «Sich pflegen» gibt es nur zwei in ihrem Umfang bemerkenswerte Veränderungen (**Tab. 49**, S. 138). Diese betreffen die Spezifika «Sich selbst waschen» und «Mit Hilfe waschen». Bei beiden wurde schon vorher erwähnt, dass sie als elementare Bestandteile unabhängigkeitsfördernder Pflege angesehen werden können. «Mit Hilfe waschen» weist in Haus 2 jedoch ausgehend von einer höheren Basis noch eine größere Steigerung auf als in Haus 1. Ebenfalls stark verändert ist in Haus 2 das AEDL-Spezifikum «Gewaschen werden», das offenbar in Phase 3 fast gar nicht mehr in der Dokumentation zu finden ist.

Hier drückt sich mit Wahrscheinlichkeit ein verändertes Pflegeverhalten aus. In Haus 1 wird auch schon in der Basisuntersuchung «Gewaschen werden» nur selten genannt.

Bei dem AEDL-Bereich «Sich bewegen» gibt es in Haus 2 sehr viel stärkere Veränderungen als in Haus 1 (vgl. **Tab. 50**).

Die AEDL-Spezifika «Sich bewegen im Bett» und «Schlaffe Lähmung» nehmen in den Dokumenten von Haus 1 deutlich zu. Für die Kategorie «Schlaffe Lähmung» trifft dies in Haus 2 jedoch noch sehr viel stärker zu. «Sitzen außerhalb des Bettes» nimmt in Haus 1 stark ab, in Haus 2 von einer niedrigeren Basis ausgehend weniger stark. Im Gegensatz zu Haus 1 sind in Haus 2 klare Zunahmen bei den AEDL-Spezifika «Körperbewegung», «Bewegung außerhalb des Bettes». Deutliche Abnahmen wiederum im Gegensatz zu Haus 1 gibt es bei «Lagerung», «Gefährdete Körperregionen», «Kontrakturen» und «Dekubitalgeschwüre».

Die Zahl der Mehrfachnennungen verändert sich in beiden Häusern ebenfalls unterschiedlich (**Tab. 51**).

Ausgehend von einer doppelt so hohen Basis nehmen die Zweitnennungen in Haus 2 noch einmal

Tabelle 48: AEDL-Bereiche, 1. Nennung, Veränderungen von Phase 1 zu Phase 3

Vergleich Krankenhaus 1 mit Krankenhaus 2				
	Krankenhaus 1		Krankenhaus 2	
	Phase 1 (%)	Phase 3	Phase 1 (%)	Phase 3
1. Kommunizieren	9	+5	7	+9
2. Sich bewegen	24	−2	26	+2
3. Vitale Funktionen	12	−1	16	−14
4. Essen und trinken	19	−5	15	−5
5. Sich pflegen	4	+8	13	−2
6. Ausscheiden	17	−1	14	−2
7. Sich kleiden	0,2	+1	0,2	+5
8. Ruhen und schlafen	6	−2	1	+1
9. Sich beschäftigen	0,5	−0,4	1	−0,5
10. Sich als Frau/Mann fühlen	0	+0,1	0	+1
11. Umgebung sichern	0,6	+0,1	0,2	+1
12. Soziale Bereiche	4	−1	0	+3
13. Existentielle Erfahrungen	2	0	7	−1

Tabelle 49: AEDL «Sich pflegen», spezifische Bereiche, 1. Nennung, Veränderungen von Phase 1 zu Phase 3

Vergleich Krankenhaus 1 mit Krankenhaus 2				
	Krankenhaus 1		Krankenhaus 2	
	Phase 1 (%)	Phase 3 (%)	Phase 1 (%)	Phase 3 (%)
500 Sich pflegen	0		0,9	0
510 Hautzustand	0,7	−0,1	0,2	−0,2
520 Sich waschen	0	+0,2	0,7	−0,4
521 Selbst waschen	0,1	+3	0,1	+3
522 Mit Hilfe waschen	0,7	+4	3	+6
523 Gewaschen werden	1	0	4	−4
530 Körperbereiche	0,7	+0,5	0,6	+0,2
531 Mundpflege	0		3	−2
540 Hautschäden	0,6	+0,1	0,8	−0,8

Tabelle 50: AEDL «Sich bewegen», spezifische Bereiche, 1. Nennung, Veränderungen von Phase 1 zu Phase 3

Vergleich Krankenhaus 1 mit Krankenhaus 2				
	Krankenhaus 1		Krankenhaus 2	
	Phase 1 (%)	Phase 3 (%)	Phase 1 (%)	Phase 3 (%)
210 Körperbewegung	0		0,8	+0,5
211 Bewegen im Bett	1	–0,3	3	+2
212 Liegen im Bett	1	+3	0,3	+2
213 Sitzen im Bett	0,9	–0,7	0,6	–0,4
214 Sitzen außerhalb des Bettes	0,2	+0,4	0,4	–0,2
215 Bewegen außerhalb des Bettes	13	–7	5	–3
220 Schlaffe Lähmungen	2	0	3	+4
240 Sonst. Bewegungseinschränkungen	0,1	+2	3	+6
250 Gleichgewichtsstörungen	0,2	–0,2	0,2	–0,2
260 Lagerung	5	0	5	–4
270 Gefährdete Körperregionen	0,1	+0,3	2	–2
271 Kontrakturen	0,1	–0,1	2	–2
272 Dekubitalgeschwüre	0	+0,9	3	–3
295 Hilfsmittel	0,4	–0,4	0,3	–0,3

Tabelle 51: AEDL-Bereiche, 2. und 3. Nennung, Veränderungen von Phase 1 zu Phase 3

Vergleich Krankenhaus 1 mit Krankenhaus 2				
	Krankenhaus 1		Krankenhaus 2	
	Phase 1 (%)	Phase 3 (%)	Phase 1 (%)	Phase 3 (%)
Nennungen	36	+8	67	+6
3. Nennung vorhanden	3	+6	9	+24

Tabelle 52: Probleme und Bedürfnisse, Konkretheit der Dokumentation. Veränderungen von Phase 1 zu Phase 3

Vergleich Krankenhaus 1 mit Krankenhaus 2				
	Krankenhaus 1		Krankenhaus 2	
	Phase 1 (%)	Phase 3 (%)	Phase 1 (%)	Phase 3 (%)
Nennungen vorhanden	36	+8	67	+6
davon: eher konkret	17	+52	37	+46

drastisch nach der Intervention zu. Die Zunahme der Zweitnennungen in Haus 1 ist zwar auch sehr umfangreich, jedoch viel geringer als in Haus 2. Ähnlich sind die Verhältnisse bei den Drittnennungen: Der Anteil der Drittnennungen geht in Haus 2 auch von einer höheren Basis aus und steigert sich sehr viel stärker als in Haus 1.
Bei der Dokumentation von Problemen und Bedürfnissen stellen sich die Veränderungen in beiden Häusern relativ ähnlich dar (vgl. **Tab. 52**). Zu beachten ist jedoch, dass sich in Haus 2 die Ausgangslage wiederum auf einem sehr viel höheren Zahlenniveau befindet als in Haus 1.
Bei der Anzahl der genannten Fähigkeiten ist dagegen die Ausgangslage in beiden Häusern ähnlich. Die Steigerung des relativen Dokumentationsumfangs ist in Haus 2 jedoch fast dreimal so hoch wie in Haus 1.
Die Steigerung der Präzision bei der Beschreibung der Fähigkeiten ist in beiden Häusern ähn-

lich hoch (vgl. **Tab. 53**). Jedoch liegt auch hier in Haus 2 eine vierfach höhere Basis als Ausgangslage vor.

Bei der Dokumentation der Maßnahmen verändern sich die Variablen im Verhältnis zu den vorher genannten weniger. Das ist jedoch umso interessanter als auch hier die Ausgangslage in den beiden Häusern wiederum sehr unterschiedlich ist; in Haus 2 gibt es um 40 Prozentpunkte mehr dokumentierte Maßnahmen als in Haus 1.

Zu untersuchen wäre auch, warum das Verhältnis zwischen pflegerischen Maßnahmen und Mitwirkung bei medizinischer Diagnostik und Therapie in Haus 1 auch nach der Intervention ziemlich gleich geblieben ist, während sich in Haus 2 selbst der hohe Anteil pflegerischer Maßnahmen noch steigern konnte. Dies könnte unter anderem mit dem selektiven Dokumentationsverhalten in Haus 2 zusammenhängen, in dem nur dokumentiert wurde, wenn nach der direkten Pflege Zeit dazu vorhanden war. Wenn überhaupt dokumentiert wurde, dann bezog sich dies auch möglichst nur auf Pflege, hier also pflegerische Maßnahmen.

Insgesamt kann beim Vergleich der Veränderungen in den beiden Häusern festgehalten werden, dass es in beiden Häusern offensichtliche Lernerfolge gibt, die mit den Zielen der Intervention übereinstimmen. Dennoch sind auch grundsätzliche Unterschiede festzuhalten: Die Fähigkeit der Pflegenden, die Pflege zu dokumentieren, war schon zu Beginn der Untersuchung in Haus 2 nicht nur im Sinne von Quantität, sondern auch im Sinne der Sichtbarmachung rehabilitierender Pflege weiterentwickelt als in Haus 1. Wahrscheinlich war dies in Haus 2 auch mit einem im Sinne der Intervention weiterentwickelten Pflegeverständnis verbunden. Aufbauend auf diesem höheren Niveau ist in der Dokumentation in Haus 2 auch ein stärkerer Lernerfolg festzustellen als in Haus 1. Das betrifft vor allem Indikatoren für Ganzheitlichkeit (AEDL-Mehrfachnennungen), Indikatoren für eine bessere Sichtbarmachung von traditionell vernachlässigten Bereichen der Pflege wie zum Beispiel die Fähigkeiten von PatientInnen und schließlich die Fähigkeit der Pflegenden, präzise (konkret) zu formulieren. Trotz dieser Feststellung muss betont werden, dass auch in Haus 1 – wie be-

Tabelle 53: Fähigkeiten, Konkretheit der Dokumentation. Veränderungen von Phase 1 zu Phase 3

Vergleich Krankenhaus 1 mit Krankenhaus 2				
	Krankenhaus 1		Krankenhaus 2	
	Phase 1 (%)	Phase 3 (%)	Phase 1 (%)	Phase 3 (%)
Nennungen	15	+22	12	+60
davon: eher konkret	9	+55	39	+50

Tabelle 54: Art der Maßnahmen, Konkretheit der Dokumentation. Veränderungen von Phase 1 zu Phase 3

Vergleich Krankenhaus 1 mit Krankenhaus 2					
	Krankenhaus 1		Krankenhaus 2		
	Phase 1 (%)	Phase 3 (%)	Phase 1 (%)	Phase 3 (%)	
Nennungen	46	+3	83	+3	p = 0.000
davon:					
Pflegerische Maßnahmen	65	+2	87	+5	
Mitwirkung an med. Maßnahmen	26	–1	13	–9	
Organisatorische Maßnahmen	9	0	0,6	+3	
Die Nennungen sind… eher konkret	14	+50	60	+26	

Tabelle 55: Anzahl der Eintragungen pro Patient, Aufnahmebericht, Phase 3

Vergleich Krankenhaus 1 mit Krankenhaus 2			
Krankenhaus 1 Patientennummer	Eintragungen	Krankenhaus 2 Patientennummer	Eintragungen
21	20	30	13
22	20	31	23
23	4	32	13
24	27	34	8
25	26	35	7
26	14	36	22
28	27	37	22
29	3	38	10
Insgesamt	141		118

schrieben – ganz deutliche Lernerfolge zu verzeichnen sind, die ebenfalls mit den Zielen und Inhalten der Intervention übereinstimmen.

6.4.3
Vergleich der Aufnahme- und Entlassungsberichte

Bei den Aufnahme- und Entlassungsberichten ist zu berücksichtigen, dass sie sich sowohl von ihrer Funktion als auch ihrer Struktur her von den Dokumenten unterschieden, die den Pflegeverlauf enthalten (vgl. Materialband, Leitfaden zur Pflegeprozessdokumentation und Dokumentationsbeispiele). Bei der Aufnahme und der Entlassung geht es um eine möglichst vollständige Kennzeichnung pflegerelevanter Bereiche bei dem jeweiligen Patienten. In dem Entlassungsbericht sollte zusätzlich noch die gesundheitliche Entwicklung während des Krankenhausaufenthaltes zu erkennen sein. Um die Vollständigkeit des Berichtes zu erleichtern, sind in den beiden wie ein Fragebogen mit offenen Fragen aufgebauten Dokumenten alle AEDL-Bereiche aufgeführt mit wichtigen Spezifika, die nur entsprechend unterstrichen, aber zusätzlich auch in ihrer Qualität beschrieben werden müssen, zum Beispiel inwieweit es sich um Fähigkeiten oder Probleme handelt, welche Maßnahmen durchgeführt wurden oder werden sollen. Diese Strukturierung der Dokumente lässt einen deutlicheren quantitativen Rahmen erwarten, zumindest bei der Dokumentation der AEDL-Bereiche.

Eine Anmerkung zu den Methoden sei eingefügt. Auch bei den folgenden Tabellen wurden Signifikanztests berechnet. Sieht man sich die Zahlen im Vergleich zu denen der vorhergehenden Kapitel etwas genauer an, so wird offensichtlich, wie stark das Signifikanzniveau von der Absolutzahl der Population abhängt. Bei den relativ geringen Summen von Eintragungen in den Aufnahme- und Entlassungsberichten und der fehlenden Repräsentativität für eine denkbare Grundgesamtheit von Dokumenten ist die Interpretation von Signifikanztests außerordentlich zurückhaltend vorzunehmen. Dies gilt im Prinzip natürlich auch für die Ergebnisse aus den anderen Dokumenten, wird aber durch die relativ hohen Absolutzahlen als Problem gemindert.

Zur Verdeutlichung der Datenlage wird in **Tabelle 55** die Anzahl der Eintragungen pro Patientin aufgeführt. Es sind zwar deutliche Unterschiede bei den Häufigkeiten einzelner Aufnahmeberichte festzustellen, die Gesamtzahl für einen Bericht übersteigt aber nie eine relativ gleichbleibende Größenordnung. In Krankenhaus 1 sind die meisten Eintragungen in einem Aufnahmebericht 27, in Krankenhaus 2 sind dies 23. In Haus 1 wurden die Berichte der Patienten 23 und 29 praktisch nicht erstellt, sondern nur der Formularkopf ausgefüllt. So kann festgehalten werden, dass die Zahl der Eintragungen hier von 14 bis 27 streut.

In Haus 2 ist die Streuung etwas größer, sie reicht von 7 bis 23. Auch die geringe Anzahl von Eintragungen in einzelnen Aufnahmeberichten bezieht sich auf eine entsprechend geringe Anzahl von AEDLs.

Die in den Aufnahmeberichten dokumentierten AEDL-Bereiche «Kommunizieren», «Sich bewegen» und «Essen und trinken» sind in beiden Häusern gleichermaßen verteilt (vgl. **Tab. 56**). Bemerkenswert häufig – vor allem im Unterschied zu den Berichten über den Pflegeverlauf – sind in den Aufnahmeberichten die AEDL-Bereiche «Soziale Bereiche des Lebens sichern» und «Mit existentiellen Erfahrungen des Lebens umgehen» dokumentiert. Darauf wurde bereits in der Sonderauswertung zu diesen beiden AEDL-Bereichen hingewiesen. Strukturunterschiede zwischen beiden Häusern sind hier kaum vorhanden und in seltener dokumentierten AEDL-Bereichen (z. B. «Sich kleiden») nicht interpretierbar. Es wurde versucht, eine Analyse der Spezifika einzelner AEDL-Bereiche durchzuführen. Die Arten der Verteilungsstruktur und mögliche Unterschiede haben aber unter anderem wegen der kleinen Zahlen für sich keinen Aussagegehalt.

Jede 5. Eintragung enthält wiederum gleichermaßen in den beiden Häusern die Dokumentation von Fähigkeiten. Ebenfalls gleich ist in beiden Häusern die Präzision der Beschreibung (**Tab. 57**).

In Haus 1 sind sehr viel mehr Gewohnheiten bzw. Hilfen zu den einzelnen AEDLs dokumentiert als in Haus 2 (**Tab. 58**). Inwieweit dies ein Zeichen für eine bessere Sichtbarmachung pflegerelevanter Bereiche ist oder ob es sich um eine Auswirkung unterschiedlicher Patientenstrukturen handelt, kann hier nicht beantwortet werden.

Mit Ausnahme der beiden auch schon bei der Aufnahme nicht richtig ausgefüllten Entlassungsberichte streut die Anzahl der Eintragungen pro Patient in den Entlassungsberichten im

Tabelle 56: AEDL-Bereiche, Aufnahmebericht, Phase 3

Vergleich Krankenhaus 1 mit Krankenhaus 2						
	Krankenhaus 1		Krankenhaus 2		Diff. signif.
1. Kommunizieren	22	(16 %)	17	(14 %)	$p = 0.789$
2. Sich bewegen	21	(15 %)	19	(16 %)	$p = 0.789$
3. Vitale Funktionen	8	(6 %)	9	(8 %)	
4. Essen und trinken	20	(14 %)	19	(16 %)	$p = 0.667$
5. Sich pflegen	14	(10 %)	10	(9 %)	$p = 0.688$
6. Ausscheiden	13	(9 %)	9	(8 %)	
7. Sich kleiden	6	(4 %)	9	(8 %)	
8. Ruhen und schlafen	3	(2 %)	2	(2 %)	
9. Sich beschäftigen	5	(4 %)	3	(3 %)	
10. Sich als Frau/Mann fühlen	0		0		
11. Umgebung sichern	1	(0,7 %)	4	(3 %)	
12. Soziale Bereiche	15	(11 %)	10	(9 %)	$p = 0.557$
13. Existentielle Erfahrungen	13	(9 %)	7	(6 %)	$p = 0.324$
Insgesamt	**141**	(100 %)	**118**	(100 %)	

Tabelle 57: Fähigkeiten, Konkretheit der Dokumentation, Aufnahmebericht, Phase 3

Vergleich Krankenhaus 1 mit Krankenhaus 2					
	Krankenhaus 1		Krankenhaus 2		Diff. signif.
Nennungen	28	(20 %)	21	(18 %)	$p = 0.673$
davon: eher konkret	17	(61 %)	13	(62 %)	

Tabelle 58: Gewohnheiten, Hilfen, Aufnahmebericht, Phase 3

Vergleich Krankenhaus 1 mit Krankenhaus 2			
	Krankenhaus 1	Krankenhaus 2	Diff. signif.
Nennungen	44 (31 %)	24 (20 %)	p = 0.048

Tabelle 59: Anzahl der Eintragungen pro Patient, Entlassungsbericht, Phase 3

Vergleich Krankenhaus 1 mit Krankenhaus 2			
Krankenhaus 1 Patientennummer	Eintragungen	Krankenhaus 2 Patientennummer	Eintragungen
21	21	30	11
22	21	31	23
23	4	32	17
24	26	34	17
25	26	35	11
26	19	36	16
28	23	37	22
29	4	38	11
Insgesamt	**144**		**128**

Tabelle 60: AEDL-Bereiche, Entlassungsbericht, Phase 3

Vergleich Krankenhaus 1 mit Krankenhaus 2			
	Krankenhaus 1	Krankenhaus 2	Diff. signif.
1. Kommunizieren	22 (15 %)	17 (13 %)	p = 0.639
2. Sich bewegen	21 (15 %)	19 (15 %)	p = 0.952
3. Vitale Funktionen	9 (6 %)	7 (6 %)	
4. Essen und trinken	20 (14 %)	19 (15 %)	p = 0.823
5. Sich pflegen	14 (10 %)	10 (8 %)	p = 0.579
6. Ausscheiden	13 (9 %)	11 (9 %)	p = 0.900
7. Sich kleiden	6 (4 %)	9 (7 %)	
8. Ruhen und schlafen	5 (4 %)	7 (6 %)	
9. Sich beschäftigen	7 (5 %)	7 (6 %)	
10. Sich als Frau/Mann fühlen	0	3 (2 %)	
11. Umgebung sichern	1 (0,7 %)	4 (3 %)	
12. Soziale Bereiche	15 (9 %)	8 (6 %)	p = 0.392
13. Existentielle Erfahrungen	13 (9 %)	7 (6 %)	p = 0.262
Insgesamt	**141 (100 %)**	**128 (100 %)**	

Haus 1 sehr gering von 19 bis 23 (**Tab. 59**). Anders sieht es in Haus 2 aus, wo die Streuung von 11 bis 23 reicht. Auch hier ist wieder der relativ ähnliche Umfang in beiden Häusern aufgrund des fragebogenartigen Fomulars bemerkenswert.
Die AEDL-Häufigkeitsverteilung ist wiederum in beiden Häusern sehr ähnlich, auch ähnlich wie bei der Aufnahme (**Tab. 60**). Letzteres ist sicher besonders sinnvoll, um die bei der Aufnahme genannten AEDLs als veränderte darzustellen.
Fähigkeiten werden in den Entlassungsberichten von Haus 2 deutlich häufiger dokumentiert als in Haus 1 (**Tab. 61**). Dies mag ein Zeichen besse-

rer Sichtbarmachung pflegerelevanter Bereiche sein. Auch der Anteil konkreter Formulierungen ist in Haus 2 häufiger als in Haus 1. Aber selbst in Haus 1 sind fast zwei Drittel der dokumentierten Fähigkeiten präzise formuliert.

Auch im Entlassungsbericht sind Gewohnheiten und Hilfsmittel zu dokumentieren (**Tab. 62**). Auch hier sind wieder sehr viel mehr Nennungen in Haus 1 zu finden als in Haus 2. Aber auch hier ist nicht zu entscheiden, inwieweit dies eine bessere Sichtbarmachung pflegerelevanter Bereiche ist oder eher auf die Patientenstruktur zurückzuführen ist.

Ausschließlich im Entlassungsbericht werden Handlungshilfen bzw. anzuratende Maßnahmen dokumentiert (**Tab. 63**). In Haus 2 wird sehr viel mehr auf Handlungshilfen hingewiesen als in Haus 1. In beiden Häusern werden sie wieder gleich, etwa zu drei Vierteln eher konkret formuliert. Auch hier ist keine eindeutige Interpretation möglich.

Insgesamt ist die standardisierte Analyse der Aufnahme- und Entlassungsberichte im Sinne der Fragestellung nicht sehr aussagehaltig. Es kann wenig über die Fähigkeit Pflegender zu einer adäquaten Dokumentation ausgesagt werden und wenig über Indikatoren für ein rehabilitierendes Pflegeverständnis oder Pflegeverhalten. Dies liegt zum aller größten Teil an der fehlenden Vergleichbarkeit mit einer Ausgangslage, aber auch an der relativ geringen Zahl an Eintragungen, die bei jeder differenzierteren Analyse zu klein wird.

6.5 Schlussfolgerungen

Wie es während der Darstellung immer wieder deutlich wurde, stößt eine standardisierte Textanalyse an vielfältige Grenzen, die sowohl in der Natur von Freitexten als auch bei den Möglichkeiten standardisierter Codierung liegen. Umso erwähnenswerter sind daher die Ergebnisse, die trotz aller Einschränkungen zu inhaltsreichen Schlussfolgerungen führen.

Wie sich bei der Auswertung bereits zeigte, können bei der standardisierten Analyse der Pflege-

Tabelle 61: Fähigkeiten, Konkretheit der Dokumentation, Entlassungsbericht, Phase 3

Vergleich Krankenhaus 1 mit Krankenhaus 2			
	Krankenhaus 1	Krankenhaus 2	Diff. signif.
Nennungen	45 (31 %)	57 (45 %)	p = 0.024
davon: eher konkret	29 (64 %)	45 (79 %)	

Tabelle 62: Gewohnheiten, Hilfen, Entlassungsbericht, Phase 3

Vergleich Krankenhaus 1 mit Krankenhaus 2			
	Krankenhaus 1	Krankenhaus 2	Diff. signif.
Nennungen	49 (34 %)	24 (20 %)	p = 0.005

Tabelle 63: Handlungshilfen und Maßnahmen, Konkretheit der Dokumentation, Entlassungsbericht, Phase 3

Vergleich Krankenhaus 1 mit Krankenhaus 2			
	Krankenhaus 1	Krankenhaus 2	Diff. signif.
Nennungen	40 (28 %)	47 (37 %)	p = 0.115
davon: eher konkret	30 (75 %)	34 (72 %)	

dokumentation generell zwei übergreifende Dimensionen untersucht werden. Die erste Dimension ist die Fähigkeit der Pflegenden, die Dokumentation im Sinne einer umfassenden Information und Handlungsanleitung zu nutzen. Indikatoren dafür sind zum ersten der Umfang der einzelnen Eintragungen nicht nach Anzahl der Worte, sondern nach der Zahl der darin enthaltenen Informationen. Dies betrifft zuerst die AEDL-Bereiche, die in beiden Häusern nach der Intervention zugenommen haben. Darüber hinaus können sich die AEDL-Bereiche sowohl auf Probleme als auch auf Fähigkeiten und/oder Maßnahmen beziehen. Auch diese mehrdimensionalen Bezüge haben deutlich zugenommen. Ein zweiter Indikator ist die Präzision der Beschreibungen, weil sie die Voraussetzung zum Aufbau weiterer Pflegehandlungen ist. Diese Konkretheit in den Formulierungen hat in allen Bereichen der Eintragungen drastisch zugenommen. Dies gilt für Haus 2 noch stärker als für Haus 1. In Haus 2 jedoch wurde die Dokumentation nicht so umfassend genutzt wie in Haus 1, weil bei Personalengpässen der direkten Pflege der Vorzug vor der Dokumentation gegeben wurde. Da die Dokumentation aber im Sinne von Kontinuität in der Pflege von unschätzbarer Bedeutung ist, bleibt die Frage, welche Maßnahmen ergriffen werden müssen, um sowohl effiziente direkte Pflege als auch notwendige Pflegedokumentation gewährleisten zu können.

Die Fähigkeit der Pflegenden, Pflege zu dokumentieren, war in Haus 2 zu Beginn der Basisuntersuchung schon weiter entwickelt als in Haus 1. Diese Aussage kann auch aufrecht erhalten bleiben, wenn man bedenkt, dass die Dokumentation in Haus 2 in der Basisuntersuchung von standardisierten, wenig individuell orientierten Eintragungen geprägt war. Die Lernerfolge im Sinne quantitativer Veränderungen bei den oben beschriebenen Indikatoren waren in Haus 2 ebenfalls größer als in Haus 1. Dieses zeigt deutlich, dass eine Mindestbasis an bereits vorhandenen Fähigkeiten notwendig ist, um so komplexe Lernziele angehen zu können, wie es in der Intervention dieses Projektes unternommen wurde.

Es lassen sich jedoch nicht nur dokumentationsimmanente Kriterien analysieren, sondern auch Aussagen über einzelne Bereiche der Pflegequalität ableiten. Ein Indikator dafür ist die Veränderung in der Nennung der spezifischen AEDL-Bereiche, die zum einen zeigt, dass in Phase 1 übersehene Probleme und Fähigkeiten der PatientInnen nach der Intervention dokumentiert werden. Es wird offenbar sowohl kompetenter gepflegt als auch die Pflege besser sichtbar gemacht. Hier sind vor allem die Bereiche zu nennen, die Indikatoren für rehabilitierendes Pflegeverhalten sind, wie zum Beispiel die überall häufiger dokumentierte Hilfe beim Waschen oder selbständiges Waschen zu Lasten des Gewaschenwerdens. Passivierende AEDL-Spezifika, die traditionell eigentlich Indikatoren guter Pflege sind, wie zum Beispiel «Lagerung», haben abgenommen zugunsten der unabhängigkeitsfördernden Kategorien des Sich-Selbst-Bewegens (im Bett, außerhalb des Bettes). Zu einer rehabilitierenden Pflege gehört auch die bessere Sichtbarmachung von Fähigkeiten der PatientInnen, für die im defizitorientierten Denken der Pflege bisher wenig Platz war.

Wie im vorangegangenen Kapitel dargestellt wurde, sind im einzelnen die Veränderungen in den beiden Projektkrankenhäusern unterschiedlich. Vor allem scheint eine umfassendere – wenn auch schematisierte – Erfahrung mit Pflegedokumenten eine bessere Basis für Lernerfolg zu sein. Es ist anzunehmen, dass die in der Dokumentation sichtbar gewordenen Unterschiede zwischen den beiden Häusern auch Unterschiede im Verständnis von Pflege darstellen.

Trotz der in Einzelheiten vorzufindenden Unterschiede zwischen den beiden Häusern kann für beide gleichermaßen beurteilt werden, ob sie auch auf den Dimensionen der Interventionsziele entsprechende Fortschritte ereicht haben.

Diese Interventionsziele wurden bei der qualitativen Analyse der Basisuntersuchung entwickelt aus den vorherrschenden Mustern derzeitiger Pflege (vgl. Abb. 14 und 19 in Kap. 5):

- von der Unsichtbarkeit zur Sichtbarkeit
- von der Fragmentierung zur Ganzheitlichkeit
- von der Diskontinuität zur Kontinuität
- von der Abhängigkeit zur Unabhängigkeit

Auch diese Dimensionen lassen sich in der Dokumentation wiederfinden: Jede Verbesserung, Differenzierung und Präzisierung der Pflegedokumentation ist zunächst schon eine bessere Sichtbarmachung von Pflege. Darüber hinaus zeigen die Ergebnisse, dass individuelle, apoplexiespezifische Anforderungen an die Pflege besser erkannt und damit sichtbar geworden sind. Verschiedene Indikatoren für rehabilitierendes Pflegeverhalten zeigen sich unter anderem durch die eklatant häufigere Wahrnehmung und Dokumentation von Fähigkeiten. Auch Ganzheitlichkeit schlägt sich in den Dokumenten nieder durch umfassendere Informationen in einer Eintragung. Dies betrifft nicht nur die Querverbindung zwischen verschiedenen AEDL-Bereichen, sondern auch die Verbindung der AEDL-Bereiche mit Problemen/Bedürfnissen, Fähigkeiten und Maßnahmen. Zur Kontinuität ist wiederum ganz allgemein die Dokumentation notwendig. Jede Verbesserung der Pflegedokumentation ist auch eine verbesserte Voraussetzung für kontinuierliche Pflege. Und schließlich sei vermerkt, dass jeder Indikator für rehabilitierende Pflege auch ein Indikator für die Förderung von Unabhängigkeit ist.

Auch wenn die standardisierte Dokumentationsanalyse nicht eindeutig erkennen lässt, in welchem Umfang die Dokumentation ein Abbild der direkten Pflege ist, so unterstützen dennoch die vorgestellten Ergebnisse die Schlussfolgerungen der qualitativen Untersuchung.

7 Arbeitsorganisation und Rahmenbedingungen in ihren Auswirkungen auf den Pflegeprozess

Die Ergebnisse der Studie zeigen, dass ganzheitlich-fördernde Prozesspflege einen berufsspezifischen Beitrag zur Gesundheitsentwicklung leistet (vgl. Kap. 5 u. 6).

Die Einführung und vor allem die Sicherung solcher Pflege erfordern entsprechende zeitliche, personelle und strukturelle Ressourcen, die auf der Grundlage sorgfältiger Analysen zu entwickeln sind.

Zur Erfassung und Entwicklung von Ressourcen wurde im Forschungsprojekt das in **Abbildung 35** auf Seite 148 dargestellte Managementmodell zugrunde gelegt.

Aufgaben und Verantwortung in den Bereichen I – III
In diesem Modell werden pflegerische Hauptaufgaben und Verantwortungen den Bereichen direkte Pflege, Pflegedokumentation und pflegerische Arbeitsorganisation (I, II und III) zugeordnet (vgl. Hauptebenen der Untersuchung, Abb. 8, S. 42).

In diesen drei Bereichen erfasst die Pflege den Bedarf. Hier hat sie die Entscheidungs-, Durchführungs- und Evaluationsverantwortung.

Die Verantwortung bezieht sich auf pflegerische Aufgaben, pflegerische Methoden und Ressourcen zur Pflege.

Aufgaben und Verantwortung in den Bereichen IV und V
In der medizinischen Diagnostik und Therapie hat der Arzt die Entscheidungs-, Delegations- und Evaluationsverantwortung. Die Pflegenden übernehmen hier die Durchführungsverantwortung (Bereich IV).

Bei den Kooperations- und Koordinationsleistungen (Bereich V) werden, wie in dem Modell erfasst, von den Pflegenden Aufgaben in Abstimmung mit anderen Berufsgruppen und Arbeitsbereichen wahrgenommen.

Das Modell wurde im Verlauf des Projektes als Orientierungs- und Entscheidungshilfe für die Erhebung und Auswertung von Daten verwendet. Es diente darüber hinaus als Grundlage für Schulungen und Beratungen während der Intervention.

In der Basisuntersuchung und in der Postinterventionsuntersuchung wurden Analysen erstellt zu anfallenden Arbeitsaufgaben, zu Aufgabenzuordnungen, sowie zu den Arbeitsabläufen in den verschiedenen Schichten, einschließlich dem Nachtdienst.

Im Zusammenhang mit diesen Erhebungen wurden auch *personelle, zeitliche, materielle* und *strukturelle Ressourcen* erfasst. Das Managementmodell diente zur Einordnung der Daten.

7.1 Arbeitsorganisation und Rahmenbedingungen in der Basisuntersuchung

Bei insgesamt unterschiedlichen strukturellen Rahmenbedingungen in den beiden Krankenhäusern, hinsichtlich der Organisation und Koordination des ärztlichen Dienstes, der mate-

Managementmodell

Aufgaben- und Verantwortungsbereiche der Pflege im Rahmen ganzheitlich-rehabilitierender Prozesspflege

Erfassen

I Pflege

Probleme, Bedürfnisse, Fähigkeiten in AEDL
- beobachten
- erfragen

- für Patienten handeln,
- sie unterstützen
- mit ihnen kommunizieren
- sie unterrichten, anleiten, beraten
- sie ermutigen
- sie fördern

II Pflegedokumentation

Planen

Patient / Angehörige

III Pflegeorganisation

V Kooperations-, Koordinationsaufgaben

IV Mitarbeit bei Diagnostik und Therapie
- überwachen
- beobachten (z.B. Vitalzeichen)
- Injektionen geben
- Medikamente austeilen

Evaluieren

Durchführen

Pflege

Aufgabenbereiche	Verantwortungsbereiche	Prozessphasen
Direkte Pflege Pflegedokumentation Pflegeorganisation	Unabhängig Unabhängig Unabhängig	Erfassen Planen
Mitarbeit bei Diagnostik und Therapie	Abhängig	Durchführen
Organisation und Koordination	aktive Unterstützung (Zusammenarbeit)	Evaluieren

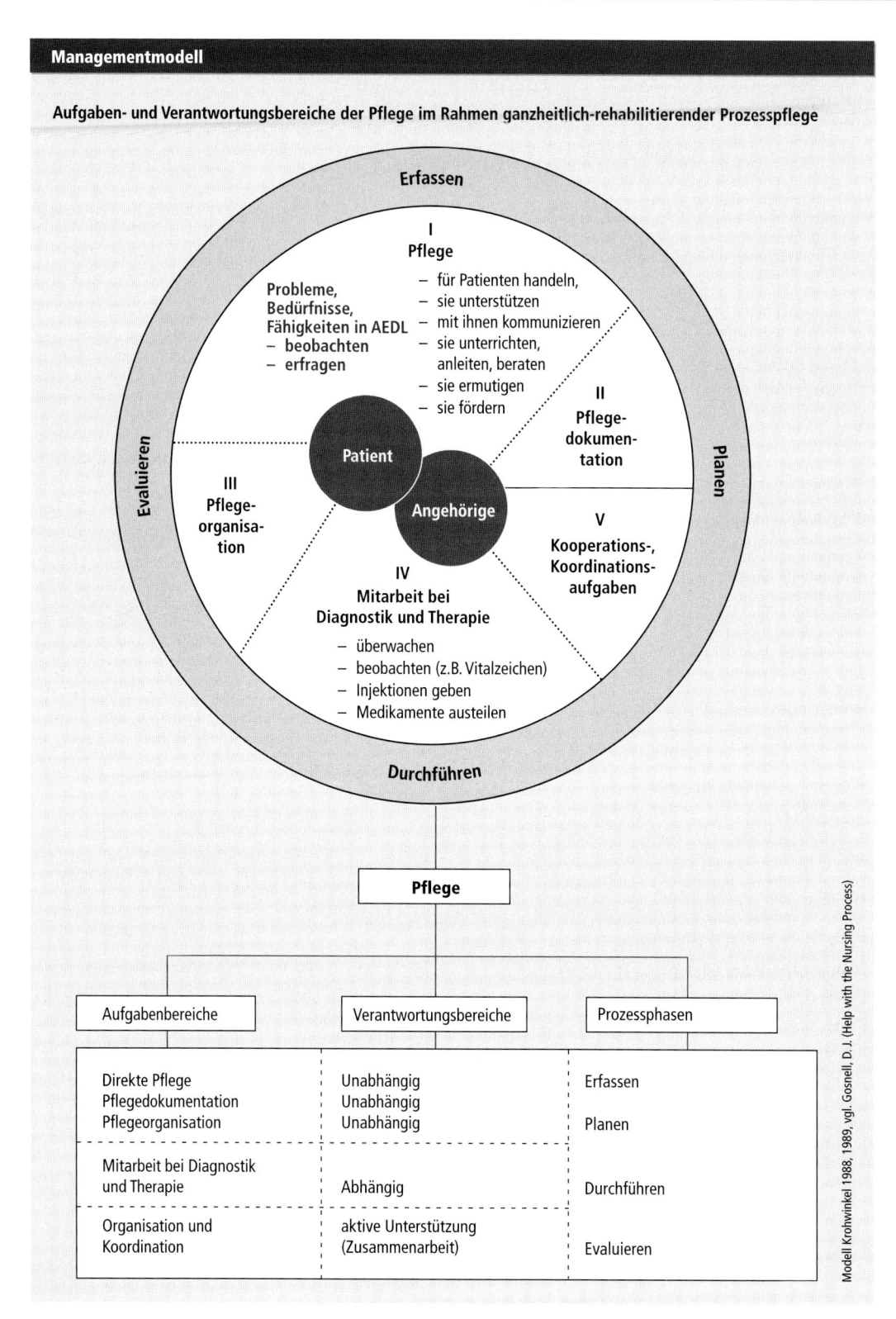

Modell Krohwinkel 1988, 1989, vgl. Gosnell, D.J. (Help with the Nursing Process)

Abbildung 35: Managementmodell – Aufgaben und Verantwortungsbereiche der Pflege.

riellen Ressourcen und der Entlastungsdienste, zeigten die Arbeitsanalysen aus der Basisuntersuchung, dass das Personal zeitlich in den verschiedenen Schichten voll ausgelastet war. Die Belastung und die zeitweise erhebliche Überlastung waren mitbedingt durch eine in den letzten Jahren ständig angestiegene Patientenpopulation. Die Jahresstatistik aus dem Wirtschaftsplan des 1. Projektkrankenhauses bestätigt diesen Anstieg.

In den Kliniken der Inneren Medizin war *im Jahr 1986 eine Krankenschwester bzw. ein Krankenpfleger* durchschnittlich *für 36 Patienten* zuständig. Im Jahr 1990 war die Zuständigkeit von 36 Patienten *auf 50 Patienten* angestiegen.

Zur erhöhten Patientenzahl sind die quantitativen und qualitativen Arbeitsanforderungen in allen Aufgabenbereichen der Pflege gestiegen.

Insgesamt führten Pflegende in beiden Projektkrankenhäusern ihre Aufgaben mit großer Hektik durch. Die größten Arbeitsspitzen wurden im Tagesverlauf am Vormittag beobachtet. Die Arbeitsanforderungen hatten sich nach Angaben des Pflegepersonals ständig vermehrt. Dies war mitbedingt durch quantitative Zunahmen einzelner Aufgaben im Bereich Mitarbeit bei medizinischer Diagnostik und Therapie sowie einer kontinuierlichen Zunahme neuer medizinischer, diagnostischer und therapeutischer Maßnahmen.

7.1.1 Zunahme von Mitarbeits- und Koordinationsaufgaben der Pflegenden im ärztlichen Bereich

- Mitarbeit bei Patienten (direkter Pflegebereich)

Die Zunahme betrifft Aufgaben wie Blutdruckmessen, Injektionen verabreichen und Patienten auf verschiedene Untersuchungen oder Therapien, welche außerhalb der Stationen durchgeführt werden, vorbereiten.

Zur Zunahme dieser Aufgaben kommen Mehrbelastungen der Pflegenden durch:

- *Mitarbeit bei der ärztlichen Dokumentation,* wie Kurvenführung, Befunde einkleben und Befunde abheften, oft auch Befunde suchen oder vervollständigen

- *Organisations- und Administrationsaufgaben:* Hierzu zählen Tätigkeiten wie Materialien für Blutentnahmen richten, Infusionen und intravenöse Injektionen für Ärzte vorbereiten und entsorgen, Vorbereiten von Untersuchungsmaterialien, einschließlich des Ausfüllens von zahlreichen Formularen, Beschriften von Untersuchungsmaterialien sowie Materialien bestellen und verwahren.

- *Koordinationsaufgaben:* Mit der Zunahme der Mitarbeitsaufgaben bei Diagnostik und Therapie ist nicht nur der Umfang der Administrationsarbeiten, sondern auch der von Koordinationsaufgaben angestiegen. Hierzu gehört zum Beispiel die Entgegennahme bzw. das Weiterleiten zahlreicher Anrufe. Pflegende werden dadurch immer wieder aus der Pflege abgerufen. In den Untersuchungsfeldern hat dies mit dazu beigetragen, dass insbesondere das ausgebildete Pflegepersonal pflegerische Aufgaben beim Patienten wiederholt unterbrechen musste und teilweise nicht zu Ende führen konnte.

Darüber hinaus mussten Patienten in anderen Abteilungen angemeldet werden, Maßnahmen mussten umbestellt werden und vieles mehr.

Nach Angaben der Pflegenden waren es insbesondere diese *nicht-pflegespezifischen* Aufgaben, die in den letzten Jahren ständig zugenommen haben und viel Zeit von der eigentlichen Pflege der Patienten wegnahmen.

Um den Arbeitsaufwand bei den Mitarbeitsaufgaben konkreter einschätzen zu können, wurden im ersten Krankenhaus vereinzelt, im zweiten Projektkrankenhaus wiederholt, stichprobenartige Zeitmessungen durchgeführt.
Nicht aufgenommen in diese Zeitmessungen wurden Mitarbeitsaufgaben bei medizinischen Notfällen sowie bei Aufnahmen, Verlegungen und Entlassungen von Patienten.

Zunahme der Mitarbeit bei medizinischer Diagnostik und Therapie

Zeitmessungen während der Intervention

▶ Frühschicht, Montag bis Freitag, 6.15–14.15 Uhr

Mess-Ergebnisse bei Mitarbeitstätigkeiten im ärztlichen Bereich

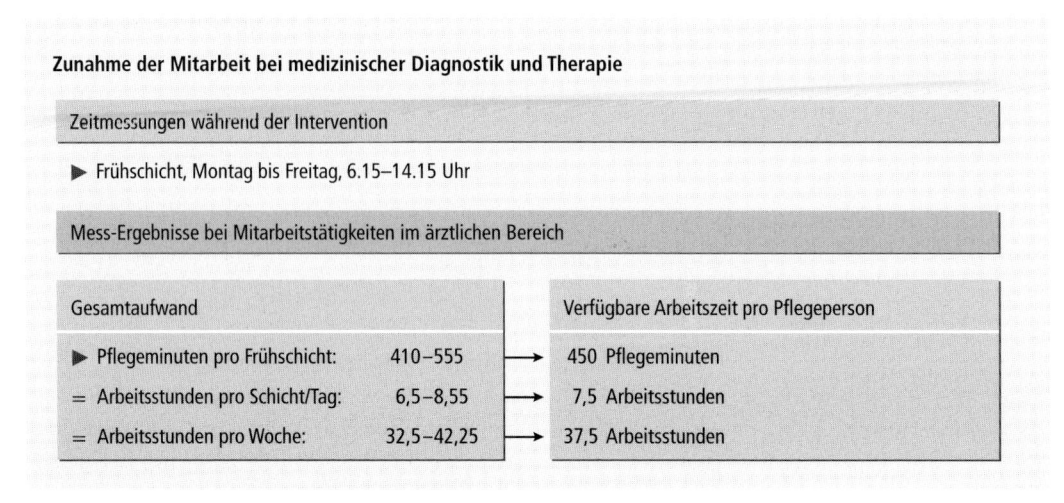

Gesamtaufwand			Verfügbare Arbeitszeit pro Pflegeperson
▶ Pflegeminuten pro Frühschicht:	410–555	→	450 Pflegeminuten
= Arbeitsstunden pro Schicht/Tag:	6,5–8,55	→	7,5 Arbeitsstunden
= Arbeitsstunden pro Woche:	32,5–42,25	→	37,5 Arbeitsstunden

Abbildung 36: Zeitmessung im Projektkrankenhaus 2 für die Visitenbegleitung.

Der in der **Abbildung 36** dargestellte Zeitaufwand musste in beiden Krankenhäusern erbracht werden, unabhängig davon, wie die Personalbesetzung und der Pflegebedarf der Patienten war. Im zweiten Projektkrankenhaus war eine Personalbesetzung in den Frühschichten von 3 bis 4 Pflegepersonen vorgesehen (einschließlich Schülern oder ungelernten Aushilfen).

Zu Zeiten von Urlaub, Krankheit oder bei Überstundenabbau arbeiteten während des gesamten Projektverlaufs bei einer kontinuierlichen Überbelegung aber oft über Wochen hinaus nur 2 Pflegepersonen in der Frühschicht. Dies bedeutete unter anderem, dass sich dann wieder Überstunden akkumulierten.

Bei der Darstellung der zeitlichen und personellen Ressourcen ist zu berücksichtigen, dass der Zeitaufwand für Mitarbeitsaufgaben im 2. Projektkrankenhaus aufgrund besser entwickelter struktureller und organisatorischer Bedingungen vergleichsweise geringer war als im 1. Projektkrankenhaus.

Im 1. Projektkrankenhaus kumulierte sich zum Ende der Basisuntersuchung und zu Beginn der Intervention die Arbeitsbelastung so stark, dass, neben den kontinuierlich zu leistenden Überstunden, Pflegende wiederholt kurzfristig auf ihre freien Tage verzichten mussten beziehungsweise aus ihren freien Tagen zurückgerufen werden mussten. In dieser ständigen Überforderungssituation schien es lediglich legitim zu sein, aus Gründen attestierter Krankheit den normalen Erholungsurlaub in Anspruch zu nehmen.

In beiden Krankenhäusern wurde der Zeitaufwand für die Visitenbegleitung von den Pflegenden als besonders problematisch erlebt. Zeiterhebungen ergaben die Durchschnittswerte für die zeitliche Belastung des examinierten Krankenpflegepersonals innerhalb einer Frühschicht.

Der zeitliche Aufwand wurde auch deshalb als schwer vertretbar angesehen, da sich, insbesondere im 1. Projektkrankenhaus, der pflegerische Input während der Visite im wesentlichen auf das Aufzeichnen von ärztlichen Anordnungen beschränkte.

Darüber hinaus wurden während der Basisuntersuchung in beiden Krankenhäusern der Beginn und der Abschluss der Visiten immer wieder einseitig von Ärzten verändert, so dass sich das examinierte Pflegepersonal in der Zeit von 9.00 Uhr bis 12.00 Uhr für diese Aufgaben auf Abruf bereithalten musste und damit für umfassendere Pflegemaßnahmen oder für gezielte Anleitung oder Supervision von KrankenpflegeschülerInnen oder unausgebildetem Personal nicht zur Verfügung stand.

Zeitmessungen – Beispiel Projektkrankenhaus 1

Bei 28–30 Patienten	Vorbereiten der ärztlichen Visite:	15–20 Pflegeminuten
	Visitenbegleitung:	200–240 Pflegeminuten
	Visitenausarbeitung:	ca. 60–120 Pflegeminuten
	Gesamt (pro Frühschicht):	**275–380 Pflegeminuten**

Abbildung 37: Zeitmessung im Projektkrankenhaus 1 für die Visitenbegleitung.

Zu den vielfältigen Aufgaben im Bereich der Mitarbeit bei medizinischer Diagnostik und Therapie kommen Koordinations- und Organisationsaufgaben für andere Berufsgruppen. Das Pflegepersonal wurde in seinen Aufgaben immer wieder durch diese anderen Berufsgruppen unterbrochen. Die Leistungen der direkten Pflege wurden von diesen Gruppen kaum konkret wahrgenommen, das heißt, sie blieben unsichtbar oder wurden mit nachgeordneter Priorität versehen.

Diese Belastungen hatten nach Aussagen der Pflegenden mit dazu beigetragen, dass einige Pflegemaßnahmen gar nicht oder zunehmend von Hilfskräften durchgeführt oder in den Nachtdienst verlegt werden mussten. Dies betraf auch die Körperpflege von pflegeabhängigen PatientInnen.

In beiden Krankenhäusern gingen die Pflegedienstleitungen davon aus, dass bei ihnen PatientInnen nachts nicht «gewaschen» werden. Die Pflegenden waren sich bewusst, dass das «nächtliche Waschen», wie sie es bezeichneten, nicht durchgeführt werden sollte und versuchten dies daher zunächst auch vor den Untersuchenden zu verbergen. Sie erklärten ihre Verhaltensweise mit den Worten:

«Wir müssen es tun, der Frühdienst kommt sonst nicht rum».

«Wir gucken auf den Plan (Dienstplan) und sehen, wieviel Leute im Frühdienst sind, und entscheiden dann, wie viele wir waschen» (Interv. N. D.2).

Zum einen bedeutete diese Aufgabenverteilung, dass auch hier teilweise unbeaufsichtigte Hilfskräfte die Pflege durchführen und verantworten, zum anderen wurden aufgrund der personellen Rahmenbedingungen in der Nacht die Patienten in der Regel zwischen 1.00 Uhr nachts und 4.30 Uhr morgens gewaschen.

Die Daten geben Grund zur Annahme, dass dieses Vorgehen für die PatientInnen weit mehr Probleme als nur Schlafverlust mit sich brachte (vgl. Kap. 7), wobei der Schlafverlust auch die MitpatientInnen in den jeweiligen Zimmern traf. Für die Pflegenden bedeutete diese Arbeitseinteilung zusätzlich, dass sie in Zeiten ihrer geringsten Belastungsfähigkeit, zwischen 3.00 und 6.00 Uhr morgens, den größten Arbeitsbelastungen ausgesetzt waren (vgl. hierzu Untersuchungen zu Auswirkungen solcher Belastungen: Colqhoun et al. 1971; Evers et al. 1980; Bartholomeyczik 1988; Projektgruppe Pflegeforschung DBfK 1989).

Gar nicht eingeplant in die Arbeitsabläufe waren vor der Intervention ...

im direkten Pflegebereich:

- das Erfassen von Bedürfnissen, Problemen und Fähigkeiten der PatientInnen in den Phasen des Pflegeprozesses
- Training zur Unabhängigkeitsförderung der PatientInnen
- Anleitung und Beratung von PatientInnen
- Anleitung und Beratung von persönlichen Bezugspersonen (z.B Angehörige)

im Bereich der Pflegeprozessdokumentation:

- Zeit für die Dokumentation

für die Anleitung und Supervision von KrankenpflegeschülerInnen:

- Zeit für die Anleitung
- Zeit für die Zuordnung von examiniertem Personal zur Anleitung

in der Pflegeorganisation:

- Planung pflegeorganisatorischer Abläufe
- Planung von Arbeiten und Patientenzuordnungen

in der Koordination von Aufgaben und Abstimmung mit anderen Diensten:

- Abstimmung der krankengymnastischen Maßnahmen und der pflegerischen Maßnahmen
- Abstimmung der Anforderungen an pflegerische Assistenzaufgaben im ärztlichen Bereich mit Maßnahmen zur Gewährleistung erforderlicher Pflege

Dagegen waren alle Aufgaben der Mitarbeit bei medizinischer Diagnostik und Therapie differenziert mit entsprechenden zeitlichen Vorgaben in die Arbeitsabläufe eingeplant. Diese hatten im Arbeitsalltag in der Regel einen absoluten Vorrang und wurden von den jeweiligen StationsärztInnen oft auch bei personellen Notsituationen eingefordert.

Der Zeitaufwand für Mitarbeitsaufgaben und Koordinationsaufgaben muss im Zusammenhang gesehen werden mit dem für die Pflege von Patienten erforderlichen Zeitaufwand.

7.2
Basis- und Postinterventionsuntersuchung im Vergleich

7.2.1
Quantitative und qualitative Veränderungen in der direkten Pflege

Die vergleichende Analyse von Basis- und Postinterventionsuntersuchung zeigt einen erhöhten Zeitbedarf für die Umsetzung ganzheitlich-rehabilitierender Prozesspflege. Der erhöhte Bedarf erklärt sich auch durch die umfassendere Pflegediagnostik – als Voraussetzung für gezielte Pflegemaßnahmen. Die Pflegemaßnahmen selbst haben sich, wie bereits dargestellt, in der Postintervention methodisch und inhaltlich geändert (vgl. Kap. 5.2). Es gab darüber hinaus Pflegemaßnahmen, die im Tagesablauf nun häufiger durchgeführt wurden. So war es beispielsweise erforderlich, PatientInnen mit motorischen und/ oder sensorischen Problemen im Gesicht-Mundbereich jeweils nach dem Essen bei der Mund- und Prothesenpflege zu unterstützen, da sie selbst Essensreste unter den Zahnprothesen oder in den Wangentaschen nicht spüren und entfernen konnten. Wird diese unterstützende Maßnahme von Pflegenden nicht gewährleistet, sind diese Patienten aspirationsgefährdet.

Außerdem können sich Dekubitalgeschwüre unter den Zahnprothesen bilden. Neben den Schmerzen für PatientInnen, können weitere Folgen eintreten, nämlich, dass Prothesen nicht weiter getragen werden können, es zu Kieferdeformierungen kommt und später gegebenenfalls eine neue Zahnprothese angefertigt werden muss. Akut sind die PatientInnen beim Kommunizieren und beim Kauen behindert. Die Durchführung dieser notwendigen Pflegemaßnahme, berechnet auf drei Mahlzeiten, ergab einen zusätzlichen Zeitaufwand von rund 24 Pflegeminuten pro Tag und pro Patient.

Neben der quantitativen Zunahme einzelner Maßnahmen wurden andere Pflegemaßnahmen in der Postinterventionsphase therapeutisch-rehabilitierend durchgeführt. Hierzu gehören, wie in den vorangegangenen Kapiteln dargestellt:

- Körperpflegetraining
- Kau- und Schlucktraining
- An- und Ausziehtraining
- Kommunikationstraining
- Mobilisationstraining
- Kontinenztraining
- Anleitung und Beratung von Angehörigen oder Lebenspartnern (vgl. Kap. 5.2).

Zeitmessungen in der direkten Pflege

Körperpflege pro Patient
Basisuntersuchung: versorgend-defizitär   8–30 Pflegeminuten
Postinterventionsuntersuchung: rehabilitierend-fördernd 30–60 Pflegeminuten

Abbildung 38: Zeitmessung in der direkten Pflege.

Im Rahmen der Untersuchung wurden im direkten Pflegebereich umfassendere Zeiterhebungen bei der Körperpflege sowie bei Maßnahmen zum Kau- und Schlucktraining vorgenommen.

Körperpflege
Körperpflege wurde jetzt ausschließlich vom Tagdienst durchgeführt. Bei Bedarf übernahmen jetzt examinierte pflegerische Bezugspersonen auch kontinuierlich diese Maßnahme selbst. Der Vergleich zwischen versorgender und ganzheitlich-fördernder Körperpflege zeigt große Unterschiede. Bei der abhängigkeitsfördernden Körperpflege wurde ein Aufwand pro Patient von 8 bis 30 Pflegeminuten/Patient gemessen. 8 Minuten wurden bei einer Pflegenden im Nachtdienst gemessen, von der die anderen Pflegenden sagten: «Bei der sitzt jeder Handgriff.» Tatsächlich, bei dieser Pflegenden wurden die Kopfteile der Patientenbetten routinemäßig heruntergestellt, die PatientInnen ganz entkleidet und von oben bis unten abgewaschen. Sie wurden hin und her gedreht, sie wurden gelagert, und zum Schluss wurden auch noch ihre Haare gekämmt. Teilweise beinhaltete der Zeitaufwand von 8 Minuten sogar das Wechseln von einzelnen Wäscheteilen (**Abb. 38**). Die existentielle Befindlichkeit von Patienten, aber auch von Pflegenden, bleibt bei solchem Vorgehen unberücksichtigt.

In der Postinterventionsphase benötigten die examinierten Pflegepersonen für ganzheitlich-rehabilitierende Körperpflege, einschl. Mund-, Gesichts- und Haarpflege, insgesamt 30 bis 60 Pflegeminuten. Dies allerdings auch unter Einbeziehung von Maßnahmen wie Förderung zur Bewegung, Förderung der Symmetrie, Förderung von Gleichgewicht, Körperwahrnehmung und Oberflächensensibilität.

Bei PatientInnen mit Problemen wie Desorientierung oder erheblichen Konzentrationsstörungen oder Kommunikationsbehinderungen wie Aphasie oder nicht kompensierte Schwerhörigkeit erhöhte sich die Pflegezeit pro Patient um weitere 20 bis 40 Pflegeminuten.

Bei umfassender Anleitung und Beratung von Angehörigen in der Körperpflege, einschließlich aktivierender Lagerung oder Mobilisation der PatientInnen aus dem Bett heraus, wurde initial eine zusätzliche Pflegezeit von 20 bis 30 Minuten gemessen. Allerdings werden solche Anleitungsaufgaben für die Angehörigen der PatientInnen nicht täglich erforderlich. Auch wurde beobachtet, dass nach entsprechender Beratung und Anleitung Angehörige die PatientInnen unterstützten und dabei die Pflegenden entlasteten.

Die maximal gemessene Pflegezeit, unter Einbeziehung der integrierten Maßnahmen im Zusammenhang mit rehabilitierender Körperpflege, betrug 70 Pflegeminuten.

Kau- und Schlucktraining
Bei Patienten mit erheblichen Kau- oder Schluckstörungen wurden für das Schlucktraining initial für den Verzehr eines halben Joghurts rund 30 Pflegeminuten gemessen. Hier wurde nicht nur zusätzliche ungestörte Pflegezeit benötigt, sondern es ist leicht nachzuvollziehen, dass auch diese pflegetherapeutische Maßnahme nur von besonders ausgebildetem examiniertem Personal ausgeführt werden kann, zu denen der Patient/die Patientin auch Vertrauen entwickelt hat (vgl. Bezugspersonenpflege, Kap. 4.2.2).

Die Untersuchenden gewannen den Eindruck, dass sich die Pflegezeit für die verschiedenen Maßnahmen im Verlauf des Gesundungsprozesses der PatientInnen teilweise wieder verringerte, weil die PatientInnen selbständiger ihre Pflege übernahmen. Stichprobenartige Zeiterhebungen bestätigten diesen Eindruck. Um abschließende Aussagen zu zeitlichen Anforderungen für ganzheitlich-rehabilitierende Prozesspflege machen zu können, sind weitere Untersuchungen erforderlich. Grundsätzlich zeigen die Ergebnisse aber, dass ganzheitlich-fördernde Prozesspflege mehr Pflegezeit und eine Neuzuordnung von Pflegezeit und Pflegepersonal erfordert.

7.2.2
Patienten- und personalorientierte Arbeitsorganisation

Die Analyse der Arbeitsorganisation zeigt Verbesserungen:

- in der Anpassung der Arbeitsorganisation durch eine modifizierte Bezugspersonenpflege zur Förderung von Pflegekontinuität,

- in der patienten- und personalorientierten Anpassung von Aufgaben und Verantwortungen im Arbeitsablauf,

- in der Information und Kooperation mit anderen Berufsgruppen zum effektiveren Einsatz personeller Ressourcen zur Sicherung von Pflege- und Behandlungsqualität.

Arbeitsaufgaben und Verantwortungen waren in der Postinterventionsuntersuchung patienten- und personalorientiert zusammengefasst und der zeitliche Ablauf modifiziert. Daran adaptiert wurden Aufgaben der pflegerischen Arbeitsorganisation sowie Kooperations- und Informationsschwerpunkte mit den anderen Berufsgruppen in stationären und in gesamtbetrieblichen Bereichen.

Die Arbeitspläne und der Plan der Patientenzuordnung (vgl. Materialband) waren auch den StationsärztInnen, KrankengymnastInnen und der Logopädin bekannt und hingen in drei von vier Projektstationen zur besseren Orientierung gut sichtbar in den jeweiligen Stationszimmern oder Gruppenarbeitsstützpunkten aus.

Im 1. Projektkrankenhaus hatten die Pflegenden darüber hinaus eine entsprechende Plantafel entwickelt. Die Arbeitsabläufe der KrankengymnastInnen und der pflegerischen Bezugspersonen waren im Rahmen der strukturellen und personellen Möglichkeiten jetzt besser aufeinander abgestimmt. Dies förderte eine gegenseitige Unterstützung sowie eine größere Kontinuität im Sinne einer ganzheitlichen Rehabilitation.

Der Auszug eines Arbeitsablaufplanes (siehe Materialband) gibt einen Einblick in Schwerpunkte inhaltlicher, methodischer und struktureller Veränderungen in der Arbeitsorganisation.

Der Arbeitsablaufplan ist dem Managementmodell entsprechend strukturiert (vgl. Abb. 31).

Veränderte Arbeitsabläufe im Kontext ganzheitlich-rehabilitierender Prozesspflege (Ausschnitt):

Eine patientenorientierte Zusammenfassung und Systematisierung von Arbeiten und Arbeitsabläufen sowie die Integration von Mitarbeitsaufgaben und Pflegeaufgaben im direkten Pflegebereich reduzierte (auch nach Einschätzung der Pflegenden selbst) Arbeitswege, Doppelhandlungen, Informationslücken, das Auftreten von Fehlern und den zeitlichen Arbeitsaufwand. Die qualitativen Veränderungen wurden in ihren Auswirkungen zuerst bei PatientInnen im direkten Pflegebereich beobachtet und hier auch von den anderen Berufsgruppen erkannt. Zusätzlich wurden erste patientenorientierte Rationalisierungen bei Mitarbeitsaufgaben umgesetzt.

Ein Schwerpunkt dieser Veränderungen war die zeitliche Rationalisierung der Visitenbegleitung, durch die in beiden Krankenhäusern in der Frühschicht durchschnittlich 45 Pflegeminuten gewonnen werden konnten. Dies wurde vor allem dadurch erreicht, dass ÄrztInnen Kurven und Befunde bereits vor der Visite im Arztzimmer überprüften. Ergebnisse der teilnehmenden Beobachtung zeigten positive Auswirkungen auch in der Patienten-Arzt-Beziehung. ÄrztInnen konzentrierten sich durch diese Maßnahmen jetzt sehr viel gezielter auf die PatientInnen und interagierten jetzt häufiger mit ihnen.

Die Umsetzung einzelner Beschlüsse im Stationsalltag und das Aufrechterhalten der Veränderungen gestaltete sich allerdings zunächst problematisch. Zu den bereits großen Belastungen des Pflegepersonals kam in allen Projektphasen eine kontinuierliche Überbelegung, verbunden mit sogenannten Notentlassungen, hinzu.

Die Pflegenden mussten, wie bereits in der Basisuntersuchung beobachtet, die entstehende Mehrarbeit durch Überstunden und phasenweise auch durch Einschränkungen von Leistungen in der Pflege von PatientInnen kompensieren. Allerdings hatte sich die Kooperation zwischen ÄrztInnen und Pflegenden nach Einschätzung der Beteiligten selbst weiter verbessert.

Die Veränderungsprozesse lösten aber insbesondere zu Beginn der Intervention auch Krisen aus.

Während einige ÄrztInnen die Pflegenden unterstützten und mit ihnen zusammenarbeiteten, bestanden andere, insbesondere junge und weniger erfahrene Ärzte, auch bei völlig unzureichender Personalbesetzung wiederholt auf absolute Erfüllung der in den Krankenhäusern üblich gewordenen Mitarbeitsaufgaben. Diese Forderungen schlossen Tätigkeiten wie pünktliches Einkleben ärztlicher Befunde, Aufziehen von intravenösen Injektionen und Begleiten von ausgedehnten Visiten ein.

Die Anforderungen wurden von diesen ÄrztInnen zunächst auch dann nicht reduziert, als Pflegende darauf hinwiesen, dass sie wichtige pflegerische Aufgaben wie Schlucktraining oder rehabilitierende Körperpflege, Mobilisationstraining oder Kontinenztraining unterbrechen beziehungsweise gar nicht durchführen konnten.

Dies löste in den Interventionsphasen erhebliche Konflikte für die Pflegenden aus.

Das wurde deutlich, wenn Pflegende zum Beispiel sagten:

«Jetzt ist es fast schlimmer als vorher. Jetzt weiß ich, wie ich Patienten pflegen kann. Jetzt weiß ich auch, wie man Schlucktraining macht. Trotzdem bleibt der Patient im Bett, und ich finde keine Zeit dafür. Und Herr B. behält seine Nährsonde.» (Y3)

Um die Problemkomplexe mit ihren Auswirkungen insbesondere auch für Ärzte transparenter zu machen, führten die Untersuchenden während der Intervention zusätzliche Erhebungen zu folgenden Problembereichen durch:

- Patientenbelegung in Relation zur Personalbesetzung
- Aufgabenbelastung im Arbeitsablauf in ihren Auswirkungen auf Pflegende, auf PatientInnen und auf ÄrztInnen.

Diese Analysen bildeten die Grundlagen für Besprechungen mit dem Pflegemanagement und dem ärztlichen Dienst. Hierbei wurde deutlich, dass aufgrund der defizitären Rahmenbedingungen Pflegende trotz ihres veränderten Wissens, einer größeren Handlungskompetenz und trotz großer Motivation, eine qualitativ hochstehende Pflege zu leisten, diese für die PatientInnen absolut erforderliche und nutzbringende Pflege teilweise nicht durchhalten konnten.

Die Untersuchenden setzten folgende kurzfristige Problemlösungsstrategien ein:

- kontinuierliche Gespräche und Beratungen mit Pflegenden, KrankengymnastInnen und ÄrztInnen in konkreten Konfliktsituationen auf den Projektstationen,
- situative Aushilfe, um Gefährdungen der Patienten zu reduzieren und Pflegende in den akuten Stresssituationen so lange zu entlasten, bis eine Problemlösung gefunden werden konnte.

Gezieltere Strategien zur Problemlösung waren:

- mit dem Pflegemanagement, das heißt den Oberschwestern, der Pflegedienstleitung, den Chefärzten und den Oberärzten der Kliniken Gespräche zu führen zur Darstellung der Problemsituation. Als Grundlagen für diese Gespräche dienten krankenhausbezogene Arbeitsübersichten und die Übersichten von nicht pflegespezifischen Zusatzaufgaben sowie Problemfeldanalysen mit einer patientenbezogenen Konkretisierung der Problemkomplexe.

Arbeitsabläufe des Pflegeteams über 24 Stunden – Detailplanung 6.15–11.30 Uhr (Blatt 1)

Zeit von/bis 6.15–21.45 Uhr	Direkter Pflegebereich			Außenarbeiten				
	Pflege	Mitarbeit bei Diagnose und Therapie	Pflegeprozess-dokumentation	Pflegerische Organisation/Koordination	Mitarbeit bei Diagnostik und Therapie	Koordination mit anderen Diensten	Ärzte	KGs Fr.	Logopädie
	I		II	III	IV	V			
6.15				Übergabe; Arbeitsablaufplanung für den Tag				Prakt. 91/04 Fr. (Di./Mi.)	
6.45	– pflegeabhängige Patienten betten – Lagern zur Mundpflege und vorbereitende Lagerung zum Frühstück – Patienten zur Toilette begleiten	Medikamentenkontrolle, Tropfen richten, Medizin austeilen, Vitalzeichenkontrolle, wiegen, Insulin (n. BZ.) 7.00–15.00 Patienten vorbereiten für Untersuchungen (2–10 Patienten)	Pflegeverlaufsberichte aktualisieren		ab 7.30: restliche Vorbereitungen für Blutentnahmen, Infusionen, Injektionen akute Anordnungen annehmen und ausarbeiten; BSG aufziehen und ablesen	Koordination von Transporten, Telefonaten (Krankentransporte) EGK bei bettlägerigen Patienten	Dienstbeginn 7.30: Übergabe an Arzt Blut entnehmen Injektion Infusion Wieviel Zeit benötigen HPJ für Blutentnahmen/ Injektionen?	7:30: Beginn der ersten Therapien 7.35–11.30 Absprachen zur Koordination → z. B. Patienten zum Frühstück raussetzen (welche bleiben im Bett, welche stehen auf?) Unterstützung beim Schlucktraining, Abstimmung: Waschen am Waschbecken, Gehschulung, Bettgymnastik, An- und Ausziehtraining	
8.00	Frühstück austeilen, Schluckanalyse und -training, Hilfestellung; Patienten aufsetzen					Patienten werden zur Diagnostik/Therapie abgeholt und zurückgebracht (z.T. durch Patientenbegleitdienst) (vormittags bis früher Nachmittag)	→ Störung bei Patientenfrühstück, Zeitfaktor, den der ärztliche Dienst klären muss		

7. Arbeitsorganisation und Rahmenbedingungen in ihren Auswirkungen auf den Pflegeprozess

Arbeitsabläufe des Pflegeteams über 24 Stunden – Detailplanung 6.15–11.30 Uhr (Blatt 1)

Zeit von/bis 6.15–21.45 Uhr	Direkter Pflegebereich			Außenarbeiten					
	Pflege	Mitarbeit bei Diagnose und Therapie	Pflegeprozess-dokumentation	Pflegerische Organisation/Koordination	Mitarbeit bei Diagnostik und Therapie	Koordination mit anderen Diensten	Ärzte	KGs Fr.	Logopädie
	I	II	II	III	IV	V			
8.45	Tabletts einsammeln			Aufräumarbeiten	Laborproben (Blut, Urin etc.) vorbereiten zum Versenden				
9.00	flexible Aufgaben			Personalfrühstück					
9.30	Rehabilitierende Pflege einschließlich AEDL-bezogene Prophylaxen; Anleitung, Information, Beratung von Patienten und Angehörigen; Lagerung	einschl. Verordnungen (z.B. Verbandswechsel) Visitenbegleitung durch pflegerische Bezugsperson; Vitalzeichenkontrolle	Pflegeverlaufs-berichte aktualisieren feste Zeiten: (9.00–10.00 Uhr) 10.00–11.00 Uhr)	s.V. erfragen von Menü-/Diätwünschen (1-mal wöchentlich, evtl. auch ab 13.00 Uhr) während der Verordnungen	9.30–12.00 Visitenbegleitung (Chef); Visitenausarbeitung (flexibel); Chefarztvisite bis ca. 13.00 Uhr	ab 9.30 Koordination des Visitenablaufs (wo Beginn, mit Konsiliärzten); Absprachen mit dem Sozialdienst; Verlegung von Patienten, Aufnahme und Entlassung über den ganzen Tag	Visite	ab 9.30 Anleitung von Angehörigen, Einträge in die Pflegedokumen-tation (bes. Pflegeverlaufs-berichte) ab 11.00 Vorbereitung von Patienten zum Mittag-essen (wie Frühstück)	kommt nach Ab-sprache – Infos «nach Bedarf»
11.30	Patient vorbereiten zum Mittagessen	Medikamente kontrol-lieren, Tropfen richten; Medikamente aus-teilen		Dienstbeginn B1 und kurze Übergabe, evtl. Freizeitausgleich A-Dienst B-Dienst					

Abbildung 39: Auszug aus einem Arbeitsablaufplan.

Durch dieses Vorgehen konnten in mehreren Gesprächen Problemlösungen für folgende Bereiche erarbeitet werden:

Visitenbegleitung durch das Pflegepersonal

- Verbindliche Festlegung der Visitenbegleitung auf eine Maximalzeit (für 15 Patienten 60 bis 70 Pflegeminuten),
- keine Visitenbegleitung des Pflegepersonals zu einem Zeitpunkt, in dem notwendige Pflegeleistungen wie zum Beispiel Vorbereitung der Patienten zum Essen anfallen.
- Bei Mangelbesetzung im Pflegedienst hat die pflegerische Versorgung Vorrang vor der Visitenbegleitung. Diese Absprache führte allerdings dann zu Schwierigkeiten, wenn die Mangelbesetzung ohne Unterbrechung mehrere Tage in der Woche anhielt.

Koordination

- Neben diesen Verbesserungen kam es aber auch zu einer besseren Abstimmung von ärztlichen, pflegerischen, krankengymnastischen, logopädischen Maßnahmen sowie Maßnahmen des Sozialdienstes, vor allem bei den Apoplexiekranken. Dadurch konnte bei diesen Patienten der Rehabilitationsprozess effektiver gefördert werden.

Zusatzaufgaben

- Im ersten Projektkrankenhaus wurde das Pflegepersonal noch während des Projektverlaufes in Einzelbereichen der Administrations- und Koordinationsaufgaben entlastet. Für die Entlastung des Pflegepersonals wurde eine sog. Stationssekretärin zusätzlich eingestellt. Die Entlastung des Personals erfolgte hier vor allem in den Aufgabenbereichen IV und V, prioritär bei verwaltungstechnischen und administrativen Tätigkeiten.

Trotz dieser Verbesserungen zeigt ein Vergleich der Projektkrankenhäuser, dass die Gesamtbelastung des Pflegepersonals mit nicht-pflegespezifischen Zusatzaufgaben im 1. Projektkrankenhaus, in dem die Pflegenden auch dem hauswirtschaftlichen Bereich zuordenbaren Tätigkeiten zu leisten hatten, ebenfalls in der Postinterventionsphase noch höher lag als im 2. Projektkrankenhaus.

Insgesamt halfen aber die oben genannten Veränderungen, dass die Weiterführung der geplanten Projektschwerpunkte gesichert und ganzheitlich-fördernde Prozesspflege vor allem bei Apoplexiekranken entwickelt werden konnte, obwohl personelle Engpässe und Überbelegung im Pflegebereich immer wieder auftraten und die Arbeit erheblich erschwerten.

Die Forderung, die kontinuierliche Überbelegung und die damit verbundene Überlastung des Pflegepersonals abzubauen, wurde (abgesehen von einer kurzfristigen Unterbrechung im 1. Projektkrankenhaus) nicht realisiert. Der in **Abbildung 40a** und **40b** dargestellte Vergleich zeigt, dass die Überbelegung im zweiten Projektkrankenhaus sogar insgesamt noch leicht anstieg.

Darüber hinaus zeigen die Analysen, dass es nicht möglich ist, durch vermehrtes Einsetzen von unausgebildetem Personal Überbelastungen ausreichend zu kompensieren. PatientInnen und Pflegende werden dadurch eher noch zusätzlich behindert.

7.2.3 Auswirkungen von Überbelegung und Unterbesetzung auf Pflegende und PatientInnen

Es stellt sich die Frage: Welche Auswirkungen haben Überbelegung und Unterbesetzung auf die Gewährleistung der Pflege in den Hauptaufgabenbereichen?

Bei Überbelegungen nehmen die Mitarbeits- und Koordinationsaufgaben der Pflegenden zu (Bereiche IV und V im Managementmodell). Gleichzeitig erhöht sich aber auch der Arbeitsaufwand in der Pflege (**Abb. 41**, S. 160).

In traditionellen Krankenhausstrukturen wird von Pflegenden immer noch erwartet, dass sie auch unter diesen Bedingungen Arbeiten in den Bereichen IV und V prioritär wahrnehmen. Zunächst versuchen Pflegende dann die Mehrarbeit

7. Arbeitsorganisation und Rahmenbedingungen in ihren Auswirkungen auf den Pflegeprozess

durch Leistung von Überstunden aufzufangen. Reicht dies nicht aus, können sie unter derartigen Bedingungen nur in den Bereichen, in denen sie Entscheidungsverantwortung haben, qualitative und quantitative Einschränkungen vornehmen. Das sind die Bereiche Pflegedokumentation, Pflegeorganisation und direkte Pflege. Solche Leistungseinschränkungen wurden phasenweise auch in den Projektkrankenhäusern beobachtet. Dabei wurden folgende Muster von Reduzierung erkennbar:

Zuerst wird die Pflegeprozessdokumentation quantitativ und qualitativ eingeschränkt. Erfolgt

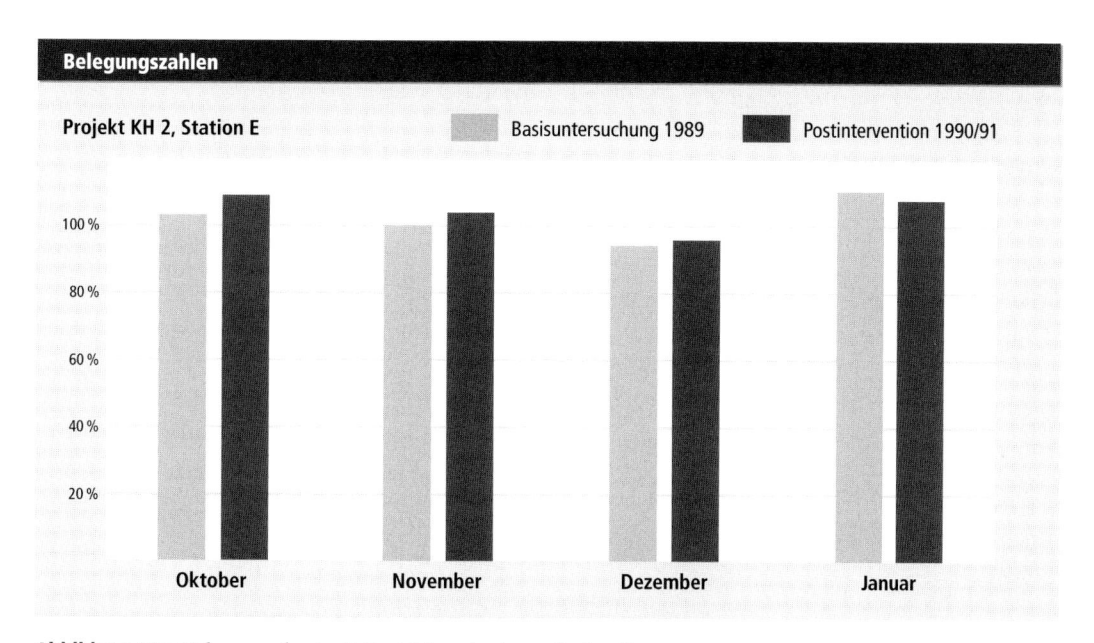

Abbildung 40a: Belegungsplan im 2. Projektkrankenhaus, Station E.

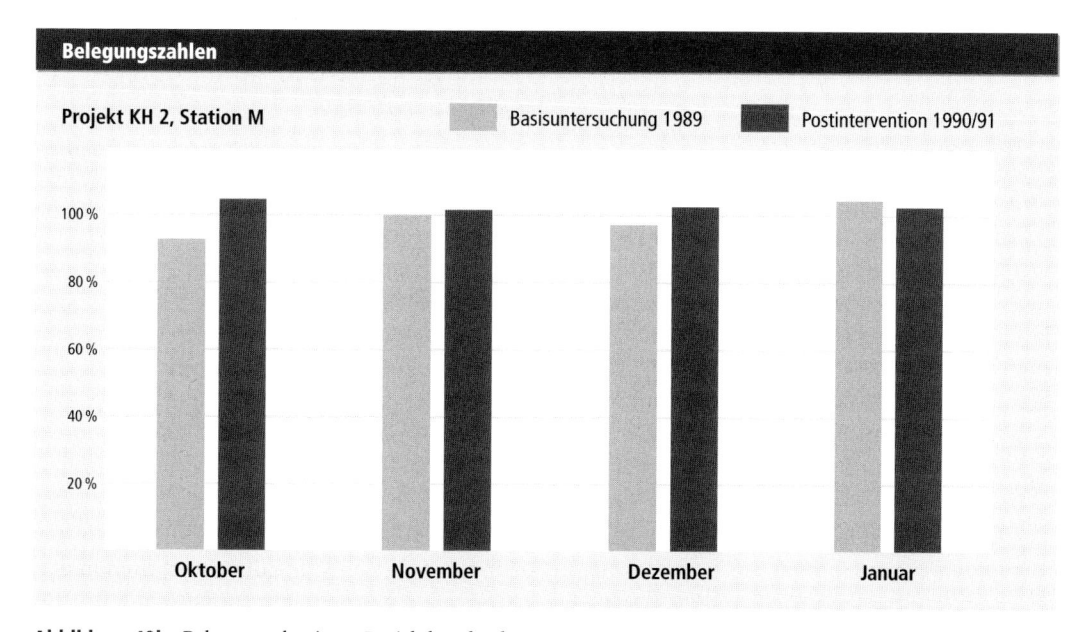

Abbildung 40b: Belegungsplan im 2. Projektkrankenhaus, Station M.

hierdurch keine ausreichende Kompensation, wird als nächstes die Anleitung und Beratung von Angehörigen reduziert oder eingestellt. Daneben wird die Anleitung und Supervision von KrankenpflegeschülerInnen vernachlässigt.

Reichen auch diese Leistungsreduzierungen nicht aus, muss die Pflege der PatientInnen selbst vermindert werden.

Der derzeitig immer größer werdende Pflegenotstand wirft ein Licht auf die personellen Auswirkungen, die Berufszufriedenheit und die Ausbildungszufriedenheit des Pflegepersonals, das unter solchen Bedingungen arbeiten und lernen muss.

Für Pflegende ist es, wie für jede andere Berufsgruppe, auf Dauer unerträglich, erforderliche

Aufgaben- und Verantwortungsbereiche in der Pflege

Ressourcen: Personell, Materiell, Zeitlich, Strukturell

Phasen: Erfassen, Planen, Durchführen, Evaluieren

Bereiche:
- I Pflege
  - für pflegebedürftige Menschen handeln
  - sie unterstützen
  - mit ihnen kommunizieren
  - sie unterrichten, anleiten, beraten
  - sie ermutigen
  - sie fördern
- II Pflegedokumentation
- III Pflegeorganisation
- IV Mitarbeit bei Diagnostik und Therapie
- V Kooperations-, Koordinationsaufgaben

Probleme, Bedürfnisse, Fähigkeiten in AEDL
– beobachten
– erfragen

pflegebedürftiger Mensch — Angehörige

Entlastung von Zusatzaufgaben

Managementmodell Krohwinkel 1988, 1989

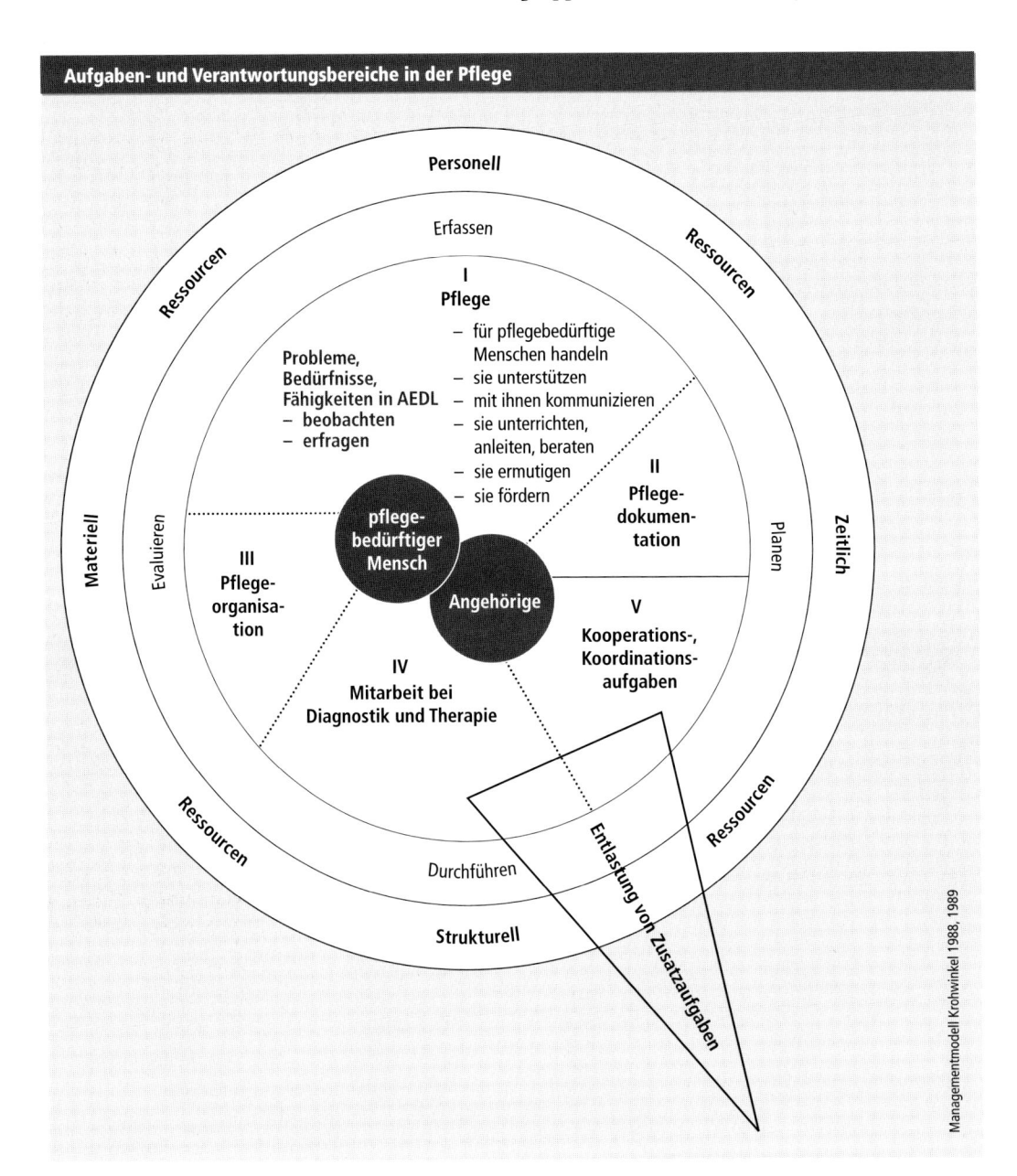

Abbildung 41: Managementmodell mit zunehmenden Aufgaben der Pflegenden.

Leistungen in ihren Hauptaufgabenbereichen nicht erbringen zu können. Dies führt zu Identitätskonflikten, die, wie andere Untersuchungen zeigen, ein wichtiger Grund für Ausstiegswünsche aus dem Beruf sind (vgl. hierzu Albrecht et al. 1982; Pröll et al. 1984; Bartholomeyczik 1987).

Die Untersuchungsergebnisse machen deutlich, dass neben bzw. mit der Einführung ganzheitlich-fördernder Prozesspflege die Erfassung und Entwicklung personeller, zeitlicher und struktureller Ressourcen dringend erforderlich sind.

Als erster Schritt für eine Verbesserung wäre hier die Entlastung des Pflegepersonals von nicht-pflegespezifischen Aufgaben in der Administration und der Koordination zu nennen (siehe Managementmodell, Bereiche IV und V) sowie eine konsequente Befreiung von Aufgaben, die der Hauswirtschaft und der Hotelleistung eines Krankenhauses zuordenbar sind (Bereich VI).

7.2.4
Schlussfolgerungen

Ganzheitlich-fördernde Prozesspflege in Akutkrankenhäusern ist eine dringliche Notwendigkeit.

Die Untersuchung bestätigt empirische Erfahrungen, dass für das Krankenpflegepersonal solche Pflege nicht nur zu einer größeren Professionalisierung und zu einer verbesserten praktischen Ausbildung, sondern auch zu einer größeren Berufszufriedenheit führen kann. Für Lernende bedeutet dies, dass sie entsprechend der Ausbildungsziele des Krankenpflegegesetzes ganzheitlich-fördernde Pflegemethoden beim Pflegeprozess praktisch erleben und umsetzen lernen können. Für die PatientInnen bedeutet eine solche Pflege eine entscheidende Unterstützung in der Entwicklung von Unabhängigkeit und Wohlbefinden in den für sie wichtigen Lebensaktivitäten und die Chance, in ihre häusliche Umgebung zurückzukehren und dort ein für sie annehmbares Leben zu führen.

Darüber hinaus ist eine solche Pflege auch aus wirtschaftlichen Überlegungen heraus geboten. Auch wenn die wirtschaftlichen Auswirkungen defizitärer versus ganzheitlich-fördernder Pflegepraxis nicht Thema der Untersuchung waren, lassen insbesondere die dargestellten Auswirkungen auf den Gesundungsprozess trotzdem entsprechende Schlussfolgerungen zu (vgl. Kap. 5.und 7.2). Interessant ist in diesem Zusammenhang eine Kostenaufstellung von Füsgen (1989), in welcher der Autor berechnet, dass die erfolgreiche Rehabilitation eines Apoplexiekranken stationär etwa 19 000 DM (ca. 8500 Euro, Stand: 1989, Anm. d. Red.) kostet. Unterbleibt die Frührehabilitation dieser Patienten und wird der Patient ein Pflegefall, steigen die Kosten drastisch.

Muss der Patient gar in ein Pflegeheim, so kostet dies nach den Berechnungen von Füsgen – bei einer durchschnittlichen Lebenserwartung der Apoplexiekranken im Pflegeheim von 21 Monaten – rund 200 000 DM (s. o.) pro Patient.

Wird solche Pflege in einem größeren Rahmen nicht entwickelt, ist zu befürchten, dass weiterhin insbesondere ältere Patienten abhängig bleiben und als inkontinente, immobile oder desorientierte Pflegefälle in die häusliche Versorgung entlassen oder gar in Pflegeheime verlegt werden.

Die Einführung einer solchen Pflege und die Entwicklung entsprechender personeller, struktureller und zeitlicher Ressourcen ist deshalb aus gesundheitspolitischen, wie aus ausbildungs- und arbeitspolitischen Gründen dringend erforderlich.

8 Das Interventionsprojekt

8.1 Grundlagen, Schwerpunkte und Ziele

Ausgangspunkte zur Intervention waren die Erkenntnisse der Basisuntersuchung aus den konkreten Praxisfeldern der beiden Projektkrankenhäuser (Kap. 5–7) sowie die in Kap. 1.2 dargestellten empirischen Erkenntnisse zum Forschungsthema. Pflegetheoretisch orientierte sich die Intervention an dem im Kap. 1.3 dargestellten Rahmenkonzept ganzheitlich-fördernder Prozesspflege mit seinen entsprechenden Modellen und Konzepten.

Schwerpunkte der Intervention waren die Entwicklung von Pflegekompetenzen im direkten Pflegebereich mit einer adäquaten Anpassung von Pflegedokumentation, Pflegeorganisation und Ressourcen. Komplementär hierzu wurden problemorientiert Kooperations-, Konflikt- und Kommunikationskompetenzen zwischen Pflegenden und den anderen Berufsgruppen gefördert (**Abb. 42** auf S. 164).

Als Ziel der Intervention wurde die ganzheitlich-fördernde Prozesspflege von der Aufnahme bis zur Entlassung von PatientInnen im Krankenhaus sowie eine Förderung der Pflegekontinuität zwischen der klinischen und der nachklinischen Versorgung konzeptualisiert und umgesetzt.

Indikatoren für die Erreichung dieser Ziele sind das Ausmaß von Sichtbarkeit, Ganzheitlichkeit, Kontinuität der Pflege sowie das Ausmaß an Unabhängigkeit der pflegebedürftigen Menschen und der Pflegenden selbst (vgl. Kap. 5–7).

8.2 Methodisch-didaktische Konzeption

Veränderungsprozesse, wie sie im Projekt zur Entwicklung ganzheitlich-fördernder Prozesspflege umgesetzt wurden, sind komplexe Geschehen. Sie müssen, so hebt Milne (1985) hervor, sorgsam geplant werden und den Kontext in die Veränderung einbeziehen.
Dieses Vorgehen erfordert nach Glaser et al. (1983)

«... das Herausarbeiten und das Anwenden relevanten Wissens, damit Charakteristika und Muster von Institutionen und Praxis verändert werden können.» (S. 32)

Methodisch-didaktisch wurden in der Intervention Erkenntnisse aus der humanistisch orientierten Erwachsenenbildung umgesetzt. Angewandt wurden vor allem Methoden des «Reflektierenden Erfahrungslernens» (Experiential Learning, vgl. Kolb 1974; Boydell 1976) und Methoden partizipatorischer Handlungsforschung. Wildt et al. (1975) beschreiben Handlungsforschung als

«Kontinuierliche Interventionsstrategie, ... die nicht in der theoretischen Reflexion über die untersuchten Verhältnisse steckenbleibt, sondern zu einer Einbindung des Theorie-Praxis-Bezuges führt. Dieser Prozess wird in seinen Wirkungszusammenhängen analysiert und mittels wissenschaftlich verarbeiteter Erfahrungen gesteuert» (S. 157).

Lippitt's (1958) Theorie für geplante Veränderung enthält die Prinzipien und Methoden der

Handlungsforschung, deren Strategien darauf ausgerichtet sind,

- Problemlösungskompetenzen bei Einzelnen und bei Gruppen zu entwickeln,
- Selbstverständnis und Selbstverantwortung zu stützen,
- Flexibilität, Adaptation und Kreativität zu fördern.

In Anlehnung an Lippitt et al. wurde die Intervention unter der aktiven Mitarbeit und Verantwortung aller Beteiligten und unter Beachtung der in **Abbildung 43** dargestellten Grundbedingungen durchgeführt.

Wenn akzeptiert wird, dass Erwachsene dadurch lernen, dass sie Probleme in ihrer unmittelbaren Situation verstehen und sie zu ändern wünschen, dann wird der Zusammenhang zwischen geplanter Veränderung und einer entsprechenden «Edukation» im Sinne einer umfassenden beruflichen Bildung offensichtlich (vgl. Dewey 1963; Knowles 1972).

Zur Förderung solcher Prozesse hat sich im Interventionsprojekt die Methodologie des «Re-

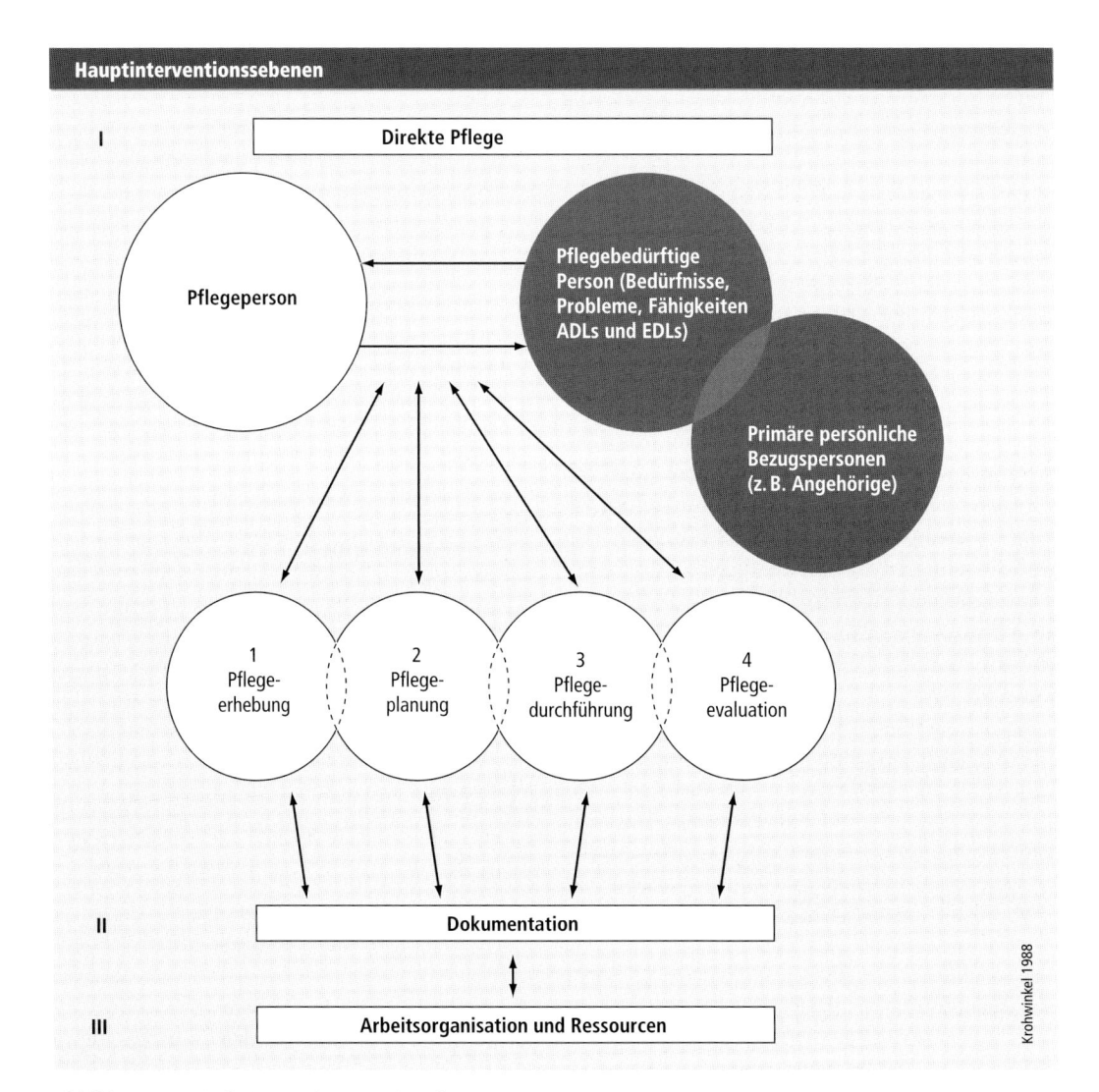

Abbildung 42: Die drei Hauptinterventionsebenen.

Grundbedingungen für Veränderungsprozesse

1) Die Beteiligten akzeptieren das Problem und entwickeln ein neues Problembewusstsein.
2) Sie erwarten, dass durch den Veränderungsprozess die Ausgangssituation verbessert werden kann.
3) Sie sind motiviert und suchen nach Ressourcen und Wegen zur Veränderung.
4) Sie entscheiden gemeinsam über Prioritäten, Ziele, Schritte und Maßnahmen zur Veränderung.
5) Sie legen Aufgaben und Rollen fest und sind bereit, aktiv und verantwortungsvoll neue Methoden und Vorgehensweisen zu erproben.
6) Sie sind bereit, sich «von außen» helfen zu lassen.
7) Bei auftretenden Schwierigkeit wird gemeinsam nach Lösungen gesucht.

Krohwinkel 1999

Abbildung 43: Grundbedingungen für die Intervention in der fördernden Prozesspflege.

flektierenden Erfahrungslernens» («experiential learning») bewährt.

Zur Konzeption und zur Methodik des «Reflektierenden Erfahrungslernens» gibt es keine einheitliche Definition. Die Übereinstimmung in den unterschiedlichen Definitionsansätzen liegt in der Auffassung, dass signifikantes Lernen immer den ganzen Menschen betrifft (vgl. Rogers 1981, 1983). Dieses Lernen hat als Ausgangspunkt die konkrete Erfahrung/die konkrete Situation des/der Lernenden. Die theoretische Reflexion und Diskussion entwickelt sich auf der Basis von Analyse und Evaluation der Erfahrung. Ein weiterer Schritt führt zur Integration von praktischer Erfahrung und Theorie (Synthese). Dies kann in der Pflege ein neues Verständnis und neue Konzeptionen pflegerischen Handelns fördern, und es befähigt so zur aktiven Veränderung der konkreten Situation. Der Lernprozess setzt sich spiralenförmig fort. Er führt zu neuen Erfahrungen und weiteren Reflexionen.

Die dem reflektierenden Erfahrungslernen zugrunde liegenden Auffassungen, Ziele und Schritte sind kongruent mit dem Pflegeprozess (vgl. Krohwinkel 1984, S. 160).

Der Lernprozess kann im Modell wie in **Abbildung 44** auf Seite 166 dargestellt werden.

Erläuterungen der Prozessphasen
1. Pflegende/Lernende haben Praxiserfahrung

2. Pflegende/Lernende konkretisieren und reflektieren Erfahrung und Beobachtung ganzheitlich, das heißt, sie machen ihre Erfahrungen physisch, kognitiv, emotional und sozial. Sie reflektieren diese Erfahrungen unter Einbeziehung neuer Erkenntnisse.

3. Pflegende/Lernende entwickeln ein neues Problembewusstsein. Sie erproben rehabilitierende Methoden und alternatives Verhalten und erfahren an sich selbst die Auswirkungen unterschiedlicher Verhaltensweisen auf Abhängigkeits- bzw. Unabhängigkeitserfahrungen von Patienten.

4. Pflegende/Lernende setzen Ziele zur Veränderung und erarbeiten gemeinsam Problemlösungsstrategien.

5. Pflegende/Lernende erproben die geplanten Veränderungen aktiv und kreativ in der Praxis.

6. Pflegende/Lernende evaluieren ihre Praxiserfahrungen (Synthese und Weiterentwicklung).

7. Pflegende/Lernende machen neue Praxiserfahrungen auf einer höheren Entwicklungsstufe.

Kolb et al. (1975) bezeichnen solches Vorgehen als «*Methode intelligenten Lernens.*»

Auch wenn dieses Modell (wie alle Modelle) als idealtypisch angesehen werden kann, so gibt es doch eindeutige Orientierungshilfen zur Anwendung gezielter Einzelmethoden im Lernprozess.

Reflektierendes Erfahrungslernen im Pflegeprozess

1. Praxiserfahrung
2. Reflektieren von eigener Praxis und neuen Erkenntnissen
3. Neues Problembewusstsein
4. Erarbeiten von Problemlösungen
5. Aktives Erproben in der Praxis
6. Evaluieren der Erfahrung
7. Neue Praxiserfahrung

Modell Krohwinkel 1984, 1990

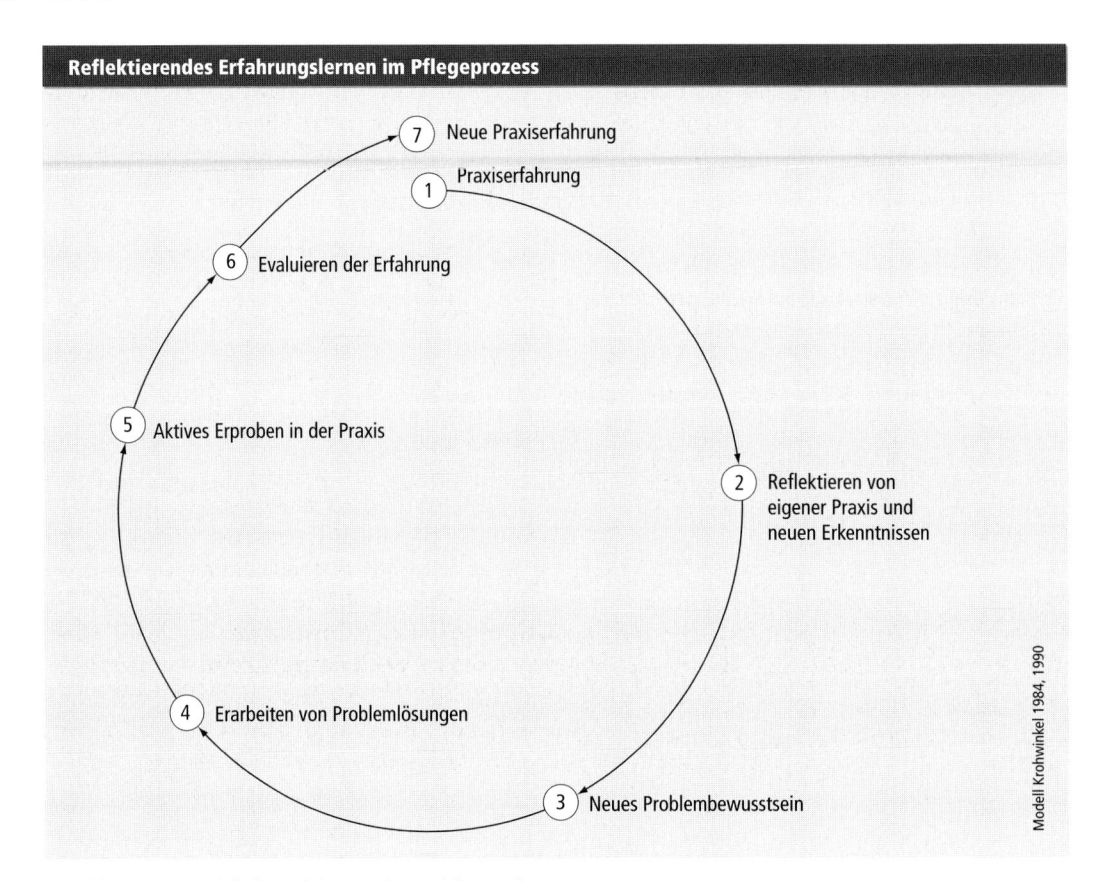

Abbildung 44: Modell des reflektierenden Erfahrungslernens.

Unter Verwendung der Ergebnisse aus der Praxis wurden im Projekt in praxisbegleitenden Seminaren und innerstationären Schulungen den reflektierenden Lernprozess fördernde Einzelmethoden kombiniert.

1. *In praxisbegleitenden Seminaren wurden umgesetzt:*
   a) Die kritische Inzidenz-Methode, das heißt in diesem Fall, dass konkrete kritische Ereignisse aus und im Praxisfeld im Zusammenhang mit problematischem Pflegeverhalten in seinen Auswirkungen auf Patienten und ihren Bezugspersonen bearbeitet wurden.
   b) Simulationslernen und Rollenspiel, das heißt, die Lernenden erfuhren im Pflegekontext für sich Auswirkungen von abhängigkeitsfördernden beziehungsweise unabhängigkeitsfördernden Pflegemaßnahmen. Durch das «Hineinschlüpfen» in die Rolle von PatientIn/persönlichen Bezugspersonen oder indem sie defizitäres beziehungsweise unabhängigkeitsförderndes Verhalten von Pflegenden simulierten, machten sie physische, intellektuelle und emotionale Erfahrungen und reflektierten diese in der Gruppe.

Als weitere Methoden wurden eingesetzt:
   c) Übungen zur Berührung, zur Bewegung, zur Wahrnehmung, zur Sensibilität und zur Entspannung
   d) Materialbearbeitungen mit Gruppendiskussionen
      – zur Bearbeitung von Einzelfallstudien auf der Grundlage der in der Basisuntersuchung gewonnenen Erkenntnisse zur nachklinischen Situation von Patienten und Angehörigen und dem sich daraus ergebenden Bedarf für Anleitung, Beratung und Information,

– zur beobachteten organisationsbedingten Diskontinuität in der Pflege und ihren negativen Auswirkungen auf Unabhängigkeit, Sicherheit und Wohlbefinden von Patienten.

2. In innerstationären Gruppen- und Einzelschulungen in der täglichen Praxis wurden entsprechende Methoden umgesetzt:
   a) Zum Demonstrations- und Modelllernen
   b) Zur Selbstevaluation und Partnerevaluation
   c) Im Zusammenhang mit Pflegekonferenzen und Abteilungskonferenzen, in denen komplementär zu den Seminaren Probleme, Ergebnisse und Veränderungen besprochen, ausgewertet und neu geplant wurden.

Die Pflegekonferenzen erwiesen sich als Forum für pflegerische, personelle, organisatorische und strukturelle Fragen und Probleme. Es zeigte sich, dass Pflegende diesen Rahmen nicht nur zum Austausch benötigten, sondern hier konnte gegenseitiges Lernen und Lehren als etwas selbstverständliches initiiert werden. Allerdings waren diese Lernphasen durch zeitliche und personelle Engpässe in den Praxisfeldern äußerst begrenzt.

Ergebnisse konnten im 2. Projektkrankenhaus in Abteilungskonferenzen auch anderen Berufsgruppen dargestellt werden. Solches Vorgehen hat neben der Entwicklung der Selbstdarstellungsfähigkeiten des Pflegepersonals den Effekt, dass sichtbar und verstehbar wird, was Pflege leistet und unter welchen Bedingungen sie welche Erfolge erreichen kann. Auf solcher Basis ist dann auch eine kooperative Absprache mit anderen Diensten in der ganzheitlichen Betreuung von Patienten möglich. Eine gegenseitige Wertschätzung der unterschiedlichen Berufsgruppen kann über das bessere Kennenlernen der jeweiligen Anteile an diesem Prozess gefördert werden (vgl. Protokolle zu Pflegekonferenzen, Klinikbesprechungen und Abteilungskonferenzen im Materialband).

Vorgehen im Einzelnen

Im Lernprozess zur ganzheitlich-rehabilitierenden Prozesspflege wurden zunächst Erfahrungen der Pflegenden mit den Erfahrungen und Beobachtungen verglichen, welche die Untersuchenden während der Basisuntersuchung gemacht hatten. In diesem Zusammenhang wurden auch ethische Dimensionen der Basisuntersuchung diskutiert und aufgearbeitet (vgl. Kap. 4.2.2 und 5.1).

Ausgehend vom direkten Pflegebereich wurde der Pflegeprozess mit seinen verschiedenen Phasen bearbeitet. Themenbezogene Inhalte waren zunächst die in der Basisuntersuchung beobachteten und später die während des Interventionsprozesses gemeinsam bearbeiteten Pflegesituationen der Praxis.

Auf der Grundlage der Praxisdaten und unter Verwendung neuer Erkenntnisse aus der Fachliteratur wurden Methoden zum ganzheitlichen Erfassen von Problemen/Bedürfnissen und Fähigkeiten der Patienten zunächst für die Pflege von Apoplexiekranken AEDL-bezogen erarbeitet. Darüber hinaus aber wurden im Verlauf des Projekts Inhalte und Methoden reflektierend erprobt, die auch für andere Patienten von Bedeutung sind. Hierzu gehörten die Erarbeitung von Problemlösungen für Patienten im Zusammenhang mit Bewegung innerhalb und außerhalb des Bettes, mit Desorientierung, mit mangelnder Konzentration, mit Gedächtnisstörungen, mit Problemen beim Hören oder beim Sehen, mit Problemen beim Atmen sowie bei Problemen im Zusammenhang mit Stuhl- oder Urininkontinenz.

Darüber hinaus konnten Problemlösungen diskutiert und in konkreten Einzelfallsituationen umgesetzt werden in Zusammenhang mit AEDLs zur Sicherung der Umgebung, zur Sicherung der sozialen Situation, den sozialen Beziehungen sowie zum Umgang mit existentiell belastenden Erfahrungen wie Angst, Ungewissheit, Abhängigkeit und Sterben.

Bei den Übungen wurde ganzheitlich-rehabilitierendes Pflegeverhalten mit abhängigkeitsförderndem Pflegeverhalten verglichen. Dabei wurden ganzheitlich-rehabilitierende Methoden in einzelnen AEDL-Bereichen erprobt und dabei Auswirkungen auf andere Aktivitäten und auf existentielle Erfahrungen am Patienten überprüft.

8.3
Umsetzung thematischer und inhaltlicher Schwerpunkte der Intervention

Unter Anwendung des reflektierenden Erfahrungslernens wurden Inhalte unter fünf thematischen Schwerpunkten theoretisch und praktisch erarbeitet und umgesetzt (vgl. Übersicht zu interstationären Seminaren im Materialband).

1. Konzepte und Modelle ganzheitlich-fördernder Prozesspflege (vgl. Kap. 1.2 und 1.3)
2. Methoden und Inhalte zum Pflegeprozess im direkten Pflegebereich, orientiert an Aktivitäten und existentiellen Erfahrungen des Lebens (vgl. Kap. 5)
3. Pflegeprozessdokumentation (vgl. Kap. 5.2, 6 und Materialband)
4. Patientenorientierte Arbeitsorganisation und Ressourcenentwicklung (vgl. Kap. 7 und Materialband)
5. Entwicklung von Kommunikations- und Kooperationsstrukturen (vgl. Kap. 5 und 7).

Im folgenden Text wird zunächst ein Überblick zur thematischen Bearbeitung der Konzepte und Modelle ganzheitlich-fördernder Prozesspflege gegeben. Danach werden ergänzend zum Kapitel 5.2 an einigen Beispielen inhaltliche und methodische Aspekte im direkten Pflegebereich dargestellt und eine Verbindung zur Entwicklung einer entsprechenden Pflegedokumentation und Arbeitsorganisation aufgezeigt.

8.3.1
Theoretisches Rahmenkonzept ganzheitlicher Prozesspflege

Im Zusammenhang mit der Darstellung des theoretischen Rahmenkonzeptes wurden ganzheitliche und reduktionistische Auffassungen zu den *Schlüsselkonzepten* des *pflegerischen Paradigmas «Person, Umgebung, Gesundheit und Pflege»* gegenübergestellt und ihre Auswirkungen auf die derzeitige Pflegepraxis diskutiert.

Das theoretische Rahmenkonzept ganzheitlich-fördernder Prozesspflege mit dem intergrierten AEDL-Strukturmodell, dem Pflegeprozessmodell und dem Managementmodell (vgl. Kap. 1.3) akzeptierten die TeilnehmerInnen zunächst als hypothetische Arbeitsgrundlage für weitere Lernprozesse.

Im Verlauf der Intervention wurde die «Fördernde Prozesspflege» von den Pflegenden in beiden Projektkrankenhäusern und im 2. Projektkrankenhaus auch von den MitarbeiterInnen der krankengymnastischen Abteilung als «ihr Praxismodell» ganz übernommen.

Der Pflegeprozess selbst wurde unter folgenden Aspekten bearbeitet:

- Pflege als fördernder Problemlösungs- und Beziehungsprozess in den Bereichen direkte Pflege, Pflegedokumentation und pflegerische Arbeitsorganisation
- Phasen des Pflegeprozesses von der Aufnahme bis zur Entlassung des Patienten
- Aktivitäten und Existentielle Erfahrungen des Lebens als Inhalte des Pflegeprozesses mit ihren Spezifika (vgl. Materialband)
- Einbeziehung von persönlichen Bezugspersonen in den Pflegeprozess (einschließlich Anleitung und Beratung)
- Sicherung der Pflegekontinuität zwischen klinischer und nachklinischer Pflege.

8.3.2
Lernprozesse zu Inhalten und Methoden ganzheitlich-fördernder Prozesspflege im direkten Pflegebereich

Die Entwicklung von Problemlösungskompetenzen, von Flexibilität, Kreativität und Verantwortung bei Pflegenden kann am Beispiel einiger scheinbar einfacher AEDL-bezogener Pflegeinhalte dargestellt werden. Gleichzeitig wird hierbei das lernmethodische Vorgehen veranschaulicht. Die ausgewählten Beispiele lassen sich dem AEDL-Bereich 2 «Sich bewegen» zuordnen. Gleichzeitig können hier Interdependenzen im Sinne von Ganzheitlichkeit illustriert werden.

Das erste Beispiel bezieht sich auf Körperhaltungen von Patienten und die Verwendung von Hilfsmitteln.

Problemdarstellung

Analysen der Basisuntersuchung zeigten hierzu die folgende Problemkonkretisierung:
a) Patienten hatten im Liegen und Sitzen im Bett eine unphysiologische und unbequeme Körperhaltung. Verwandte Hilfsmittel waren dysfunktional oder sie wurden ineffektiv eingesetzt.
b) Auch die Körperhaltung und die Hilfsmittel für das Sitzen außerhalb des Bettes waren weitgehend dysfunktional.

Mit der Simulation von behindernden und fördernden Lagerungen wurden im Lernprozess Zusammenhänge zwischen Körperhaltung und den Fähigkeiten zur Kommunikation (1), zum Bewegen (2), zum Atmen (3) zum Essen und Trinken (4) und zur damit verbundenen existentiellen Situation (13) von Patienten für Lernende erfahrbar gemacht und auf dem Hintergrund folgender empirischer und theoretischer Erkenntnisse reflektiert:

Die beste Körperhaltung zum Essen, Trinken und zum Kommunizieren im Bett hat der Mensch, wenn das Kopfteil des Bettes bis zu 90 Grad hochgestellt ist, der gesamte Rücken unterstützt ist und der Mensch mit entsprechender Hüftflexion im Bett sitzen kann.

Er verfügt so über eine ausreichende Bewegungsfreiheit, die Arme sind frei beweglich, das Gewicht ist verteilt auf Gesäß, Oberschenkel und die gesamte Rückenfläche.

In der klinischen Praxis werden diese Prinzipien häufig nicht beachtet. Bei bewegungseingeschränkten Patienten werden die Kopfteile der Betten meist nur 30 bis 60 Grad hochgestellt.

Die **Abbildung 45** zeigt, wie die Patientin «abgeknickt» liegt und zum Fußende des Bettes hintergerutscht ist. Diese Körperhaltung führt zur Einschränkung der Bewegungsfähigkeit, weil der Mensch in dieser unphysiologischen Haltung weniger Ausgleichsbewegungen vornehmen kann. Er fühlt sich hilflos und bedarf einer vermehrten Unterstützung bei Aktivitäten wie der Körperpflege, beim Mundausspülen, beim Kommunizieren und beim Essen und Trinken.

Die Bilddarstellung zeigt darüber hinaus negative Auswirkungen dieser Lagerung auf Unabhängigkeit und Wohlbefinden von PatientInnen beim Essen und Trinken. In dieser Position haben PatientInnen eine zu große Distanz zum Teller und zur Tasse. Es ist schwieriger, die Tasse an den Mund zu führen. Auch sehen Menschen, selbst bei nicht eingeschränktem Gesichtsfeld, Speisen auf dem Teller so nur teilweise (vgl. Kap. 5).

Dem Betrachter mag dies banal und selbstverständlich erscheinen. Die klinische Praxis zeigt jedoch ein anderes Bild. Während der Basisuntersuchung wurde in keinem Fall beobachtet, dass Pflegende, Ärzte oder KrankengymnastInnen diese ungünstige Sitzposition bei Apoplexiekranken oder bei anderen PatientInnen beanstandet oder gar korrigiert hätten.

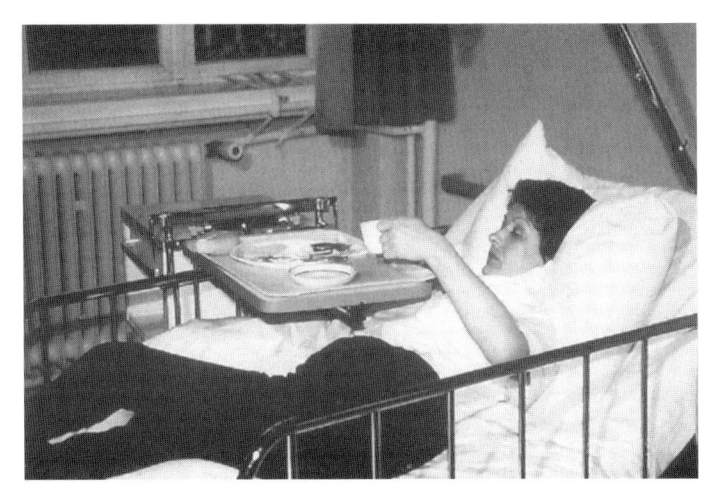

Abbildung 45: Beeinträchtigung von ADELs durch unphysiologische Lagerung zum Essen.

In der Ausbildung wird ein solches Reflektieren von Wechselwirkungen auch im allgemeinen (noch) nicht systematisch im Unterricht vermittelt oder in der Praxis gefördert.

Reaktionen von Pflegenden in der Rolle der Patientin hierzu waren:

«Ach, ich sehe ja nur das vordere Drittel des Essens, so muss man sich ja einfach bekleckern.»

Eine andere Reaktion einer Pflegenden war:

«Es ist erstaunlich, wie schnell man sich als Patient abhängig fühlt. So habe ich mir das nicht vorgestellt.»

In beiden Krankenhäusern begründen Pflegende die Tatsache, dass sie die Kopfteile der Betten nicht höher stellten, damit, dass insbesondere kleinere Patienten bei entsprechend höherem Kopfteil noch schneller zum Fußende des Bettes hinunterrutschten und dann ganz eingeknickt dalägen. Pflegende sagten in diesem Zusammenhang auch, dass sie weder Zeit noch Kraft hätten, «diese Patienten dann immer wieder im Bett hochzuziehen».

Tatsächlich ließen dies die vorherrschenden Arbeitsabläufe und die Personalzuordnung zu den Essenszeiten der PatientInnen auch nicht zu (vgl. Kap. 7).

In ihrer Untersuchung zur Funktionalität von Krankenhausbetten bestätigt Bienstein (1990) die oben genannte Beobachtung und macht darauf aufmerksam, dass die Unterteilung der Betten sich nicht an den physiologischen Beugemöglichkeiten des Menschen orientiert. Der Mensch hat seine größten Beugemöglichkeiten im Hüftgelenk, das heißt, er kann Brustkorb und Becken nicht vorbeugen, wenn er nicht gleichzeitig die Hüfte mitbeugen kann. Dies ist bei der Konstruktion derzeitiger Krankenhausbetten nur schwer möglich.

Die unphysiologische Lagerung bringt weitere Folgeprobleme mit sich (vgl. Bienstein 1990):

1. Es kommt zu Atemvolumenverlusten:
   Die unphysiologische Beugung der Lendenwirbelsäule (LWS) und der Brustwirbelsäule (BWS) führt zu einer Verkleinerung des Atemvolumens. Der Brustkorb wird durch die Abknickung komprimiert. Dieses Ergebnis ist besonders für pflegeabhängige Patienten, die als pneumoniegefährdet angesehen werden können, von großer Bedeutung. Zu ihnen gehören Apoplexiekranke. Sowohl in den Pretestkrankenhäusern als auch in den Projektkrankenhäusern wurden diese unerwünschten Effekte durch die Verwendung von zu prallen Kissen und von Unterlagerung beider Unterschenkel der PatientInnen zusätzlich gefördert.

2. Entwicklung von Dekubitalgeschwüren:
   Eine weiteres Problem dieser unphysiologischen Lagerung ist, dass es zu Gefäßverschlüssen kommen kann. Um auch hier wieder die Untersuchung von Bienstein zu zitieren: «Durch die geringe Adaptation des Körpers an die Unterlage (besonders am unteren Teil des Schulterblattes bis hin zum Sakralbereich) wird das Körpergewicht auf eine zu kleine Hautoberfläche verteilt. Dies bedeutet eine deutliche Komprimierung des Gefäßsystems an den besonders dekubitusgefährdeten Körperstellen. Hier ist die Folge eine Reduktion der Durchblutung. Damit fördert die unphysiologische Abknickung des Körpers auch die Entstehung von Druckgeschwüren».

3. Förderung von unerwünschter Außenrotation und von Spastizität:
   Eine weiteres aus dieser Lagerung resultierendes Problem ist eine deutliche Erhöhung des Muskeltonus und damit die Förderung von spastischen Haltungs- und Bewegungsmustern.

Erarbeitung und Erprobung von Maßnahmen zur Problemlösung (Förderung einer physiologischen Körperhaltung der Patienten im Bett)

Anhand der **Abbildung 46** soll dargestellt werden, welche situativen Problemlösungen von den InterventionsteilnehmerInnen im Projekt für diese Probleme erarbeitet wurden.

Das Ziel war es, Bedingungen zu schaffen, die es Apoplexiekranken (aber auch anderen Patien-

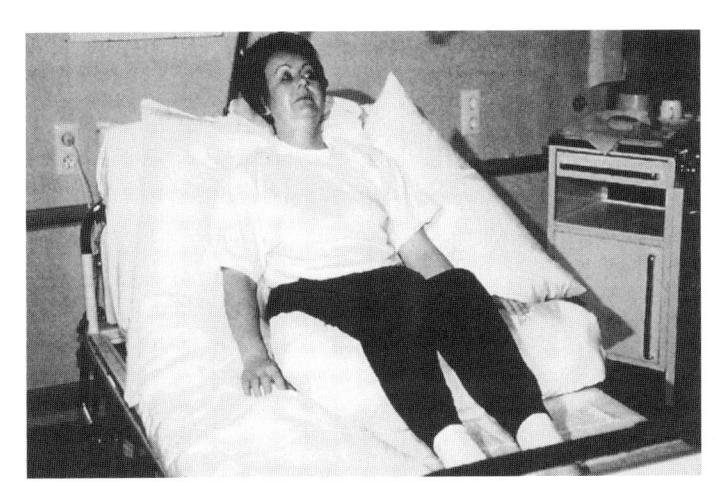

Abbildung 46: Problemlösung durch physiologische Körperhaltung im Bett.

ten) ermöglichen, aufrecht und symmetrisch im Bett zu sitzen (etwa 90 Grad).

Die gewünschte Körperhaltung konnte zum Beispiel durch eine Drei-Punkt-Kissen-Lagerung erreicht werden. Zum Problem der Hüft- und Knieflexion konnte die akute und mittelfristige Problemlösung nicht darin bestehen, auf Betten zu warten, die eine entsprechende Hüft- und Knieflexion beim Patienten unterstützen, auch wenn es langfristig nur solche Betten in Krankenhäusern geben sollte. Das Problem konnte kurzfristig mit Hilfe einer Kissen- bzw. Deckenunterlagerung, zumindest teilweise, gelöst werden, das heißt, die Flexion der Hüfte, der Oberschenkel und der Knie wurde hier durch das Unterschieben einer zusammengerollten Decke gestützt. Durch diese Maßnahme sitzen insbesondere bewegungseingeschränkte Patienten bequemer im Bett, und sie können nicht mehr so leicht hinunter zum Fußende des Bettes rutschen.

Außerdem wird so eine relativ physiologische und symmetrische Esshaltung erreicht. Die Speisen auf dem Teller sind im Gesichtsfeld der Patientin. Das Wegrutschen des Tellers ist durch das Unterlegen einer rutschfesten Unterlage verhindert (**Abb. 47**).

Im praktischen Alltag ist mit solchen Maßnahmen aber der Problemlösungsprozess noch nicht abgeschlossen. Hierzu gehört, neben der Anschaffung geeigneter Hilfsmittel, eine entsprechende Zuordnung von zeitlichen und personellen Ressourcen zu den Essenszeiten, damit diese unterstützende Maßnahme auch praktisch reali-

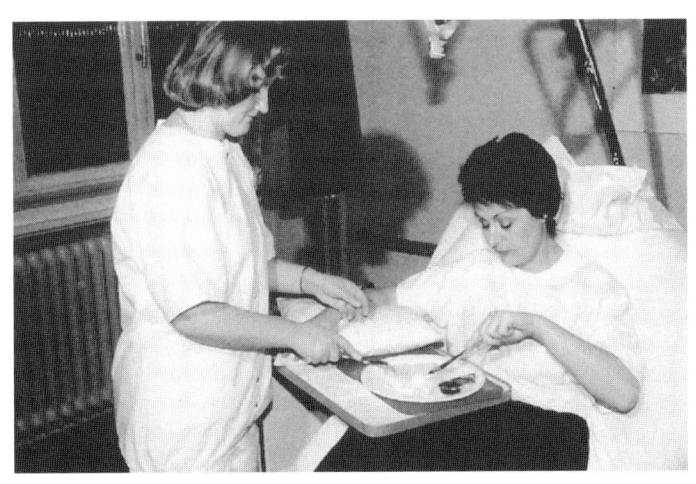

Abbildung 41: Physiologische Esshaltung im Bett.

sierbar ist, Patienten nicht zu lange in dieser Position zubringen müssen und Pflegende diese Maßnahme als praktizierbar akzeptieren und im Stationsalltag auch umsetzen (vgl. Kap. 7).

Beobachtete Probleme von Patienten beim Sitzen außerhalb des Bettes und Maßnahmen zur Problemlösung

Patientenstühle sind in vielen Krankenhäusern der Bundesrepublik Deutschland dysfunktional. Dies kann für PatientInnen sehr problematisch sein und ihre Unabhängigkeit und ihr Wohlbefinden erheblich beeinträchtigen. Im ersten Projektkrankenhaus wurden Apoplexiekranke und andere PatientInnen in solche ungeeigneten Lehnstühle gesetzt. Funktionale Rollstühle gab es im stationären Bereich dieses Krankenhauses nicht. Die Armlehnen der Rollstühle waren so hoch, dass sie nicht unter die Tischplatte gefahren werden konnten.

Die gemessene Distanz zwischen Teller und Mund betrug für PatientInnen hierdurch rund 63 cm. Der Bewegungswinkel war dysfunktional erweitert. Im Gegensatz hierzu beträgt bei der pysiologischen Esshaltung die Distanz etwa 27 bis 36 cm. Für bewegungseingeschränkte Patienten hatten diese Lehnstühle die Folge, dass sie nur unter zusätzlich erschwerten Bedingungen ihr Essen selbst zum Mund führen konnten. Sie mussten deshalb «gefüttert» werden, oder sie bekamen «Lätzchen» umgebunden, damit sie nicht ihre Kleidung «bekleckerten».

Neben der Erfahrung von Abhängigkeit und Hilflosigkeit war insbesondere das Erleben des «Sich bekleckerns», das an frühe Kindheitserfahrungen erinnert, für Patienten belastend. In simulierten Situationen reflektierten die Pflegenden Auswirkungen wie Hilflosigkeit, Scham, Resignation und Verweigerung.

Zu diesem Problem wurde die folgende Problemlösung von den Pflegenden erarbeitet und umgesetzt:

Auf Anregung der Pflegenden wurden (als kurzfristige Problemlösung) die Verbindungsstangen zu den Rollen der Stühle durch die hauseigene Werkstatt gekürzt. Dadurch konnten die Stuhllehnen unter die Tischplatte gefahren werden.

Die Distanz zwischen Teller und Mund verkleinert sich durch diese einfache Problemlösungsmaßnahme um 43 bis 35 cm. Der Bewegungswinkel konnte so ebenfalls verkleinert werden. Patienten konnten so das Essen bequemer und in einer physiologischeren Esshaltung einnehmen.

Im zweiten Krankenhaus waren zwar funktionale Rollstühle vorhanden. Dennoch war das selbständige Essen und Trinken, insbesondere bei PatientInnen, die noch kein ausreichendes Gleichgewicht oder keine Rumpfkontrolle hatten, erschwert, denn diese Patienten konnten sich nicht selbst vorbeugen. Bei dieser Problemsituation erprobten die Pflegenden eine relativ einfache Problemlösung. Eine pronatierte und symmetrische Körperhaltung wurde durch eine Kissenhilfe im Rücken des Patienten unterstützt. Der Abstand zwischen Teller und Mund konnte so auf rund 27 cm reduziert werden (**Abb. 48**).

Eine Rückversicherung bei den PatientInnen ergab, dass sie sich so sicherer und unabhängiger fühlten. Die zusätzliche Stütze zum Essen wird wieder entfernt, sobald die Patienten ihre Bewegung ausreichend kontrollieren können.

Zur Einführung ganzheitlich-fördernder Prozesspflege erscheint es essentiell wichtig zu sein, solch ganzheitliches Erfassen von Zusammenhängen und kreatives Problemlösungsverhalten in der Aus-, Fort- und Weiterbildung systematisch zu fördern. Hierzu hat sich die vorgestellte Methodik des reflektierenden Erfahrungslernens bewährt.

Reflektierendes Erfahrungslernen im Pflegeprozess am Beispiel von gesundheitsfördernden Hebe- und Tragetechniken

Bevor ein weiteres Beispiel zum ganzheitlich orientierten Problemlösungslernen gegeben wird, soll daran erinnert werden, dass das *Ziel der Intervention nicht allein darin bestand, Kompetenzen von Pflegenden zur Verbesserung der pflegerischen Situation für Patienten zu fördern*. Ent-

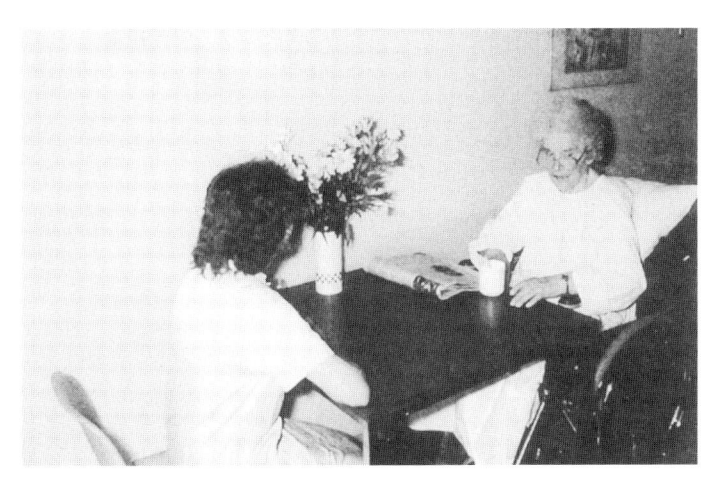

Abbildung 48: Verbesserte Sitzhaltung durch zusätzliches Kissen im Rücken.

sprechend der im theoretischen Rahmenkonzept vorgestellten Grundlagen sollten gleichrangig hierzu die Pflegenden ihre eigene Situation selbst reflektieren und verbessern lernen (vgl. Kap. 1.3). In allen Bereichen wurde deshalb versucht, solche Problemlösungen zu erarbeiten, die auch Erleichterungen für die Pflegenden brachten und ein positives Selbstverständnis bei ihnen förderten. Dieser Veränderungsprozess kann am Beispiel von Hebe- und Tragetechniken veranschaulicht werden.

Fast alles, was im Stationsalltag in der Pflege geschieht, hat mit Berühren, Tragen und Bewegen zu tun. Berühren, Tragen und Bewegen sind Tätigkeiten, die allein oder im Zusammenhang mit anderen Maßnahmen, von Pflegenden am häufigsten ausgeführt werden. Die Methoden und Techniken hierzu sind in der Pflegepraxis oft unphysiologisch und dysfunktional.

Hatch (1990) charakterisiert dies, wenn er schreibt: «Pflegende haben die Tendenz, schwerkranke, bettlägerige Patienten zu bewegen, als wären sie ein Baumstamm, d. h., sie bewegen sie an einem Stück. Diese Art des Hebens und Tragens erfordert viel Kraft. Patienten werden hochgezogen oder beim Umlagern geschoben.»

Unphysiologische Hebe- und Tragetechniken gefährden nicht nur Patienten, sondern belasten auch die Pflegenden erheblich, wie Studien zu Rückenschäden bei Pflegenden zeigen (vgl. z. B. Bartholomeyczik 1988, Stößel et al. 1990). Nach diesen Untersuchungen sind Rückenschmerzen die häufigsten Beschwerden, unter denen Krankenschwestern leiden. Dennoch werden rückenschonende Techniken selbst dort, wo sie im Krankenpflegeunterricht gelehrt werden, selten konsequent in der Praxis umgesetzt. Untersuchungen von Oleson et al. (1968) und von Melia (1981) bestätigen empirische Erfahrungen, dass Lernende ihr Verhalten im Stationsalltag nicht primär an im Unterricht Gelerntem orientieren, sondern an das Verhalten des ausgebildeten Pflegepersonals anpassen. Diese Aussage wird am Schluss der Ausführungen nochmals aufgegriffen.

Wegen der besonderen Bedeutung für die Gesundheit von Pflegenden und Patienten, werden zunächst einige Beispiele zum Problemlösungslernen bei Hebe-, Trage- und Mobilisationstechniken aufgezeigt.

Beobachtungen während der Basisuntersuchung zur Bewegung von Patienten bestätigten die Aussagen von Hatch.

Pflegende selbst nahmen beim Lagern, Heben und bei der Mobilisation eine für sie belastende Körperhaltung ein. Erkenntnisse der Bobath-Methodik wurden im 1. Krankenhaus vor der Intervention noch nicht umgesetzt. Im 2. Krankenhaus wurden diese Methoden bei einzelnen Pflegepersonen ansatzweise beobachtet. Methoden zur rückenschonenden Arbeitsweise, insbesondere Methoden der Kinästhetik, wurden in keinem der Krankenhäuser systematisch angewendet, obwohl bei einigen SchülerInnen und Pflegenden im 2. Projektkrankenhaus auch hierzu erste Ansätze erkennbar waren.[1]

Lernmethodisch ging es auch bei der Umsetzung gesundheitsfördernder Hebe- und Tragetechniken darum, den ProjektteilnehmerInnen zu helfen, zunächst in der Rolle von PatientInnen oder von Pflegenden an sich selbst positive Erfahrungen mit gesundheits-fördernden Mobilisationsmethoden zu machen und diese mit den bei ihnen gebräuchlichen Techniken zu vergleichen. Hierzu wurden Bobath-Methoden in der Kombination mit kinästhetischen Methoden erprobt und anschließend eingeübt.

Bei der Anwendung der Bobath-Methodik wurden folgende Prinzipien umgesetzt:

- Vermeidung von spastischen Haltungsmustern bei PatientInnen
- Vermeidung von Subluxationen beispielsweise im Schultergelenk
- Förderung der Wahrnehmung und Aktivierung der gelähmten Seite
- Förderung der symmetrischen Körperhaltung und Bewegung.

In der Umsetzung kinästhetischer Prinzipien ging es vor allem darum, dass Pflegende sogenannte Körpermassen von PatientInnen nicht auf einmal, sondern einzeln und nacheinander bewegten. Dieses Vorgehen kostet fast keine Kraft. Als Körpermassen werden der Kopf, der Brustkorb, das Becken, die Arme und die Beine bezeichnet. Werden einzelne Körpermassen nacheinander bewegt, dann werden Bewegungsabläufe gefördert. Werden dagegen Körpermassen auf einmal bewegt, wie das häufig noch in der Praxis geschieht, wird das Bewegen von Patienten für die Pflegenden zur schweren körperlichen Arbeit, und für die Patienten werden Bewegungsabläufe behindert (vgl. Hatch et al. 1989, 1990).

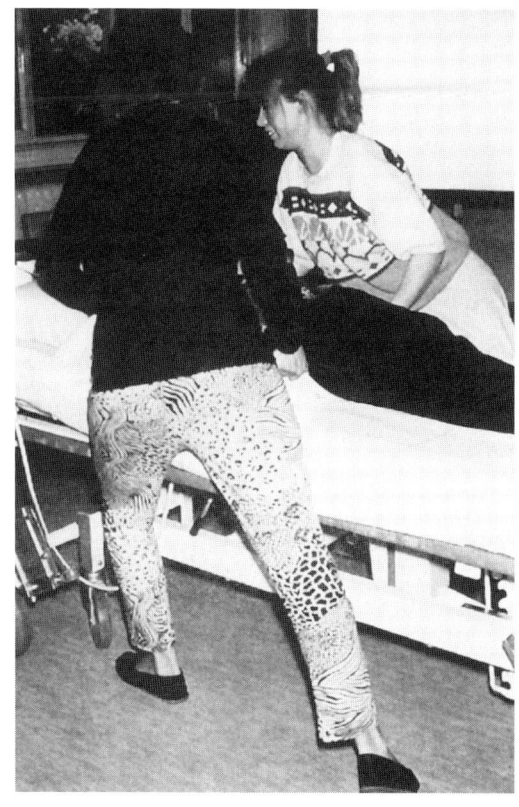

Abbildung 49: Korrektes Hochlagern.

Wichtig ist hierbei, dass Pflegende alle Bewegungen mit dem PatientInnen gemeinsam und gleichzeitig durchführen. Beispielsweise nimmt die Pflegende bei der Mobilisation eine differenzierte Eigengewichtsverlagerung vor, damit der Patient oder die Patientin mit ihrem Gewicht folgen kann. Dabei muss das Gewicht der Patientin von der zu bewegenden Seite genommen werden.

Das Umsetzen der Bobath-Methodik und der kinästhetischen Prinzipien im Lern- und Handlungsprozess soll anhand der folgenden Bilddokumentation aufgezeigt und begründet werden:

In **Abbildung 49** wird korrektes Hochlagern gezeigt. In der Frühphase nach Auftreten des Apoplexes wird dem Patienten von zwei Pflegenden geholfen, sich zum Kopfteil hinzubewegen. Die Helfenden stehen dabei in Schrittstellung und in Bewegungsrichtung. Das Hebetuch wird körpernah gefasst. Die Pflegenden stützen gleich-

---

1 Zur kinästhetischen Methode liegen bisher deutschsprachig nur wenige Veröffentlichungen vor. Die Methoden werden in Deutschland bisher nur in wenigen Einrichtungen gelehrt.

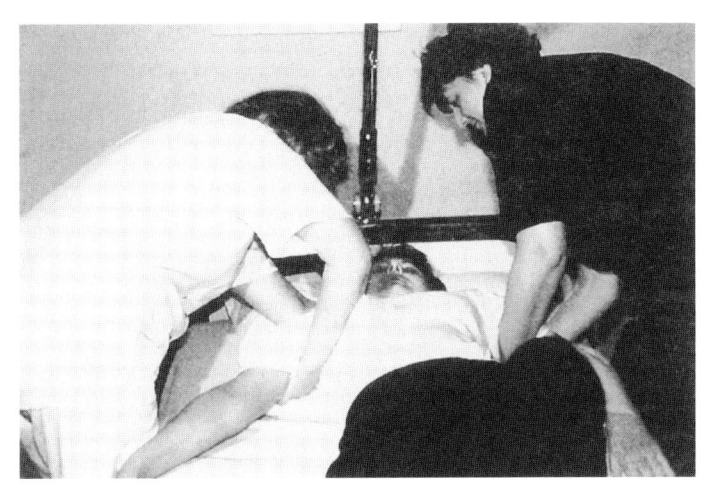

Abbildung 50: Fehlerhaftes Hochlagern.

zeitig die Schultern und den Kopf der Patientin. Pflegende und Patient bewegen sich gleichzeitig hin zum Kopfteil des Bettes.

Im Vergleich dazu ein Bild traditioneller Hebetechnik, wie es in der Praxis beobachtet wurde. Das Bild zeigt eine fehlerhafte Methode. Die Patientin wird an der hemiplegischen Schulter gezogen. Es besteht die Gefahr von Luxation und Mikrotraumen im Schultergelenk. Für die Pflegenden kostet diese Technik darüber hinaus unnötig viel Kraft (**Abb. 50**).

Abbildung 51 zeigt eine ähnlich schädigende Technik wie Abbildung 50.

In **Abbildung 52** wird eine fördernde Technik vorgeführt: Die Pflegende fasst an beiden Seiten das unter der Schulter liegende Kissen der Patientin und unterstützt so die Patientin beim Aufsitzen. Die Körperhaltung der Pflegenden ist für sie selbst entlastend.

Die nächsten Bilddarstellungen zeigen Ausschnitte *patienten- und pflegegerechter Bewegungssequenzen*. Zur Vorbereitung der Mobilisation aus dem Bett heraus muss der Patient sich schrittweise mit Hilfe der Pflegenden zur Bettkante bewegen. Die Pflegende unterstützt die Patientin zunächst darin, Kopf und Oberkörper anzuheben und in Richtung Bettkante zu verlagern. Sie selbst ist dabei in Schrittstellung.

Danach hilft sie der Patientin bei der Verlagerung des Beckens. Die Patientin stellt zunächst mit Hilfe der Pflegenden das gelähmte Bein

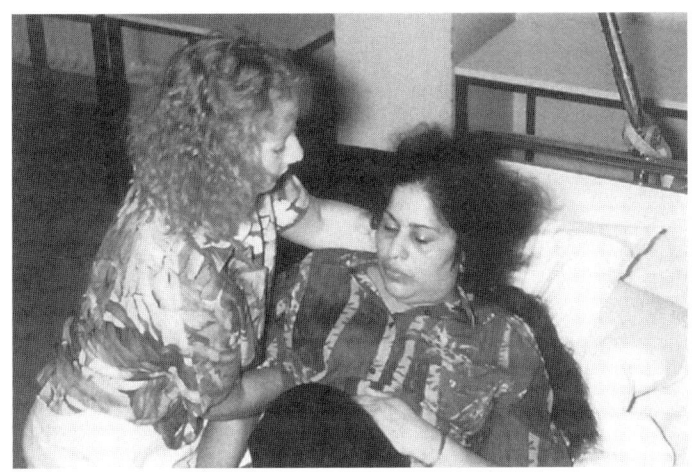

Abbildung 51: Fehlerhaftes Hochlagern.

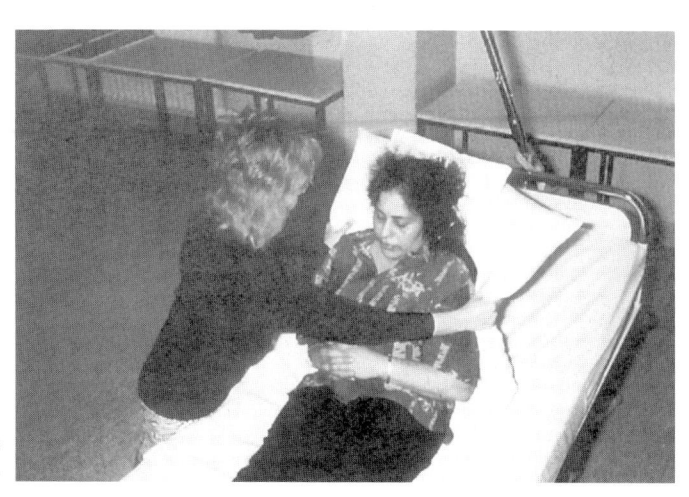

Abbildung 52: Fördernde Technik des Hochlagerns.

an, anschließend stellt sie das gesunde Bein an. Indem sie das Becken anhebt und beide Knie fußwärts hinausschiebt, bewegt sie das Becken in Richtung Bettkante. Die Pflegende unterstützt hierbei das gelähmte Bein mit ihrem Knie am Fuß der Patientin, so dass das hemiplegische Bein nicht wegrutschen kann. Das Knie wird durch den Oberkörper der Pflegenden gehalten (**Abb. 53**).

Sie unterstützt die Patientin mit beiden Händen am Becken und führt die Bewegung mit ihr gemeinsam durch.

In der **Abbildung 54** gibt die Helfende der Patientin zur Hilfe beim Aufsetzen nterstützung am zentralen Schlüsselpunkt. Mit der linken Hand unterstützt sie flächig die Schulter der Patientin.

Pflegende und Patientin bewegen sich auch hier symmetrisch.

Die folgenden Bilder (**Abb. 55 bis 57**) zeigen das Umsetzen einer Patientin in den Rollstuhl.

Pflegende und Patientin drehen sich dabei fast spiralenförmig und in kleinen Schritten über die hemiplegische Seite der Patientin hin zum Rollstuhl. Die Drehung über die hemiplegische Seite ist wichtig, weil erst so die Belastung auf das hemiplegische Bein der Patientin zustande kommt (Abb. 50 und 51).

Auch hier sind die harmonischen, gleichförmigen Bewegungen und die rückenschonende Arbeitshaltung der Pflegenden auffallend. Die Einübung mit allen Beteiligten erfolgte im stationären Be-

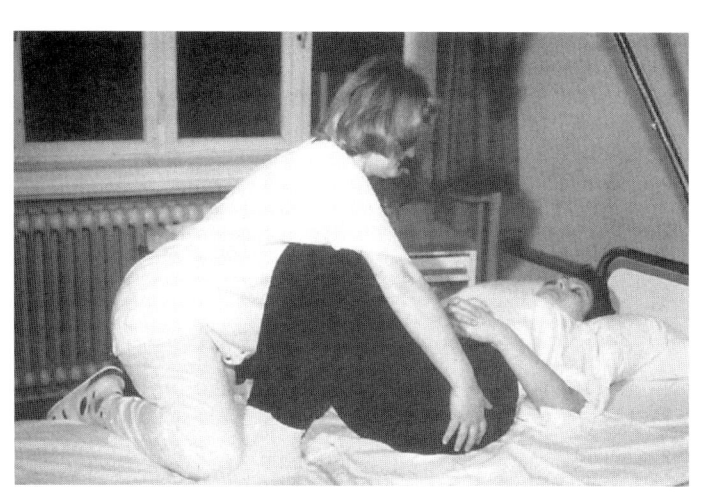

Abbildung 53: Mobilisation aus dem Bett: Verlagerung des Beckens.

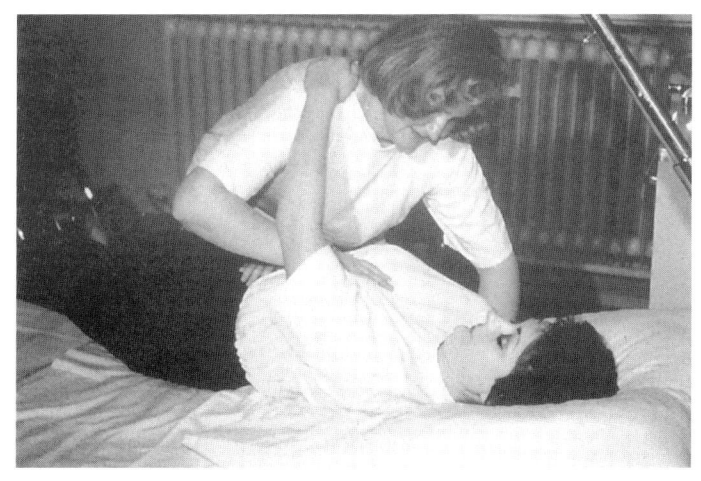

Abbildung 54: Mobilisation aus dem Bett: Unterstützung am zentralen Schlüsselpunkt.

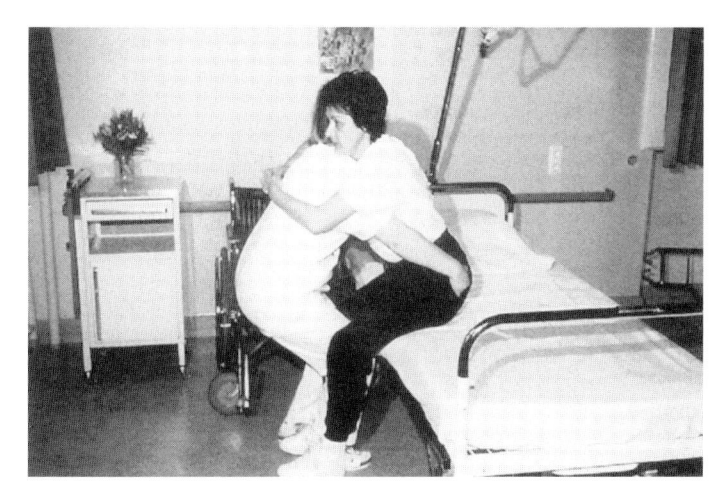

Abbildung 55: Umsetzen in den Rollstuhl I: Drehung über die hemiplegische Seite.

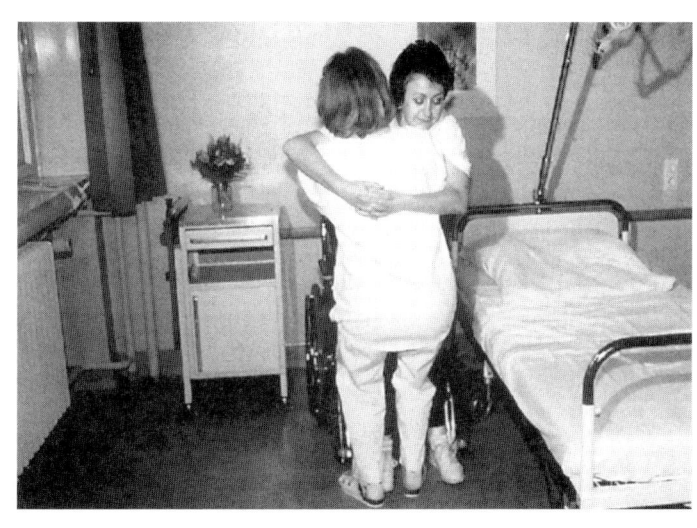

Abbildung 56: Umsetzen in den Rollstuhl II.

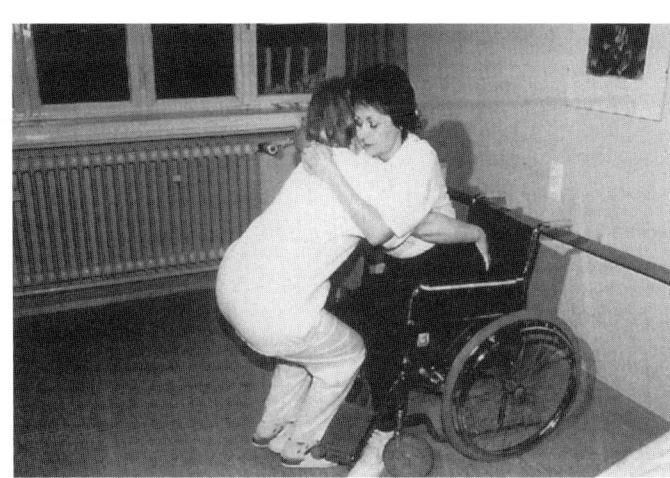

Abbildung 57: Umsetzen in den Rollstuhl II.

reich. Hier wurden die Lernprozesse im Stationsalltag in enger Zusammenarbeit zwischen Pflegenden, KrankengymnastInnen und InterventorInnen eingeübt und umgesetzt.

Die weiteren Bilder sind Ausschnitte von Seminarübungen in einer *späteren Phase* der Intervention. An diesen Seminarübungen waren auch Pflegende von Nachbargruppen der Projektstation beteiligt. Die Bilder zeigen die Mobilisationsmethode bei einem Patienten, der sich bereit erklärt hatte, diese Übungen im Seminarraum mit zu demonstrieren. Es ist ein 54-jähriger Mann nach einem apoplektischen Insult mit ausgeprägten Lähmungen der linken Körperseite und erheblichen Gleichgewichtsstörungen. Die Bilder zeigen den Patienten nach einer dreiwöchigen intensiven pflegerischen und krankengymnastischen Behandlung.

Im ersten Bild (**Abb. 58**) lockert die Helfende zunächst das Schulterblatt des Patienten, damit die Schulterblätter symmetrisch sind und der Patient die Belastung auf die hemiplegische Seite ohne Schmerzen übernehmen kann.

Daraufhin macht die Helfende Vorübungen mit dem Patienten, sich zur hemiplegische Seite zu drehen, so dass die Belastung auf die hemiplegische Seite übernommen werden kann. Der Patient hebt dazu seinen gesunden Arm in Richtung der hemiplegischen Hand und dreht den Kopf in dieselbe Richtung. Die helfende Person gibt dem Patienten ein Ziel mit ihrer Hand, so dass er die Richtung, in die er sich nach vorne oben bewegt, besser wahrnehmen kann. Beachtenswert ist auch hier die rückenschonende Körperhaltung der helfenden Person.

Die folgende Bilddokumentation (**Abb. 59**) zeigt die Integration von kinästhetischen Prinzipien und Bobath-Methoden bei der Mobilisation des Patienten aus dem Bett heraus. Die Ausgangsstellung der Helfenden ist auch hier die Schritt-

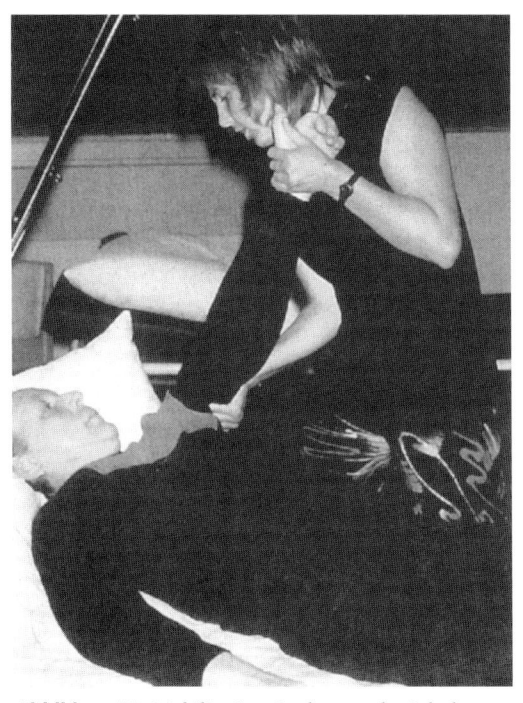

Abbildung 58: Mobilisation: Lockerung des Schulterblattes.

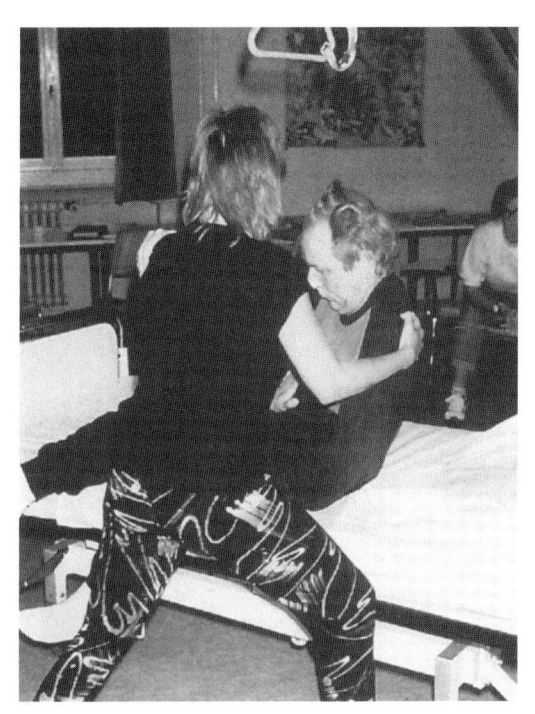

Abbildung 59: Mobilisation aus dem Bett.

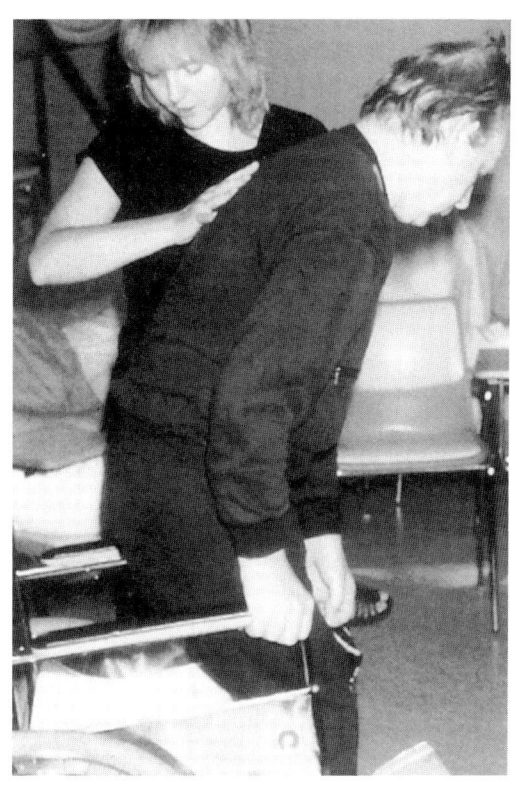

Abbildung 61: Unterstützung beim Gehen.

stellung. Der Rücken ist gerade. Eine Hand greift flächig unter die hemiplegische Schulter des Patienten, so dass die Schulter symmetrisch gehalten werden kann und das Schulterblatt nicht nach hinten oben in ein spastisches Muster gezogen wird. Der Patient hat das hemiplegische Bein über der Bettkante hängen. Die gesunde Hand greift um das Schulterblatt der Helfenden. Der Patient kommt durch Rotation schräg nach vorne oben an die Bettkante. Beobachtenswert sind auch hier die koordinierten Bewegungen der helfenden Person.

Abbildung 60 zeigt den Patienten beim Einhänderschuhbindetraining.

In **Abbildung 61** wird demonstriert, wie der Patient im Gehen sein Gleichgewicht hält. Die helfende Person gibt Unterstützung auf der hemiplegischen Seite, indem sie das Becken des Patienten symmetrisch hält. Die «Standbein- und Spielbein-Funktion» sind von der Krankengymnastin bereits gut vortrainiert.

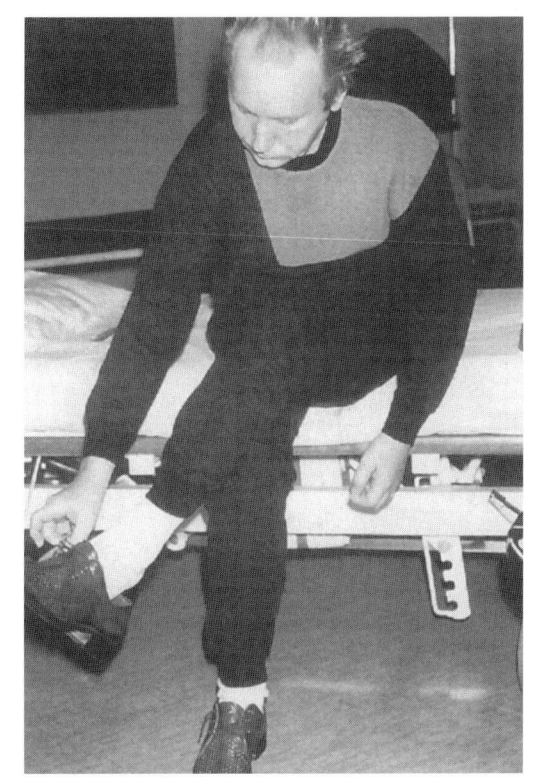

Abbildung 60: Schuhbinden mit einer Hand.

Umsetzung rehabilitierender Methoden und Prinzipien bei der Körperpflege

Die letzten Bilder stammen von einer Bilddokumentation aus der Postinterventionsphase. Die Aufnahmen wurden von einem Pfleger der Projektstation gemacht. Es werden Ausschnitte gezeigt zur pflegerischen Mobilisation im Zusammenhang mit rehabilitierender Körperpflege. Die Fotos wurden vierzehn Tage vor der Entlassung des Patienten aufgenommen.

Das erste Bild aus dieser Serie (**Abb. 62**) zeigt den Patienten und die pflegerische Bezugsperson am Waschbecken. Die Pflegende unterstützt den Patienten dabei, sich hinzusetzen, indem sie den Rumpf an den Hüften stabilisiert. Sie selbst nimmt eine Schrittstellung ein und schiebt mit ihrer linker Hüfte und ihrem linken Schrittbein den Stuhl unter das Gesäß des Patienten. Auch in diesem Bild wird die rückenschonende und entlastende Körperhaltung der Pflegenden deutlich.

Im folgenden Bild hilft die Pflegende, dem Patienten den Waschhandschuh über die *gelähmte* Hand zu ziehen. Anschließend führt sie den gelähmten Arm des Patienten zum gesunden Arm. Sie führt dabei mit ihm gemeinsam die Bewegungen aus und unterstützt seine Schulter und seinen Oberarm, um das Gewicht und den Zug vom Schultergelenk zu nehmen. Gleichzeitig wird hier die Wahrnehmung der gelähmten Körperseite gefördert (**Abb. 63**).

Beim Gehen zum Tisch geht die Pflegende an der gelähmten Seite des Patienten, umfasst seinen Rumpf von hinten mit ihrer Hand. Sie unterstützt so die Symmetrie des Patienten und gibt ihm Halt. Der Patient zeigt mit Gehhilfe eine relativ symmetrische Rumpfkontrolle, so dass es für ihn gut möglich ist, das rechte gelähmte Bein zu einem Schritt nach vorne zu setzen. Das Gehen war von der Krankengymnastin bereits gut vortrainiert worden (**Abb. 64**).

Im letzten Bild (**Abb. 65**) gibt die Pflegende dem Patienten verbale Anleitung beim Kämmen. Obwohl dieser Patient kaum Haare hat, unterstützt sie ihn bei dieser Maßnahme, damit er seine betroffene Kopfseite besser wahrzunehmen lernt.

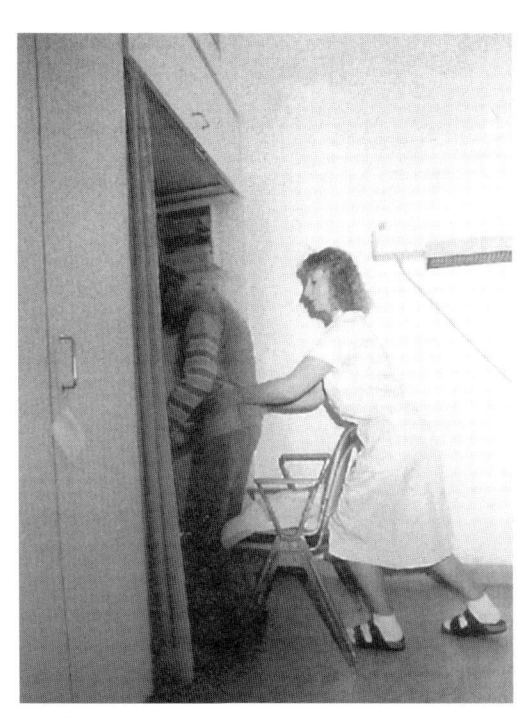

Abbildung 62: Rehabilitierende Körperpflege: sich an das Waschbecken setzen.

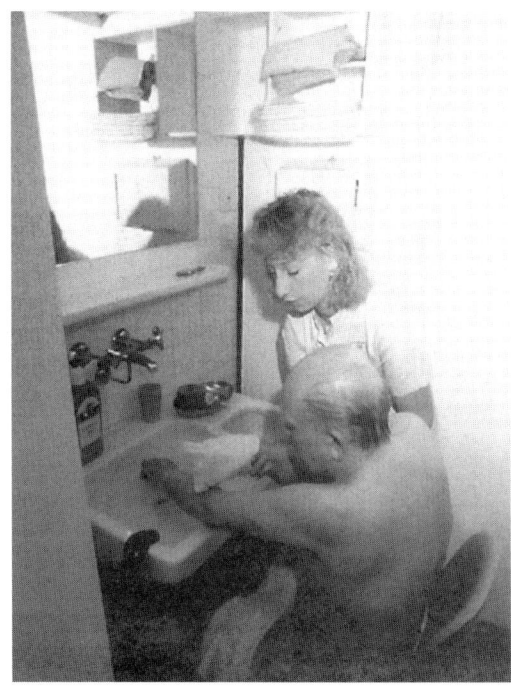

Abbildung 63: Rehabilitierende Körperpflege: Waschen mit der gelähmten Hand.

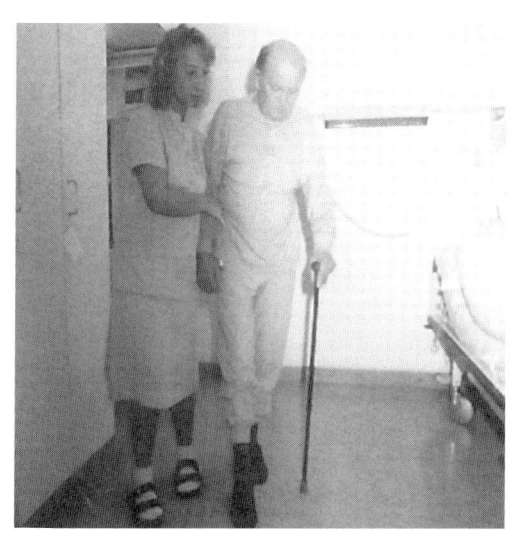

Abbildung 64: Unterstützung beim Gehen.

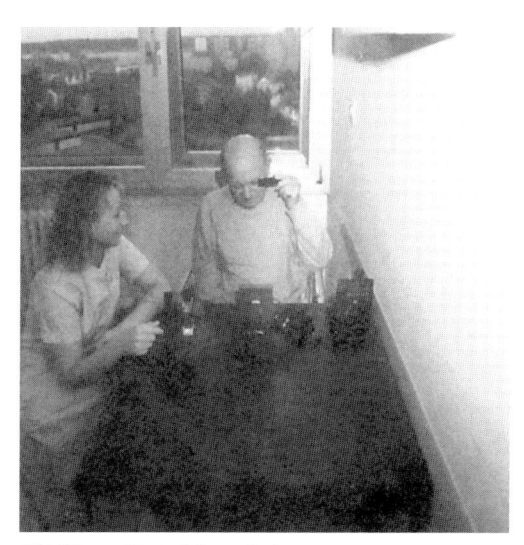

Abbildung 65: Anleitung beim Kämmen.

Der aufgestellte Spiegel ermöglicht dem Patienten die Sichtkontrolle seiner Handlung.

Schlussfolgerungen

Die Ausführungen machen deutlich, dass das Erlernen ganzheitlich-fördernder Prozesspflege nicht nur eine methodisch-didaktische Frage ist, sondern dass der Pflegeprozess auch methodisch-inhaltlich bearbeitet werden muss. Denn wenn die Methoden zu den Inhalten des Pflegeprozesses defizitär bleiben, kann der Pflegeprozess selbst nicht effektiv sein.

Die exemplarischen Beispiele zeigen darüber hinaus, wie Methoden an die Inhalte der fördernden Prozesspflege in Aus- und Fortbildung dem jeweiligen Bedingungsfeld angepasst und dabei ganzheitliche Problemlösungskompetenzen und Kreativität der Lernenden entwickelt werden können.

Lerntheoretisch ist in diesem Zusammenhang auch interessant, dass in beiden Projektkrankenhäusern der Lernprozess jeweils bei den TeilnehmerInnen, welche bei den Übungen auch die Rollen von PatientInnen annahmen, schneller zu Einstellungs- und Verhaltensänderungen führte als bei den TeilnehmerInnen, die sich zunächst nur auf die Rolle der Pflegenden beschränkten.

8.3.3 Pflegeprozessdokumentation

Methoden des reflektierenden Erfahrungslernens wurden auch bei der Entwicklung der Pflegeprozessdokumentation und der Arbeitsorganisation umgesetzt.

Entwicklung der Pflegeprozessdokumentation

Ausgangspunkt für die Lernprozesse zur formalen und inhaltlichen Entwicklung der Pflegeprozessdokumentation waren ebenfalls die konkret vorhandenen Dokumentationsformulare und Dokumentationsinhalte aus der Basisuntersuchung. Wie bereits dargestellt waren im ersten Krankenhaus nur Pflegeverlaufsberichte verwertbar vorhanden. Das nachfolgende Beispiel (**Abb. 66**) zeigt einen Ausschnitt aus einem Pflegeverlaufsbericht vor der Intervention. Gegenübergestellt wird der Ausschnitt eines Pflegeverlaufberichtes (vgl. **Abb. 67**), wie er als typisch für die Interventions- und die Postinterventionsphase angesehen werden kann. Die strukturellen und inhaltlich-qualitativen Unterschiede werden hieraus deutlich.

Im zweiten Krankenhaus wurden bereits während der Basisuntersuchung für Apoplexiekranke Pflegepläne geschrieben. Die Probleme, Ziele und Maßnahmen waren für alle diese PatientInnen aber noch weitgehend identisch. Sie zeigen ein noch geringes Ausmaß individueller Problemanalyse oder unabhängigkeitsfördernder Ziele und Maßnahmen. Fähigkeiten der PatientInnen wurden zu dieser Phase noch kaum dokumentiert (vgl. **Abb. 68**).

Das folgende Beispiel zeigt einen Auszug aus einem typischen Pflegeplan, wie er in beiden Projektkrankenhäusern während der Intervention entwickelt und in der Postintervention umgesetzt wurde (vgl. **Abb. 69** und Materialband).

Vorgehen im Einzelnen

Zu Beginn der Intervention analysierten die Pflegepersonen die Pflegedokumentation von Patienten, die sie selbst gepflegt hatten. Hierzu wurde ihnen das für die Untersuchung und Intervention entwickelte AEDL-Analyseinstrument in vereinfachter Form zur Verfügung gestellt. Die Auswertung der Pflegedokumentation nahmen sie mit Hilfe vorgegebener Leitfragen selbst vor. Interessant ist hierbei, dass die Pflegepersonen und die anderen TeilnehmerInnen vom Grundsatz her bei der Bearbeitung der Dokumentationsdaten zu ähnlichen Evaluationsergebnissen kamen wie die Untersuchenden selbst (vgl. Kap. 5 und 6).

Die Entwicklung und Einübung der Prozessdokumentation selbst erfolgte in mehreren Phasen während des gesamten Ablaufes der Intervention.

Zunächst wurden die verschiedenen Dokumentationsteile bei Patienten der Primärpopulation erprobt. Die Formulare wurden im Verlauf der Intervention so lange verändert, bis die Pflegepersonen diese einheitlich handhaben konnten und sie für ihre Praxis als geeignet akzeptierten. Hierbei ist die Lern- und Umsetzungsleistung der Pflegenden im 1. Krankenhaus besonders beachtenswert. Sie entwickelten die vorliegenden Pflegepläne sowie die pflegerischen Aufnahme- und Entlassungsberichte für die PatientInnen völlig neu. Die Pflegenden im 2. Krankenhaus nahmen hierzu noch einige Modifizierungen vor.

Beispiel eines Pflegeberichts aus der Basisuntersuchung

Pflegebericht

– Enthält Beobachtungen über den Patienten
– Pflegeverlauf
– Reaktionen auf Diagnostik
– Therapie
– Absprachen mit Patienten und Angehörigen

Patientenaufkleber

Datum	Uhrzeit	Rot = Frühdienst / Blau = Spätdienst / Schwarz = Nachtdienst	Hdz.
27.10.	13.15	Patientin hat abgeführt	K.P.
	19.45	Pat. saß lang draußen, Vorlage nass	C.S.
	3.00	Pat. hat stark geschwitzt.	
		Patientin hustet nicht richtig ab → absaugen!	MG
28.10.	13.45	Pat. war heute morgen fast trocken; unverändert	C.S.
		Pat. sitzt draußen	
	19.10	Patientin saß lange draußen, muss nicht abgesaugt werden	C.R.
	21.30	Patientin wurde von mir abgesaugt, da sie sehr „brodelt", was man tagsüber, wenn sie draußen sitzt usw. vielleicht nicht so bemerkt.	
		Absaugen geschah nur mit wenig Erfolg, da der Schleim sehr fest sitzt	MG
29.10.	11.00	Patientin war sehr müde und schlapp.	
		Heute morgen nur 1 Quark gegessen, sonst nichts!	SSKG

Quelle: Pflegeprozessdaten

Abbildung 66: Pflegeverlaufsbericht aus der Basisuntersuchung im Projektkrankenhaus 1.

Beispiel eines Pflegeberichts aus der Postinterventionsuntersuchung

Pflegeverlaufsbericht 2 / 1.4 / 15

✓ 1. kommunizieren
✓ 2. sich bewegen
✓ 3. vitale Funktionen aufrechterhalten
   4. essen und trinken
✓ 5. sich pflegen
✓ 6. ausscheiden
✓ 7. sich kleiden
   8. ruhen und schlafen
   9. sich beschäftigen
✓ 10. für eine sichere Umgebung sorgen
✓ 11. soziale Bereiche des Lebens sichern
   13. mit existenziellen Erfahrungen des Lebens umgehen

Patientenaufkleber

Datum, Uhrzeit	AEDL	Beobachtungen, Bedürfnisse, Fähigkeiten	AEDL	Kurzfristige Ziele, Maßnahmen, Hinweise	Hdz.
Re.: = Frühdienst;		Blau = Spätdienst;		Schwarz = Nachtdienst;	
30.10.	1 + 13	Freut sich über Fortschritt, ist aber traurig, dass er so abhängig ist und so viel Arbeit macht.			
	✓1 + ✓5	Im Gegensatz zu gestern hat er sich bei der Körperpflege besser konzentriert.		Konzentration beobachten und fördern	
	✓6		10³⁰	DK ist raus, Kontinenztraining	
	✓2	Patient sitzt im Sessel; hat beim Raussetzen gut mitgemacht. Hat auf dem gelähmten Bein mit Stütze gestanden und mit dem rechten Bein einen Schritt gemacht.		Superweich-Matratze ist raus	KS

Quelle: Pflegeprozessdaten

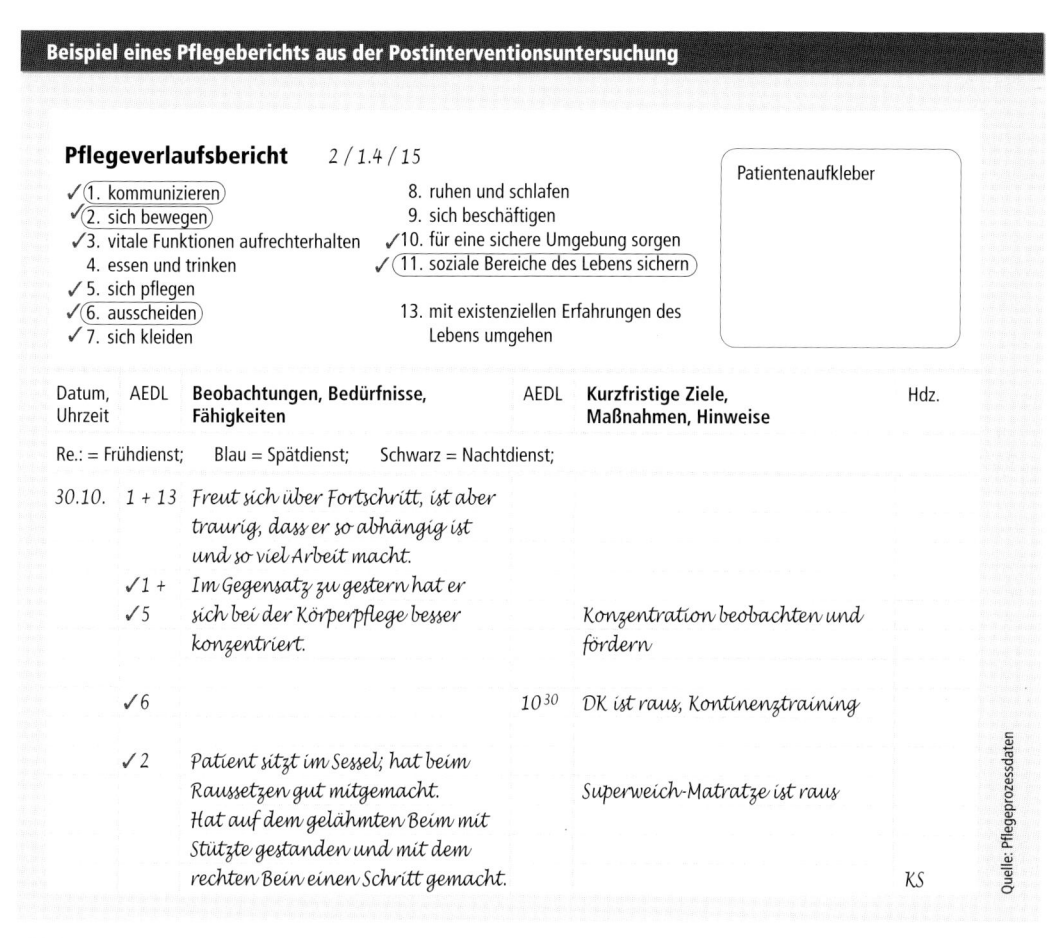

Abbildung 67: Veränderter Pflegeverlaufsbericht aus dem Projektkrankenhaus 1.

Die erforderlichen Schreibarbeiten zur Erstellung und Modifizierung der Formulare übernahmen die Untersuchenden, da hierzu im Klinikbetrieb die Ressourcen fehlten. Gleichzeitig mit Erprobung der Pflegeprozessdokumentation und der Formulare wurden die einzelnen Phasen des Pflegeprozesses inhaltlich und methodisch eingeübt und umgesetzt. Übungen zur Dokumentation wurden dabei mit Übungen zur ganzheitlich-rehabilitierenden Prozesspflege im direkten Pflegebereich eng verknüpft. Dies geschah vorwiegend in Einzelschulungen. Unterstützt wurden die Lernprozesse durch Gruppenberatungen und Pflegekonferenzen. Während der stationsinternen Schulungen und in den Seminaren bekamen für die TeilnehmerInnen das Konkretisieren von Fähigkeiten der PatientInnen sowie die Anleitung und Beratung von Angehörigen einen hohen Stellenwert.

Allerdings konnten bei den eingeschränkten personellen und zeitlichen Ressourcen nicht alle MitarbeiterInnen intensiv genug geschult werden. Dies betraf vor allem MitarbeiterInnen, die noch keine Erfahrungen mit der Dokumentation während ihrer Ausbildung gemacht hatten, und MitarbeiterInnen, die nicht deutschsprachig ausgebildet waren. Positive Erfahrungen veranlassten aber auch diese Krankenschwestern und Krankenpfleger bereits während des Interventionsprozesses, die Dokumentation der Pflegeprozesse auch ohne Hilfe der InterventorInnen zu erproben oder sich durch andere BerufskollegInnen dabei helfen zu lassen.

Teil II: Hauptuntersuchung

Besonderes: Dauernde Probleme: *Hemiparese rechts*   Alter: *67 Jahre*
Bedarfsmedikamentation: *Adalat 10 bei RR ↑*   Pflegeziel, Pflegeplan: *Patient soll mobiler werden*

Datum 1989	Probleme und Ressourcen des Patienten	Pflegeziele	Pflegeplan	Ausführung am	ab	na	mo	mi	Ausführung am	ab	na	mo	mi
1	Bettlägerigkeit: Patient ist immobil, mögliche Druckstellen	Intakte Haut	Gesäß mit Kampfervaseline, Fersen Schaumstoff/Fell 2-stündliche Umlagerung				U						CH CH
2	Patient atmet flach	Freie Atmung	Einreiben mit Transpulmin, Abreiben mit Alkohol, zum tiefen Atmen auffordern				U U						CH CH
3	Parese rechts; Kontrakturengefahr	Beweglichkeit erhalten	Lagerung → physikalische Mittel Bewegungsübungen, Seitenlagerung, Lagerung nach Bobath				CH → →	H					CH CH CH
4	Thrombosegefahr, Immobilität	Venösen Rückfluss fördern	Ausreibende Massage AE-Strümpfe				CH →						W Ø
5	Vollpflegebedürftigkeit, Körperpflege unselbstständig	Wohlbefinden durch Sauberkeit	Ganzwaschung Mundpflege, Prothesenpflege Haare kämmen, Nagelpflege				U CH CH						√ √ √
6	Patient hat Pilz in den Leisten, unter der Brust, in den Achselhöhlen, an den Zehen	Intakte Haut	Haut mit Candio-Hermal-Paste eincremen, vorher mit Babyöl; alte Creme entfernen				CH CH U						√ √ U U
7	keine selbstständige Nahrungsaufnahme, Schluckstörungen	Ausreichende Ernährung, keine Aspiration	Patienten füttern, zum Trinken anbieten Oberkörper nach Essen hoch			CH G CH G	CH √						CH G > √ √

Abbildung 68: Beispiel für einen Pflegeverlaufsbericht aus dem Projektkrankenhaus 2.

8. Das Interventionsprojekt

Veränderter Pflegeplan aus dem Projektkrankenhaus 2

Beispiel eines Pflegeplans, 2. Woche nach der Aufnahme

Patientenaufkleber:

- ✓ 1. kommunizieren
- ✓ 2. sich bewegen
- 3. vitale Funktionen aufrechterhalten
- ✓ 4. essen und trinken
- ✓ 5. sich pflegen
- 6. ausscheiden
- ✓ 7. sich kleiden
- 8. ruhen und schlafen
- 9. sich beschäftigen
- ✓ 10. sich als Frau/Mann fühlen und verhalten
- 11. für eine sichere Umgebung sorgen
- ✓ 12. soziale Bereiche des Lebens sichern
- ✓ 13. mit existenziellen Erfahrungen des Lebens umgehen
- 14. Organisation

Pflegebedarfserhebung

Datum	AEDL	Problem/Bedürfnis/Ursachen	Fähigkeiten	Hdz.
25.10.	1	Spricht sehr verwaschen (mot. Aphasie)	Kann einzelne Wörter deutlich aussprechen	
	13	Ist bei ihm nicht vertrauten Personen sehr gehemmt		
	2	Rechter Arm und rechte Schulter total schlaff	Bewegt rechten Arm mit Hilfe des linken Armes ein	
		Ausgeprägte Schwäche im Bein Hat kein Gleichgewicht im Sitzen	Kann gelähmtes Bein jetzt gut anstellen, mit gesunder Hand halten	
		Neigt zur Retraktion der gelähmten Schulter	Kann im Liegen Brücke bauen	
	4	Kann Essen nicht alleine anrichten	Nahrungsaufnahme selbständig	
	5	Kann aufgrund der Lähmung Körperpflege nicht selbst durchführen	Führt Mundpflege selbst durch Rasiert sich selbst Wäscht sich Oberkörper ohne Hilfe	
	6	"	Nimmt Urinflasche selbst	
	7	"	Kennt Reihenfolge beim An- und Ausziehen	
	12	Ehefrau möchte Patienten bei Maßnahme unterstützen	Freut sich über Fortschritte des Patienten	
	13		Ehefrau unterstützt Patient Patient reagiert positiv auf Ermutigung	
2.11.				

nächste Auswertung am: 1 2 ~~3~~ 4 5 6 7 ~~8~~ 9 10 11 12 13 14 15 16 17 18 19 20 21 22 23 24 25 ~~26~~ 27 28 29 30 31

Monat: MC

Pflegeplan

Datum	AEDL	Pflegeziele	Pflegemaßnahmen	Hdz.
25.10.	1	Spricht verständlich	Zum langsamen und deutlichen Sprechen ermutigen, vorlesen lassen	
	13	Spricht auch, wenn Fremde im Zimmer sind (2.11.)	Bei der Mundpflege Zungenübungen Ab n. Woche logopädisches Training	
	2	Weitere Stabilisierung im rechten Bein	Transfer Bett-Rollstuhl üben Im Bett selbst drehen üben	
		Hält Gleichgewicht im Sitzen o. Hilfsmittel (2.11.)	Gleichgewichtstraining beim Sitzen an der Bettkante Im Rollstuhl noch mit Kissen abstützen Beim Sitzen im Bett 3-Punkt-Kissen-Lagerung	
	4	Lernt stufenweise Essen auch selbst anzurichten	Brot u. Streichen üben Brot muss festgehalten werden Rutschfeste Unterlage	
		Führt Körperpflege selbst durch	Waschen am Waschbecken Aufschrauben von Zahnpastatube üben Standspiegel zum Rasieren Gelähmten Arm beim Waschen stützen/führen (Schultergelenk)	
	6	Kann Hemd u. Hose mit geringer Hilfe anziehen	Zum Waschen d. Beine Schemel bereitstellen	
	7		Zur Stuhlausscheidung zur Toilette fahren Training mit Hemd und Hose	
	12		Ehefrau anleiten bei AEDL 1, 2, 4 u. 7	
2.11.	13		Immer wieder auf Fortschritte hinweisen	

nächste Auswertung am: 1 2 3 4 5 6 7 8 9 10 11 12 13 14 15 16 17 18 19 20 21 22 23 24 25 26 27 28 29 30 31

Monat: Primäre pflegerische Bezugsperson: Margit Colmar

Abbildung 69: Beispiel für einen veränderten Pflegeverlaufsbericht aus dem Projektkrankenhaus 2.

Pflegende brachten ihre Motivation zum Ausdruck, wenn sie beispielsweise sagten:

«*Diese Dokumentation macht viel mehr Spaß als früher. Da war es halt immer dasselbe, und man wusste manchmal gar nicht, warum man es eigentlich tat. Jetzt kann man dabei richtig denken und man weiß auch den Unterschied, den es macht*» (MP1).

Eine andere Pflegeperson sagte:

«*Es ist ja so wichtig, man sieht ja auch in der Dokumentation die Unterschiede. Früher wäre der (Patient) doch liegend als Pflegefall entlassen worden. Heute kann er selbst schlucken, essen, trinken, sich am Waschbecken waschen, mit Hilfe aufstehen und sich schon teilweise anziehen. Seine Frau hilft auch schon mit. Hier kann man auch in der Dokumentation nachweisen, was Pflegende leisten*» (YP1).

Pflegende sahen die Dokumentation somit auch als Instrument, Pflegeleistungen sichtbar und nachweisbar zu machen. Veränderungen im Praxisfeld hin zur ganzheitlich-rehabilitierenden Prozesspflege (vgl. Ziele der Intervention, Kap. 8.1) wurden zunehmend auch in der Systematik und im Inhalt der Dokumentation deutlich. Bereits im Verlauf der Intervention führten einzelne Pflegende nicht nur bei Apoplexiekranken sondern auch bei anderen pflegeintensiven Patienten umfassende Pflegeprozessdokumentationen durch. Sie bedauerten hierbei, dass dies wegen unzureichender zeitlicher Ressourcen nur für wenige PatientInnen möglich war (vgl. Rahmenbedingungen ganzheitlich-fördernder Prozesspflege, Kap. 7).

KrankenpflegeschülerInnen wurden im Rahmen der Bezugspersonenpflege an der individuellen Pflegeprozessdokumentation beteiligt.

Äußerungen wie

«*Das ist ganz etwas anderes als nur die Übungen im Unterricht. Es ist hier realistischer und macht viel mehr Spaß.*» oder

«*In dieser Pflegedokumentation kann man sich voll orientieren und man sieht, was wir in der Pflege wirklich leisten.*»

sind Beispiele positiver Rückmeldungen aus dem Kreis der KrankenpflegeschülerInnen.

8.3.4
Entwicklung einer patienten- und pflegeorientierten Arbeitsorganisation

Bei der Entwicklung der Arbeitsorganisation sollten Bedürfnisse und Belange von PatientInnen und Pflegenden größere Berücksichtigung finden als dies in der Basisuntersuchung der Fall war (vgl. Kap. 5 und 7).

Die folgenden Themen wurden hierzu reflektierend bearbeitet:

- Anpassung von Arbeitsabläufen an Erfordernisse ganzheitlich-rehabilitierender Prozesspflege

- Aufgaben und Patientenzuordnung im Rahmen einer modifizierten Bezugspersonenpflege

- Anpassung von Dienstplänen

- Entwicklung zeitlicher personeller und sachlicher Ressourcen.

Maßnahmen zur zeitlichen, personellen und strukturellen Anpassung von Aufgaben und Verantwortungen in den Arbeitsbereichen

Die Bearbeitungs-, Entscheidungs- und Umsetzungsprozesse zur Anpassung von Ressourcen wurden von den Beteiligten vor allem unter folgenden Fragestellungen eingeleitet:

«Wie können Arbeitsabläufe patientenorientierter rationalisiert werden?»

«Wie können Aufgaben ganzheitlich-rehabilitierender Prozesspflege in den Arbeitsablauf integriert werden?»

«Wie kann insbesondere das 3-jährig ausgebildete Pflegepersonal mehr Zeit für die Pflege gewinnen?»

Zunächst wurden Arbeitsaufgaben und Verantwortungen im direkten Pflegebereich patientenbezogen zusammengefasst und der zeitliche Ablauf modifiziert. Daran adaptiert wurden

Aufgaben und Inhalte zur Arbeitsorganisation und der Pflegeprozessdokumentation neu strukturiert sowie erste Informations- und Abstimmungsgespräche mit dem ärztlichen Dienst, den KrankengymnastInnen, der Logopädin und den SozialarbeiterInnen geführt. Inhaltliche, strukturelle und zeitliche Veränderungen wurden in einer Arbeitsablaufübersicht festgehalten. Zusätzlich wurde ein Leitfaden für die Planung der täglichen, situationsbedingten Arbeitsabläufe erforderlich (vgl. Kap. 7 und Materialband).

Die veränderte Arbeitsablaufplanung wurde zusammen mit dem Plan der Bezugspersonenpflege zur besseren Orientierung in den Übergabezimmern der Projektstationen ausgehängt und mit den anderen Berufsgruppen besprochen.

Mit der Erarbeitung neuer Arbeitsablaufpläne wurde sehr bald ein anderer Stellenwert direkter Pflege erkennbar. Die Überlegungen zu einer patienten- und personalorientierten Arbeitsumverteilung nahmen einen breiten Raum ein und erzeugten in Seminaren und Konferenzen lange Diskussionen. Gleichzeitig belegen die Diskussionsprotokolle eine hohe Motivation der Beteiligten, die Schulungsinhalte zu verstehen und umzusetzen.

Der Arbeitsablauf des pflegerischen Nachtdienstes erfuhr eine grundlegende Neuorientierung. Dies bedeutet für alle PatientInnen eine sehr viel größere Ruhe in der Nacht. Patientenferne Aufgaben wurden teilweise vom Tag- in den Nachtdienst verlagert (vgl. Arbeitsablaufplan, Materialband). Solche Umverteilung kommt auch dem zirkadianen Rhythmus der Pflegenden im Nachtdienst entgegen.

Die Erfahrungen aus dem Projekt machen deutlich, dass neben der Erkenntnis der Bedeutung der Arbeitsabläufe für die PatientInnen, die Erkenntnis der Eigenbetroffenheit des Pflegepersonals und die Berücksichtigung ihrer Bedürfnisse besonders wichtig ist, um die Bereitschaft für Veränderungen zu bewirken und auch langfristig zu erhalten.

Im Verlauf der Intervention häuften sich in den Seminaren und Pflegekonferenzen die Anforderungen an Hilfestellung für die Neugestaltung der Arbeitsabläufe und der Aufgabenzuordnung. Als Zielsetzung wurde neben der patientenorientierten, humaneren Pflege ausdrücklich nach humaneren Arbeitsbedingungen für das Pflegepersonal gefragt.

In den Gruppenarbeiten hinterfragten die Beteiligten dann auch betriebliche Entscheidungen und kritisierten die einseitige Belastung für den Pflegedienst. Das Benennen von pflegeunfreundlichen Organisationsformen im Gesamtbetrieb eines Krankenhauses gewann für den pflegerischen Dienst eine neue Qualität und ermöglichte konstruktivere Formen der Konfliktbearbeitung und der Verteidigung des eigenen Arbeitswertes.

Das Sichtbarmachen der pflegerischen Leistung förderten darüber hinaus eine andere Beurteilung der Arbeitsbereiche für Aushilfskräfte. Deren Übernahme administrativer statt pflegerischer Aufgaben wurde als angemessene Neuverteilung von Aufgaben erkannt. Gleichzeitig wurde der Stellenwert administrativer Tätigkeiten neu diskutiert und dem Stellenwert der pflegerischen Aufgaben nachgeordnet.

Bezugspersonenpflege und Ressourcen

Ein zweiter Schwerpunkt war die Veränderung von Aufgaben und Verantwortungen in Anlehnung an das Konzept einer primären Bezugspersonenpflege, das in der amerikanischen Fachliteratur Primary Nursing genannt wird (vgl. Kap. 1.2.1 und 1.3.5).

Zur Entwicklung eines dafür erforderlichen Problembewusstseins wurden hierzu initial Daten über Muster von Diskontinuität in ihren Auswirkungen auf PatientInnen präsentiert. Zunächst wurden Daten aus einer anderen Untersuchung herangezogen, die ähnliche Verhaltensmuster beschrieben wie die aktuell im Praxisfeld beobachteten (vgl. Krohwinkel 1984, Kap. 1.2.3 und 3.2.1). Mit diesem Vorgehen wurden zwei Ziele verfolgt: Zum einen sollte die Verwendbarkeit der Ergebnisse für die Aus-, Fort- und Weiterbildung geprüft werden, und zum anderen sollten die TeilnehmerInnen zunächst einmal als Unbeteiligte für die Problematik sensibilisiert werden, bevor sie sich mit ihren eigenen Praxisdaten auseinandersetzen mussten. Diese «Fremddaten» lösten große Betroffenheit bei den SeminarteilnehmerInnen aus. Äußerungen wie:

«Das könnte bei uns gewesen sein»,

aber auch

«da erkenne ich mich wieder, aber so wie in der anderen Situation beschrieben, würden wir uns auf unserer Station wohl doch nicht verhalten»

bestätigten die Annahme, dass die Verwendung von «Fremddaten» zielgerichtete Lern- und Veränderungsprozesse in Gang setzen können.

Dennoch, gerade die Veränderungen von Aufgaben- und Verantwortungszuordnungen in der Bezugspersonenpflege erzeugten bei einigen TeilnehmerInnen zu Beginn der Intervention große Ängste. Diese Ängste wurden deutlich, als eine Stationsleitung beispielsweise sagte:

«Oh, hätte ich gewusst, dass der Pflegeprozess soviel beinhaltet, hätten wir sicherlich nicht zugestimmt. Ich habe gedacht, wir müssten nur etwas in der direkten Pflege verändern und vielleicht noch in der Dokumentation» (El).

Diese Pflegende war später eine der Personen, welche die ganzheitliche Bezugspersonenpflege am engagiertesten umsetzten und auch nach außen hin propagierten.

Eine andere Krankenschwester äußerte ihre Unsicherheit mit den Worten:

«Ich weiß nicht, ob ich das durchhalten kann. Früher haben wir eben alles gemeinsam gemacht.»

Eine Krankenschwester, die erst kürzlich ihre Ausbildung beendet hatte, meinte:

«Warum habe ich denn das nicht alles schon in der Ausbildung gelernt? Nach der Ausbildung hat man sich schon so an das andere Arbeiten gewöhnt, dann fällt die Umstellung schwer.»

Allgemein wurde in diesem Zusammenhang immer wieder eine Anpassung der Grundausbildung und der praktischen Rahmenbedingungen gefordert.

Trotz anfänglicher Bedenken bei einigen Pflegepersonen konnte das Einverständnis erreicht werden, die Umstellung der Arbeitsorganisation mit Hilfe der InterventorInnen vor Ort zu erproben. Bei der Veränderung und Einübung der neuen Arbeitsabläufe und der Bezugspersonenpflege mussten personelle, architektonische Aspekte und verfügbare Hilfsmittel berücksichtigt werden.

Bei der Einübung und Einhaltung der veränderten Arbeitsabläufe und der Patientenzuordnung, aber auch bei situationsbezogenen Prioritätsveränderungen, benötigten die Pflegenden in der Praxis eine weitaus größere Unterstützung der InterventorInnen als es vorauszusehen war. Insgesamt zeigte sich auch hier, dass Pflegende bereits in der Ausbildung mehr Hilfen erhalten müssten als dies bisher geschah. Komplexe Problemsituationen im Stationsalltag konkret erfassen zu lernen, Prioritäten zu setzen, Maßnahmen situativ anzupassen und Handlungen in ihren Auswirkungen zu evaluieren und ggfs. zu verändern setzt umfassende Lernprozesse voraus.

Bei solchen Veränderungsprozessen ist neben der Entwicklung von pflegerischen Wertsystemen, Wissen und Können die Entwicklung beziehungsweise Anpassung von entsprechenden Hilfsmitteln erforderlich.

Allein das Fehlen solcher begleitenden Maßnahmen kann dazu führen, dass eine noch so gut vorbereitete Aus- oder Fortbildung nicht in die Praxis umgesetzt werden kann.

Im Laufe des Interventionsprozesses lernten in beiden Krankenhäusern dreijährig ausgebildete pflegerische Bezugspersonen die Gesamtverantwortung für den Pflegeprozess, von der Aufnahme bis zur Entlassung ihrer Patienten. Sie übernahmen dabei auch die entsprechenden Mitarbeits- und Koordinationsaufgaben, einschließlich der Begleitung der ärztlichen Visiten bei ihren PatientInnen.

Bei Abwesenheit der primären pflegerischen Bezugsperson übernahm eine andere ausgebildete Pflegeperson aus dem jeweiligen Bereich die Verantwortung.

Im zweiten Projektkrankenhaus wurden bereits während der Interventionsphase einige Pflegepersonen dabei auch zu Bezugspersonen für die Auszubildenden. KrankenpflegeschülerInnen im 1. Ausbildungsjahr, aber verstärkt noch im 2. und 3. Ausbildungsjahr, wurden im Laufe des Projektes in die Bezugspersonenpflege einbezogen. Sie konnten so den ganzheitlich-fördernden Pflegeprozess mit den dazugehörigen Aufgaben und Verantwortungen praktisch erfahren und schrittweise einüben. Im dritten Ausbildungsjahr übernahmen KrankenpflegeschülerInnen unter Supervision einer examinierten Pflegeperson die Verantwortung und die Pflegeaufgaben im Pflegeprozess für einen oder mehrere Patienten in ihrem Pflegebereich.

KrankenpflegeschülerInnen erhielten hierdurch eine lernzielbezogene Vorbereitung auf die Krankenpflegeprüfung (vgl. hierzu Krankenpflegegesetz und Ausbildungs- und Prüfungsordnung von 1985).

Insgesamt machten Pflegende, trotz anfänglicher Schwierigkeiten, positive Erfahrungen mit der veränderten Arbeitsorganisation und der Bezugspersonenpflege. Dies wurde deutlich, wenn sie zum Beispiel sagten:

«Ich habe jetzt das Gefühl, dass ich viel mehr Zeit bei den Patienten habe und ruhiger arbeiten kann.»

«Ich kenne jetzt Patienten viel besser und auch die Angehörigen. Die Patienten sagen mir mehr.»

«Ich habe das Gefühl, ich komme mit den Patienten jetzt sehr viel besser voran, und ich sehe, wie sich der Patient durch meine Pflege entwickelt.»

«Als ich Krankenschwester wurde, habe ich mir vorgestellt, einmal so für Patienten da zu sein. Inzwischen hatte ich die Hoffnung schon aufgegeben und wollte weggehen. Aber jetzt macht es mir wieder Spaß».

Ein Pfleger fasste seine Erfahrungen mit den folgenden Worten zusammen:

«Früher habe ich, wenn ich nach Hause gegangen bin, immer das Gefühl gehabt: Was habe ich eigentlich getan? Ich konnte mich immer nur daran erinnern, ich habe Temperatur gemessen, ich habe Blutdruck gemessen usw.; aber was habe ich eigentlich für die Patienten getan? Jetzt habe ich das Gefühl, ich habe etwas für die Patienten getan, deshalb fühle ich mich zufriedener, und ich bin auch nicht mehr so müde.»

Es waren solche positiven Erfahrungen in den konkreten Praxissituationen, die Pflegende ermutigten, trotz personeller Engpässe und oft unzureichender Rahmenbedingungen, ganzheitlich-rehabilitierende Prozesspflege in ihrem Praxisbereich weiter zu entwickeln.

In beiden Projektkrankenhäusern beteiligten sich auch die KrankengymnastInnen engagiert und kontinuierlich am Interventionsprozess und übernahmen in Zusammenarbeit mit der Projektleiterin Schulungsinhalte zur Kinästhetik und zur Bobath-Methodik. Diese Entwicklungen wurden auch dadurch gefördert, dass neben den Berufsgruppen im stationären Bereich die Pflegedienstleitungen der medizinischen Kliniken, Unterrichtende der Krankenpflegeschulen und im 2. Projektkrankenhaus auch die zentrale Pflegedienstleiterin kontinuierlich an den interstationären Seminaren teilnahmen. Die überraschend schnelle Realisierung ganzheitlich-rehabilitierender Prozesspflege in diesem Krankenhaus wurde wesentlich durch das Engagement der zentralen Pflegedienstleiterin und des Unterrichtsteams der Krankenpflegeschule gestützt.

8.4. Konsequenzen der Projektergebnisse für die Entwicklung praxisintegrierender Aus-, Fort- und Weiterbildung im Pflegeprozess

Welche Konsequenzen können aus den Ergebnissen des Forschungsprojektes für Veränderungsprozesse durch Aus-, Fort- und Weiterbildung abgeleitet werden? Einige grundlegende Erkenntnisse sollen schlussfolgernd zusammengefasst werden:

1. Die Einführung ganzheitlich-fördernder Prozesspflege bedingt ein entsprechendes ganzheitliches Paradigma, ein praktikables Pflegemodell und ein Schulungsprogramm, das es

Lernenden/Pflegenden ermöglicht (ggf. mit Unterstützung von außen), ihr pflegerisches Wissen, ihr Können und ihre Werte in ihren Praxisfeldern unter Einbeziehung wissenschaftlicher Erkenntnisse zu reflektieren, zu verändern und weiterzuentwickeln.

2. Das theoretische Rahmenmodell mit dem dazugehörigen AEDL-Strukturierungsmodell, dem Pflegeprozessmodell, dem Managementmodell sowie dem Lernmodell gibt einen Orientierungsrahmen zur Umsetzung von Zielen, Inhalten und Methoden in pflegerischen Lern- und Handlungsprozessen.

Darüber hinaus geben die Modelle gemeinsam mit den Forschungsergebnissen handlungsanleitende Hilfen zur Erfassung und Umsetzung pflegerischer Inhalte, einschließlich gezielter Maßnahmen zur Unterstützung existenziell fördernder Erfahrungen der Patienten und deren Angehörigen sowie Maßnahmen zur Entwicklung von Fähigkeiten zur Föderung von Unabhängigkeit und Wohlbefinden pflegebedürftiger Menschen in den für sie wesentlichen Lebensaktivitäten.

Das theoretische Rahmenkonzept (mit seinen Modellen und Methoden) wurde von den am Projekt beteiligten Pflegenden und KrankengymnastInnen übernommen. Darüber hinaus wurde es auch von der beteiligten Sprachtherapeutin und den SozialarbeiterInnen als Arbeitsgrundlage akzeptiert. Es hat sich in der Praxis als valide und reliabel erwiesen.

Dieses Modell ganzheitlich-rehabilitierender (fördernder) Prozesspflege kann somit als ein geeigneter Rahmen für ähnliche Interventionsprogramme, aber auch für curriculare Entwicklungen der pflegerischen Aus-, Fort- und Weiterbildung, empfohlen werden.

3. Das dargestellte Lernmodell (vgl. Abb. 44) stimmt konzeptuell mit dem Pflegemodell überein.

Die exemplarischen Beispiele zeigen, wie die methodisch-didaktische Umsetzung Lernenden helfen kann, Probleme in ihrem Praxisbereich zu verstehen und dabei kreatives und innovatives Handeln zu entwickeln.

4. Bei ähnlich komplexen Interventionsprozessen sollte allerdings wesentlich mehr Zeit für Veränderungen eingeplant werden als dies im Rahmen dieses ersten pflegespezifischen Forschungsprojektes möglich war. Darüber hinaus sollten zukünftig ÄrztInnen als Teil des therapeutischen Teams aktiver und kontinuierlich in Lern- und Veränderungsprozesse involviert werden als dies im vorliegenden Projekt geschehen konnte.

5. Die Entwicklung ganzheitlich-fördernder Prozesspflege in der Aus-, Fort- und Weiterbildung bedingt eine entsprechende Veränderung der praktischen Lernfelder. Dies ist besonders für Lernende in der Grundausbildung relevant, denn diese erleben primär das als «wirkliche Pflege», was sie in der Praxis sehen, erfahren und umsetzen können. Dies wird in einer Aussage von KrankenpflegeschülerInnen deutlich, die auf die Frage, was für sie Pflegetheorie und was für sie Pflegepraxis sei, antworteten:

«Theorie ist das, was wir in der Schule lernen, das, was in Büchern steht und was wir zum Examen brauchen. Das ist, wie Pflege sein sollte. Praxis ist das, was auf der Station passiert. Das ist, was Pflege wirklich ist.»

Im Kommentar zum Krankenpflegegesetz schreiben deshalb Kurtenbach et al. (1986) zu Recht, dass Ausbildungsziele nur erreicht werden können, wenn SchülerInnen den Pflegeprozess in der Praxis erleben und im Stationsalltag umsetzen lernen.

Das Projekt hat gezeigt, wie solche Lernfelder geschaffen werden können. Deutlich geworden ist aber auch die Unabdingbarkeit einer entsprechenden Anpassung personeller, struktureller und zeitlicher Ressourcen zur Entwicklung und dann auch zur dauerhaften Sicherung solcher Pflege.

9 Zusammenfassung der Ergebnisse, Schlussfolgerungen und Empfehlungen

Detailergebnisse zu den Forschungsinhalten und Schlussfolgerungen sind bereits den entsprechenden Kapiteln zugeordnet. An dieser Stelle werden einige der zentralen Ergebnisse dieser Studie zusammenfassend diskutiert.

9.1 Entwicklung und Umsetzung von Konzepten und Modellen ganzheitlich-rehabilitierender Prozesspflege

In der vorliegenden Untersuchung wurden konzeptuelle Modelle ganzheitlich-rehabilitierender Prozesspflege entwickelt und am Beispiel von Apoplexiekranken überprüft, konkretisiert und im Sinne praxisintegrierender Theoriebildung weiterentwickelt.

Folgende Konzepte und Modelle wurden in diesem Zusammenhang erarbeitet, untersucht und in die Praxis umgesetzt:

- Rahmenmodell ganzheitlich-gesundheitsfördernder Prozesspflege mit integriertem Strukturmodell zu Bereichen und Spezifika der identifizierten Aktivitäten und existentiellen Erfahrungen des Lebens (AEDL), (vgl. Spezifika im Materialband)
- Verlaufsmodell zum Pflegeprozess, mit den Aufgaben und Verantwortungen der Pflege von der Aufnahme bis zur Entlassung der PatientInnen sowie der Sicherung nach klinischer Versorgung
- Managementmodell mit Aufgaben- und Verantwortungsbereichen ganzheitlich-rehabilitierender Prozesspflege zur Strukturierung, Analyse und Entwicklung von direkter Pflege, Arbeitsorganisation, Ressourcen und Rahmenbedingungen
- Modell zum reflektierenden Erfahrungslernen in seiner Anwendung auf den pflegerischen Lernprozess mit entsprechenden Methoden und Inhalten.

Hiermit liegt ein erstes im deutschsprachigen Raum entwickeltes und in der pflegerischen Praxis konkretisiertes und validiertes konzeptuelles Pflegemodell vor. Dieses Modell kann zusammen mit den empirischen Ergebnissen der Untersuchung als eine geeignete Grundlage für Innovationen in der Pflegepraxis sowie für curriculare Entwicklungen in der Aus-, Fort- und Weiterbildung angewendet werden.

9.2 Empirische Ergebnisse

Auf der Basis der Daten aus der direkten Pflege, der Pflegedokumentation und der Arbeitsorganisation wurden Indikatoren, Muster und Kategorien defizitärer und ganzheitlich-fördernder Prozesspflege identifiziert und beschrieben.

Die Indikatoren, Muster und Kategorien können als Orientierungsraster für Qualitätssicherungsprogramme dienlich sein. Die Kategorien sind nicht als dichotom, sondern als Kontinuum zu verstehen. Die in der Basisuntersuchung deutlich gewordenen Kategorien defizitärer Pflegepraxis sind abhängig vom vorherrschenden Wissen, Können und von Werten in Praxis und Ausbildung. Schwerpunkte und Qualität defizitärer

Pflegepraxis und -ausbildung sind aber auch mitbedingt durch die einseitig akutmedizinorientierte Arbeitsorganisation und eine entsprechende Verteilung von Ressourcen. Die pflegerischen Bedürfnisse von PatientInnen und Angehörigen, pflegespezifischen Aufgaben und eine bedarfsgerechte Entwicklung von Pflege müssen bei solchen Strukturen und Vorgaben zurückstehen. Pflege wird unter solchen Bedingungen nur noch als Restkategorie wahrgenommen und kann nur noch geleistet werden, wenn Zeit übrig bleibt.

Ganzheitlich-fördernde Prozesspflege ist am Ausprägungsgrad der Kategorien Sichtbarkeit, Ganzheitlichkeit, Kontinuität und Unabhängigkeit zu erkennen:

Kategorien dieser Pflege sind...

- Sichtbarkeit, d. h., Pflegebedürfnisse, Probleme und Fähigkeiten von PatientInnen und persönlichen Bezugspersonen werden gezielt berücksichtigt und dargestellt.
- Ganzheitlichkeit, das heißt, Probleme, Bedürfnisse, Fähigkeiten und Maßnahmen werden in ihren Zusammenhängen erkannt. Ergebnisse werden unter Einbeziehung der Gesamtsituation systematisch ausgewertet.
- Kontinuität, das heißt, der pflegerische Beziehungs- und Problemlösungsprozess wird ohne Unterbrechung realisiert. Die pflegerischen Abläufe werden individuell und umfassend von den pflegerischen Bezugspersonen gewährleistet.
- Unabhängigkeit, das heißt, Pflege ist an den Fähigkeiten der PatientInnen orientiert. Sichtbarkeit, Ganzheitlichkeit und Kontinuität bedingen unabhängigkeitsfördernde Pflege.

Komplementär zu den Ergebnissen der qualitativen Datenanalyse wurden Indikatoren und vor allem ihre Veränderungen im Sinne ganzheitlichfördernder Prozesspflege auch in der standardisierten Pflegedokumentation nachgewiesen.

Hierbei ist jede Verbesserung, Differenzierung und Präzisierung der Pflegedokumentation zunächst schon eine bessere Sichtbarmachung von Pflege. Darüber hinaus zeigen auch die quantitativen Ergebnisse, dass in der Postinterventionsphase individuelle, apoplexiespezifische Anforderungen an die Pflege besser erkannt und sichtbar geworden sind. Ein Indikator für rehabilitierendes Pflegeverhalten ist unter anderem die eklatant häufigere und quantitativ fundierte Wahrnehmung und Dokumentation von Fähigkeiten. Ganzheitlichkeit schlägt sich auch in der umfassenderen Information und dem Aufzeigen von Zusammenhängen nieder. Die Pflegeprozessdokumentation hat eine stützende Funktion im Pflegeprozess.

Hauptziel ganzheitlich-gesundheitsfördernder (rehabilitierender) Prozesspflege ist die Förderung von Unabhängigkeit und Wohlbefinden in den Aktivitäten und existentiellen Erfahrungen pflegebedürftiger Menschen. In diesem Zusammenhang zeigt die Datenanalyse Interdependenzen sowohl zwischen den unterschiedlichen AEDL-Bereichen als auch zwischen den einzelnen AEDL-Spezifika auf. Darüber hinaus wird die AEDL «Mit existentiellen Erfahrungen umgehen» bei allen identifizierten Schwerpunktproblemen, Fähigkeiten und Maßnahmen der anderen AEDL-Bereiche erkennbar.

Die Ergebnisse geben Grund zu der Annahme, dass für die Effizienz der Prozesspflege die gezielte pflegerische Hilfe für PatientInnen und Angehörige im Umgang mit existentiell gefährdenen Erfahrungen, die Unterstützung bei existentiell fördernden Erfahrungen sowie eine gezielte Förderung von Fähigkeiten im für den jeweiligen Patienten relevanten AEDL-Bereich von zentraler Bedeutung ist.

In diesem Zusammenhang gewinnen auch die pflegerische Information sowie die Anleitung und Beratung von PatientInnen und Angehörigen an Gewicht.

Die Effizienz solcher Pflege konnte exemplarisch nachgewiesen werden:

Im Vergleich zur Basisuntersuchung traten bei PatientInnen weniger Sekundärerkrankungen auf; darüber hinaus konnte bei allen PatientInnen der Primärpopulation ein hohes Maß an Unabhängigkeit in den für sie relevanten Aktivitäten des Lebens und in ihrem Umgang mit existentiellen Erfahrungen erreicht werden.

Auch wenn sich die Pflegesituation von Apoplexiekranken als spezifisch und besonders komplex darstellt, lassen die Daten der Kontrollpatientinnen darauf schließen, dass ein Großteil der Ergebnisse auch auf andere Patientengruppen übertragbar ist. Dies trifft insbesondere auf die Pflege älterer pflegebedürftiger Menschen und auf die Pflege von Menschen mit neurologisch bedingten Funktionseinschränkungen zu.

Die vorgestellten Ergebnisse liefern neue Erkenntnisse zu

- pflegerischen Problemen/Bedürfnissen und Fähigkeiten von Apoplexiekranken und ihren persönlichen Bezugspersonen (Angehörige und Lebenspartner),
- der pflegerischen Befunderhebung, in der die Identifizierung von Fähigkeiten der PatientInnen eine besondere Bedeutung erhält,
- der pflegespezifischen Anwendung rehabilitierender (gesundheitsfördernder) Methoden im Pflegeprozess,
- dem Bedarf und den Maßnahmen zur pflegerischen Beratung und Anleitung persönlicher Bezugspersonen der PatientInnen sowie zur Stützung der Kontinuität und Effektivität der Pflege bei der Entlassung pflegebedürftiger Menschen in nachklinische Versorgungsbereiche,
- der Notwendigkeit der Entwicklung von interdisziplinärer Kooperation sowie zu Schwerpunkten und Methoden zur Erfassung und Verbesserung von Arbeitsorganisation,
- den Erfordernissen zur Entwicklung von bedarfsgerechten Ressourcen und Rahmenbedingungen.

Aus der Analyse der Daten lässt sich der pflegespezifische Beitrag zur Gesundheitsentwicklung am Beispiel von apoplexiekranken Menschen ableiten. Er liegt:

- in der ganzheitlichen und kontinuierlichen Integration rehabilitierender Einzelmethoden in die verschiedenen Pflegemaßnahmen der AEDL-Bereiche,
- in der prioritätsorientierten ganzheitlichen Unterstützung von PatientInnen zur Entwicklung von Unabhängigkeit und Wohlbefinden in den für sie wesentlichen AEDL-Bereichen,
- in der Anleitung und Beratung von primären persönlichen Bezugspersonen (z. B. Angehörigen) sowie in der Übermittlung pflegerischer Informationen an alle Personen und Gruppen, welche die (nachklinische) Pflege von PatientInnen mit gewährleisten.

Zur Erreichung und zur Sicherung einer solchen Pflege ist eine entsprechende Anpassung von Ressourcen, Strukturen und Rahmenbedingungen unabdingbar.

Auf der Grundlage differenzierter Arbeitsanalysen wurden folgende Strukturverbesserungen erreicht:

- Grundlagen für eine patienten- und personalorientierte Arbeitsorganisation;
- eine modifizierte Bezugspersonenpflege zur Förderung von Kontinuität im Pflegeprozess;
- eine patienten- und personalorientierte Anpassung von Aufgaben und Verantwortungen im Arbeitsablauf;
- eine Verbesserung der Information und Kooperation mit den Berufsgruppen zum effektiveren Einsatz personeller Ressourcen, zur Sicherung von Pflegequalität.

Trotz der genannten Verbesserungen konnte im Rahmen dieses zeitlich begrenzten Projektes eine grundlegend erforderliche Entlastung des Pflegepersonals von Mitarbeits- und Koordinationsaufgaben in keinem der beiden Projektkrankenhäuser erreicht werden. Dieses Problem bedarf besonderer Beachtung, da in traditionellen Krankenhausstrukturen diese Aufgaben auch bei personeller Unterbesetzung und bei Überbelegung vom Pflegepersonal noch prioritär und umfassend geleistet werden müssen.

Der Zeitaufwand für Mitarbeits- und Koordinationsaufgaben muss im Zusammenhang mit dem für die Pflege von PatientInnen erforderlichen Zeitaufwand gesehen werden. Durch eine patientenorientierte Organisation, Zusammenfassung von Arbeiten und Rationalisierungsmaßnahmen kann auf der einen Seite Zeit gewonnen werden für die Pflege. Deutlich wird aber auf der anderen Seite, dass ganzheitlich-fördernde Pflege andere zeitliche und qualitativ andere personelle und strukturelle Ressourcen erfordert als versorgende Pflege.

Bei immer enger werdenden personellen Ressourcen im Pflegebereich ist in nachfolgenden Forschungsprojekten deshalb zu prüfen, welche der üblich gewordenen Mitarbeits- und Koordinationsaufgaben rationalisiert und von anderen Gruppen übernommen werden können. Nichtpflegespezifische Zusatzaufgaben sollten ganz aus der Pflege ausgegliedert werden.

Die Untersuchung bestätigt Erfahrungen, dass die dargestellte Pflege für das Krankenpflegepersonal nicht nur zu einer größeren Professionalisierung und zu einer verbesserten praktischen Ausbildung, sondern auch zu einer größeren Berufszufriedenheit führt. Für PatientInnen bedeutet eine solche Pflege eine entscheidende Unterstützung in ihrer Gesundheitsentwicklung und die Chance, in ihre häusliche Umgebung zurückzukehren und dort ein annehmbares Leben zu führen. Für Lernende bedeutet dies, dass sie in der Praxis angemessene Bildungsfelder für ihren Lern- und Sozialisationsprozess entsprechend der Ausbildungsziele des Krankenpflegegesetzes und den sich abzeichnenden Veränderungen in den beruflichen Anforderungen vorfinden.

Zur Einführung und zur Sicherung solcher Pflege sind angepasste personelle, zeitliche und strukturelle Rahmenbedingungen und Ressourcen zu entwickeln. Zur Verbesserung der Kontinuität des Rehabilitationsprozesses ist zu empfehlen, dass an große Krankenhäuser Einrichtungen zur pflegerischen, krankengymnastischen und sprachtherapeutischen Frührehabilitation angeschlossen werden. Hier sollten aber nicht nur Apoplexiekranke sondern auch andere PatientInnen gezielt gefördert und frührehabilitiert werden können. Die Kosten hierfür würden sich schnell amortisieren. Wenn solche Pflege nicht entwickelt wird, sind kostenträchtige Konsequenzen zu befürchten:

- die Ausbildungs- und Berufszufriedenheit des Krankenpflegepersonals geht weiter zurück;
- insbesondere ältere Menschen bleiben pflegeabhängig und müssen als sogenannte Pflegefälle in die häusliche Versorgung entlassen oder in Pflegeheime verlegt werden.

Die Einführung ganzheitlich-rehabilitierender Prozesspflege ist deshalb sowohl aus gesundheitspolitischen, ausbildungspolitischen und arbeitspolitischen als auch aus wirtschaftlichen Gründen dringend erforderlich.

9.3
Übertragbarkeit von Konzepten, Methoden und Inhalten der Intervention

In der Intervention konnte der Pflegeprozess von der Aufnahme bis zur Entlassung von PatientInnen, einschließlich erforderlicher Maßnahmen zur Sicherung von Pflegekontinuität zwischen den klinischen und den nachklinischen Pflegebereichen, erlernt und umgesetzt werden.

Hierbei zeigen die Ergebnisse, dass der Pflegeprozess nicht nur eine methodisch-didaktische Frage ist, sondern in den drei Hauptaufgaben- und Verantwortungsbereichen auch methodisch-inhaltlich bearbeitet werden kann und muss. Wenn die Methoden und Inhalte des Pflegeprozesses defizitär bleiben, kann auch der Pflegeprozess selbst nicht effektiv sein.

Es ist zu berücksichtigen, dass es nicht allein um eine Verbesserung der Patientenpflege gehen sollte. Gleichrangig hierzu müssen Pflegende gefördert werden, ihre eigene Situation kritisch-konstruktiv zu evaluieren und zu verbessern. Zur Stimulierung solcher Prozesse hat sich die Methodik des «reflektierenden Erfahrungslernens» bewährt, deren Ziele und Schritte kongruent mit dem Pflegeprozess (Pflege als ganzheitlich-fördernder Beziehungs- und Problemlösungsprozess) sind. Die Untersuchung zeigt außerdem, wie Methoden und Inhalte der fördernden Prozesspflege in Aus-, Fort- und Weiterbildung dem jeweiligen Bedingungsfeld angepasst werden können.

Die Erkenntnisse und Ergebnisse sind auf andere Praxis- und Lernfelder übertragbar. Bei ähnlich komplexen Interventionsprogrammen muss allerdings wesentlich mehr Zeit, als in diesem Projekt möglich war, eingeplant werden.

Für Interventionsabläufe werden die folgenden Phasen empfohlen, die zumindest teilweise miteinander verzahnt sein können:

1. Analyse des Bedingungsfeldes
2. Anpassung personeller und struktureller Rahmenbedingungen und Ressourcen
3. Einführung ganzheitlich-fördernder Prozesspflege mit den Schwerpunkten: Direkte Pflege, patientenorientierte Arbeitsorganisation sowie Anpassung der Kooperation und Kommunikation zwischen Pflegenden und anderen Berufsgruppen
4. Anpassung und Entwicklung der Pflegeprozessdokumentation.

An den Veränderungsprozessen sollten alle Mitglieder des therapeutischen Teams verantwortlich beteiligt werden.

Darüber hinaus sollten Evaluationsprogramme im Sinne einer Qualitätssicherung eingesetzt werden.

Es ist damit zu rechnen, dass das Interesse an erprobten und erfolgsversprechenden Interventionsprogrammen zur Einführung des Pflegeprozesses in Krankenhäusern und Einrichtungen der nachklinischen Versorgungsbereiche zunimmt (vgl. auch v. Troschke et al. 1991).

MultiplikatorInnen, die solche Aufgaben übernehmen könnten, müssten geschult werden. Die Arbeit dieser MultiplikatorInnen sollte wissenschaftlich begleitet werden.

Außerdem sind weitere Innovations- und Forschungsprojekte zur Struktur- und Inhaltsverbesserung der Krankenpflegeausbildung angezeigt.

Die Ergebnisse des vorliegenden Projektes unterstreichen die gesundheitspolitische Notwendigkeit von Pflegeforschung.

Literatur

ALBRECHT, H.; BÜCHNER, R.; ENGELKE, D.R. (1982), Arbeitsmarkt und Arbeitsbedingungen des Pflegepersonals in Berliner Krankenhäusern; Berlin Forschung, Bd. 3; Berlin Verlag, Berlin

AFFOLTER, F. (1977), Neue Aspekte der Wahrnehmungsleistungen und ihrer Störungen, Merkblatt der Medizinischen Abteilung Bad Ragaz, No. 126

Affolter, F.; Stricker, E. (Hrsg.) (1980), Perceptual process as prerequisites for complex human behavior, Hans Huber Verlag, Bern

ALEXANDER, M.F. (1983), Learning to Nurse: Integrating Theory and Practice, Churchill Livingstone, London

ALEXANDER, M.F. (1985), Nursing Research and Education in Theory and for Real Integration in more Ways than one, S. 79–90, in: Pflegeforschung für eine bessere Krankenpflege, 8. Meeting, Workgroup for European Nurse Researchers, Österreich, Krankenpflegeverband, Wien

ASHWORTH, P.; BJÖRN, A.; DECHANOZ, G.; DELMOTTE, N.; FARMER, E.; KORDAS, A. B.; KRISTIANSEN, E.; KYRIAKIDOLL, H.; SLAJMER-JAPELJ, M.; ORVETULLA, M.; STANKOVA, M. (1987), People's needs for nursing care: a European study, World Health Organisation, Regional Office for Europe (Hrsg.), Kopenhagen, Nursing Care, Summary of a European Study, World Health Organization, Regional Office for Europe, Kopenhagen

Atteslander, P.; Kneubühler, H.U. (1975), Verzerrungen im Interview, Zu einer Fehlertheorie der Befragung, Westdeutscher Verlag, Opladen

AXELSSON, K. (1988), Eating Problems and Nutritional Status after Stroke, Umea University, Medical Dissertations, New series No. 218, From the Departments of Advanced Nursing and Medicine, University of Umea, Sweden

AXELSSON, K.; NORBERG, A.; ASPLUNDK (1984), Eating after stroke -towards an integrated view, Int. Journal of Nursing Studies 21 (2), S. 93–99

AXELSSON, K.; NORBERG, A. (1986), Relearning to eat after a stroke by systematic nursing intervention: a case report, Journal of Advanced Nursing, 1986, 11, S. 552–559

BAROLIN, G.S.; MUMENTHALER, M. (1985), Die zerebrale Apoplexie, Ferdinand Enke Verlag, Stuttgart

BARTHOLOMEYCZIK, S. (1987), Arbeitsbedingungen und Gesundheitsstörungen bei Krankenschwestern. Deutsche Krankenpflegezeitschrift, Beilage Heft 1

BARTHOLOMEYCZIK, S. (1988), Rückenschmerzen bei Krankenschwestern., Deutsche Krankenpflegezeitschrift, Heft 11, S. 834–839

BARTHOLOMEYCZIK, S. (1988), Schichtarbeit und ihre Auswirkungen, Krankenpflege, Jg. 42, S. 210–214

BARTON, A.H.; LAZARSFELD, P.F (1955), Einige Funktionen von qualitativer Analyse, in der Sozialforschung, in: HOPF, C. u. WEINGARTEN, E. (Hrsg.), Qualitative Sozialforschung,, Klett- Cotta Verlag, Stuttgart

BATEHUP, L. (1983), How teaching can help the stroke patient's recovery, S. 119–136, in: Wilson-Barnett (Ed.) (1983), Patient Teaching, Churchill Livingstone, London

BECKER, H.S. (1957), Participant Observation and Interviewing, A comparison, S. 322–331, in: McCALL, G.J. AND SIMMONS J.L. (1969), Issues in Participant Observation, Addison-Wesley Publ. Comp. London

BECKER, H.S.; GEER, B. (1979), Teilnehmende Beobachtung, Die Analyse qualitativer Forschungsergebnisse, S. 139–165, in: HOPF, C. U. WEINGARTEN, E. (Hrsg.), Qualitative Sozialforschung, Klett-Cotta Verlag, Stuttgart

BECKMANN, M. (1988), Rehabilitation in der Krankenpflege, B. Kunz Verlag, Hagen

BENNINGHAUS, H. (1985), Deskriptive Statistik, Verlag Teubner, Stuttgart

BENNIS, W.G. (1966), Changing organisations, Mc. Graw Hill Book & Co Inc., New York

BERRY, A.J. U. METCALF, C.L. (1986), Paradigms and Practice, the organisation of the delivery of nursing care, Journal of Advanced Nursing, 1986, 11, S. 589–597

BIENSTEIN, C. (1990), Krankenbetten machen krank!, Krankenpflegezeitschrift, Heft 7–8, S. 396–401

BLUMER, H. (1954), What is wrong with social theory?, American Sociological Review, 1954, 14, Seiten 3–10

BLUMER, H. (1973), Der methodologische Standpunkt des symbolischen Interaktionismus, Seiten 180–188, in: Arbeitsgruppe Bielefelder Soziologen (Hrsg.) (1973), Alltagswissen, Interaktion und gesellschaftliche Wirklichkeit Bd. 1, Bielefeld

Bobath, B. (1970), Adult Hemiplegia, Evaluation and treatment, Heinemann Medical, London

Bobath, B. (1985), Die Hemiplegie Erwachsener, Thieme Verlag, Stuttgart

Bodgan, R. and Taylor, S.J. (1975), Introduction to Qualitative Research Methods, – A Phenomenological Approach to Social Sciences, John Wiley and Sons, Inc., London

Bortz, J. (1984), Lehrbuch der empirischen Forschung, Springer Verlag, Berlin-Heidelberg

Boydell, T. (1976), Experiential Learning, Manchester Monographs 5, University of Manchester, Braun, R. (1984), Umgang mit Aphasikern im häuslichen Bereich., In, Aphasie, S. 91–106, Bundesarbeitsgemeinschaft Hilfe für Behinderte, Düsseldorf

Chin, R. u. Benne, K.D. (1976), General strategies for effecting changes in human systems, in: Bennis, W.E.; Benne, K.D.; Chin: R. u. Corey, K.E. (Ed.), The planning of change (3rd. ed.), Holt, Rinehart and Winston, Chicago

Colqhoun, W.P. (Hrsg.) (1971), Biological rhythms and human performance, Academic Press, London

Dardier, E.L. (1987), Der Schlaganfallpatient. Frühe physiotherapeutische Maßnahmen, Hippokrates Verlag, Stuttgart

Davies, P.M. (1986), Hemiplegie. Anleitung zu einer umfassenden Behandlung von Patienten mit Hemiplegie, Springer Verlag, Berlin

Denzin, N.K. (1970), The Research Act. A theoretical introduction to sociological methods, Chicago

Dewey, J. (1963), Experience and Education, Collier-Macmillan, London

Donabedian, A. (1966), Evaluating the quality of medical care, Millbank Mem. Fund, Part II, July 166–206

Dorfmeister, A. (1986), Aufzeichnungen über den Patienten-Aussagewert für die Pflege. in: Österreichische Krankenhaus-Zeitung Nr. 3/1986

Eggers, D. (1980), Ergotherapie bei Hemiplegie, Selbstverlag, Verb. d. Ergotherapeuten, Hehlingen, Schweiz

Eitner-Lau, U. (1985), Aphasie/Dysphasie bei Patienten mit Hemiplegie, in, Krankenpflege, 39. Jg., X, S. 351–356

Elkeles, Th. (1985), Arbeitsorganisation in der Krankenpflege, Zur Kritik der Funktionspflege, Dissert., Med. Hochschule Hannover

Evers, W.; v. Klein, DJ.; Kromat-Hackel, R.A. (1980), Auswirkungen von Nachtarbeit und Bereitschaftsdienst auf den Gesundheitszustand von Arbeitnehmern im Gesundheitswesen sowie Auswirkungen auf die Patientenbetreuung. Gutachten im Auftrag der Gewerkschaft ÖTV, Bezirk Berlin

Exchaquet, N. F. und Paillard, L.A. (1986), Der Pflegeprozess – Eine Herausforderung für den Beruf, Bericht der Nationalen Studie über den Pflegeprozess, Verlag: Schweizer Berufsverband für Krankenschwestern und Krankenpfleger, Bern

Farmer, E.S. (1985), On Introducing a systematic method for the practice and study of Nursing, A Report on the Scottish component of the WHO (EURO), Multinational Study of Needs for Nursing Care in two selected groups of Patients, Nursing Research unit, Department of Nursing Studies, University of Edinburgh

Fawcett, J. (1978), The «What» of Theory Development, in: Theory development what, why, how?, National League for Nursing

Fawcett, J. (1978), The relationship between theory and research, A double helix, Advances in Nursing Science 1, (1), S. 49 ff

Fawcett, J. (1983), Hallmarks of Success in Theory Development, in: Chinn, P.L. (Hrsg.), Advances in Theory Development, Rockville, MD, Aspen (USA)

Fawcett, J. (1984), Analyses and evaluation of conceptual models of nursing, F.A. Davis Comp., Philadelphia

Fawcett, J.; Downs, F.S. (1986), The Relationship of Theory and Research, Appleton-Century-Crofts, Prentice Hall Int., London

Felton, G. (1975), Increasing the quality of nursing care by introducing the concept of primary nursing, A model project, In: Nursing Research, 1975, 24, 1, Seiten 27–32

Fiechter, V. und Meier, M. (1981), Pflegeplanung – Eine Anleitung für die Praxis, Recam-Verlag, Basel

Field, P. A. and Morse, J. M. (1985), Nursing Research – The Application of Qualitative Approaches, Croom Helm, London

Flaskerud, J.H., Halloran, E.J. (1980), Areas of agreement in nursing theory development, in: Advances of Nursing Science 3(1), S. 85–92

Fox; DJ. (1969), The Research Process in Education, Holt, Rinehart and Winston, Inc. London

French, W.L. u. Bell, Ch. (1977), Organisationsentwicklung, UTB, Haupt-Verlag, Bern

Füsgen, I.; Barth, W. (1987), Inkontinenzmanual, Springer Verlag, London

Füsgen, I. (1988), Alterskrankheiten und stationäre Rehabilitation, Kohlhammer Verlag, Stuttgart

Füsgen, L; Naurath; HJ. (1989), Geriatrie am Akutkrankenhaus, Zeitschrift für Gerontologie, Bd. 22, Heft 4, S. 180–183

Friedrichs, J. (1984), Methoden empirischer Sozialforschung, Westdeutscher Verlag, Opladen

Glaser, B. G. (1969), The Constant Comparative Method, in: McCall, G. and Simmons, J. L. (1969), Issues in Participant Observation, – A Text and Reader, Addison-Wesley Publ. Comp., London (S. 216–228)

Glaser, B. G. and Quint, J. C. (1964), The Case for Theories Generated from Empirical Data, in: Quint, J. C. (1967), Nursing Research, Vol. 16, No. 2, S. 109–114

Glaser, B. G. and Strauss, A. L. (1967), The Discovery of Grounded Theory, Harper & Row, New York

Glaser, E.M.; Abelson, H.H.; Garrison, Kn. (1983), Putting Knowledge to use. Facilitating the diffusion of knowledge and the implementation of planned change, Sage Publication, California

GOLD, R. L. (1958), «Roles in Sociological Field Observation», in: McCall, G. J. and Simmons, J. L. (Eds) (1969), Issues in Participant Observation, – A Text and Reader, Addison-Wesley Publ. Comp., London, (S. 30–39)

GOSNELL, D. J. (1980), Help with the nursing process, A management guide, W. L. Ganong Company, Chapel Hill, North Carolina, in: WHO-Schulungsprogramm, Handout 7/HCP/MP 1 026 (3) [S. 5]

GOSNELL, D.J. (1986), Help with the Nursing Process –, A Management Guide, W.L. Ganong Comp. Chapel Hill, N.Carolina

GROND, E. (1984), Die Pflege verwirrter alter Menschen, Lambertus Verlag, Freiburg

GÜNTERT, B.; ORENDI, B.; WEYERMANN, U. (1989), Die Arbeitssituation des Pflegepersonals – Strategien zur Verbesserung, Verlag Huber, Bern

HAAG, F. (1975), Sozialforschung als Aktionsforschung, in: HAAG, F.; KRÜGER, H.; SCHWÄRZELN, W.; WILDT, J. (Hrsg.), Aktionsforschung, Juventa Verlag, München, HAMRIN, E. (1981), Aktivitätsindex, in: Activation of Patients with stroke in clinical Nursing Care – Effects on Patients and Staff, Doctoral Thesis, University of Uppsala, Uppsala

HAMRIN, E. (1982), Attitutes of nursing staff in general medical wards towards activation of stroke patients, Journal of Advanced Nursing, 7, S. 33–42

HAMRIN, E. & WOHLIN, A. (1981), Evaluation of the functional Capacity of stroke patients through an Activity Index, in: Activation of Patients with Stroke in clinical nursing-care, Effects on Patients and Staff, Doctoral Theses, University of Uppsala, Uppsala

HATCH, F., LENNY, M., SCHMIDT, S. (1990), Kinaesthetik und Dekubitus, in: Bienstein, Ch., Schröder, G. (1990), Dekubitus. Hrsg.: Deutscher Berufsverband für Krankenpflege, Frankfurt/M.

HATCH, F., MAIETTA, L., SCHMIDT, S. (1989), Kinästhetik – Bewegung und Berührung in der Krankenpflege (Videoband), Bildungszentrum DBfK, Essen

HEGEVARY, S. AND HAUSSMANN, D. (1976), Monitoring Nursing Care Quality, Journal of Nursing Administration, Nov. 1976, Siten 3–9

HEGEVARY, S., (1982), The Change of Primary Nursing, – A Cross Cultural View of Professional Nursing Care, The C.V. Mosby Comp., London

HEIDENBORG, J. (1981), How the basic human needs of patients are met Almquist & Wiksell Intern., Stockholm

HENDERSON, V. (1966), The Nature of Nursing, A Definition and its Implications for Practice, Research and Education, MacMillan Press, Ltd. London

HENDERSON, V. (1980), Presenting the Essence of Nursing in a Technological Age, in: Journal of Advanced Nursing, Vol. 5, No. 3, S. 245–260

HILDEBRANDT, G. & STRATMANN, J. (1979), Circadian system response to night work in relation to individual circadian phase, International Archive; Occupation, Environment, Health, S. 43–83

HOFER, M. (1987), Patientenbezogene Krankenhausorganisation, Springer Verlag, Berlin/Heidelberg

HOLLO, A. (1984), Probleme mit der Blasen- und Darmkontrolle, Thieme Verlag, Stuttgart

HUGHES, J. (1980), Manipulation, A Negative Element in Care, in: Journal of Advanced Nursing, 5, Seiten 21–24

JOHNSTONE, M. (1976), The Stroke Patient, Principles of Rehabilitation, Churchill Livingstone, Edinburgh

KÄPPELI, S. (1984), Towards a practice theory of relationships of selfcare needs, nursing needs and nursing care in the hospitalized elderly, PH.D-The-sis, University of Manchester, unpubl.

KÄPPELI, S. (1984), Die Krankenschwester – Forscherin als teilnehmende Beobachterin, Ethische Probleme, in: Deutsche Krankenpflegezeitschrift 37, 5, S. 252–254

KLEIN: D. (1976), Some notes on the dynamics of resistance to change, the defender role, in: BENNIS, W.G.; BENNE, K.D.; CHIN: R. u. COREY, K.E. (Ed.), The Planning of Change (3rd. ed.), Holt, Rinehart and Winston, Chicago

KNOWLES, H.P.; SAXBERG, B.O. (1971), Personality and Leadership behaviour, Addison-Wesley, Cambridge Mass.

KNOWLES, M.S. (1970), The Modern Practice of Adult Education, Association Press, New York

KNOWLES, M.S. (1972), Ways of Learning, Reactive versus Proactive, Journal of Continuing Education and Development, 1, S. 285–287

KOCH, U.; MEUERS, H.; SCHUCK, M. (Hrsg.) (1980), Organisationsentwicklung in Theorie und Praxis, Verlag P.D. Lang GmbH, Frankfurt/Main

KOLB, D.A. (1974), On Management and the Learning Process, in: KOLB, D.A.; RUBIN: J.M. u. McIntyre, J., Organisational Psychology, Prentice Hall, New York

KOTTEN, A. (1984), Aphasietherapie unter linguistischen Gesichtspunkten, in: Aphasie, Bundesarbeitsgemeinschaft Hilfe für Behinderte, Düsseldorf, S. 33–54

KRAMER, M.; SCHMALENBERG, C. (1989), Magnet Spitäler, Pflege – die wissenschaftliche Zeitschrift für Pflegeberufe, Heft 2, Verlag Huber, Stuttgart, S. 122–135

KRATZ, CHR. (1978), Problems of Care of the Long-Term Sick in the Community with Particular Reference to Patients with Stroke, Churchill Livingstone, London

KRATZ, CHR. (Hrsg.) (1979), The Nursing Process, Baillière Tindall, London

KRAUSE, K. (1982), The documentation of the physical, psychological and social needs of the patient/client., in: WENR, Research – A Challenge for Nursing Practice – Proceedings, 5th Workgroup Meeting, Uppsala, 1982, S. 327–332.

KRAUTH, J. & LIENERT, G. A. (1973), Die Konfigurationsfrequenzanalyse, Alber-Broschur Psychologie, Freiburg

KRIPPENDORFF, K. (1981), Content Analysis, An Introduction to its Methodology, Sage Puplications, London

KROHWINKEL, M. (1982), A study in the application of the nursing process to the care of elderly patients in hospitals, D.A.N.S. Dissertation, University of Manchester (unpubl.)

KROHWINKEL, M. (1984), Elderly Patients or Persons, Nursing Practice as a contribution towards Educational Development, Dissertation, (M. Ed.), Victoria University of Manchester (unpubl.)

KROHWINKEL, M. (1986), Kommunikative Pflegepraxis im Pflegeprozess erfahrbar, lernbar und umsetzbar machen, – Eine Studieneinheit für Unterrichtende in der Krankenpflege und Kinderkrankenpflege, Bildungszentrum Essen für Krankenpflege, DBfK (unveröffentlicht)

KROHWINKEL, M. (1988), Konzeptuelle Modelle und Theorien der Pflege, in: Krankenpflege, Jg. 42, No. 1, S. 9–12

KROMREY, H. (1986), Empirische Sozialforschung, Modelle und Methoden der Datenerhebung und Datenauswertung, Lerske Bruderich Verlag, Opladen

KURTENBACH, H.; GOLOMBEK, G.; SIEBERS, H. (1986), Krankenpflegegesetz mit Ausbildungs- und Prüfungsordnung für die Berufe in der Krankenpflege, Kommentar, Kohlhammer Verlag, Stuttgart

LANCASTER, J. (1982), Change theory, An essential aspect of nursing practice, in: LANCASTER and LANCASTER (Eds.), Concepts for Advanced Nursing Practice, The C.V. Mosby Comp., St. Louis

LAURI, S. (1982), Development of the nursing process through action research, Journal of Advanced Nursing, 1982, S. 301–307

LEHR, U. (1979), Interventionsgerontologie, in: Altenpflege, 1979, Heft 4, S. 112–114

LEHR, U. (1979), Vorurteile gegenüber den Alten, in: Altenpflege, 1979, Heft 12, S. 4–7

LIENERT, G. A. (1969), Testaufbau und Testanalyse, Beltz Verlag, Weinheim

LIENERT, G. A. (1973), Verteilungsfreie Methoden in der Biostatistik, Bd. 1 Hain-Verlag, Meisenheim/Glan

LIPPITT, R.; WATSON, J.; WESTLEY, B. (1958), The dynamics of planned change, Harcourt Brace Jovanich Inc., New York

LITTLE, D. & CARNEVALI, D. L. (1976), Nursing Care Planning(2), J. B. Lippincott, Philadelphia

LORENSEN, M. (1981), Evaluation of elderly person's nursing care in order to maintain an optimal level of self care ability, in: Nursing Research, Lunds University (unpubl.)

MANTHEY, M. (1980), The Practice of Primary Nursing, Blackwell Scientific Publ., London

MARRAM, G.; BARRETT, M.W.; BEVIS, E.M. (1979), Primary Nursing, a Modell for individualized care, The C.V. Mosby Comp., London

MASLOW, A.H. (1980), Motivation and Personality, Harper & Row

MAYERS, M. G. (1978), A Systematic Approach to the Nursing Care Plan, Appleton Century Crofts, New York

MAYNTZ, R.; HOLM, K.; HÜBNER, P. (1978), Einführung in die Methoden der empirischen Sozialforschung, Westdeutscher Verlag, Opladen

MCFARLANE OF LLANDAFF, J. AND CASTLEDINE, G. (1982), Primary Nursing, A Guide to the Practice of Nursing using the Nursing Process, The C. V. Mosby Company, London

MELIA, K. (1981), Student Nurses' Accounts of their Work and Training, A Qualitative Analysis, Unpublished PhD-Thesis, University of Edinburgh

MILLER, A. (1985), Does the process help the patient?, in: Nursing Times, June 26, 1985,

MILLER, A. (1987), Ist die Pflegequalität garantiert durch die Anwendung des Pflegeprozesses?, in: SBK ASI (Hrsg.), 3. Tagung über Forschung in der Krankenpflege, Kongressbericht, SBK, Bern

MILNE, D. (1985), «The more things change the more they stay the same», factors affecting the implementation of the nursing process, Journal of Advanced Nursing, 10, S. 39–45

MÜLLER, U. (1986), Der Krankenpflegeprozess – Methode der individuellen Ganzheitspflege. Ein Leitfaden für das Krankenpflegepersonal, Recam-Verlag, Basel

MYÖHÄNEN, R. (1986), The Effects of Primary Nursing on the Implementation of the nursing process, in: 3rd Conference of the Workgroup of European Nurse Researchers (WENR), Kongressband, Volume 2, Finnish Federation of Nurses and Nursing Research Institute, Helsinki, Seiten 159–164

OLESON, V.; WHITTAKER, E. (1968), The silent dialogue, a study of the social psychology of professional socialisation, Jossey Bass, San Francisco

OREM, D. E. (1980), Nursing Concepts of Practice, McGraw Hill, New York

PAGODA, R. (1984), Soziale Fragen bei Aphasikern, in: Aphasie, Bundesarbeitsgemeinschaft Hilfe für Behinderte, Düsseldorf, S. 69–84

PARRY, A. (1976), Handling the early stroke patient at home and in the ward. Nursing Times; S. 1680–1683

PEPLAU, H. (1961), Interpersonal Relations in Nursing, Pitman, New York

PERÄLÄ, M. L. (1986), Effects of primary nursing on the nursing staff and the patient, in: 3rd. Conference of European Nurse Researchers (WENR), Kongressband, Volume 2, Finnish Federation of Nurses and Nursing, Research Institute, Helsinki, Seiten 217–222

POEK, K. et al. (1977), Therapie der Aphasien, Nervenarzt, S. 119–126

POOLE, A.E. (1976), A stroke rehabilitation service, Nursing Times; S. 1681–1683, 1727–1729

POOLE, D. (1979), Changing Behaviour, in: TOBIN; WISE u. HULL (Ed.), The process of staff development, Mosby, St. Louis, S. 86–97

PRÖLL, U.; STREICH, W. (1984), Arbeitsmarkt und Arbeitsbedingungen im Krankenhaus, Schriftenreihe der Bundesanstalt für Arbeitsschutz-Forschung FB 386, Dortmund

PROJEKTGRUPPE PFLEGEFORSCHUNG/DBfK (1990), BARTHOLO-MEYCZIK, S.; DIECKHOFF, TH.; DRERUP, E.;

Korff, M.; Krohwinkel, M.; Müller, E.; Sowinski, C; Zegelin: A., Die letzten Stunden der Nacht im Krankenhaus aus der Sicht der Nachtwache, in: Pflegeforschung für professionelle Praxis, Verlag Krankenpflege, Frankfurt, S. 225–234

Radebold, H.; Illinger, H; Fred, K.; Ostermann, K.; Sprung-Ostermann, B; Haase, D. (1986), Analyse und Evaluation von Rehabilitationsverfahren bei über 60-jährigen Schlaganfallpatienten unter Berücksichtigung epidemiologischer Aspekte

Reimann, R. (1985), Anleitung zur Pflegeplanung und Pflegedokumentation, Verlag Krankenpflege (DBfK), Frankfurt/M.

Rogers, C. (1969), Freedom to learn, C.E. Merril, Columbus, Ohio

Rogers, C. (1983), Freedom to learn for the 80's, C.E. Merril, Columbus, Ohio

Rogers, M. E. (1970), An Introduction to the Theoretical Basis of Nursing, F. A. Davis & Co., Philadelphia

Roper, N; Logan, W. W.; Tierny, A. J. (1980), The Elements of Nursing, Churchill & Livingstone, Edinburgh

Roper, N; Logan, W. W.; Tierny, A. J. (1987), Die Elemente der Krankenpflege, Recam Verlag, Basel

Rust, H. (1983), Inhaltsanalyse, Urban & Schwarzenberg, München

Schalch, F. (1984), Schluckstörungen und Facialislähmung, Therapeutische Hilfen, Gustav Fischer Verlag, Stuttgart

Schatzman, L. and Strauss, A. L. (1975), Field Research, Prentice Hall Inc., Eaglewood Cliffs, New Jersey

Schomburg, I. (1983), Arbeiten mit dem Krankenpflegeprozess, Die Schwester/Der Pfleger, 3, Verlag Bibliomed, Melsungen

Schomburg, I. (1984), Pflegeplanung und ganzheitliche Pflege im Stationsalltag, – Pflegemodellstation und Arbeiten mit dem Krankenpflegeprozess, Krankenpflege, 7/8, Verlag Krankenpflege, Frankfurt/M.

Schomburg, I. (1985), Praktische Erfahrungen mit Pflegeplanung und Forschung in der Krankenpflege, Deutsche Krankenpflegezeitschrift, Heft 8, Beilage Pflegeforschung, Verlag Kohlhammer, Stuttgart

Shulka, R. K. (1981), Structure versus people in primary nursing, An inquiry, Nursing Research Jg. 30; 4; Seiten 236–241

Seidel, E; Walter, I. (1988), Verbessert die Pflegeplanung die Praxis?, Untersuchung von 100 Pflegedokumentationen, in: Pflege, 1.Jg., 1, S. 50–56; 2,S. 104–111

Sowinski (1990), Seelische Belastungsfaktoren in der stationären Altenpflege aus der Sicht des Pflegepersonals, in: Pflegeforschung für professionelle Pflegepraxis, Kongressband, Verlag Krankenpflege, Frankfurt

Spradley, J. P. (1980), Participant Observation, Holt, Rinehardt & Winston, New York

Springer, L.; V. Hinckeldey, S. (1984), Ambulante Aphasietherapie, in: Aphasie, Bundesarbeitsgemeinschaft Hilfe für Behinderte, Düsseldorf, S. 56–68

Steinhausen, D.; Zörkendörfer, S. (1987), Statistische Datenanalyse mit dem Programmsystem SPSS+ und SPSS-PC, Verlag Oldenbourg, München

Stössel, U.; Hofmann, F.; Milangeni, D. (1990), Zur Belastung und Beanspruchung der Wirbelsäule bei Beschäftigten im Gesundheitsdienst, Berufsgenossenschaft für Gesundheitsdienst und Wohlfahrtspflege

Taubert, J.; Grassi-Oder, B.; Schwarz, M.; Strassmann, G. (1985), Von der krankheitsorientierten zur patientenorientierten Krankenpflege, Der Bundesminister für Arbeit und Soziales, Referat Presse und Information, Bonn

Temp, K. (1984), Spezielle Probleme bei Aphasien, in: Aphasie, Bundesarbeitsgemeinschaft Hilfe für Behinderte, Düsseldorf, S. 21–32

Ulrich, H.; Probst, G.J.B. (1988), Anleitung zum ganzheitlichen Denken und Handeln – Ein Brevier für Führungskräfte, P.Haupt Verlag, Stuttgart

V. Troschke, J. (1989), Zwischenbericht der Begleitforschung für das BMJFFG zum Modellforschungsprojekt zur Erfassung ganzheitlich-rehabilitierender Prozesspflege in Akutkrankenhäusern, GESOMED, Freiburg, S. 12–48

V. Troschke, J., Weber, H. (1991), Ausgewählte Ergebnisse der Begleitforschung zum Modellprojekt «Ganzheitlich-rehabilitierende Prozesspflege in Akutkrankenhäusern am Beispiel von Patienten mit der Diagnose «Apoplektischer Insult», im Auftrag BMG, in: Krohwinkel, M. (Hrsg.) (1992), Der pflegerische Beitrag zur Gesundheit in Forschung und Praxis, Bd. 12 der Schriftenreihe des Bundesministeriums für Gesundheit, Nomos Verlag, Baden Baden

Wells, T. (1980), Problems in Geriatric Nursing Care, Churchill Livingstone, London

Weltgesundheitsorganisation (1946), Definition of Health, in: Bower, F.L. and Bevis, E.O. (1979), Fundamentals of Nursing Practice, Concepts, Roles and Functions, C.V. Mosby, St. Louis

Weltgesundheitsorganisation, (Hrsg.) (1971), Cerebrovascular Diseases, Preventation, Treatment and Rehabilitation, WHO-techn. Rep. Ser. No 469, (1971), Genf

Weltgesundheitsorganisation Reg.-Büro Europa (1977), The Nursing Process, Report Beratergruppe (deutsche Übersetzung), Kopenhagen

Weltgesundheitsorganisation, Reg.-Büro Europa (1980), Arbeitsgruppenbericht, Dokumentation im Krankenpflegeprozess, Kopenhagen, Weltgesundheitsorganisation, Regionalbüro Europa, Kopenhagen

Weltgesundheitsorganisation Reg.-Büro Europa (1982), Nursing Process; Workbook, 3. Revision

Weltgesundheitsorganisation Reg.-Büro Europa (1987), Peoples' needs for Nursing Care, – A European Study, Kopenhagen

Widmer, M. (1988), Stress, Stressbewältigung und Arbeitszufriedenheit beim Krankenpflegepersonal, Schweizerisches Institut für Gesundheits- und Krankenhauswesen, Aarau

WILDT, G.; GEHRMANN, G.; BRUHN, J. (1975), Aktionsforschung als hochschuldidaktische Forschungsstrategie, in: Haag, F.; KRÜGER, H.; SCHWÄRZEIN, W.; WILDT, J. (Hrsg.) Aktionsforschung, Juventa Verlag, München

WILLINGTON, F.L. (1976), Incontinence of the elderly, Academic Press, London

WITZEL, A. (1985), Das problemorientierte Interview, in: Jüttemann, G. (1985), Qualitative Forschung in der Psychologie, Seiten 227–255, Belz Verlag, Weinheim

WOLANIN: M.O.; PHILLIPS, L.R.F. (1981), Confusion, Prevention and Care, C.V. Mosby Comp., St. Louis

WOTTAWA, H. (1980), Grundriss der Testtheorie, Juventa Verlag, München

YURA, H. UND WALSH, M. B. (1973), The Nursing Process (2. Aufl.), Appleton Century Crofts, New York

ZINN, W.M. (1981), Möglichkeiten, Grenzen und Finanzierung der Rehabilitation von Apoplektikern (inkl. Hilfsmitteln), Therapeutische Umschau 38, S.776–790

Teil II
Fördernde Prozesspflege als System

Entstehung, Entwicklung und Anwendung

Fördernde Prozesspflege als System

Interview von Jürgen Georg mit Prof. Monika Krohwinkel

Dieser Teil der Veröffentlichung skizziert die Entstehung der Fördernden Prozesspflege als System mit Modellen, Konzepten, Kategorien, Prinzipien und Verfahren und zeigt wie die Fördernde Prozesspflege weiterentwickelt wurde und angewendet werden kann. Der Beitrag entstand im Laufe mehrerer Gespräche zwischen der Professorin Monika Krohwinkel und Jürgen Georg.

Jürgen Georg:
Frau Professorin Krohwinkel, im vorliegenden Forschungsprojekt haben Sie den Beitrag pflegerischer Rehabilitation zur Gesundheitsentwicklung am Beispiel von Apoplexiekranken Menschen untersucht, dabei auch theoriebildende Erkenntnisse gewonnen und beschrieben. Seit einigen Jahren sprechen Sie nun von «Fördernder Prozesspflege». Wo sehen Sie Unterschiede und wie haben Sie das System «Fördernde Prozesspflege» entwickelt?

Wie der Titel der vorliegenden Veröffentlichung zeigt, wird in dem genannten Forschungsprojekt der pflegerische Beitrag zur Frührehabilitation am Beispiel von Menschen untersucht, die einen Schlaganfall erlitten haben. Die Erkenntnisse der Studie sind in drei zusammenhängenden Teilprojekten gewonnen worden.
Rehabilitation ist ein Teil Fördernder Prozesspflege. Fördernde Prozesspflege ist aber mehr als Rehabilitation.
Fördernde Prozesspflege orientiert sich an den Lebens- und Pflegesituationen im Lebensprozess pflegebedürftiger Personen und ihrer persönlichen Bezugspersonen (Einzelne, Familien und familienähnliche Bezugssysteme).

Dabei ist das Anliegen, pflegebedürftige Menschen (personen- und familienorientiert) ganzheitlich-synergetisch zu unterstützen und zu fördern. Dies unabhängig davon, ob die Person gesund ist, krank wird oder bleibt, behindert ist, behindert wird oder bleibt, wieder gesund wird oder die Person stirbt (s. Prinzipien, Abb. 2 unten).

Für welche Praxisfelder kann Fördernde Prozesspflege ein geeigneter theoretischer Rahmen sein und in welchen Praxisfeldern wird damit gearbeitet?

Diese Frage kann ich so nicht beantworten. Lassen Sie mich stattdessen etwas Grundsätzliches sagen: Ich bin der Meinung, dass professionell Pflegende theoriegeleitet arbeiten sollten und die ausgewählten Modelle, Theorien, Konzepte, Verfahren und Methoden von ihnen verstanden, kritisch reflektierend umgesetzt und dabei auf ihre Nützlichkeit hin überprüft werden sollten.
So weit ich Einblick habe, besteht in Deutschland hierzu noch Entwicklungsbedarf. Vor allem in Krankenhäusern, so scheint mir, wird darüber hinaus nur selten der Pflegeprozess umgesetzt. Pflegenden sind Pflegetheorien und ihre Umsetzung im Pflegeprozess in der Regel nur in Ansätzen aus verfügbarer Sekundärliteratur bekannt. Das trifft auch in weiten Teilen auf die Fördernde Prozesspflege zu. Die Ursachen und Einflussfaktoren hierfür sind vielfältig.
Allerdings wird mir von Pflegepraktikern auch aus Krankenhäusern in Einzelfällen berichtet, dass sie mit der Fördernden Prozesspflege arbeiten; so zum Beispiel in der Intensivpflege, der

Onkologie, der Neurologie, der Psychiatrie, der Pädiatrie und der Behindertenpflege.

Am weitesten verbreitet scheint die Fördernde Prozesspflege aber in der stationären Altenhilfe und der ambulanten Pflege zu sein. Hierzu haben unter anderem auch die Veröffentlichungen des Kuratoriums Deutscher Altenhilfe beigetragen (Besselman et al. 1998, 2003; Maciejewski et al. 2001).

Wie meine Erhebungen in den Jahren zwischen 1995 und 2004 zeigen, variieren aber der Umfang des Wissens sowie das Ausmaß und die Qualität der Umsetzung Fördernder Prozesspflege erheblich zwischen den einzelnen Einrichtungen. Während in manchen Einrichtungen lediglich die 13 Begriffe aus dem AEDL-Strukturierungsmodell in der Pflegedokumentation zu finden sind, haben andere Einrichtungen ihre Qualität im Kontext Fördernder Prozesspflege weitergehender entwickelt. Dies vorrangig im Pflegeprozess in der direkten Pflege, in der Pflegeorganisation und in der Dokumentation (s. Managementmodell, Abb. 16).

Im Zentrum meiner eigenen Untersuchungen sowie in meinen Schulungen und den von mir begleiteten Projekten zur Qualitätsentwicklung standen und stehen Personen mit längerem Pflegebedarf und ihre persönlichen (privaten) Bezugspersonen in stationären- und in häuslichen Lebens- und Pflegesituationen.

Mein Interesse gilt immer auch den Personen, welche diese Menschen im Rahmen ihrer beruflichen Aufgaben pflegen und betreuen.

In meinen Untersuchungen konnte das Erleben und Verhalten von betroffenen Personen in pflegerischen Beziehungs-, Entwicklungs- und Problembearbeitungsprozessen in Zusammenhang gebracht werden mit Perspektiven und Verhaltensmustern von beruflich Pflegenden. Hierbei haben sich Dimensionen, Muster und Kategorien «defizitär-versorgender Pflege» versus «personen- und fähigkeitsfördernder Prozesspflege» herauskristallisiert. Dies ist unter anderem in den Kapiteln 5 bis 7 und Kapitel 9 der vorliegenden Studie, den Abbildungen 21, 22 sowie in einer weiteren Publikation nachzulesen (z. B. Krohwinkel, 1998). Die durch induktive Verfahren gewonnenen Erkenntnisse sind nachfolgend zusammengefasst worden in den Praxiskategorien zur Qualitätserfassung und Qualitätsentwicklung im Kontext Fördernder Prozesspflege (s. Abb. 21, 22).

Vor allem die von mir 1984 in England abgeschlossene Studie zur Pflege älterer Menschen im Krankenhaus und das vorliegende Forschungsprojekt zur Erfassung und Entwicklung rehabilitierender Prozesspflege in Akutkrankenhäusern zeigen hierzu Zusammenhänge und Wechselwirkungen auf und weisen entsprechende Ergebnisse nach. Dies hauptsächlich in den Ebenen der direkten Pflege, der Pflegeorganisation und der Pflegedokumentation.

Auf der Grundlage von Sekundäranalysen der genannten Untersuchungen in Deutschland und England hat sich seit 1994 das vorliegenden System Fördernder Prozesspflege mit integralen Konzeptionen und Konzepten, Kategorien, Prinzipien, Modellen sowie Verfahren, Methoden und Instrumenten herausgebildet. Hierbei konnten auch die Konzeption zu «Lebensaktivitäten» und zu «Existentiellen Erfahrungen» weiter präzisiert werden. Die genauen Daten dieser Entwicklungen sind aus den jeweiligen Abbildungen ersichtlich.

Meine Untersuchungen zu häuslichen Lebens- und Pflegesituationen (1995 bis 1999) haben schließlich dazu geführt, «sozialen Beziehungen» einen herausragenden Stellenwert in der Fördernden Prozesspflege zu geben. Diese herausragende Bedeutung in Lebens- und Pflegeprozessen hat sich seitdem auch in meinen Erhebungen in stationären Pflegeeinrichtungen immer wieder bestätigt. Die Erkenntnisse hierzu sind erstmalig auf dem Internationalen Theorienkongress in Nürnberg (1999) öffentlich vorgestellt und diskutiert worden. Seitdem spreche ich nicht mehr von den AEDLs, sondern von den ABEDLs (A = **A**ktivitäten, B = **B**eziehungen, E = **E**xistentielle Erfahrungen DLs = **d**es **L**ebens). Auf diese konzeptuelle Veränderung kommen wir später noch einmal zu sprechen.

Lassen Sie mich an dieser Stelle zunächst einen Gesamtüberblick über das System der Fördernden Prozesspflege geben (**Abb. 1**)

Fördernde Prozesspflege als System

Rahmenmodell

- Pflegeprozessmodell
- *ABEDL Strukturierungsmodell
- Managementmodell
- Qualitätsentwicklungsmodell

Konzeptionen und Konzepte
Kategorien
Prinzipien
Verfahren und Methoden
Instrumente

© Krohwinkel 1994

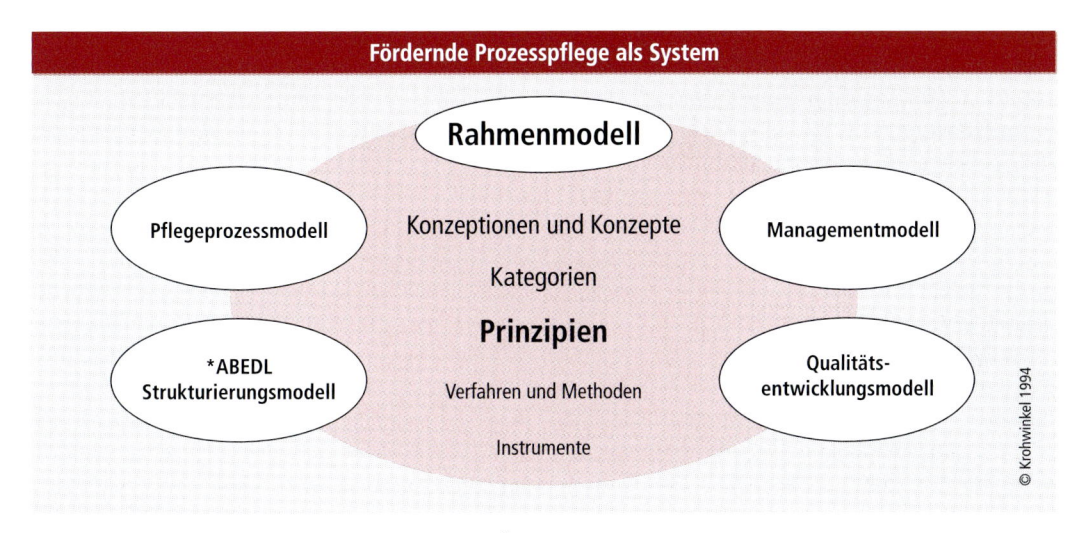

Abbildung 1: Das System Fördernder Prozesspflege (Überblick)

Bevor Sie das Systyem Fördernde Prozesspflege näher beschreiben, interessiert mich, welche Auffassungen und welche Wissenschaftsbereiche Sie bei der Entwicklung Fördernder Prozesspflege beeinflusst haben?

Auf dem Hintergrund christlich-humanistischer Überzeugungen und langjähriger praktischer Erfahrungen in unterschiedlichen Pflegezusammenhängen in Deutschland und England haben mich in den 1970er- und 1980er-Jahren vor allem Konzeptionen/Theorien und die damit zusammenhängenden therapeutisch-fördernden Methoden der humanistischen Psychologie beeinflusst. Namentlich sind hier die Veröffentlichungen von Maslow und vor allem von Carl Rogers (1967, 1969) zu nennen. Seine Auffassungen über die Entwicklung von Personen, die Bedeutung von Wertschätzung und Respekt vor dem Menschen als Person, sehe ich – in Anlehnung an Rogers – als eine fundamentale Voraussetzung für förderndes Verhalten im Pflegeprozess an.

Hinzu kommen Empathie und Kongruenz der helfenden Person. Erst dann können meines Erachtens entsprechende Methoden und Techniken im Pflegeprozess von den betroffenen Personen als unterstützend oder gar fördernd erfahren werden.

Die folgende Aussage von Maslow (1977) in seiner Veröffentlichung zur «Psychologie der Wissenschaft» deckte sich sehr früh mit meinen Erfahrungen und hat mich bei weiteren empirischen und theoretischen Arbeiten geleitet: «Wenn ich etwas mehr über die individuelle Person eines Menschen erfahren will, dann muss ich ihn als Einheit, als Eines, als Ganzes ansehen ... die reduktive Analyse ist hierfür ungeeignet» (Maslow, 1977, S. 31).

Für meine eigene Arbeit bedeutet dies, dass es zwar oft erforderlich ist, zunächst einzelne Teile analytisch zu betrachten, aber dann immer auch zu versuchen, die Teile in ihren Zusammenhängen und Wechselwirkungen als dynamische und sich verändernden Ganzheiten zu sehen (siehe auch die Prinzipien Fördernder Prozesspflege, Abbildung 2, S. 211).

Die zweite theoretische Grundlage, auf die sich die Fördernde Prozesspflege bezieht, ist die Phänomenologie, welche davon ausgeht, dass soziale Wirklichkeiten sich im Zusammenhang mit Erfahrung subjektiv konstituieren und nur durch neue Erfahrungen verändert werden können (Schütz 1960, Berger und Luckmann 1969, Lamnek 1995). Realität im Sinne der Phänomenologie bekommt ihren Sinn also durch Zuweisen von Bedeutung. Sie ist also konstruiert und nicht objektiv vorgegeben. Diese Grundannahmen der Phänomenologie werden nicht nur vom symbolischen Interaktionismus (Mead, 1937), sondern darüber hinaus in jüngerer Zeit auch von anderen Wissenschaftsgebieten, unter anderem von

Erkenntnissen aus neurobiologischer und neuropsychologischer Forschung gestützt zum Beispiel Damasio 2003, Hülshoff 2000, 2006).

Grundannahmen des Symbolischen Interaktionismus besagen, dass Verhalten und Handeln von Menschen bestimmt sind vom Sinn, das heißt von der Bedeutung, die Dinge oder Ereignisse für das Erleben von Menschen haben. Dieser Sinn entsteht aus dem Austausch des Einzelnen mit dem Anderen auf dem Hintergrund von Erfahrung.

Für den fördernden Beziehungs-, Problembearbeitungs- und Entwicklungsprozess in der Fördernden Prozesspflege heißt dies, dass die Bedeutung (der Sinn), welche eine Person (eine Familie) einer Situation, einer Fähigkeit, einem Bedürfnis, einem Problem oder einem Ziel beimisst, die einzige Realität ist, über welche diese Person verfügt. Ihre Sichtweise ist es, die es deshalb grundlegend und zentral im Pflegeprozess zu erfassen, zu respektieren und verstehend zu berücksichtigen gilt (s. Prinzipien, Abb. 2 unten).

Die – ursprünglich von Bertalanffy (1949) entwickelten – **Systemtheorien** bilden die dritte theoretische Grundlage Fördernder Prozesspflege. Beim Lesen der vorliegenden, 1993 erstmals veröffentlichten Studie, tritt der systemische Ansatz deutlich zutage. Beim systemischen Ansatz geht es darum Systeme und Subsysteme nicht nur in Ihren Einzelteilen, sondern vorrangig als dynamische Ganzheiten in ihren Zusammenhängen und Wechselwirkungen zu erfassen und prioritätenorientiert zu verändern (siehe auch Prinzipien, Abb. 2 unten).

Pflegetheoretisch hat mich in der für mich grundlegend wichtigen Zeit meiner Entwicklung zwischen 1975 und 1984 unter anderem Martha ROGERS (1970) beeinflusst. Vor allem sind es ihre Aussagen zu Person, Umgebung und ihren Wechselwirkungen, welche in ihrer Theorie zentral sind, sowie ihre wissenschaftlich fundierten Konzeption zur dynamischen Ganzheitlichkeit, welche für mich wichtig geworden sind.

Hildegard PEPLAUS im Jahr 1952 und Joyce TRAVELBEES im Jahr 1971 veröffentlichten Erkenntnisse zur interpersonalen Beziehung haben mit dem Beginn der 1980er-Jahre meine Perspektive zur Bedeutung von Beziehungen im Pflegeprozess mit geprägt. Einen ganz wesentlichen Einfluss auf meine Arbeit in Praxis, Lehre und Forschung hat aber auch Virginia HENDERSON (1960, 1966) mit den aus ihren Texten herauslesbaren und begründbaren Hauptverantwortungen, Hauptaufgaben und den nachgeordneten Aufgaben professioneller Pflege. Diese Ausführungen haben unter anderem das in der vorliegenden Studie veröffentlichte Modell beeinflusst (Abb. 2 und 4). Dieses Managementmodell ist zum Abschluss des genannten Forschungsprojektes inhaltlich und konzeptuell präzisiert und weiterentwickelt worden (Abb. 16, S. 244). Auf die Bedeutung des Managementmodells in der Fördernden Prozesspflege werde ich zu einem späteren Zeitpunkt nochmals eingehen. An dieser Stelle möchte ich auf die von Henderson beschriebenen Grundbedürfnisse und Aktivitäten des Lebens des Menschen hinweisen sowie auf die daraus für die professionelle Pflege abgeleiteten Ziele zur Unterstützung von Unabhängigkeit «…so wie der Mensch es selbst tun würde, wenn er dazu den Willen, das Wissen und die Kraft hätte…». Diese Grundregeln der Pflege sind 1960 vom ICN als verbindliche Richtlinien für professionelle Pflege übernommen und in viele Landessprachen übersetzt worden.

Unter anderem hat OREM (1971) Hendersons Vorstellungen zu pflegerelevanten Grundbedürfnissen, in den von ihr definierten «Selbstpflegeerfordernissen» aufgegriffen, begrifflich verändert und in ihr Selbstpflegemodell integriert. Ihre Konzeptionen zu Selbstpflegefähigkeiten und Selbstpflegedefiziten von Einzelnen und Familien verbindet sie mit daraus ableitbaren Pflegeerfordernissen und erforderlichen Pflegesystemen.

ROPER et al. (1980) sind meines Erachtens ebenfalls von Henderson beeinflusst worden. Sie konzipierten und integrierten in ihr Pflegemodell «Lebensaktivitäten» und brachten diese in Zusammenhang mit Unabhängigkeit und Abhängigkeit im Lebensprozess von Menschen.

Die genannten Veröffentlichungen haben mich in meiner praktischen Arbeit beeinflusst und auch meine wissenschaftliche Arbeit angeregt. Sowohl in meiner Forschung in England als auch in der vorliegenden Studie in Deutschland habe ich mich bei der Strukturierung und Erforschung des Pflegeprozesses zunächst an die Begrifflichkeiten der Lebensaktivitäten von Roper et al. (1980) angelehnt, da in beiden Praxiskontexten mit diesen Begrifflichkeiten gearbeitet wurde.

Aber bereits die von mir 1984 abgeschlossene Untersuchung macht darauf aufmerksam, dass die ausschließliche Anwendung von Lebensaktivitäten im Pflegeprozess dazu verleiten kann, zwar eine instrumentell-technisch korrekte Pflege durchzuführen, die einseitig auf physisch-funktionale Unabhängigkeit ausgerichtet ist. Existentielle Erfahrungen, welche Menschen bei der Ausübung ihrer Lebensaktivitäten machen, werden so aber im Pflegeprozess oft vernachlässigt. Dies trifft auch auf die Bedeutung von Beziehung zu. Diese blieben für die Pflegenden in beiden Untersuchungsfeldern weitgehend unsichtbar. Als unsichtbar habe ich bereits in der Studie in England alles bezeichnet, was im Pflegeprozess im direkten Pflegebereich nicht berücksichtigt, in der Pflegedokumentation nicht beschrieben oder wenigstens bei den Übergaben angesprochen worden ist.

Die genannte Untersuchung hat darüber hinaus bei einer Mehrheit der Pflegenden ein erhebliches Maß an Inkongruenz im pflegerischen Verhalten aufgezeigt (vgl. Krohwinkel 1998).

Frau Krohwinkel, Kongruenz versus Inkongruenz sind in der Fördernden Prozesspflege auch als Kategorien zur Qualitätserfassung und Qualitätsentwicklung beschrieben. Was bedeuten Inkongruenz und Kongruenz im pflegerischen Verhalten? Wie sind sie zu diesen Erkenntnissen gekommen?

Die Erkenntnisse hierzu habe ich in meiner 1984 in England abgeschlossenen Studie gewonnen. Bereits Carl Rogers beschreibt die Bedeutung von kongruentem Verhalten in der Gesprächsführung. Watzlawik et al. (1969) weisen in ihrer Veröffentlichung negative Folgen von Inkongruenzen (Unstimmigkeiten) zwischen Sachebene und Beziehungsebene in der Kommunikation nach und machen dabei zugleich auf die Komplexität menschlicher Kommunikation aufmerksam.

Im Rahmen induktiver Verfahren konnte ich durch teilnehmende Beobachtung in der direkten Pflege damals Einsichten darüber gewinnen, wie viel komplexer menschliche Kommunikation ist, wenn kommunikatives Verhalten (verbal und nonverbal) mit körpernahen Pflegehandlungen verbunden ist. Aus den Daten solcher Beobachtungen haben sich zwei pflegerische *Verhaltensdimensionen* herauskristallisiert. Die eine Dimension habe ich als «*physisch-funktionale Dimension*», das heißt auf physisch-funktionale Unabhängigkeit ausgerichtetes Verhalten, bezeichnet. Die andere «*willentlich-emotionale Dimension*» habe ich als auf willentlich-emotionale Unabhängigkeit (verbunden mit Wohlbefinden) ausgerichtetes Pflegeverhalten charakterisiert.

Obwohl die in die Untersuchung einbezogenen Pflegepersonen als pflegerische Zielsetzung Unabhängigkeit und Wohlbefinden der älteren Menschen in ihren Lebensaktivitäten angaben, zeigte sich, dass bei einer Mehrheit der Pflegenden, die Unterstützung der pflegebedürftigen Personen (hier Patienten) einseitig auf die physisch-funktionale Dimension von Unabhängigkeit ausgerichtet war. In diesen Methoden und Techniken waren die Pflegenden kompetent.

In der willentlich-emotionalen Dimension von Unabhängigkeit und Wohlbefinden der pflegebedürftigen Menschen trug das Pflegeverhalten im Pflegeprozess aber weitgehend zu existentiell belastenden Erfahrungen bei. Erfahrungen wie «ausgeliefert sein» und als «Person ganz abhängig zu sein von anderen Menschen». Die Inkongruenz ihres Verhaltens, mit ihren negativen Auswirkungen auf die pflegebedürftigen Menschen, wurde von den Pflegenden jedoch selbst nicht erkannt. Die Auswirkungen blieben für sie unsichtbar.

Einige wenige Pflegepersonen verhielten sich kongruent-unterstützend. Potentielle positive Auswirkungen ihres Verhaltens wurden aber durch die vorherrschende *Diskontinuität* in der Pflege wieder zunichte gemacht, denn die pflegebedürftigen Menschen wussten nie wer kommt und wie dann mit ihnen umgegangen wird. In meiner Veröffentlichung (1998) sind Forschungsergebnisse zu den Kategorien «Inkongruenz» und «Kongruenz» exemplarisch dargestellt und veranschaulicht worden.

In der Studie von 1993 konnte die Bedeutung von Diskontinuität und von Kontinuität mit weiteren empirischen Daten substanziiert und kategorial zugeordnet werden. (S. 98–224).

Wie sind Sie in diesen Forschungsprojekten methodisch vorgegangen?

Forschungsmethodologisch habe ich in den genannten Untersuchungen vor allem die von Glaser und Strauss (1967) beschriebenen und in den nachfolgenden Jahren weiterentwickelten Methodologien und Methoden (1969, 1978), – sowie die von Strauss und Corbin (1990) veröffentlichten Verfahren nutzbar gemacht. Als Forschungsmethoden werden teilnehmende Beobachtung, Tiefeninterviews sowie Methoden qualitativer Dokumentationsanalysen herangezogen. Quantitative Methoden werden dort, wo diese die Validität und Reliabilität stützen, komplementär mit qualitativen Verfahren verknüpft (s. a. die vorliegende Untersuchung in diesem Buch). Zur Analyse der Daten ist von mir in allen Untersuchungen die konstante komparative (vergleichende) Methode zur Theorieentwicklung nach Glaser und Strauss (1969) verwendet worden:

- zur Analyse der Verbreitung von untersuchten Phänomenen und Fakten
- zu Einzelfall- und Gesamtfalldarstellungen, um Unterschiede und Gemeinsamkeiten verdeutlichen zu können
- zur Überprüfung und zur Validierung von Daten und zum Herausarbeiten von Indikatoren, Mustern und Kategorien, innerhalb derer die Daten verstehbar und sinnträchtig werden.

Glaser und Strauss betonen in diesem Zusammenhang, dass die Entwicklung einer gegenstandsbezogenen (in der Empirie), hier in der Pflegepraxis begründeten Theorienentwicklung nicht auf den ermittelten Daten und Fakten selbst basiert. Sie gründet sich vielmehr auf den daraus entwickelten Kategorien und Dimensionen, die relevante und bei entsprechend fundierter Substantiierung generalisierbare Konzepte für Wirklichkeiten herausbilden, auch wenn Situationen, Fakten und Indikatoren, aus denen sie heraus gebildet werden, sich verändern können.
Um entsprechender Erkenntnisse zu erzielen, geben Konzepte, konzeptuelle Modelle und bestehende Theorien einen Orientierungsrahmen, ohne dass sie den Blick für unentdeckte Phänomene verschließen müssen. Wie hierbei deduktive und induktive Prozesse dialektisch und dynamisch verknüpft werden können, sollte auch in der vorliegenden Veröffentlichung nachvollziehbar sein.

Aus den empirischen und theoretischen Erkenntnissen hat sich schrittweise ein konzeptuelles System fördernder Prozesspflege herausgebildet. Diese Entwicklung soll nicht als abgeschlossen betrachtet werden.

Könnten Sie an dieser Stelle etwas mehr über das System Fördernder Prozesspflege aussagen? Wie ist es zu dieser Weiterentwicklung gekommen?

Wie Sie aus der Abbildung 1 ersehen können, gehören zum System Fördernder Prozesspflege ein Rahmenmodell, ein Pflegeprozessmodell und ein damit verbundenes ABEDL-Strukturierungsmodell, ein Managementmodell sowie ein Qualitätsentwicklungsmodell mit einem integrierten Modell zum reflektierenden Erfahrungslernen. Diese sind in der vorliegenden Studie vorgestellt, erprobt und evaluiert worden. Daraus konnte ich 1995 grundlegend das vorliegende System entwickeln und in meine Lehre einbeziehen.
Nachfolgende Sekundäranalysen der hier präsentierten Studie, zusammen mit den Daten der 1984 in England abgeschlossenen Untersuchung haben bereits in der Zeit zwischen 1994 und 1997 zu einer weiteren Konkretisierung und Substantiierung geführt. Sie haben dabei schrittweise zur Veränderung, Präzisierung und Erweiterung der einzelnen Teile des Systems beigetragen.

Wie ging es dann weiter?

Zwischen 1994 und 1999 konnte ich aus 77 Einzelfallstudien aus der ambulanten häuslichen Pflege weitere Erkenntnisse gewinnen, insbesondere zur Bedeutung von Beziehung. Hierzu habe ich Erkenntnisse erstmalig gemeinsam mit Studierenden 1999 auf dem zweiten internationalen Theorienkongress in Nürnberg präsentiert und diskutiert. Darüber hinaus konnten bis zum Jahr 2004 Erkenntnisse durch empirische und konzeptuelle Arbeiten zu weiteren Erhebungen in der ambulanten Pflege (17 Einzelfälle) sowie 123 exemplarischer Einzelfallstudien aus 59 Einrichtungen der stationären Altenpflege weiter substanziiert und durch neue Erkenntnisse er-

Fördernde Prozesspflege als System

Modelle

▶ **Rahmenmodelle**

- Pflegeprozessmodell
- Managementmodell
- ABEDL-Strukturierungsmodell
- Qualitätsentwicklungsmodell

Konzeptionen und Konzepte

▶ **Person und Umgebung**

- Unabhängigkeit und Wohlbefinden
- Aktivitäten des Lebens, Beziehungen und Existentielle Erfahrungen des Lebens (ABEDLs)

Kategorien

- ABEDL-Kategorien, Pflegeprozesskategorien
- Kategorien zur Erfassung und Entwicklung von Pflegequalität

Prinzipien

▶ **Dynamische Ganzheitlichkeit**

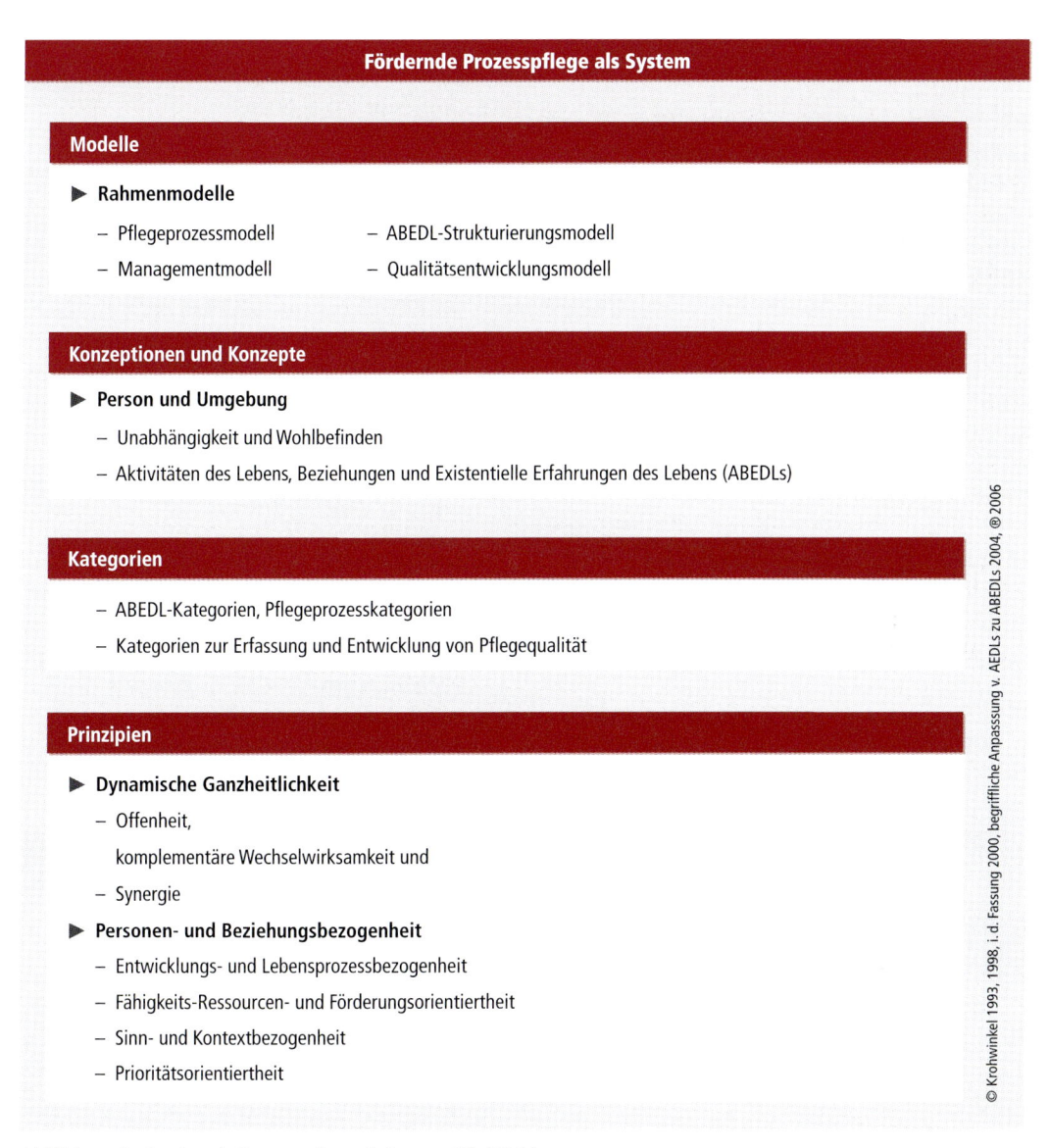

- Offenheit,
  komplementäre Wechselwirksamkeit und
- Synergie

▶ **Personen- und Beziehungsbezogenheit**

- Entwicklungs- und Lebensprozessbezogenheit
- Fähigkeits-Ressourcen- und Förderungsorientiertheit
- Sinn- und Kontextbezogenheit
- Prioritätsorientiertheit

© Krohwinkel 1993, 1998, i.d. Fassung 2000, begriffliche Anpassung v. AEDLs zu ABEDLs 2004, ® 2006

Abbildung 2: Fördernde Prozesspflege als System (Einblick)

gänzt werden. Hinzu kommen 912 Fallanalysen zur Pflegedokumentation (1995–2005).

Seit 1993 sind von mir die laufenden Erkenntnisse und die entsprechenden konzeptuellen Anpassungen auch im Rahmen von öffentlichen Vorträgen, sowie von Schulungen, Beratungen und Begleitungen mit Studierenden, mit Pflegepraktikern, mit Pflegedienstleitungen und Lehrenden, aber auch mit Vertretern anderer Berufgruppen diskutiert worden. Der Schwerpunkt dieses Teils meiner Arbeit liegt dabei in systemisch angelegten Schulungen, Beratungen und Begleitungen in stationären und ambulanten Pflegeeinrichtungen, in denen möglichst alle in der Pflege, der Therapie, Betreuung und dem Management tätigen Personen mitwirken. Hierbei werden Erkenntnisse zur Anwendung des Modells zum «Reflektierenden Erfahrungslernen» und den entsprechenden Verfahren wie es erstmalig in der vorliegenden Studie umgesetzt und im Kapitel 8 beschrieben worden ist (jeweils situationsbezogen modifiziert) angewandt.

Bevor Sie fortfahren – könnten Sie einzelne Teile des Systems näher erläutern?

Wie aus der Abbildung 2 zu entnehmen ist, sind in das Rahmenmodell, das Pflegeprozessmodell, das ABEDL-Strukturierungsmodell, das Managementmodell sowie in das Qualitätsentwicklungsmodell Konzeptionen und Konzepte, Kategorien und Prinzipien integriert:

1. Zentrale Konzeptionen und Konzepte

- zu Person und Umgebung
- zu Unabhängigkeit und Wohlbefinden
- zu Aktivitäten des Lebens, zu Beziehungen und zu existentiellen Erfahrungen des Lebens.

2. Kategorien
ABEDL-Kategorien

- Pflegeprozessbezogene Kategorien
- Kategorien zur Qualitätserfassung und Qualitätsentwicklung

in Bezug auf defizitär-versorgend ausgerichtete Pflegepraxis und personenorientierte und fähigkeitsfördernde Pflegepraxis.

Können Sie näher auf die Konzepte zur Person und Umgebung eingehen?

Das *Konzept Person* basiert auf einem ganzheitlich-dynamischen Menschenbild. In diesem Kontext wird die willentlich-emotionale, willentlich-rationale und die physisch-funktionale Dimension von Unabhängigkeit und Wohlbefinden in Lebensaktivitäten, in sozialen Beziehungen und in existentiellen Lebenserfahrungen betrachtet. Das Konzept Person umfasst Einzelne, Familien und familienähnliche Bezugssysteme (**Abb. 3**).
Es ist verbunden mit den zugrunde liegenden Auffassungen von **personaler Unabhängigkeit**. Personen (so wie sie sind und geworden sind) in pflegerischen Prozessen zu würdigen, zu unterstützen und zu fördern, heißt ihre individuelle Unabhängigkeit und Autonomie zu respektieren, sie zu fördern im Denken, Wollen, Entscheiden und Verantworten (I. Kant) im kreativen und produktiven Handeln (St. Mills) sowie in ihrer

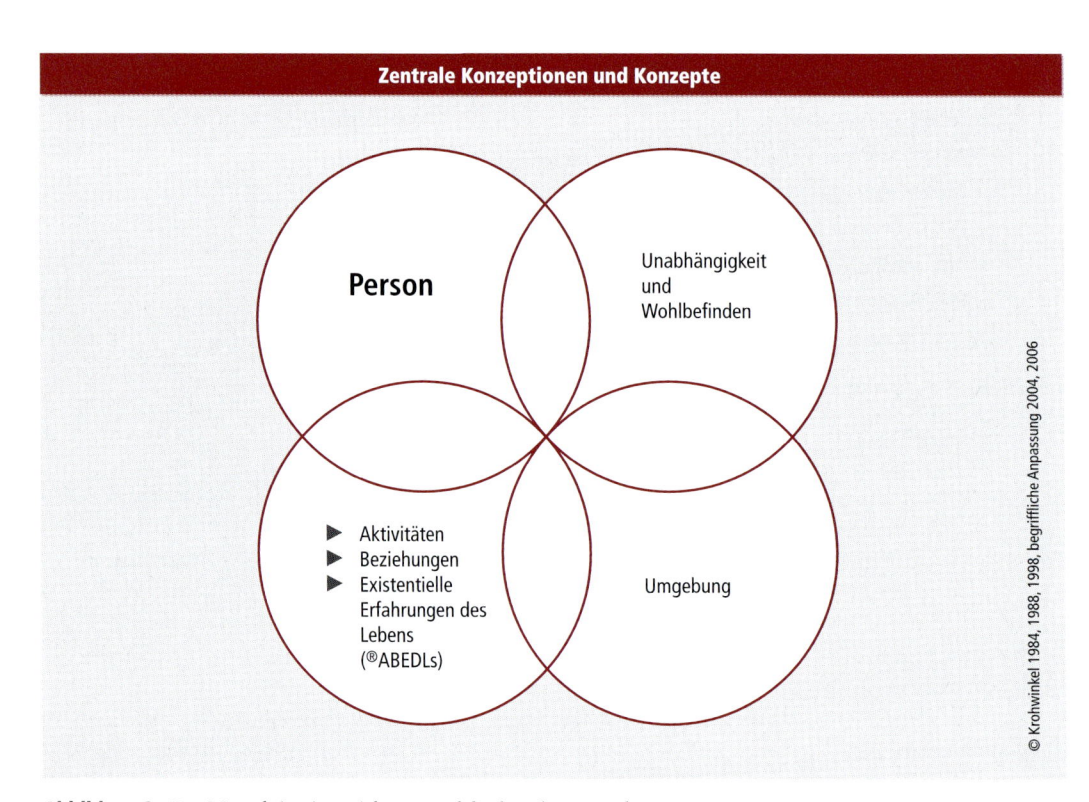

Abbildung 3: Der Mensch in einer sicheren und fördernden Umgebung

Emotionalität (Downie und Telfert, zitiert in Krohwinkel 1984, 1998, S. 151).

Die **Konzepte Person und Umgebung** sind, systemtheoretisch begründet, als offene Systeme dargestellt. Sie sind somit interdependent.
Umgebung (mit Ressourcen und Defiziten) wird als wichtigste externe Komponente für den Menschen betrachtet. Fähigkeiten, welche der Mensch in seinen Lebens- und Entwicklungsprozessen sowie in Gesundheits- und Krankheitsprozessen benötigt, um Lebensaktivitäten zu realisieren, soziale Beziehungen und Bereiche zu sichern und zu gestalten und um mit existentiellen Erfahrungen des Lebens umzugehen (ABEDLs, s. auch Abb. 4, 5 u. 6).
Als Teile der **Umgebung** kommen sowohl andere Menschen, als auch andere Lebewesen in Betracht. Pflegefach- und -hilfspersonen werden somit auch als Teil der Umgebung für die pflegebedürftige Person und ihre persönlichen Bezugspersonen betrachtet.
Darüber hinaus gehören zur Umgebung, ökologische, physikalische, materielle, gesellschaftliche und kulturelle Ressourcen und Defizite, welche Lebens- und Entwicklungsprozesse, Gesundheits- und Krankheitsprozesse sowie Unabhängigkeit und Wohlbefinden des Menschen in seinen ABEDLs beeinflussen.
Um diese und andere Aussagen verstehbarer zu machen, lassen Sie mich kurz auf die **Bedeutung der Prinzipien** eingehen (s. Abb. 2 unten).
Als Prinzipien bezeichnen wir Regeln, Grundlagen oder Grundsätze. Prinzipien entstehen aus der schöpferischen Synthese verfügbarer Daten. Martha Rogers führt hierzu aus: «Eine Pflege, deren Handlungen auf Voraussagen beruhen, die von wissenschaftlichen Prinzipien abgeleitet worden sind, erwirbt kritisches Urteilsvermögen. …Daraus entwickelt sich fachliche Kompetenz» (Rogers 1995, S. 122).
Prinzipien erklären, wie das was beschrieben oder in der Praxis umgesetzt wird, verstanden werden soll. Sie sind von übergeordneter Bedeutung, denn das Verstehen der Modelle, Konzeptionen und Konzepte sowie der Kategorien und Verfahren wird wesentlich beeinflusst vom Verstehen der ihnen zugrunde liegenden Prinzipien und ihrer praktischen Anwendung (Krohwinkel 1998).

Während die Prinzipien «dynamische Ganzheitlichkeit, Offenheit und Synergie sowie komplementäre Wechselwirksamkeit» bereits zur Planung und Umsetzung der vorliegenden Studie herangezogen wurden, sind die weiteren Prinzipien zunächst eher vage und als vorläufige Variablen in die Untersuchung eingeflossen. Die Ergebnisse dieser Untersuchung, sowie Erkenntnisse aus den weiteren Projekten zur Fördernden Prozesspflege haben dann zu einer prinzipiellen Integration geführt.

Was bedeutet für Sie das Prinzip dynamische Ganzheitlichkeit in der Pflege?

Sowohl in der in der alltäglichen Pflegepraxis, als auch in der Literatur werden unterschiedliche Vorstellungen zur Ganzheitlichkeit vertreten (vgl. Bischoff 1996). Aber auch in der Wissenschaft finden wir hierzu zwei paradigmatisch unterschiedliche Positionen.
Das *naturwissenschaftlich-mechanistische Paradigma zur Ganzheitlichkeit* lautet: «*Das Ganze ist die Summe der Teile*». – In der *naturwissenschaftlich-mechanistischen Auffassung* von Ganzheitlichkeit, macht die Summe der Teile das Ganze aus. Hierbei wird davon ausgegangen, dass Teile nicht nur in ihre einzelnen Fragmente zerlegt werden können, sondern dass sich hieraus auch aussagefähige Beurteilungen ableiten lassen. Darüber hinaus werden Prozesse in einer linearen Verknüpfung von Ursache und Wirkung betrachtet.
Im Pflegeprozess, so wie er traditionell beschrieben, gelehrt und derzeitig überwiegend noch umgesetzt wird, spiegelt sich diese Sichtweise wieder. Die Pflegepläne aus der Basisuntersuchung der vorliegenden Studie lassen solche fragmentierten und linearen Problembearbeitung erkennen (Kap. 8, Abb. 62, S.184) Darüber hinaus sind solche linearen und fragmentierten Vorgehensweisen auch (bis auf wenige Ausnahmen) in 912 Pflegeplänen, welche ich in der Zeit zwischen 1995 und 2004 in stationären und ambulanten Pflegekontexten analysiert habe, deutlich geworden.
Das neue Paradigma postuliert «**dynamische Ganzheitlichkeit**». Die Erkenntnisse zur dynamischen Ganzheitlichkeit verdanken wir vor allem den Wissenschaftlern der Quantenphysik.

Ihre Erkenntnisse haben nachfolgend auch zu einer paradigmatisch anderen Vorstellung von Ganzheitlichkeit in anderen Wissenschaften beigetragen (Kuhn 1979, Capra 1983, Koneken et al. 1985). Die paradigmatisch neue Auffassung von Ganzheitlichkeit lautet: «*Das Ganze ist mehr und anders als die Summe der Teile und ist in einem ständigen Veränderungsprozess*» – Diese Auffassung von Ganzheitlichkeit wurde in der Pflegewissenschaft, so weit mir bekannt ist, erstmalig von Martha Rogers (1980) vertreten.

Dynamische Ganzheitlichkeit ist auch das übergeordnete Prinzip Fördernder Prozesspflege. Alle anderen Prinzipien werden darunter subsumiert. Dies trifft sowohl auf die mit dynamischer Ganzheitlichkeit verbundenen Prinzipien Synergie, Offenheit und komplementäre Wechselwirksamkeit zu als auch auf die weiteren nachgeordneten Prinzipien.

Die Besprechung aller genannten Prinzipien sprengt wohl den Rahmen des Interviews. Bitte erklären Sie uns noch die Prinzipien Offenheit, Synergie, komplementäre Wechselwirksamkeit, Sinnbezogenheit und Prioritätsorientierung. Was bedeuten diese Prinzipien in der Fördernden Prozesspflege?

Das Prinzip **Offenheit** erklärt systemtheoretisch betrachtet, dass es nicht nur Wechselwirkungen innerhalb eines Systems gibt, sondern auch zwischen den Systemen (z. B. zwischen Person und Umgebung).

Auf die Frage, was **Synergie** sei, hat einmal ein Seminarteilnehmer geantwortet: «Eins und eins ist drei». Diese Antwort trifft zumindest auf die quantitative Dimension von Synergie zu. Der Begriff Synergie kommt aus dem Griechischen und beschreibt die Fähigkeit von mindestens zwei Kräften sich gegenseitig zu optimieren und so für beide Seiten bereichernd zu wirken. Wie die vorliegende Studie zeigt, sind zum Beispiel solche Synergieeffekte zu erreichen, wenn Pflegeorganisation und Pflegedokumentation den Erfordernissen des Pflegeprozesses im direkten Pflegebereich entsprechen, das heißt sich komplementär und gegenseitig ergänzen. Hieraus kann eine jeweils bestimmte Wechselwirksamkeit abgeleitet werden.

Lassen Sie mich die Anwendung dieser Prinzipien mit einem **Beispiel** (siehe unten) zu Lebensaktivitäten und existentiellen Erfahrungen aus der Pflegepraxis veranschaulichen.

Das ist einsichtig. Würden Sie bitte auch noch die Prinzipien Sinnbezogenheit und Prioritätsorientierung ansprechen?

Sinnbezogenheit heißt, dass wir in der fördernden Prozesspflege danach fragen, welche Bedeutung etwas für den betroffenen Menschen hat, was für ihn «Sinn macht».

Mit dem Prinzip **Prioritätsorientierung** verbinden sich zwei Vorgehensweisen. Zum einen hat im Pflegeprozess Vorrang, was für die betroffene Person von besonderer Bedeutung ist, was für sie

---

Beispiel für Synergie ud Wechselwirksamkeit

Nehmen wir an, zwei Patientinnen stürzen beim Verlassen ihres Bettes. Nach erfolgreicher operativer Behandlung sollen sie wieder mobilisiert werden, das heißt wieder gehen lernen. Beide Patientinnen fühlen sich unsicher und haben Angst wieder zu fallen. Bewegen ist eine Lebensaktivität (Abb. 7 und 8), während Unsicherheit und Angst existentiell belastenden/gefährdenden Erfahrungen zugeordnet werden können (Abb. 12).

Nehmen wir weiter an, die beiden Patientinnen werden von einer jeweils anderen Pflegeperson bei ihren Gehübungen unterstützt. Beide Pflegepersonen haben durch entsprechende Schulungen angemessene Techniken erlernt, sie unterstützen auf der physisch-funktionalen Ebene unabhängigkeitsfördernde Bewegungen. Aber nur die zweite Pflegeperson geht empathisch auf die belastende Erfahrung «Unsicherheit und Angst» ein und ermöglicht durch entsprechend kommunikativ-förderndes Verhalten Gefühle, wie «angenommen sein», «sicher sein können», Ermutigung und Vertrauen.

Es ist nachvollziehbar, dass durch dieses kongruent-fördernde Verhalten der zweiten Pflegeperson ein Synergieeffekt erreicht wird und diese Patientin wahrscheinlich eher wieder gehen lernt als die Patientin, die nur auf der physisch-funktionalen Ebene in ihrer Unabhängigkeit unterstützt wird (vgl. auch Ausführungen zu Kongruenz versus Inkongruenz, Krohwinkel 1998).

besonders wichtig ist. Zum anderen arbeiten wir in der Pflegediagnose ABEDL-bezogen solche Probleme (mit Ursachen bzw. Einfußfaktoren) heraus, welche für Abhängigkeiten des Menschen auch in seinen anderen ABEDLs prioritär verursachend sind.

Können Sie dies für ihre LeserInnen noch weiter erläutern?

Diesen Punkt greife ich gerne im Zusammenhang mit Fragen zur Qualitätserfassung und Qualitätsentwicklung nochmals auf. Vielleicht eignet sich hierzu ein Beispiel aus der Pflegeplanung (Abb. 19, S. 249). Ist das für Sie so in Ordnung?

Ja, danke. Zu den Modellen habe ich aber auch noch einige Fragen. Sie beschreiben das Rahmenmodell als übergeordnetes Modell Fördernder Prozesspflege. Würden Sie dies bitte für die Leser darstellen und kurz erläutern?

Ich habe das Rahmenmodell von 1988 in den Jahren 1997, 1999 und 2000 präzisiert und erweitert. Dabei wurde das primäre pflegerische Interesse fördernder Prozesspflege mit entsprechenden Zielsetzungen und Handlungsschwerpunkten konkretisiert (s. **Abb. 4**). Die inhaltlichen Aussagen hierzu sind in allen anderen Modellen wieder zu finden.

Das *primäre pflegerische Interesse* richtet sich auf *die pflegebedürftige Person* sowie auf die für diese

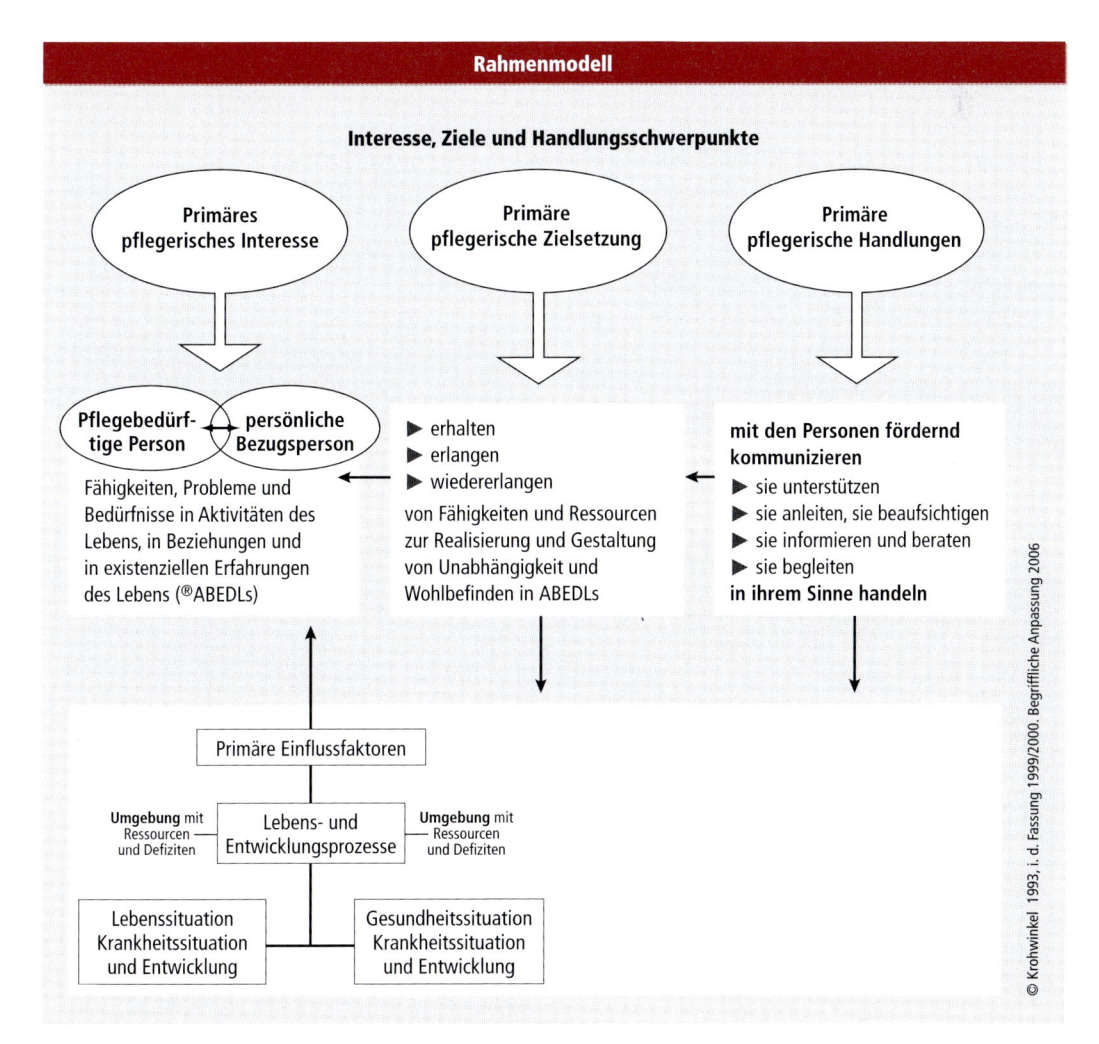

Abbildung 4: Rahmenmodell Fördernder Prozesspflege

wichtigen persönlichen Bezugspersonen. Fördernde Prozesspflege geht somit über eine so genannte patientenorientierte Pflege hinaus, welche Angehörige eher dem Konzept Umgebung zuordnen würde und in der Praxis Angehörige entweder als Ressourcen oder Defizite für den Patienten und die Pflege betrachtet. Dies aber reicht nicht aus.

In jüngerer Zeit haben vor allem Schnepp et al. (2002) in ihren Studien auf die Bedeutung familienorientierter Pflege hingewiesen. In der Fördernden Prozesspflege kann das primäre pflegerische Interesse die pflegebedürftige Person und/oder die persönliche Bezugsperson fokussieren, oder die dyadische Beziehung zwischen den Personen. Sie kann auch das familiäre Bezugsystem im Blickpunkt haben.

Von besonderem Interesse sind Personen mit ihren *Fähigkeiten* und persönlichen Ressourcen. Fähigkeiten und Ressourcen, welche der betroffenen pflegebedürftigen Person und ihren persönlichen Bezugspersonen helfen können, Probleme zu vermeiden. Probleme dort, wo sie auftreten, zu bearbeiten und hierbei die Bedürfnisse der Person nicht außer Acht zu lassen. Bedürfnisse der Person nach Unabhängigkeit und Wohlbefinden bei der Realisierung ihrer Lebensaktivitäten, der Sicherung und Gestaltung sozialer Kontakte und Beziehungen sowie im Umgang mit ihren existentiellen Erfahrungen des Lebens.

Sie unterscheiden zwischen Fähigkeiten und Ressourcen. Können Sie unseren LeserInnen erklären, worin sich diese Begriffe aus Ihrer Sicht unterscheiden?

Ich habe mich bereits vor Beginn der vorliegenden Studie (1988) für eine klare begriffliche Unterscheidung zwischen Fähigkeiten und Ressourcen entschieden. Fähigkeiten habe ich dem Konzept Person zugeordnet und Ressourcen dem Konzept Umgebung. Grund für diese Unterscheidung war, dass sowohl in Veröffentlichungen zum Pflegeprozess, als auch in der von mir analysierten Pflegedokumentation aus verschiedenen Praxisfeldern der Begriff «Ressourcen» unklar und diffus verwendet wurde. Manchmal wurden damit Fähigkeiten oder Potentiale pflegebedürftiger Menschen beschrieben. Manchmal wurden darunter Hilfsmittel verstanden. Im Großen und Ganzen blieb aber unklar, was konkret gemeint war.

In der psychologischen Literatur wird zwischen inneren Ressourcen (Person) und externen Ressourcen (Umgebung) unterschieden.

Die Verwendung dieser begrifflichen Unterscheidung erschien mir aber für die praktische Anwendung in der Pflegeprozessdokumentation zu abstrakt zu sein. Viel handlungsleitender schien für mich die Frage nach den Fähigkeiten zu sein, das heißt, was ein Mensch kann. Danach frage ich nach den Hilfen, die dieser Mensch gegebenenfalls aus der Umgebung benötigt, um das, was er kann auch umsetzen zu können. Diese Hilfen bezeichne ich als Ressourcen. Von Fähigkeiten spreche ich also, wenn eine Person etwas kann, von Bedürfnissen, wenn eine Person etwas möchte. Von Problemen spreche ich, wenn eine Person das, was sie möchte oder benötigt, nicht realisieren kann. Probleme des Menschen – auch Pflegeprobleme können aktuell vorhanden sein oder potentiell als Risiken drohen. Sie können aufgrund unterschiedlicher Ursachen und Einflussfaktoren entstehen. Diese können zum einen in der Person selbst liegen – mangelnde Fähigkeiten der Person, zum Beispiel aufgrund einer Erkrankung. Sie können aber auch in der Umgebung der Person liegen – mangelnde Ressourcen, um Fähigkeiten umzusetzen.

Deshalb spreche ich, wenn ich auf die Person schaue, von Fähigkeiten, Bedürfnissen oder Problemen. Wenn ich auf die Umgebung schaue, spreche ich von Ressourcen oder Defiziten.

Dies veranschaulicht auch das **Beispiel** auf der nächsten Seite. Dies mag ein triviales Beispiel sein. Doch derzeitig werden im Pflegeprozess immer noch weitgehend Probleme und Problemursachen einseitig der pflegebedürftigen Person zugeordnet. Dabei wird übersehen, dass solche Probleme oft durch nicht ausreichende Ressourcen aus der Umgebung negativ beeinflusst oder sogar verursacht werden. Deshalb gilt es in allen Phasen des Pflegeprozesses die Wechselwirkung zwischen Person und Umgebung zu beachten.

Der *Schwerpunkt* der Fördernden Prozesspflege ist darauf ausgerichtet, im Pflegeprozess pflegebedürftige Personen und ihrer persönlichen Bezugspersonen (z. B. Angehörige) in ihren Fähigkeiten zu unterstützen ihre Bedürfnisse

Beispiel zum Unterscheiden von Fähigkeiten und Ressourcen

Jetzt in dieser Situation möchte ich gern etwas trinken (das ist ein Bedürfnis). Das Bedürfnis kann unterschiedliche Ursachen haben. Eine Ursache könnte eine Gewohnheit sein (ich bin es gewohnt, um diese Zeit zu trinken). Eine andere Ursache für mein Bedürfnis kann aber auch mein Wissen über die Notwendigkeit ausreichender Flüssigkeitszufuhr sein. Eine weitere Ursache könnte zum Beispiel sein, dass ich Durst habe.

Sie werden mir bestätigen: Ich habe alle Fähigkeiten, dieses Bedürfnis bewusst wahrzunehmen, und ich habe auch alle Fähigkeiten (physisch-funktional, emotional und willentlich-rational), das Bedürfnis zu realisieren. Nur wenn ich jetzt keine entsprechenden Ressourcen hätte, das heißt kein Trinkgefäss und keine Flüssigkeit, dann würden mir alle meine Fähigkeiten nichts nützen. Ich hätte ein Problem.

wahrzunehmen, sie (verbal und/oder nonverbal) auszudrücken und sie zu realisieren.

Des Weiteren ist Fördernde Prozesspflege darauf ausgerichtet, Personen in ihren Fähigkeiten zu unterstützen ihre Probleme selbst wahrnehmen, zu bearbeiten und wo sie Hilfe von außen benötigen, diese Hilfe annehmen zu können.

In diesem Zusammenhang sind in das primäre pflegerische Interesse solche *Einflussfaktoren* einbezogen, die sich auf die Personen in ihrer Unabhängigkeit und ihrem Wohlbefinden in ihren ABEDLs auswirken können. Hierzu gehören: Lebens- und Entwicklungsprozesse, Lebens- und Pflegesituationen der Personen in ihren Gesundheits- und Krankheitsprozessen, sowie hiermit zusammenhängende (externe) Ressourcen und Defizite der Umgebung.

Für die *pflegerische Zielsetzung* sind vor allem die Anteile von Gesundheit von Bedeutung, welche vom betroffenen Menschen als wesentlich für Unabhängigkeit und Wohlbefinden in ihren ABEDLs erfahren werden (vgl. S. 33 in der vorliegenden Studie).

Können Sie zum besseren Verständnis näher auf diese Einflussfaktoren eingehen?

Beginnen wir mit den *Lebens- und Entwicklungsprozessen.* Die Einbeziehung von Lebens- und Entwicklungsprozessen ist wichtig, da wir im Pflegeprozess Menschen begegnen, welche sich in unterschiedlichen Lebens- und Entwicklungsphasen befinden. Zum anderen können pflegebedürftige Personen und ihre persönlichen Bezugspersonen am ehesten verstanden werden auf dem Hintergrund ihrer Lebensprozesse mit ihrer Lebensgeschichte und den damit zusammenhängenden lebensgeschichtlichen Erfahrungen, sowie den sich dabei herausgebildeten Gewohnheiten und Bewältigungsstrategien. Die Untersuchung von Schilder (2006, 2007) macht darauf aufmerksam, wie wesentlich dies auch in pflegerischen Alltagssituationen sein kann.

Welche Bedeutung hat in diesem Kontext der Begriff Lebens- und Pflegesituation und ihre Entwicklung?

Bezogen auf den Pflegeprozess geht es hier zunächst um die pflegerische Vorgeschichte (Pflegeanamnese). Um pflegebedürftige Personen und ihre persönlichen Bezugspersonen verstehen und ihren Pflegebedarf einschätzen zu können, ist es erforderlich mit Ihnen zu klären., wie sich ihre Lebens- und Pflegesituation entwickelt hat, sodass sie nun pflegefachliche Hilfe benötigen (s. auch Abb. 14, S. 236 mit Erläuterungen).

Und wie sieht es mit der Einbeziehung von Krankheits- und Gesundheitsentwicklung aus?

Krankheits- und Gesundheitsprozesse und damit zusammenhängende diagnostische und therapeutische Maßnahmen können Unabhängigkeit und Wohlbefinden pflegebedürftiger Personen und ihrer persönlichen Bezugspersonen bei der Realisierung ihrer Lebensaktivitäten, der Sicherung und Gestaltung ihrer sozialen Beziehungen und sozialen Bereiche, sowie ihren Umgang mit existentiellen Lebenserfahrungen wesentlich beeinflussen.

In dem Maße, wie dies geschieht, sind Gesundheits- und Krankheitsprozesse sowohl für die Pflegewissenschaft als auch für den Pflegeprozess und seine praktische Umsetzung wesentlich.

Wenn ich das Rahmenmodell auf Seite 34 der vorliegenden Veröffentlichung mit dem verbesserten Rahmenmodell in Abbildung 4 vergleiche, dann sind hier auch Veränderungen in den Begrifflichkeiten und den Schwerpunktsetzungen erkennbar bei den primären pflegerischen Zielsetzungen und bei den primären pflegerischen Handlungen. – Würden sie diese Veränderungen bitte kurz erläutern?

Die *übergeordnete Zielsetzung* ist darauf ausgerichtet im Pflegeprozess der pflegebedürftigen Person und den für sie wichtigen persönlichen Bezugspersonen zu helfen, beim Erhalten, Erlangen oder Wiedererlangen der für sie wesentlichen Anteile von Unabhängigkeit und Wohlbefinden in den ABEDLs, die für sie wichtig und möglich sind. Dies unabhängig davon, ob ein Mensch gesund ist, wieder gesund wird, krank oder behindert bleibt oder ob dieser Mensch stirbt. Sterben ist ein Teil des Lebensprozesses. In dieser Phase sind Menschen besonders gefährdet, dass für sie wesentliche Anteilen von Unabhängigkeit und Wohlbefinden nicht berücksichtigt werden. Aber auch für sterbende Menschen ist es von Bedeutung als betroffene Person an allen Entscheidungen aktiv beteiligt zu werden. Darüber hinaus bekommt in dieser Lebensphase der Begleitung von persönlichen Bezugspersonen eine besondere Bedeutung zu.

Um solche Ziele fördernder Prozesspflege im Pflegeprozess erreichen zu können, ist es erforderlich, stimmige Konzepte, Theorien, Modelle, Verfahren, Methoden und Instrumente aus den verschiedenen Wissensbereichen der Pflege, aber auch aus anderen Wissegebieten einzubeziehen. Diese gehören keiner Wissenschaft und keiner Berufgruppe allein, sondern sie werden von jeder Wissenschaft, von jeder Berufsgruppe spezifisch angewendet (Schröck, 1992).

Aus den Ergebnissen solcher Anwendungen konnte in der vorliegenden Studie der pflegespezifische Beitrag zur Gesundheitsentwicklung am Beispiel von Apoplexiekranken herausgearbeitet und beschrieben werden (Krohwinkel 1992, 1993).

Primäre pflegerische Handlungen

In dem 1988 konzipierten Rahmenmodell habe ich die dort aufgeführten Handlungen in Teilen zunächst noch an Orem (1980) angelehnt. Die vorliegende Studie sowie die weiteren (bereits genannten) Analysen lassen jedoch Indikatoren und Handlungsmuster erkennen, welche zu einer entsprechenden, hier dargestellten begrifflichen Veränderungen der primären pflegerischen Handlungen geführt haben.

Frau Krohwinkel, würden Sie kurz beschreiben, was die Merkmale dieser veränderten Begrifflichkeiten sind?

Zum Beispiel steht bei Orem der Begriff «Für den Anderen handeln». Diese Begrifflichkeit habe ich verändert, weil für jemanden handeln für mich nur bedeutet, etwas für den anderen Menschen zu tun. Das kann zwar richtig sein, aber ich meine, darüber hinaus ist es sehr wichtig, dies auch *im Sinne des betroffenen Menschen zu tun*. Das heißt, es so zu tun, wie es für ihn von Bedeutung ist. Dies setzt voraus, dass ich zunächst einmal die Bedeutung, die eine Handlung oder ein Ereignis für den betroffenen Menschen hat, verstehen können und dann bereit und fähig sein muss, entsprechend zu handeln.

Sie haben jetzt beschrieben, wie Pflegende im Sinne einer anderen Person handeln können. Was bedeutet in diesem Zusammenhang «fördernd zu kommunizieren»?

Kommunikativ-förderndes Verhalten sehe ich als Schlüsselkompetenz in der Umsetzung Fördernder Prozesspflege an, weil solches Verhalten wesentlich ist für den Aufbau, die Sicherung und die Gestaltung fördernder Beziehungen, Problembearbeitungen und Entwicklungen im Pflegeprozess.

Kommunikativ-förderndes Verhalten ist somit allen Handlungen übergeordnet und zugleich ein integraler Bestandteil der jeweiligen pflegerischen Handlung. Hierbei können Verfahren und Methoden, angepasst an die individuell unterschiedlichen Fähigkeiten, Bedürfnisse und Probleme der pflegebedürftigen Personen und ihrer persönlichen Bezugspersonen, auch variieren.

Voraussetzungen für kommunikativ-förderndes Verhalten sind entsprechende (Wert-)Haltungen. Hinzu kommen fachlich-inhaltliche und methodische Kompetenzen.

Lassen sie mich hier nochmals die Haltungen benennen, welche im kommunikativ-fördernden Verhalten ihren Ausdruck finden müssen, damit sie vom betroffenen Menschen als solche auch erfahren werden können. Hierzu gehören Authentizität der helfenden Person, Wertschätzung, Achtung und Respekt für die pflegebedürftige Person und ihre persönliche Bezugspersonen (so, wie sie sind und geworden sind). Dies erfordert, die betroffenen Personen und ihre Situation empathisch verstehen und sich ihnen gegenüber kongruent-fördernd verhalten zu wollen und verhalten zu können. Hierbei sind empathisches Verstehen und kongruent-förderndes Verhalten eng miteinander verknüpft

Was verstehen Sie unter diesem schillernden Begriff der Empathie?

Empathie wird landläufig beschrieben als «einfühlen können». «Sich einfühlen» ist der emotionale Anteil von Empathie. Das heißt, dem Menschen auf der emotionalen Ebene ganz nahe zu kommen. Aber berufliche Empathie, das hat Bischoff-Wanner (2002) herausgearbeitet, hat auch eine kognitive Ebene. Bischoff-Wanner schreibt professionelle Empathie dieser Ebene zu. Aber dies reicht meines Erachtens nicht aus. Vielmehr scheint es die synergetische Verknüpfung der emotionalen, gefühlsmäßigen Anteile von Empathie mit dem rational begründbarem Wissen und Können, verbunden mit Erfahrung zu sein, welche in der professionellen Empathie ihren Ausdruck findet. – Zum vertiefenden Verständnis solcher Vorgänge können unter anderem auch neurobiologische und neuropsychologische Erkenntnisse beitragen, wie sie bei Hirt 2004, bei Damasio 2005 und bei Hülshoff 2006 beschrieben sind.
Es ist also zunächst die Sichtweise der betroffenen Person zu ihren Problemen, Bedürfnissen und Fähigkeiten und zu ihrem Hilfebedarf, welche die beruflich pflegende Person (idealtypisch betrachtet) empathisch wahrnimmt, reflektiert und dabei mit ähnlichen Situationen vergleicht, mit der betroffenen Person validiert und sie dann (ihre jeweiligen Situation entsprechend) unterstützt, anleitet, informiert, berät, begleitet und dabei in ihrem Sinne handelt (d. h., so, wie es für sie von Bedeutung ist).

Im Kontext Fördernder Prozesspflege geschieht solches Handeln (wenn möglich) nicht-direktiv. Empathisches Verstehen und kongruent-förderndes Verhalten bilden hierbei eine Einheit.
In der Pflege ist das empathische Verstehen oft unmittelbar mit den körpernahen pflegerischen Hilfeleistungen verbunden (vgl. Wanner 2002, Pohlmann 2005). Hierbei ist die fördernde Berührung ein wesentlicher Bestandteil fördernder Kommunikation.
Zum Verstehen der Bedeutung fördernder Berührung und zur Integration solcher Berührungen in pflegerische Handlungen haben insbesondere Erkenntnisse aus der Basalen Stimulation von Bienstein und Fröhlich (2003) beigetragen. Kongruent-förderndes Verhalten erfordert im Pflegeprozess also auch deshalb eine berufsspezifische Kompetenz, weil sich hier die Förderung von Unabhängigkeit und Wohlbefinden auf der physisch-funktionalen Ebene mit der Förderung auf der willentlich emotionalen Ebene verbinden muss, um ganzheitlich-synergetisch wirksam werden zu können (Krohwinkel, 1984, 1998).

Danke Frau Krohwinkel, das macht es glaube ich deutlich. Welches ist Ihre Erachtens die wichtigste Erkenntnis zur Fördernden Prozesspflege?

Die wichtigste Erkenntnis, auf die sich die Fördernde Prozesspflege gründet, ist in der Kernaussage in **Abbildung 5** zusammengefasst. Auch wenn angenommen werden kann, dass diese Kernaussage grundsätzlich auf alle Menschen angewendet werden kann, so ist sie doch zunächst induktiv entwickelt worden im Zusammenhang mit Untersuchungen von Pflegeprozessen bei pflegebedürftigen Personen und ihren persönlichen Bezugspersonen.
Lebensprozesse und Pflegeprozesse pflegedürftiger Personen (und ihrer persönlichen Bezugspersonen) vermitteln Einsichten darüber, wie Unabhängigkeit, Wohlbefinden und unter Umständen das Leben selbst beeinflusst werden von ihren Fähigkeiten und von Ressourcen ihrer Umgebung. Fähigkeiten und Ressourcen, welche der Person helfen, die für sie wichtigen Lebensaktivitäten zu realisieren, soziale Beziehungen und soziale Bereiche zu sichern und zu gestalten und hierbei mit existentiellen Erfahrungen des

> **Kernaussage**
>
> Lebens- und Entwicklungsprozesse, Krankheits- und Gesundheitsprozesse, unter Umständen das Leben selbst, hängen ab von den Fähigkeiten und Ressourcen des Menschen, die es ihm ermöglichen:
>
> ▶ Lebensaktivität zu realisieren
> ▶ soziale Beziehungen und Bereiche zu sichern und zu gestalten
> ▶ mit existenziellen Erfahrungen des Lebens umgehen und sich dabei entwickeln zu können.
>
> © Krohwinkel 1997

Abbildung 5: Kernaussage Fördernder Prozesspflege

Lebens umzugehen und sich dabei entwickeln zu können.

Frau Krohwinkel, welchen Unterschied machen Sie in Ihrer weiterentwickelten Konzeption zwischen sozialen Bereichen und sozialen Beziehungen?

In der Veröffentlichung von 1993 sind unter dem Begriff «Soziale Bereiche» sowohl die sozialen Beziehungen als auch die eigentlichen sozialen Bereiche gefasst, das heißt, berufliche und materielle Bedingungen der betroffenen Personen, sowie ihre Verantwortungen und Verpflichtungen gegenüber anderen Personen.

Diese Bereiche ordne ich seit 1995 den Einflussfaktoren zu, die im Pflegeprozess nicht außer Acht gelassen werden sollten, welche aber bei Hilfebedarf originär zum Aufgaben- und Verantwortungsbereich der Sozialarbeit gehören (vgl. Rahmenmodell, Abb. 4).

Menschen in pflegerischen Prozessen beim Erhalten, Erlangen und Wiedererlangen sozialer Kontakte und Beziehungen zu unterstützen, liegt dagegen im zentralen Interesse Fördernder Prozesspflege. Sie gehört zu den drei in der folgenden Abbildung dargestellten ABEDL-Konzeptionen, welche als zentral bedeutend für die Anwendung im Pflegeprozess angesehen werden. Die **Abbildung 6** verdeutlicht noch einmal Zusammenhänge und Wechselwirkungen zwischen Person und Umgebung, aber auch zwischen den ABDELs. Die drei in der Abbildung dargestellten ABEDL-bezogenen Konzeptionen werden nachfolgend auch ABEDL-Kategorien genannt.

Das Strukturierungsmodell (Krohwinkel 1993) mit den sogenannten «13 AEDLs» repräsentiert nicht die hier skizzierte Konzeption. Es ist vielmehr (1988) für die vorliegende Studie als ein Instrument konzipiert worden, um Daten im direkten Pflegeprozess und einer entsprechenden Zuordnung in der Pflegeprozessdokumentation zu erfassen. Es sollte deshalb auch so genutzt werden (s. Text und Abbildung 15 der vorliegenden Studie, S. 242).

Veröffentlichungen einiger Autoren zeigen allerdings, dass es hier in der Vergangenheit Missverständnisse gegeben hat. So wurde das AEDL-Strukturierungsmodell als das eigentliche Pflegemodell verstanden. Darüber hinaus wurde das Modell fälschlicherweise als bedürfnisorientiertes Pflegemodell klassifiziert.

Lassen Sie uns nun die in der Abbildung 6 dargestellten ABEDL-Kategorien genauer betrachten. Aber bevor wir dies tun, möchte ich noch einmal darauf hinweisen, dass bei allen ABEDLs die Konzepte Person und Umgebung mit ihren Wechselwirkungen zu berücksichtigen sind. Demzufolge muss es heißen: Als Person in einer sicheren und fördernden Umgebung Lebensaktivitäten realisieren, soziale Kontakte und Beziehungen sichern und gestalten, mit existenziellen Erfahrungen des Lebens umgehen und sich entwickeln können.

Konzeptuell sind der ABEDL- Kategorie «Lebensaktivitäten realisieren können» 11 Subkategorien zugeordnet (vgl. Abb. 7). Der Kategorie «Soziale Beziehungen sichern und gestalten» sind drei Subkategorien zugeordnet (vgl. Abb. 11, S. 231). Unter der Kategorie «Mit Existentiellen Erfahrungen des Lebens umgehen» sind vier Subkategorien subsumiert (vgl. Abb. 12, S. 233).

Die ABEDL-Kategorien mit ihren Subkategorien geben aber allein keine ausreichende Orientierungshilfe für ihre Anwendung im Pflegeprozess.

Wechselwirkung: Person, Umgebung und ABEDLs

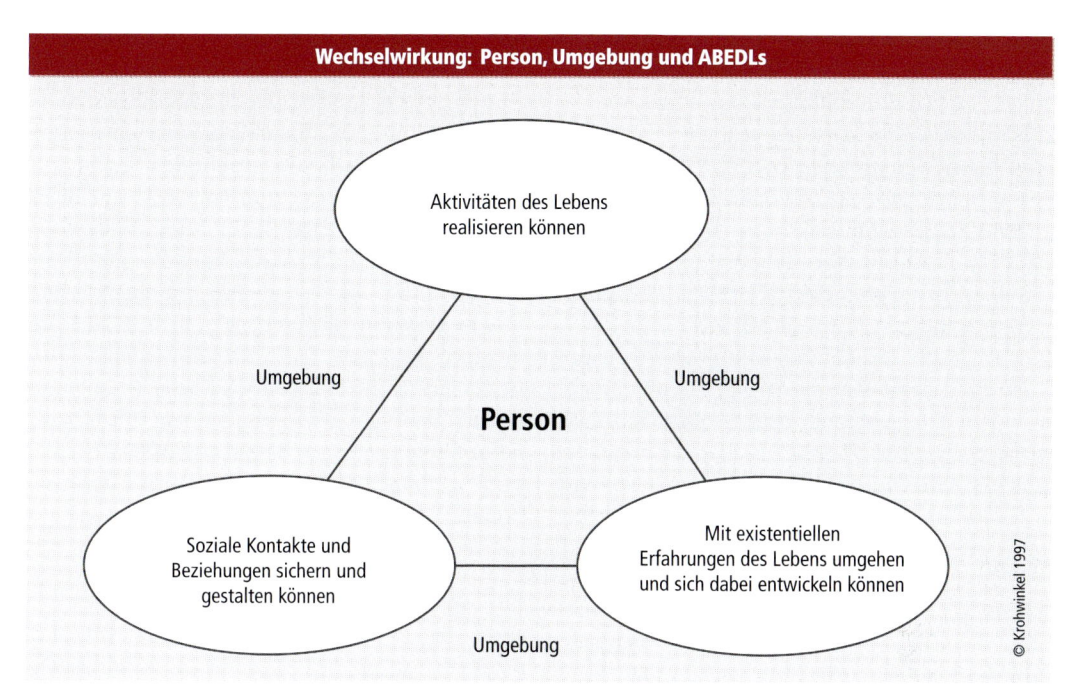

Abbildung 6: Als Person in einer sicheren und fördernden Umgebung Lebensaktivitäten realisieren, soziale Kontakte und Beziehungen sichern und gestalten, sowie mit existentiellen Erfahrungen des Lebens umgehen und sich dabei entwickeln können

Sie bieten für sich allein auch keine Grundlagen für die weitere Erforschung (Krohwinkel 1998). Hier hat es einer weiteren inhaltlichen Klärung bedurft. In dem vorliegenden Forschungsprojekt wurden sogenannte A(B)EDL-Inhalte (Spezifika) unter anderem für ein entsprechendes Untersuchungsinstrument genutzt. Sie sind im Materialteil der vorliegenden Studie nachzulesen. Als ein Ergebnis der vorliegenden Studie sowie der genannten Untersuchungen zum Pflegeprozess in der häuslichen Pflege und in Einrichtungen der stationären Altenhilfe konnten die ABEDLs inhaltlich weiter konkretisiert und in Teilen neu zugeordnet werden.

Schauen wir uns zunächst die ABEDL-Kategorie «Lebensaktivitäten realisieren können» (**Abb. 7**, S. 222) genauer an: Die genauere Betrachtung zeigt konzeptuelle Unterschiede der einzelnen Begrifflichkeiten zum Beispiel zu Roper et al. Die konkreten Erklärungen dieser Begrifflichkeiten müssen allerdings einer weiteren geplanten Publikation vorbehalten bleiben. – Auf die Subkategorien «Kommunizieren können», «sich bewegen können» und «vitale Funktionen aufrecht erhalten können», soll aber wegen ihrer übergeordneten Bedeutung bereits im Rahmen dieses Beitrags eingegangen werden: Sie werden fokussiert, denn sie sind häufig prioritär verursachend für Pflegeprobleme auch in den anderen ABEDLs. Meine Erhebungen in der stationären Altenpflege und der ambulanten Pflege haben bei einer Gesamtpopulation von 187 Fällen gezeigt, dass sich bei 72 Prozent der pflegebedürftigen Personen ein oder mehrere Probleme in der Kommunikation negativ auf Unabhängigkeit und Wohlbefinden auch in anderen ABEDLs auswirkten.

Bei 87 Prozent der untersuchten Fälle sind es Probleme, welche der Subkategorie «sich bewegen können» zuzuordnen sind, prioritär verursachend für Abhängigkeiten auch in anderen ABEDLs.

Bei 68 Prozent der pflegebedürftigen Personen waren es Probleme in den vitalen Funktionen, welche sich verursachend oder mitverursachend auf Abhängigkeiten auch in anderen ABEDLs ausgewirkt haben.

Bereits die hier vorliegende Studie hat gezeigt, dass zum Erarbeiten fundierter, ganzheitlichsynergetischer Diagnosen, das Herausarbeiten prioritär verursachender Probleme/Bedürfnisse (mit Ursachen und Einflussfaktoren) gehört. Darüber hinaus werden Probleme konkretisiert und eingegrenzt, durch die konkrete Beschreibung von Fähigkeiten, welche dem jeweiligen Problem zugeordnet sind. Hinzu kommt die Überprüfung der Auswirkungen, der diagnostizierten Probleme/Bedürfnisse und Fähigkeiten auf Abhängigkeiten in anderen ABEDLs (vgl. Abb. 19).

Solche Diagnosen können dann valide Grundlagen für synergetisch-fördernde Pflegemaßnahmen sein. Pflegemaßnahmen, die dazu beitragen können, dass betroffene Menschen Unabhängigkeit und Wohlbefinden in den für sie wichtigen ABEDLs (in Teilen oder ganz) erhalten, erlangen, oder wiedererlangen können.

Lassen Sie mich bei der genaueren Betrachtung mit der ABEDL «Vitale Funktionen aufrechterhalten können» beginnen (**Abb. 8**):
Die Ursachen für Pflegeprobleme in dieser Kategorie sind gehäuft patho-physiologischer (medizinischer) Natur. Bemerkenswert ist, dass in den untersuchten Pflegedokumentationen aus der häuslichen Pflege und der stationären Altenpflege diese ABEDL so gut wie gar nicht berücksichtigt wird. So werden zum Beispiel Stürze oder Sturzgefahren oft noch einseitig (und meist nur vage) der Bewegung zugeordnet (ABEDL 2 im Strukturierungsmodell Abb. 15, S. 242) Stoffwechselerkrankungen wie Diabetes werden einseitig der ABEDL «Essen und Trinken» (ABEDL 4) zugeordnet. Während andere Probleme wie «Hormonhaushalt-, nervale Funktionen- oder Immunfunktionen aufrecht erhalten» in der Regel gar nicht als Ursachen für Pflegeprobleme erkannt und im Pflegeprozess berücksichtigt werden. Darüber hinaus zeigen die analysierten Dokumentationen, ähnlich wie zur ABEDL «Sich bewegen können» und «Kommunizieren können», wie einseitige, oberflächliche (vage) und lineare Problembearbeitungen zu Pflegemaßnahmen beitragen, welche nicht bedarfsgerecht und in manchen Fällen sogar gefährlich sein können.

Frau Krohwinkel, es ist für die Leserinnen und Leser sicher sehr interessant, mehr über die ABEDLs «Sich bewegen und kommunizieren können» zu erfahren.

Gut, lassen sie uns mit der ABEDL *«sich bewegen können»* beginnen: Es gibt Grund anzunehmen, dass Bewegung und Bewegungsförderung in traditionellen Auffassungen und praktischen Handlungen der Pflege mit Begriffen von Mobilität oder Mobilisation aus dem Bett heraus und außerhalb des Bettes verbunden werden. Diese Begriffe sind dabei in der Regel kaum inhaltlich

---

Aktivitäten des Lebens realisieren können®

Hierzu benötigt der Mensch Fähigkeiten und Ressourcen, um...

- ▶ kommunizieren zu können
- ▶ sich bewegen zu können
- ▶ vitale Funktionen aufrecht erhalten zu können

- ▶ essen und trinken zu können
- ▶ ausscheiden zu können
- ▶ sich pflegen zu können
- ▶ sich kleiden zu können
- ▶ ruhen, schlafen und sich entspannen zu können
- ▶ sich beschäftigen, lernen und sich entwickeln zu können
- ▶ die eigene Sexualität leben zu können
- ▶ für eine sichere und fördernde Umgebung sorgen zu können

© Krohwinkel 1984–1989, ® 2006

Abbildung 7: Aktivitäten des Lebens realisieren können: Kategorien mit Subkategorien

gefüllt. Aber, um *sich bewegen zu können*, benötigt der Mensch neben den erforderlichen Ressourcen einer sicheren und fördernden Umgebung, die hier (in der linken Spalte der **Abb. 9**, S. 224) aufgezeigten Fähigkeiten zur Bewegung von einschließlich einer funktionierenden Sensorik und Motorik und ein entsprechendes Gleichgewicht. In der **Pflegediagnose** werden zur Bewegung von Rumpf, Extremitäten und Kopf alle spezifischen Fähigkeiten überprüft im Zusammenhang mit Bewegungsaktivitäten des Menschen im Bett, außerhalb des Bettes, im Zimmer, in der Wohnung (im Wohnbereich), im Haus und außerhalb des Hauses (s. Abb. 9, rechte Spalte).

Lassen Sie mich in diesem Zusammenhang auch ansprechen, wie wichtig eine gezielte und integrative Bewegungsförderung von Kopf, Rumpf und Extremitäten für Menschen ist, die sich nicht, noch nicht oder nicht mehr aus dem Bett heraus bewegen können und überwiegend oder ganz bettlägerig sind.

Wie wesentlich ist es doch für Erfahrungen von Unabhängigkeit und Wohlbefinden dieser Menschen in ihren ABEDLs, wenn sie sich durch solch integrative und kontinuierliche Förderung im Pflegeprozess wieder selbst legen und liegen können, sich drehen und lagern können und sich setzen und sitzen können.

Außerdem kann bei einer solchen integrativen Förderung von Bewegung in der Regel auch auf einzelne (fragmentiert durchgeführte) Prophylaxen zur Verhinderung von Dekubitus, Spitzfuß, von Kontrakturen, sowie von Thrombose und Pneumonie verzichtet werden. Angelika Zegelin (2005) untersucht und beschreibt in ihrer Dissertation sehr gut nachvollziehbar und zugleich theoriebildend den Prozess des Bettlägerigwerdens und zeigt Möglichkeiten zur Verhinderung auf. Sie beleuchtet dabei unter anderem die existentiell belastende Bedeutung von Bettlägerigkeit für diese Menschen (S. 140–145) und geht dabei auch auf «Liegepathologien in der Phase der Immobilität» ein (S. 127).

Im Kapitel 5 der vorliegenden Untersuchung zum Pflegeprozess werden Einflussfaktoren für ähnliche Liegepathologien aufgezeigt, welche dazu beitragen können, dass Menschen nach einem akuten Krankheitsereignis bettlägerig bleiben.

Aber es wird am Beispiel von Menschen, die an einem Schlaganfall erkrankt sind, auch beschrieben, wie beruflich Pflegende kontinuierlich unterstützende und fördernde Bewegungsmethoden in die jeweils relevanten Pflegemaßnahmen integrieren und dabei Synergieeffekte erzielen, welche wesentlich zur Entwicklung von Unabhängigkeit und Wohlbefinden bei den betroffenen Menschen beitragen können. Pflegende führten diese Maßnahmen auch in Kooperation mit den beteiligten Physiotherapeutinnen durch, welche ihrerseits (berufsspezifisch) Methoden

---

Vitale Funktionen aufrecht erhalten können®

Hierzu benötigt der Mensch Fähigkeiten und Ressourcen, um...

- atmen zu können
- seine Herztätigkeit aufrechterhalten zu können
- seinen arteriellen und venösen Kreislauf aufrechterhalten zu können
  (im Kopf, im Brustraum, im Bauchraum, in den Gliedmaßen)
- seinen lymphatischen Kreislauf aufrechterhalten zu können
- seinen Wärmehaushalt im Gleichgewicht halten zu können
- seinen Flüssigkeitshaushalt bilanziert halten zu können
- seinen Stoffwechsel im Gleichgewicht halten zu können
- seinen Hormonhaushalt aufrechterhalten zu können
- seine Immunfunktionen stabil halten zu können
- seine gesunden Zellstrukturen erhalten zu können
- seine nervalen Funktionen aufrechterhalten zu können

© Krohwinkel 1993, 1999, Ergänzung ® 2006

Abbildung 8: Vitale Funktionen aufrechterhalten: Subkategorie und Spezifika

zur Bewegungsförderung ein bis zweimal täglich anwandten. Sie stimmten dabei ihr Vorgehen und ihre Arbeitsabläufe mit dem Vorgehen und den Arbeitsabläufen der Pflegenden ab. Bei den Pflegenden wurde Bewegungsförderung, integriert in entsprechende A(B)EDL-bezogene Pflegemaßnahmen, 9- bis 21-mal pro Patient und Tag Pflegemaßnahmen beobachtet (S. 109 ff). Physisch-funktional betrachtet erhöht eine solche systematische und kontinuierliche Förderung nachweislich die Chance erneuter nervaler Innovation, sowie einer verbesserten Wahrnehmung und Körperorientierung. Bei den betroffenen Personen. Darüber hinaus wirkt sich solche integrierte Bewegungsförderung auch (ganzheitlich-synergetisch) auf Unabhängigkeit und Wohlbefinden in anderen ABEDLs aus.

Diagnosen und Maßnahmen zur Förderung von Beweglichkeit führten die Pflegenden nach entsprechenden Schulungen auch bei pflegebedürftigen Personen durch, welche unter motorisch oder senso-motorisch bedingten Bewegungsproblemen im Gesicht, im Mund oder im Schlundbereich litten.

Sich bewegen können®

Hierzu benötigt der Mensch eine funktionierende Sensorik und Motorik (s. vitale Funktionen) sowie Ressourcen, um... (beachte Wechselwirkung mit ABEDL 13, 1, 3)

▶ sich symmetrisch bewegen zu können
▶ im Gleichgewicht sein zu können
▶ sich ohne Schmerzen bewegen zu können
   (siehe auch ABEDL 3: Nervale Funktionen und ABEDL 13)
▶ den Körper bewegen können
   (einschließlich aller Muskeln und Gelenke)

den Rumpf bewegen
(im: Halsbereich, Thoraxbereich, Lenden- und Kreuzbeinbereich, Beckenbereich)
– den Rumpf aufrecht halten
– den Rumpf nach vorn beugen
– den Rumpf zur Seite beugen
– den Rumpf drehen

die Extremitäten bewegen
– Beine (insbesondere Hüftgelenke, Kniegelenke)
– Füße und Zehen
– Arme (insbesondere Schulter und Ellenbogen)
– Hände und Finger

den Kopf bewegen können
(einschließlich aller Muskeln und Gelenke)
– den Kopf aufrecht halten
– den Kopf nach vorn beugen
– den Kopf nach hinten beugen
– den Kopf zur Seite drehen

das Gesicht, den Mund – und den Schlund bewegen können
– die Ohren bewegen
– die Nase bewegen
– die Augen bewegen
– die Stirnmuskulatur bewegen

– die Wangenmuskulatur bewegen
– die Lippen bewegen
– die Kiefer bewegen
– die Zunge bewegen
– den Schlund bewegen

▶ **im Bett**
seine Position verändern
– Mikrobewegungen durchführen
– Makrobewegungen durchführen:
   – sich legen und liegen
   – sich drehen (links, rechts, Rücken, Bauch)
   – sich setzen, sitzen

▶ **aus dem Bett heraus**
▶ **in das Bett hinein**
▶ **außerhalb des Bettes**
   (beachte besonders auch Atmung, Herz – und Kreislauffunktionen, ABEDL 3, Wahrnehmung und Orientierung, ABEDL 1)

Stehen
sich in einen Stuhl setzen/sitzen
aus einem Stuhl aufstehen
Gehen

▶ **im Haus**
sich im eigenen Wohnraum bewegen
sich in der Toilette/Bad Dusche bewegen

▶ **außerhalb des eigenen Wohnraums**
Treppen steigen
Fahrstuhl fahren

▶ **außerhalb des Hauses**

© Krohwinkel 1988–1993, Fassung 2006

Abbildung 9: ABEDL Sich bewegen können: Subkategorien und Spezifika

Bei Bedarf wurde dies in Kooperation mit den Logopädinnen umgesetzt, welche diese Patientinnen und Patienten dann ein- bis zweimal wöchentlich therapierten. Die Pflegenden unterstützten die betroffenen Menschen mehrmals täglich. Bei Bewegungsproblemen im Lippen und Zungenbereich führten Pflegende diese Übungen im Zusammenhang mit der Mundpflege jeweils nach dem Essen durch, aber mindestens viermal täglich. Patientinnen und Patienten mit Kau- und Schluckstörungen, wurden bei ihren Kau- und Schluckübungen unterstützt. Dies geschah kontrolliert im Zusammenhang mit pflegerischen Hilfen beim Essen und Trinken. Die Pflegenden gingen dabei auch auf die emotional-willentliche Situation und die existentiell belastenden Erfahrungen dieser Menschen ein, welche zunächst immer Angst hatten, sich zu verschlucken und zu aspirieren (vgl. Schalch, 1984).

Frau Krohwinkel, Bewegungsdiagnostik und Bewegungsförderung sind wohl von prioritärer Bedeutung für das Erhalten, Erlangen und Wiedererlangen von Unabhängigkeit und Wohlbefinden bei uns Menschen. – Wie sieht das aus Ihrer Sicht bei der Lebensaktivität «Kommunizieren können» aus?

Die ABEDL «*Kommunizieren können*» (**Abb. 10**, S. 226) ist ebenfalls von übergeordneter Bedeutung.
Um voll kommunizieren zu können, benötigt der Mensch alle Fähigkeiten (kommunikationsbezogene Spezifika) welche unter den folgenden Überbegriffen subsumiert sind:

- «Sich und seiner Umgebung bewusst sein»
- «Sich und seine Umgebung wahrnehmen und verstehen können»
- «Sich verbal mitteilen können»
- «Sich nonverbal mitteilen können».

Bereits die vorliegende Studie hat gezeigt, wie Probleme – insbesondere die der Konzentration, der Orientierung, der Wahrnehmung der Erinnerung und der verbalen Kommunikation Einfluss nehmen auf Fähigkeiten pflegebedürftiger Personen, ihre Lebensaktivitäten zu realisieren, soziale Beziehungen zu sichern und zu gestalten und mit existentiellen Erfahrungen umzugehen. Darüber hinaus sind Auswirkungen auf und Wechselwirkungen mit existentiell belastenden Erfahrungen deutlich geworden. Hierzu gehören belastende Erfahrungen wie Angst, Ungewissheit, Unsicherheit, Misstrauen, Hilflosigkeit und Abhängigkeit (vgl. existentielle Erfahrungen, Abb. 12, S. 233).

Um sich orientieren zu können, müssen wir Menschen uns erinnern können. Kendal (2006) gehört neben Damasio zu den Hirnforschern, welche davon ausgehen, dass ein Geschehnis, ein Ort oder ein Lebewesen wichtig genug für uns Menschen sein muss, um aufmerksam darauf zu werden. Ohne Aufmerksamkeit (ohne Konzentration) wird nichts behalten – und ohne, dass es für unser Gefühl wichtig ist, auch nicht (vgl. Prinzip der Sinnbezogenheit, Abb. 2 unten).

Frau Krohwinkel, in der Subkategorie «Kommunizieren» heben Sie die Fähigkeit zur Orientierung hervor. Sie haben so plastische Beispiele dafür gegeben, was Orientierung zur Person und zu anderen Personen im Pflegeprozess bedeuten kann. Würden Sie diese der LeserInnen bitte nochmals schildern?

Ja, das will ich gern versuchen: In Pflegedokumentationen finden sich im Zusammenhang mit unzureichender Pflegediagnostik gehäuft Aussagen wie «*ist zur eigenen Person und zu anderen Personen desorientiert*. Ähnlich vage werden dann in der Regel auch Probleme zur zeitlichen und örtlichen Orientierung der betroffenen Menschen beschrieben.
Manchmal werden diese und anderes Informationen auch als «Befund» in der Dokumentation sogar nur angekreuzt. Bei älteren Menschen werden diese Probleme dann in der Regel als Indikatoren für eine Demenz angesehen oder der Demenz zugeordnet.
Beginnen wir mit der «Diagnose: «*ist zur eigenen Person desorientiert*». – Wenn ich in Schulungen frage: «Wie stellen Sie das diagnostisch fest?» Kommen Äußerungen wie «*kann sich nicht mehr im Spiegel erkennen*». – Nun «sich im Spiegel nicht mehr erkennen» können, kann ja als Problem in der Spätphase von Demenz auftreten. Das Problem kann aber, wie meine Beobachtungen zeigen, auch durch eine Vielzahl anderer

Ursachen und Einflussfaktoren bedingt oder mitbedingt sein.
Es gibt stationäre Altenhilfeeinrichtungen, in denen pflegebedürftige Menschen sich über Wochen, Monate oder Jahre nicht mehr oder nicht mehr ganz im Spiegel betrachten können. Dies entweder, weil diese Ressource überhaupt nicht in ihrer unmittelbaren Umgebung der betroffenen Person vorhanden ist, oder weil es in diesen Einrichtungen nicht ein selbstverständlicher Teil (z. B. der morgendliche Pflege) ist, dass Pflegende pflegebedürftige Menschen zum Spiegel beglei-

Kommunizieren können®

▶ **Sich und seiner Umgebung bewusst sein können**

Hierzu benötigt der Mensch Fähigkeiten und Ressourcen, um …	**bei Bewusstsein sein zu können**
	sich orientieren zu können (siehe auch konzentrieren, erinnern, wahrnehmen und verstehen)
	– zu seiner Person
	– zu anderen Personen
	– zur Situation
	– zur Umgebung (örtliche Orientierung)
	– zur Zeit (zeitliche Orientierung)
	sich konzentrieren zu können
	sich zu erinnern
	– kurzfristig (Kurzzeitgedächtnis)
	– langfristig (Langzeitgedächtnis)

▶ **Sich und seine Umgebung wirklichkeitsbezogen wahrnehmen und verstehen können**

Unabhängigkeit und Wohlbefinden werden beeinflusst von Fähigkeiten und Ressourcen:	– zur wirklichkeitsbezogenen Wahrnehmung
	– zur Wahrnehmung seines Körperschemas und der Körperbilder
	– zu riechen und zu schmecken
	– zu tasten und zu fühlen
	– zu hören
	– zu sehen
	– zu erkennen
	– zu lesen

▶ **Sich verbal mitteilen zu können**

Dies wird beeinflusst von verbalen Fähigkeiten und Ressourcen in der mündlichen und/oder schriftlichen Kommunikation:	– zur Wortfindung
	– zur Satzbildung
	– zur klaren und verständlichen Ausdrucksweise

▶ **Sich nonverbal mitteilen können**

Das Ausmaß und die Qualität nonverbaler Kommunikation wird beeinflusst von Fähigkeiten und Ressourcen:	– sich mimisch und gestisch mitzuteilen

▶ **Durch Berührung, sich selbst wahrzunehmen und mit anderen kommunizieren zu können**

Dies wird beeinflusst von Fähigkeiten und Ressourcen:	– sich selbst zu berühren
	– andere zu berühren
	– von anderen berührt zu werden

© Krohwinkel 1988, 1993, 1996, ® 2006

Abbildung 10: ABEDL Kommunizieren können: Subkategorien und Spezifika

Beispiel für eine Pflegediagnose zur Orientierung/Desorientierung

Problem
– reagiert nicht, wenn sie mit Frau Schmidt angeredet wird.

Ursache
– nimmt sich als etwa 14-jähriges Mädchen war (Alzheimer Demenz).

Fähigkeiten
Zeigt, dass sie merkt, dass sie als Person gemeint ist, wenn sie mit ihrem Mädchennamen Maria Krebs angesprochen wird.

---

ten, in dem diese sich ganz sehen und auch überprüfen können, ob für sie mit ihrem «Äußeren alles in Ordnung ist».
Herr Georg, in Ihren Veröffentlichungen (2002 und 2005) machen Sie aufmerksam auf Unterschiede zwischen dem inneren Körperbild eines Menschen und seinem realen, äußeren Körperbild. Sie beziehen sich dabei vor allem auf die Publikationen von Salter (1998) und Price (1999). Aus diesen dort publizierten Erkenntnissen können wir (auch unter Berücksichtigung der bereits genannten neurobiologischen Erkenntnisse) ableiten, dass ein Mensch, der sich lange nicht im Spiegel betrachten konnte, sein äußeres Körperbild nicht mehr mit seinem inneren Bild abgleichen kann und sich als Folge dann im Spiegel nicht mehr erkennt (vgl. auch Rosenberg 2003). Es ist zu vermuten, dass sich auch bei dementiell erkrankten Menschen die kontinuierliche Förderung der Fähigkeit «sich im Spiegel zu betrachten» positiv auf seine Orientierung zur eigenen Person auswirken kann.
Als weiteres Kennzeichen für «Desorientierung zur eigenen Person» nennen Pflegende auf Nachfrage Kennzeichen, wie «Weiß nicht, dass sie Frau Schmidt ist». «Wenn ich sie mit Frau Schmidt anspreche, reagiert sie nicht», «Sie weiß auch nicht, dass sie verheiratet ist».
Nun, zunächst einmal sind das konkretere Beschreibungen, die auch so dokumentiert werden sollten.
Es kann ja aber auch sein, dass diese an einer Demenz im fortgeschrittenen Stadium leidende Frau Schmidt in der für sie realen Wirklichkeit ein etwa vierzehnjähriges Mädchen ist, das ja noch nicht verheiratet sein kann. Ihr Mädchenname ist Maria Krebs.
Eine eher konkrete und handlungsleitende Diagnose könnte wie im *Beispiel* oben lauten.

Ein weiteres Beispiel von gehäuft in der Dokumentation gekennzeichneten Problemen zur personalen Orientierung/Desorientierung bezieht sich auf das Erkennen anderer Personen. Auch hier sind Beschreibungen häufig wie: *«Ist zu anderen Personen desorientiert»*, *«erkennt andere Personen nicht»*. Dies sind ebenfalls eher vage Diagnosen.
Es wäre nämlich zu klären, welche anderen Personen diese pflegebedürftige Person nicht erkennt und weshalb sie dies nicht kann (Ursachen und Einflussfaktoren). Darüber hinaus müsste geklärt werden, was die pflegebedürftige Person noch kann (Fähigkeiten) und welche Hilfen (Ressourcen) sie dazu benötigt.
Wenn ich nachfrage, werden Pflegende in der Regel konkreter. Sie machen dann Aussagen, wie: «Erkennt ihre Tochter nicht immer als Tochter, manchmal denkt sie es sei ihre Mutter». – Aber, was bedeutet dies für die pflegebedürftige Person und für Ihre Tochter? – Ich besuche die pflegebedürftige Person. Sie erzählt mir von ihrer Tochter und von ihrer Enkelin. Sie nennt sie «*die Große und die Kleine*». Sie erzählt mir, dass sie beide sehr lieb hat, sagt außerdem, dass «*die Große*» immer mittwochs und samstags zu Besuch kommt und manchmal auch «*die Kleine*» mitbringt. Sie sagt weiter: «*Da freue ich mich immer!*».
Dann aber verabschiedet die alte Dame mich plötzlich mit den Worten «*Schön, dass Sie mich*

besucht haben. Aber jetzt kommt meine Mutter gleich und ich muss noch was richten».

Einige Augenblicke später betritt die Tochter das Zimmer. Die alte Dame läuft auf sie zu:«*Mammi, Mammi*» und strahlt. Beide umarmen, küssen und streicheln sich. Die Tochter hat Tränen in den Augen.

In einem anschließenden Gespräch sagt die Tochter: «*Es ist so schlimm. Meine Mutter war immer eine so kluge Frau. Nun erkennt sie mich nicht mehr. Erkennt mich immer seltener. Das ist so schwer zu verkraften.*»

Ich antworte: «*Ja, das ist schwer für Sie, das kann sie immer seltener, das sehen die Pflegenden auch.*» Nach einer Pause: «*Glauben Sie, dass Ihre Mutter noch weiß, dass sie zu ihr gehören und dass sie Sie lieb haben?*» Antwort der Tochter: «*Ja, das weiß sie. Das zeigt sie mir auch. Wir beide haben uns immer lieb gehabt. Wir haben uns immer viel bedeutet.*»

Meine Antwort: «*Ja, den Eindruck habe ich auch gewonnen. Das habe ich vorhin auch gesehen, dass Ihre Mutter Sie noch erkennt, als einen Menschen, der zu ihr gehört, der sie lieb hat und auf den sie sich verlassen kann und den sie auch lieb hat und dass sie sich freut, wenn Sie sie besuchen. Das ist Ihr gemeinsamer Schatz, den sie noch miteinander haben, auch wenn das andere nicht mehr so ist.*»

Die Gesichtszüge der Tochter entspannen sich, sie lächelt, drückt meine Hand und sagt. «*Danke. So habe ich es bisher noch gar nicht gesehen.*»

Wie könnte die Pflegediagnose nach einem solchen Gespräch anders aussehen…?

Das kann ich mir gut vorstellen. Würden Sie uns noch sagen, für welche Patienten- oder Bewohnergruppen die ABEDL-Subkategorie «Kommunizieren» auch als Diagnoseinstrument genutzt werden kann und wie in der Praxis damit umgegangen wird?

Nun, es wird inzwischen in Einrichtungen, in denen Pflegende entsprechend geschult sind, als Diagnoseinstrument genutzt (ähnlich wie «vitale Funktionen aufrecht erhalten können», «sich bewegen können», «soziale Beziehungen sichern und gestalten können», «mit existenziellen Erfahrungen umgehen»).

«Kommunizieren können» wird als **Diagnoseinstrument** bereits spezifisch genutzt bei pflegebedürftigen Menschen mit neurologischen- und hirnorganischen Erkrankungen, so zum Beispiel nach einem Schlaganfall, Schädelhirntraumen oder auch bei anderen hirnorganisch bedingten Erkrankungen, zum Beispiel auch bei Menschen mit Demenz. Es hat sich als Diagnoseinstrument auch deshalb empirisch als nützlich erwiesen, weil es im Zusammenhang mit der Umsetzung der Fördernden Prozesspflege im Pflegeprozess nicht nur hilft, die Fähigkeiten und persönlichen Ressourcen der betroffenen Personen herauszuarbeiten, sondern auch dort, wo Probleme auftreten, diese zu identifizieren, den Spezifika zuzuordnen und differenziert zu betrachten. Darüber hinaus hilft es, den identifizierten Problemen (Rest-)Fähigkeiten zuzuordnen und diese konkret zu beschreiben (vgl. Leitfragen, Abb. 19, Pflegeplan, Abb. 18). Es geht hierbei immer um Fähigkeiten zur Unabhängigkeit und zum Wohlbefinden der betroffenen Personen im Denken, Wollen, Entscheiden und Verantworten, sowie um Fähigkeiten im Handeln und im Ausdruck von Emotionalität.

Ist es das, was Sie als «handlungsleitende Pflegediagnostik» bezeichnet haben?

Ja, das ist ein Beispiel dafür. – Lassen Sie mich abschließend noch einige Worte zur Berührung sagen: **Berührung** ist eine der ABEDL-Inhalte (Spezifika), die als Ergebnis der genannten Untersuchungen zur häuslichen Pflege in die ABEDL «Kommunizieren können» neu aufgenommen worden ist. Hier ist die existentielle Notwendigkeit von Menschen mit pflegerelevanten Langzeitproblemen, einen anderen Menschen berühren zu können und von einem anderen Menschen berührt zu werden überdeutlich geworden (Krohwinkel 1998 und 1999). Deshalb hat die fördernde Berührung als integraler Bestandteil von Pflegehandlungen, aber auch als wichtige Pflegehandlung in sich selbst, in der Fördernden Prozesspflege einen hohen Stellenwert. Dies vor allem dort, wo pflegebedürftige Menschen diese Berührung mit ihren persönlichen Bezugspersonen nicht oder nicht mehr ausreichend sichern können (vgl. Rahmenmodell Abb. 4, S. 215, primäre pflegerische Handlungen). Wie fördernde Berührung bedarfs-

und zielorientiert zum Beispiel in Pflegehandlungen zur ABEDL «Sich pflegen» integriert werden kann und damit zugleich Unabhängigkeit und Wohlbefinden bei der Wahrnehmung, der Körperorientierung und der Konzentration gefördert wird, haben, Bienstein und Fröhlich in ihrer Veröffentlichung zur Basalen Stimulation in der Pflege handlungsanleitend beschrieben (2003, S. 135–174). – Darüber hinaus aber können durch Berührung auch soziale Kontakte und Beziehungen zwischen Menschen und mit anderen Lebewesen gestützt und gefördert werden.

Neben dem Herausarbeiten der Signifikanz der vitalen Funktionen, der Bewegung und der Kommunikation für das Erhalten, Erlangen oder Wiedererlangen von Unabhängigkeit und Wohlbefinden auch in anderen ABEDLs, zeigt bereits die vorliegende Studie die prioritäre Bedeutung existentieller Erfahrungen auf. Darüber hinaus substantiieren die genannten Erhebungen in der häuslichen und der stationären Langzeitpflege, die kategoriale Bedeutung sozialer Kontakte und Beziehungen und bringen diese in Zusammenhang mit Fähigkeiten, Problemen und Bedürfnissen pflegebedürftiger Personen und Ihrer persönlichen Bezugspersonen (Krohwinkel 1999).

Lassen Sie uns zunächst die ABEDL-Kategorie «Soziale Beziehungen» näher betrachten (s. Abb. 11):

Zwei Aussagen anderer Autoren zur Bedeutung sozialer Beziehungen möchte ich in diesem Zusammenhang aus einer Vielzahl entsprechender Publikationen voranstellen:
Rahm et al. (1995) bezeichnen es als grundlegende Tatsache, *«dass wir in Beziehung stehen zu unserer Umwelt und vor allem zu unseren Mitmenschen, dass wir uns ohne sie nicht entwickeln, nicht überleben könnten, darüber hinaus gar nicht zu verstehen wären»* (Rahm et al., S.75.). Und Bauer (2002) führt hierzu aus:
«Zwischenmenschliche Beziehungen sind mehr als eine kulturelle Lebensform, auf die wir zur Not auch verzichten können. Beziehungen sind nicht nur das Medium unseres seelischen Erlebens, sondern ein biologischer Gesundheitsfaktor. Die Entdeckung eines im Gehirn vorhandenen Systems von Spiegelneuronen zeigt, dass unsere Gehirnstrukturen spezialisierte Systeme besitzen, die auf Beziehungsaufnahme und Beziehungsgestaltung angelegt sind ... Überall dort, wo zwischenmenschliche Beziehungen qualitativ und quantitativ abnehmen, nehmen Gesundheitsstörungen zu (S. 19)».
Die Gewichtung sozialer Kontakte und Beziehungen als eine eigene ABEDL-Kategorie in der fördernden Prozesspflege hat sich – wie bereits erwähnt – aus Untersuchungen in häuslichen Lebens- und Pflegesituationen und mittels entsprechender fallbezogener Explorationen in stationären Altenpflegeeinrichtungen ergeben.

Es ist sicher für ihre Leserinnen und Leser interessant, mehr über diese Untersuchungen zu erfahren. Können sie uns hier einen Einblick in diese Untersuchungen geben?

Ja, gern. In den explorativen Untersuchungen hat mich die Frage beschäftigt: Sind Beziehungen in häuslichen Lebens- und Pflegesituationen ein Pflegeproblem?
Das heißt, es hat mich interessiert, ob und wie beruflich Pflegende Beziehungen als wesentlich für ihre Pflege ansehen und in ihren pflegerischen Handlungsprozess einbeziehen und welche Bedeutung dies für die Effektivität pflegerischen Handelns haben könnte.
Die Fragestellung hatte sich aus der Begleitung von Studierenden im Fachbereich Pflegewissenschaft der Evangelischen Fachhochschule Darmstadt ergeben, welche in jeweils vierwöchigen Praktika in der ambulanten Pflege, den Pflegeprozess im Kontext Fördernder Prozesspflege bei zwei Patientinnen/Patienten erprobten und evaluierten.
Die teilnehmenden Beobachtungen während der Begleitung der Studierenden «im Feld» (aus denen sich auch eigene Gespräche mit pflegebedürftigen Personen und ihren pflegenden Angehörige ergaben) zeigten zusammen mit den von mir durchgeführten Gesamtfallanalysen (aus 77 Einzelfallstudien der Studierenden), wie wesentlich die Art und die Qualität interfamiliärer Beziehungen, Einfluss nehmen können auf die Bewältigung gegenwärtiger Lebens- und Pflegesituationen der pflegebedürftigen Person, aber auch ihrer persönlichen Bezugspersonen. Dies insbesondere dann, wenn diese zugleich auch noch Pflegende sind (vgl. Hedtke-Becker 1990).

Die eigenen Untersuchungen stützen und substanziieren Teilanalysen von Einzelfallstudien der Studierenden, welche Grün (1998) im Rahmen ihrer Diplomarbeit hierzu vorgenommen hatte. Diese hatten bereits Hinweise darauf gegeben, dass Erfolg oder Misserfolg für das Gelingen pflegerischer Interventionen nicht nur von Bedürfnissen und Erwartungen pflegebedürftiger Personen an die beruflich Pflegenden, sondern auch ganz wesentlich von den Beziehungsstrukturen, welche sich über Jahre und Jahrzehnte herausgebildet haben können, beeinflusst werden. Dies wird in den von mir durchgeführten Gesamtfallanalysen bestätigt. Es zeigt sich hierin aber auch, wie wichtig das Wissen über derartige Beziehungen für beruflich Pflegende ist, um Fehleinschätzungen, Missverständnissen und Konflikten im pflegerischen Handlungsprozess vorzubeugen. Wie meine weiteren (nachfolgend durchgeführten, Beobachtungen, Interviews und der Pflegedokumentationsanalysen (17 Fälle) bestätigten, war solches Wissen bei den beruflich Pflegenden in der Regel (wenn überhaupt) nur vage vorhanden. Die beruflich Pflegenden führten ihre Pflege in der Regel zwar patientenorientiert durch, aber ohne hierbei über ausreichende Informationen über Beziehungsstrukturen und die Sichtweisen der Betroffenen zu verfügen. Sie klärten auch mit den pflegenden Angehörigen in der Regel nicht ab, welche Auswirkungen die Pflegesituation des Pflegebedürftigen auf ihre eigene Lebenssituation in den für sie wichtigen Anteilen von Unabhängigkeit und Wohlbefinden in ihren ABEDLs haben könnten. Sie berücksichtigen die Angehörigen im Pflegeprozess nicht als Personen, sondern vorrangig als Umgebung, das heißt als Ressourcen oder Defizite für den jeweiligen Patienten und für ihre eigenen pflegerischen Aufgaben. Ein solches Verständnis aber greift zu kurz.

Die empirischen Erkenntnisse machen deutlich, wie wichtig es nicht zuletzt auch für die Effektivität fördernder pflegerischer Handlungen ist, neben der pflegebedürftigen Person auch die persönlichen Bezugsperson (Einzelne und Familien) als Personen mit ihren Lebens- und Pflegesituationen (so wie sie sind und geworden sind) ins Zentrum pflegerischen Interesses zu rücken. Die Sichtweisen der beteiligten Personen (Einzelne und Familien) sollen dabei zum Ausgangspunkt fachlicher Aushandlungsprozesse über angemessene pflegerische Interventionen gemacht werden. Auf diese Weise wird die ausschließlich fachliche Perspektive erweitert und bereichert. Dabei sollte allerdings die am stärksten betroffene Person (der pflegebedürftige Mensch) nicht aus dem Zentrum pflegerischen Interesses herausgedrängt werden (vgl. Rahmenmodell Fördernder Prozesspflege, Abbildung 4, 215).

In jüngerer Zeit ist auch im deutschsprachigen Raum das familiäre System stärker ins Zentrum pflegewissenschaftlicher Untersuchungen gerückt. Das ist sehr zu begrüßen. Namentlich ist hier vor allem Wilfried Schnepp zu nennen. In der Veröffentlichung von 2002 legen Schnepp et al. dar, wie wichtig es ist, in der Pflege eine familienorientierte Perspektive zu entwickeln und bei Interventionen «die familiäre Beziehungsdynamik und die Sichtweisen aller Akteure zu berücksichtigen». Neben den eigenen Erkenntnisse aus Analysen der häuslichen und stationären Pflege bestätigt darüber hinaus eine Vielzahl anderer Studien, wie wesentlich es ist, Kontakte und Beziehungen zwischen den pflegebedürftigen Personen und ihren persönlichen Bezugspersonen zu verstehen, zu stützen und zu fördern. Darüber hinaus wird deutlich, wie wichtig es ist, im Pflegeprozess pflegerische Beziehungen zu pflegebedürftigen Personen und ihren persönlichen Bezugspersonen zu realisieren und förderlich zu gestalten.

Aus einem Abgleich empirischer und theoretischer Erkenntnisse hat sich in einem heuristisch-deutenden Verfahren die Kategorie «Soziale Beziehungen sichern und gestalten können» mit drei Subkategorien herauskristallisiert:

- im Kontakt sein und bleiben mit sich und mit anderen
- mit belastenden Kontakten und Beziehungen umgehen können
- unterstützende und fördernde Kontakte und Beziehungen erhalten, erlangen und wiedererlangen können.

Wir müssen auch in pflegerischen Handlungsprozessen davon ausgehen, dass soziale Kontakte und Beziehungen, trotz belastender Anteile, in der Regel für den Menschen förderlicher sind,

Beziehungen sichern und gestalten können®

Hierzu benötigt der Mensch Fähigkeiten und Ressourcen, um ...

▶ **im Kontakt sein und bleiben zu können**
  – mit sich
  – mit anderen

▶ **Fördernde Kontakte und Beziehungen erhalten, erlangen, wiedererlangen** zu können
  – mit persönlichen (privaten) Bezugspersonen
  – mit anderen Bezugspersonen
  – mit anderen Lebewesen

▶ mit **belastenden Kontakten** und **Beziehungen** umgehen zu können
  – mit persönlichen (privaten) Bezugspersonen
  – mit anderen Bezugspersonen
  – mit anderen Lebewesen

© Krohwinkel 1999, 2006

Abbildung 11: ABEDL Beziehungen sichern und gestalten können: Kategorie mit Subkategorie und Spezifika

---

als dauerhaft ohne Beziehungen zu leben. Denn ohne Beziehungen werden wir Menschen einsam. Einsamkeit aber ist eine die menschliche Existenz belastende oder sogar gefährdende Erfahrung (**Abb. 11** u. **12**). Einsamkeit ist nicht zu verwechseln mit Alleinsein. Denn Einsamkeit hängt weniger mit dem Mangel an Kontakten zusammen, sondern mit dem Mangel an Qualität und Kontinuität der für den Menschen jeweils bedeutsamen Kontakte und Beziehungen. Fähigkeiten und Ressourcen «mit sich im Kontakt sein und bleiben zu können», scheinen deshalb zum einen Bedingung für das «Erhalten, Erlangen oder Wiedererlangen sozialer Kontakte Beziehungen» zu anderen Menschen – und zu anderen Lebewesen – zu sein, zum anderen wirken sich solche Kontakte und Beziehungen aber auch aus auf Fähigkeiten des Menschen «im Kontakt mit sich selbst zu bleiben». Dies entspricht dem Prinzip der komplementären Wechselwirksamkeit (s. Abb. 2 unten).

Frau Krohwinkel, können Sie am Beispiel der stationären Altenpflege, erklären, wie damit in der Praxis umgegangen werden kann?

Der pflegerische Handlungsprozess im Kontext fördernder Prozesspflege ist darauf ausgerichtet, pflegebedürftige Personen und ihre persönlichen Bezugspersonen auch in Ihren Beziehungen zu unterstützen. Gleich in welchem Kontext dies geschieht, ist es zunächst erforderlich, im Rahmen von Pflegeanamnese und Pflegediagnose mit den Beteiligten die Art der für sie relevanten Beziehungen zu klären. Ausgangspunkt sollte auch hier wiederum sein, die Bedeutung der jeweiligen Kontakte und Beziehungen aus der Perspektive der Beteiligten zu untersuchen.

In der stationären Langzeitpflege, zum Beispiel bei alten Menschen, hat es sich hierbei als nützlich erwiesen, Kontakte und Beziehungen außerhalb und innerhalb der Einrichtung zu klären und diese jeweils drei Beziehungskreisen zuzuordnen.

1. Kontakte und Beziehungen außerhalb der Einrichtung

■ *Persönliche Kontakte und Beziehungen der pflegebedürftigen Person und ihrer primären persönlichen Bezugspersonen.*
Diese Beziehungen sind für von übergeordneter Bedeutung. Hier ist zunächst zu klären, welche primären und anderen persönlichen Bezugspersonen die pflegebedürftige Person außerhalb der Einrichtung hat und hatte und was diese für sie in ihrer gegenwärtigen Lebens- und Pflegesituation bedeuten. Das heißt, welche fördernden oder belastenden Erfahrungen der betroffene Mensch mit diesen Beziehungen verknüpft.

Darüber hinaus ist es im Pflegeprozess auch relevant, die Bedeutung, welche diese Beziehung für die primäre persönliche Bezugsperson/die persönlichen Bezugspersonen hat, zu kennen. Hierbei ist hier auch zu erfassen, über welche sozialen Beziehungssysteme die primären persönlichen Bezugspersonen selbst verfügen. Beziehungssysteme, die sie stützen bei positiven und belastenden Erfahrungen, welche sich für sie sowohl aus der veränderten Lebens- und Pflegesituation der pflegebedürftigen Person ergeben, als auch im Verlauf weiterer Krankheits- und Lebensprozesse des ihr nahe stehenden Menschen ergeben können.

- *Andere Kontakt- und Bezugspersonen*
  Des Weiteren sind persönliche und anderen Kontakt- oder Bezugspersonen der pflegebedürftige Person relevant, welche für die pflegebedürftige Person von Bedeutung sind (z. B. Freunde, Bekannte, Nachbarn usw.).

- *Andere Lebewesen, zu denen die pflegebedürftige Person eine Beziehung hatte/hat.*
  Andere Lebenswesen, zum Beispiel Haustiere, und das Wissen um ihre Versorgung können für die pflegebedürftige Person ebenfalls von Bedeutung sein (s. Olbrich/Otterstedt, 2003).

2. Kontakte und Beziehungen innerhalb der Einrichtung

- *Persönliche Kontakte und Beziehungen*
  Es ist für viele Menschen wichtig, in ihrer jeweiligen Lebenswelt/Umgebung mit anderen Menschen private Beziehungen und Kontakte zu knüpfen und zu pflegen. Wie Erfahrungen zeigen und Untersuchungen bestätigen, scheint dies besonders in stationären Altenhilfeeinrichtungen schwierig zu sein. Umso wichtiger ist es, erste Kontakte und sich daraus entwickelnde Beziehungen zwischen den alten Menschen zu stützen und zu fördern (Pohlmann, 2005; Bauer, 2004).

- *Andere Lebewesen, zu denen die pflegebedürftige Person im Heim eine Beziehung hat.*
  Kontakte und Beziehungen zu Haustieren sind für manche alten Menschen auch in stationären Einrichtungen hilfreich (Olbrich/Otterstedt, 2003).

- *Kontakte und Beziehungen in der Pflege, Betreuung und Behandlung*
  Für pflegebedürftige Personen und ihre Angehörigen sind Beziehungen mit anderen Menschen, die sie pflegen, betreuen oder behandeln von großer Bedeutung. Dies wird in einer Vielzahl von Studien immer wieder aufgezeigt (z.B. Hedtke-Becker 1990, Wiese 1995, Schaeffer 1997, Boeger und Pickartz 1998, Oehmen 1998, Bartholomeyczik 2004). Für manche ältere Menschen sind ihre Beziehungen zu beruflich Pflegenden und zu anderen an der Betreuung und Behandlung beteiligten Personen sogar von prioritärer Bedeutung. Dies besonders dann, wenn diese Menschen kaum noch über private Beziehungs- und Unterstützungssysteme verfügen. Kontinuität und Qualität pflegerischer Beziehungen zu den betroffenen Personen und Familien haben in der Fördernden Prozesspflege deshalb einen zentralen Stellenwert (s. Bezugspersonenpflege, S. 243ff).

Ja, es ist gut nachvollziehbar geworden, weshalb Beziehungen einen so hohen Stellenwert in der Fördernden Prozesspflege haben und wie dies im Pflegeprozess berücksichtigt werden kann. Lassen Sie uns nun zu den existentiellen Erfahrungen von Menschen kommen und dabei klären, welche Bedeutung diese im Pflegeprozess haben können.

Existentielle Erfahrungen (**Abb. 12**) berühren den Kern, die Existenz des Menschen. Sie können zum einen mit kritischen Ereignissen in der Lebensgeschichte von Menschen zusammenhängen, aber sie können auch durch immer wiederkehrende Erfahrungen im Alltag geprägt werden, wie dies bei pflegebedürftigen Menschen, im Zusammenhang mit pflegerischen Handlungen, beobachtet werden kann (vgl. Krohwinkel 1984, 1993, 1999).

Frau Krohwinkel, in der Abbildung steht das Wort «Beispiele». Wollen Sie damit andeuten, dass Sie davon ausgehen, dass es mehr existentielle Erfahrungen gibt als diese. Und wenn Sie davon ausgehen, weshalb haben Sie gerade diese Erfahrungen ausgewählt?

Ja, es ist tatsächlich so, dass es mehr existentielle Erfahrungen im menschlichen Leben gibt als

Mit existentiellen Erfahrungen des Lebens umgehen können (III) (Beispiele)

Hierzu benötigt der Mensch Fähigkeiten und Ressourcen, um ...

▶ **Fördernde Erfahrungen machen zu können**

Unabhängig sein	... und ...	**sich wohl befinden**
– im Denken		Wertschätzung, Achtung, Respekt erfahren
		sicher sein
– im Wollen		vertrauen
– im Entscheiden		Zuwendung/Liebe erfahren
im Verantworten		sich zugehörig fühlen
		Geborgenheit erfahren
– in der Emotionalität und		für Andere da sein/Gutes tun
im Ausdruck von Gefühlen		sich freuen
		hoffen
		glauben
– im Handeln		Zuversicht erfahren

Sinn finden

▶ **Mit belastenden und gefährdenden Erfahrungen umgehen zu können**

unter Abhängigkeit leiden	... und ...	**sich hilflos fühlen**
– im Denken		Nichtachtung, Geringschätzung erleben
		unter Ungewissheit leiden
– im Wollen		Angst haben/in Angst sein
		sich sorgen
		unter Unruhe leiden
		isoliert sein, einsam sein
– im Entscheiden		kraftlos sein
im Verantworten		sich ekeln
– in der Emotionalität und		sich schämen
im Ausdruck von Gefühlen		unter Langeweile leiden
		Schmerzen haben/unter Schmerzen leiden
		Trennung/Verlust erfahren
– im Handeln		Hoffnung verlieren

▶ **Erfahrungen, die die Existenz fördern oder gefährden unterscheiden zu können**

hierzu gehören auch kulturgebundene Erfahrungen, wie
Weltanschauung, Werte, Glaube und Religionsausübung

▶ **Lebensgeschichtliche Erfahrungen einbeziehen können**
– fördernde Erfahrungen
– belastende/gefährdende Erfahrungen
– Erfahrungen im Zusammenhang mit sozialen Kontakten und Beziehungen
– Erfahrungen im Zusammenhang mit Lebensaktivitäten

Beispiele: © ® Krohwinkel 1984, 1993, 1997, 2002, Fassung 2006

Abbildung 12: ABEDL-Kategorie Mit existentiellen Erfahrungen des Lebens umgehen können: Kategorie mit Subkategorie und Spezifika

die dieser ABEDL-Kategorie untergeordneten. In der Abbildung sind nur solche Erfahrungen aufgezeigt, wie ich sie aus meinen Datenanalysen der beschriebenen Untersuchungen heraus lesen konnte. Diese habe ich dann vier Subkategorien zugeordnet.

Leserinnen und Leser, welche an einer differenzierteren Behandlung der einzelnen existentiellen Erfahrungen interessiert sind, bitte ich, auf die bereits erwähnte geplante Veröffentlichung zu warten. Hinweisen möchte ich aber auf andere pflegewissenschaftliche Publikationen, welche sich in den letzten Jahren ebenfalls dieser Thematik – mit unterschiedlichen Schwerpunkten und Begrifflichkeiten – angenommen haben (Sowinski 1991und 1993; Käppeli et al. 1993, 1998, 1999; 2000, Houldin 2003; Schilder 2007). Zum besseren Verständnis der von mir ermittelten existentiellen Erfahrungen ist es mir aber wichtig, einige Erkenntnisse bereits jetzt aufzuzeigen.

Beginnen wir bei der Subkategorie «*Erfahrungen, welche die Existenz fördern oder gefährden können*». Hier sind die **lebensgeschichtlichen Erfahrungen** als von übergeordneter Bedeutung anzusehen. Denn lebensgeschichtliche Erfahrungen beeinflussen, wie Menschen ihre Gegenwart bewerten. Sie wirken sich auch auf die Erwartung der Menschen an Ihre Zukunft aus. Dabei werden lebensgeschichtliche Erfahrungen wiederum immer auch aus dem Blickwinkel der Gegenwart interpretiert und bewertet (vgl. Blimlinger et al. 1996, Knobling 1999).

Lebensgeschichtliche Erfahrungen hängen zusammen mit kulturgebundenen Erfahrungen, wie Weltanschauung, Glaube und Religionsausübung. Wenn Glaube und Religionsausübung als existentielle Erfahrungen von Pflegenden und anderen an der Behandlung und Betreuung beteiligten Personen in der jeweiligen Bedeutung für Einzelne oder Familien verstanden werden, wird die Beteiligten weit mehr interessieren als nur die Frage nach Kirchenzugehörigkeit, Kirchgang oder auch anderen Ritualen, welche gegebenenfalls im Bewusstsein der beruflich Tätigen oder im Angebot der jeweiligen Institutionen sind.

Lebensgeschichtliche Erfahrungen wirken sich aus, auf gegenwärtige Erfahrungen und Erwartungen des Menschen, welche ihre Existenz belasten oder gar gefährden können, aber auch auf Erfahrungen, welche sie in ihrer Existenz stützen und fördern können. Darüber hinaus sind lebensgeschichtliche Erfahrungen im Zusammenhang mit Lebensaktivitäten sowie mit sozialen Kontakten und Beziehungen bedeutend.

Meine Untersuchungen in stationären und in häuslichen Pflegesituationen zeigen wie auch aktuell belastende und gefährdende Erfahrungen sich negativ auswirken können auf pflegebedürftige Personen und ihre Bezugspersonen in ihren Bemühungen, ihre Lebenssituation zu bewältigen. Erfahrungen, welche pflegebedürftige Personen und gegebenenfalls auch ihre persönlichen Bezugspersonen machen, wenn sie sich bemühen ihre Lebensaktivitäten zu verwirklichen und ihre soziale Kontakte und Beziehungen zu sichern und zu gestalten. Dies ist vor allem der Fall, wenn größere Einschränkungen in ihren Lebensaktivitäten bestehen bleiben. In meinen Untersuchungen äußerten so betroffene Menschen belastenden oder gar gefährdende Erfahrungen, wie Angst, Sorge und Misstrauen bis hin zur Hoffnungslosigkeit. Dies am häufigsten im Zusammenhang mit Erfahrungen von Abhängigkeit und von Ungewissheit: Solche Menschen haben Angst vor dem Verlust ihrer Unabhängigkeit. Sie erleben auch tatsächlich, wie durch ihre physisch-funktionalen Einschränkungen in einzelnen Lebensaktivitäten (z. B. in der Bewegung oder in der Kommunikation) nicht nur ihre Unabhängigkeit selbst zu handeln beeinträchtigt wird, sondern darüber hinaus oft auch ihre Selbstbestimmung verloren geht. Sie erfahren dabei auch, wie sie als Person im Pflegeprozess auf physisch-funktionaler, willentlich-emotionaler und willentlich-rationaler Ebene abhängig werden von anderen Menschen und diesen Menschen dann unter Umständen ganz ausgeliefert sind. Im Zusammenhang mit Diskontinuität in der Pflege, bedingt durch defizitäre Organisationsformen, leiden Menschen vor allem unter der belastenden Erfahrung «Ungewissheit», denn bei Diskontinuität können die betroffenen Menschen zwar wissen, dass jemand kommt, aber nicht wer kommt, und wie dann mit ihnen umgegangen wird (Krohwinkel 1984, 1993, 1998). Die angeführten Untersuchungen machen aber auch darauf aufmerksam, wie durch Kontinuität verbunden mit fördernder Kongruenz im pflegerischen Verhalten fördernde Erfahrungen pflegebedürftiger Personen und ihrer persönlichen Bezugspersonen gestützt werden können. Erfahrungen wie Freude, Hoffnung, Vertrauen und Zuversicht. Zu diesem kongruent-fördernden Verhalten Pflegender gehört auch das Sichtbarmachen und Fördern von (Rest-)Fähigkeiten – gerade in den für die betroffenen Personen prioritären Problembereichen der ABEDLs.

Synergetisch können so Pflegende im Pflegeprozess Erfahrungen von Unabhängigkeit, Wohlbefinden und unter Umständen auch Sinn finden positiv beeinflussen. In der vorliegenden Studie charakterisiert die wiederholt geäußerte Aussage «Ich kann» solche fördernden Erfahrungen betroffener Personen .

Die Analysen von Daten aus der häuslichen Pflege sowie aus stationären Altenhilfeeinrichtungen unterstützen die Annahmen, dass positive Beziehungen und fördernde existentielle Erfahrungen bedeutsam sind. Diese Annahmen wurden auch von Menschen mit erheblichen physisch-funktionalen Einschränkungen geäußert.

In meinen Untersuchungen in der häuslichen Pflege fiel in Gesprächen mit pflegebedürftigen Personen der Pflegestufen 2 und 3 als überraschendes Phänomen auf, dass bei vergleichbaren physisch-funktionalen Problemsituationen einige der pflegebedürftigen Personen in ihrem Leben so keinen Sinn mehr sahen, aufgeben und nicht mehr leben wollten, während andere – trotz vergleichbarer Einschränkungen – ihr Leben noch als lebenswert ansahen.

Die einzelnen Aussagen der betroffenen Personen lassen sich wie folgt zusammenfassen:

- *für Andere oder für einen anderen Menschen (noch) etwas bedeuten*
- *dem Anderen auch noch Gutes tun können, für ihn da sein können.*

In diesen Aussagen wird die Bedeutung von Beziehung sichtbar. Darüber hinaus scheint es auch so zu sein, dass wir Menschen vom Geben und Nehmen leben. Dies ist auch für pflegebedürftige Menschen wichtig, welche sich aufgrund der Umstände oft als nur Nehmende erfahren, welche anderen Menschen zur Last fallen.

- *Erlebnisse und Erfahrungen von früher mitteilen – mit Anderen teilen können*

Dies kann es Menschen ermöglichen, ihre Gegenwart in Zusammengang mit ihrer Vergangenheit zu bringen und kann so identitätserhaltend wirken (vgl. Osborn et al. 1997).

- *Sich selbst bewegen können. Sich selbst im Bett bewegen können und selbst wieder aus dem Bett heraus können. (Auch einmal) Tun können, was einem Spaß macht.*

Diese Aussagen haben Bedeutung für diese Menschen im Zusammenhang mit der Wiedergewinnung von für sie wichtigen Teilbereichen ihrer Unabhängigkeit im Handeln.

- *Gefragt werden, wie man es haben will, was man will und wie man etwas nicht haben will; mitbestimmen, mitentscheiden können.*

Diese Bedürfnisse berühren die personale Autonomie des Menschen im Denken, Wollen, Entscheiden und Verantworten.

- *Sicher sein, wann jemand kommt, wer kommt und wie mit einem umgegangen wird.*

Hier werden verschiedenen Dimensionen von Kontinuität angesprochen: Wann jemand kommt bezieht auf die *zeitliche Kontinuität*. Wer kommt, auf die *personale Kontinuität* und wie mit einem umgegangen wird, bezieht sich auf *die inhaltliche Kontinuität*. Wie bereits die vorliegende Studie von 1993 zeigt, besteht ein enger Zusammenhang zwischen personaler und inhaltlicher Kontinuität beziehungsweise Diskontinuität in der Pflege (vgl. hierzu auch Praxiskategorien zur Erfassung und Entwicklung von Pflegequalität (s. Abb. 21, S. 255, und Abb. 22, S. 256).

In diesen Kontext kann auch die folgende Äußerung eingeordnet werden:

- *Informiert sein. Sich auf die Pflegenden verlassen können.*

Immer wieder aber sprachen die pflegebedürftigen Menschen auch von Bedürfnissen und Mängeln, die in den folgenden Aussagen enthalten sind:

- *Menschen haben, die einem zuhören, die einen ernst nehmen.*
- *Gefühle zeigen können und dabei nicht Angst haben müssen zurückgewiesen oder ausgelacht zu werden.*
- *Sich mit seiner Situation mit den Schwierigkeiten auseinandersetzen, auch, was vielleicht doch noch möglich ist zu überlegen und damit nicht allein fertig werden müssen. Jemanden haben, der einem beisteht.*
- *Glauben können.*

Glauben wird hier als eine existenzfördernde Erfahrung genannt, die helfen kann, Sinn zu finden (vgl. Albani et al. 2005).

- *Als Mensch mit seinen Problemen und seinen Bemühungen angenommen und respektiert werden.*

In diesen Aussagen spiegelt sich die willentlich-emotionale Dimension von Unabhängigkeit, Wohlbefinden und Sinn finden wieder, in der Begegnung mit anderen Menschen, und bei einigen Menschen auch in ihrer Begegnung mit Gott. Ein alter Herr sagte in einem Gespräch hierzu «Ich bin ja nun schon so'n oller Dackel, das is ja nu mal Fakt, aber ich streng mich auch an. Und dafür will ich Respekt».
Andere, ebenfalls auf beruflich ausgeübte Pflege angewiesene Menschen, brachten solche Bedürfnisse und Mangelerfahrungen in ähnlicher Form zum Ausdruck.

Frau Krohwinkel, welche Schlussfolgerungen sind aus ihrer Sicht aus diesen Erkenntnissen zu ziehen?

Ich muss gestehen, die Aussagen der befragten pflegebedürftigen Personen haben mich überrascht. Irgendwie hatte ich etwas anderes erwartet.
Beim Lesen der hier aufgeführten Bedürfnisse und Probleme pflegebedürftiger Menschen habe ich aber den Einruck gewonnen, dass diese Menschen im Wesentlichen etwas benötigen, was ich auch brauche, was vielleicht jeder Mensch braucht, um Sinn in seinem Leben finden zu können. Wenn dies so sein sollte, dann unterscheiden sich pflegebedürftige Menschen in diesem Punkten nicht von anderen Menschen. Der einzige gewichtige Unterschied scheint zu sein, dass diese Menschen, allein schon durch ihre physisch-funktionalen Einschränkungen in ihren ABEDLs, viel abhängiger von anderen Menschen sind, die sie in ihren Bedürfnissen, Problemen und Fähigkeiten unterstützen und sie dabei als Personen (so wie sie sind und geworden sind) annehmen, respektieren und wertschätzen.
Dies ist es vermutlich was beruflich ausgeübte Pflege so komplex, so anspruchvoll und für die betroffenen Menschen im positiven wie im negativen Sinne existentiell bedeutsam werden lässt. Hier bietet sich ein weites Entwicklungsfeld für die Pflegeforschung, Pflegepraxis, Pflegebildung und das Pflegemanagement.

Frau Krohwinkel, Sie haben den Lesern und Leserinnen die ABEDL-Konzeptionen/Kategorien dargestellt und deren Anwendung mit einigen theoriebildenden Erkenntnissen aus ihrer Forschung erläutert. Wie wirken sich diese und andere Erkenntnisse der Fördernden Prozesspflege auf den Pflegeprozess aus?

Wie bereits dargestellt, gilt es in der Fördernden Prozesspflege den Pflegeprozess in all seinen Phasen personen-, beziehungs- und förderungsorientiert zu gestalten. Dem Pflegeprozess in der der direkten Pflege kommt hierbei ein übergeordneter Stellenwert zu (s. **Abb. 13**).
Im direkten Pflegeprozess liegt der zentrale Aufgaben- und Verantwortungsbereich professioneller Pflege (vgl. Managementmodell, Abb. 16, S. 249). Pflegedokumentation und Pflegeorganisation soll die Qualität und Kontinuität der direkten Pflege realisierbar, sichtbar und nachweisbar machen.
Die vorliegende Studie zeigt hier wesentliche Zusammenhänge und Wechselwirkungen zwischen diesen drei Bereichen auf. Sie macht aber auch darauf aufmerksam, dass neben der Kompetenzentwicklung der Pflegenden entsprechende Organisations- und Ressourcenanpassungen unabdingbar sind, damit der Pflegeprozess in der direkten Pflege wirksam und in der Pflegedokumentation sichtbar und nachweisbar wird. Wie dies geschehen und welche positiven Ergebnisse dies nach sich ziehen kann, ist in der vorliegenden Studie nachzulesen (S. 103–277). Diese

Thematik greife ich später bei den Ausführungen zur «Qualitätserfassung und Qualitätsentwicklung im Kontext fördernder Prozesspflege» gern erneut auf.

An dieser Stelle soll noch einmal auf zwei wesentliche Aspekte Fördernder Prozesspflege eingegangen werden: Zum einen ist es die *Personen- und Beziehungsorientierung*. Diese Orientierung betrifft auch die persönliche Bezugsperson der pflegebedürftigen Person (z. B. Angehörige). Diese als Person mit ins Zentrum pflegerischen Handelns im Pflegeprozess zu rücken und nicht nur unter dem Aspekt «Ressource oder Defizit» zu betrachten, ist für die Umsetzung fördernder Prozesspflege von zentraler Bedeutung (vgl. Rahmenmodell, Abbildung 4).

Insbesondere bei längerfristigem Pflegebedarf ist es wesentlich, dass beruflich Pflegende offen sind für die Bedeutung, welche der konkrete Krankheits- bzw. Pflegeverlauf der pflegebedürftigen Person auch für seine persönlichen Bezugspersonen hat. Das heißt, wie sich ein solches Geschehen auswirkt, auf ihre eigene Lebenssituation und auf ihre Unabhängigkeit und ihr Wohlbefinden in den für sie wesentlichen ABEDLs.

Der zweite Aspekt, auf den ich hinweisen möchte, ist, dass der Pflegeprozess nicht nur das Gesamtgeschehen betrifft, sondern dass sich der Pflegeprozess mit seinen Phasen in jeder pflegerischen Einzelhandlung widerspiegelt, wenn diese Handlung systematisch und reflektierend erfolgt. Denn auch bei Einzelhandlungen (z. B. in der morgendlichen Pflege) geht es um das Erfassen der Pflegebedarfssituation des betroffenen Menschen, die aktuell von der dokumentierten Bedarfssituation im Pflegeplan abweichen kann. Bei solchen Veränderungen werden dann, in Abstimmung mit der betroffenen Person, geplante Maßnahmen modifiziert, umgesetzt oder zu diesem Zeitpunkt gar nicht durchgeführt. Die Auswirkun-

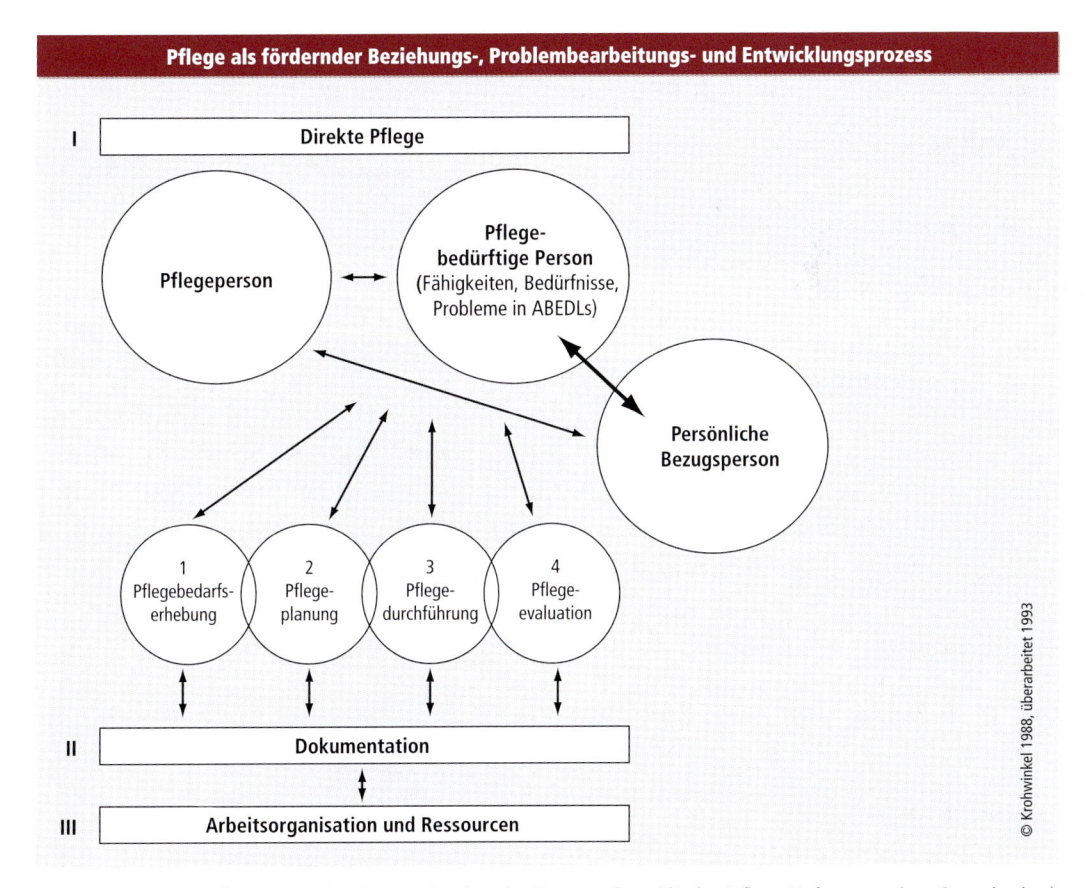

Abbildung 13: Der Pflegeprozess im Kontext Fördernder Prozesspflege (direkte Pflege, Dokumentation, Organisation)

gen dieser veränderten Vorgehensweise werden mit dem betroffenen Menschen evaluiert. Dies wird im Pflegeverlaufsbericht dokumentiert.

Wie die **Abbildung 14** zeigt, ist der Pflegeprozess zyklischer Natur bei dem sich Phasen auch überschneiden können. Dies ist bereits auch im Pflegeprozessmodell der vorliegenden Studie deutlich gemacht geworden (S. 86).

In der Abbildung steht die Zahl 1 für die Pflegebedarfserhebung, 2 für die Pflegeplanung, 3 für die Pflegedurchführung und 4 für die Pflegeevaluation. Das ursprüngliche Modell ist, wie die obige Abbildung zeigt, erweitert worden: Denn, immer dort, wo pflegebedürftige Personen mehr als nur kurzfristiger (akuter) pflegerischer Betreuung bedürfen, gewinnt die Einbeziehung der Lebensgeschichte und der damit verbundenen lebensgeschichtlichen Erfahrungen in den Pflegeprozess an Bedeutung (vgl. Schilder 2007).

Die Lebensgeschichte und die damit verbundenen lebensgeschichtlichen Erfahrungen und Gewohnheiten der betroffenen Personen beeinflussen, wie bereits dargestellt, ihre gegenwärtigen und ihre zukünftigen Lebensprozesse. Sie sind somit immer auch für den aktuellen Pflegeprozess relevant. Sie werden (den weiteren Lebensprozess der betroffenen Personen begleitend) im Pflegeprozess erhoben, berücksichtigt und dokumentiert. So, wie dies jeweils für die betroffenen Personen und ihre pflegerische Unterstützung von Bedeutung ist. Dies kann unter Umständen bei der ersten Begegnung beginnen.

Pflegeanamnese (Vorgeschichte)

In derzeitiger Pflegepraxis sind hier mit die größten Defizite nachweisbar. Sowohl die von mir in acht Bundesländern geprüften 923 Pflegedokumentationen aus der häuslichen und stationären Langzeitpflege als auch die Gespräche mit Pflegenden zeigen, dass in der Regel zur pflegerischen Vorgeschichte keine oder nur sehr lückenhafte Informationen vorliegen. In der Empirie wird die Pflegeanamnese vielmehr oft mit der Aufnahme- beziehungsweise Übernahmesituation der pflegebedürftigen Person verwechselt. Fehlerhafte Formulare scheinen diese Missverständnisse noch zu stützen.

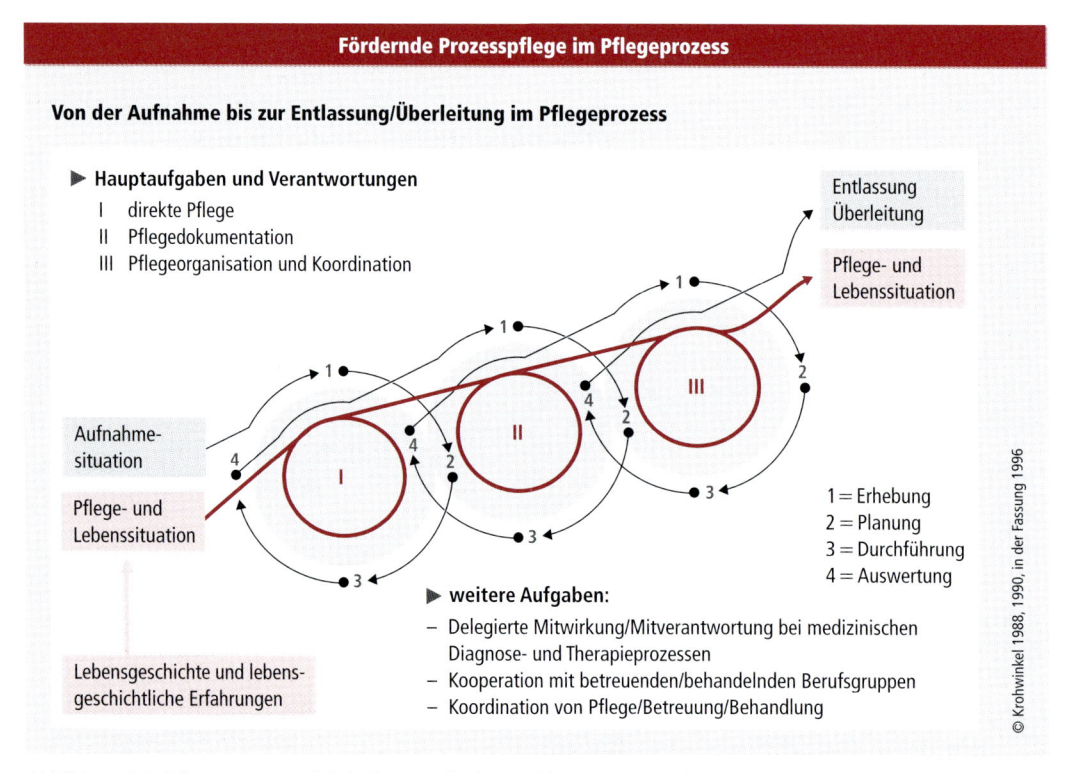

Abbildung 14: Pflegeprozessmodell (Lebensgeschichte und lebensgeschichtliche Erfahrungen, s. rote Linie)

Die pflegerische Einschätzung der Lebens- und Pflegesituation und ihrer Entwicklung vor Übernahme der Pflege ist aber wesentlich, um die betroffenen Personen besser verstehen zu können. Darüber hinaus sind so Gewohnheiten und die daraus resultierenden gegenwärtigen Bedürfnisse, sowie die Probleme der Personen, mit ihren Ursachen und Einflussfaktoren, besser einzuschätzen.

In der pflegerischen Anamnese wird der pflegerelevante Verlauf vor Übernahme der Pflege erfasst und dokumentiert. Dabei werden Zusammenhänge und Wechselwirkungen zwischen den betroffenen Personen und ihrer konkreten Umgebung mit Ressourcen und Defiziten beschrieben. Auch aus diesen Gründen hat es sich als ausgesprochen effektiv herausgestellt, die pflegerische Vorgeschichte in der konkreten Lebenswelt/Umgebung der Personen zu erheben.

Hierbei können am besten, in der Kombination von Beobachtung und möglichst nicht-direktiver Befragung, Fähigkeiten und Gewohnheiten mit daraus ableitbaren Bedürfnissen exploriert, sowie pflegerelevante Probleme, mit Ursachen und Einflussfaktoren, erfasst und mit den betroffenen Menschen validiert und anschließend dokumentiert werden.

In die Pflegeanamnese sollten dabei auch Anamnesen, Diagnosen und Behandlungen anderer Berufsgruppen einbezogen werden, insoweit wie diese Unabhängigkeit und Wohlbefinden der betroffenen Personen in ihren ABEDLs beeinflussen (s. Abb. 4, S. 215).

Wie bereits ausgeführt sind Pflegeanamnesen am besten in der häuslichen Umgebung der betroffenen Personen zu erfassen. Da, wo Menschen aus Krankenhäusern in stationäre Einrichtungen kommen, unterstreichen meine Einzelfallerhebungen, wie wichtig es ist, den betroffenen Menschen in Begleitung einen Besuch in ihrer gewohnten Umgebung zu ermöglichen. Dies auch, damit die Menschen dort Abschied nehmen und für sie wichtige Erinnerungsstücke mitnehmen können. Wie Interviews mit betroffenen Personen in Alteneinrichtungen zeigen, scheint diese Vorgehensweise die Menschen auch darin zu stützen, den Verlust der gewohnten Lebenssituation besser verarbeiten zu können, als dies ohne Abschied für sie möglich ist. In einigen der von mir begleiteten Altenhilfeeinrichtungen, welche ihre Qualität im Kontext Fördernder Prozesspflege entwickeln, wird dieses inzwischen mit Erfolg praktiziert. Dabei hat es sich auch gezeigt, dass solches Vorgehen nicht nur Fehleinschätzungen in den Pflegeanamnesen und Pflegediagnosen verhindern kann, sondern auch ganz wesentlich Angst und Ungewissheit bei den betroffenen Menschen abbauen und die Entwicklung von Vertrauen zu den Pflegenden und der Einrichtung fördern kann.

Übernahme- bzw. Aufnahmesituation

Die Übernahme bzw. Aufnahmesituation stellt sich natürlich je nach pflegerischem Kontext unterschiedlich dar. Sie sollte immer dort, wo sie planbar ist, von der primären pflegerischen Bezugsperson vorbereitet, gestaltet und entsprechend dokumentiert werden. In der *Pflegedokumentation* soll die *Aufnahme-/Einzugssituation* dann nachvollziehbar dargestellt werden. Da in dieser Phase, in der in der Regel noch keine fundierten Pflegediagnosen vorliegen können, wird unter Berücksichtigung der Pflegeanamnese ein vorläufiger Pflegeplan angelegt.

Im vorläufigen *Pflegeplan* werden vorläufige *Diagnosen* und die erforderlichen pflegerischen *Sofortmaßnahmen* dokumentiert. Darüber hinaus ist es erforderlich, *Maßnahmen* zur fundierten Abklärung für eine längerfristig gültige Pflegediagnose im vorläufigen Pflegeplan festzulegen. Dabei hat es sich gezeigt, dass zur diagnostischen Einschätzung bereits in dieser Phase die ABEDL-bezogenen Diagnoseinstrumente nützlich sein können (Krohwinkel, 2006/2007 bei GODO-Systems). Im *Pflegeverlaufsbericht* werden (ABEDL-bezogen) dann gezielt solche Daten dokumentiert, welche den Pflegeverlauf nachvollziehbar machen und zu einer längerfristig gültigen Pflegediagnose beitragen können. Der Pflegeverlaufsbericht wird unter solchen Voraussetzungen auch zu einer wichtigen Informationsquelle für die Pflegeevaluation.

Längerfristig gültige Pflegeplanung

Mit der längerfristig gültigen Pflegeplanung startet ein weiterer Zyklus im Pflegeprozess. Er beginnt mit der Pflegediagnose. Auch hier sind die sichersten Informationsquellen immer die betroffenen Personen selbst. Weitere Informationsquellen zur pflegediagnostischen Abklärung sind (neben dem Pflegeverlaufsbericht) andere Personen, sowie alle weiteren relevanten Dokumentationsdaten (auch anderer Berufsgruppen).

Im Kontext Fördernder Prozesspflege übernimmt die primäre pflegerische Bezugsperson als Fachperson – mindestens für den jeweils erforderlichen Zeitraum zur pflegediagnostischen Abklärung – immer die direkte Pflege selbst. Dies gilt ebenso für die Phasen der Evaluation.

Eine valide und reliable Pflegediagnose bildet die Grundlage, um pflegerische Interventionen auszuwählen und durchzuführen. Dies ist wichtig zu beachten, da vage und oberflächlich formulierte Pflegediagnosen es nicht erlauben zu beurteilen, ob Ziele und Maßnahmen den tatsächlichen Problemen, Bedürfnissen, Fähigkeiten und persönlichen Ressourcen der betroffenen Personen entsprechen.

Pflegedurchführung und Pflegeverlaufsbericht

Die Pflegedurchführung im direkten Pflegebereich ist der Teil im Pflegeprozess, der für den betroffenen Menschen am bedeutsamsten ist, denn nur hier kann der betroffene Mensch den Pflegeprozess und seine Wirkungen erfahren.

Die Realisierung des Pflegeprozesses in der direkten Pflege stellt somit große Anforderungen an die Kompetenz der beteiligten pflegerischen Fachpersonen, aber auch der pflegerischen Hilfspersonen.

Der Pflegeverlaufsbericht enthält Informationen zur Entwicklung der in Pflegeanamnese und Pflegediagnose beschriebenen Probleme, Bedürfnisse und Fähigkeiten, sowie Informationen zu den Wirkungen der im Pflegeplan verordneten Maßnahmen. Darüber hinaus werden die im Pflegeverlauf neu auftretenden Veränderungen, welche noch nicht im Pflegeplan enthalten sind, dokumentiert. Die rechte Spalte im Pflegeverlaufsbericht erlaubt Eintragungen zu kurzfristigen Hinweisen, Maßnahmen und Zielen. (Beispiel, S. 249). Es handelt sich hierbei auch um solche Hinweise und Maßnahmen, die gegebenenfalls auch Teile des längerfristigen Pflegeplans kurzfristig außer Kraft setzen können. Darüber hinaus werden in dieser Spalte auch Maßnahmen dokumentiert, welche die Erreichung von Zielen kurzfristig ermöglichen und somit nicht relevant sind für eine längerfristig gültige Pflegeplanung.

Pflegeevaluation (Auswertung)

In einer systematischen Evaluation wird überprüft, welche Auswirkung der Pflegeprozess auf die jeweils gegenwärtige Lebens- und Pflegesituation gehabt hat – im Sinne von erhalten, erlangen und wiedererlangen können (s. Abb. 4, S. 215). Die beste Informationsquelle ist auch hier immer der betroffene Mensch selbst.

Wenn Pflegeziele nicht erreicht worden sind, kann dass die folgenden Ursachen haben:

- die Pflegediagnose war nicht korrekt
- die Pflegemaßnahmen und Ressourcen waren nicht an die Pflegediagnose angepasst
- die Maßnahmen und/oder Ressourcen waren nicht ausreichend zur Erreichung der Pflegeziele vorhanden oder wurden nicht angemessen eingesetzt
- die Pflege wurde qualitativ unzureichend und/ oder oder nicht kontinuierlich durchgeführt
- Veränderungen in der Pflege, welche sich durch Veränderungen bei der betroffenen Person selbst ergeben hatten, wurden nicht im Pflegeverlaufsbericht dokumentiert
- Der Pflegeplan wurde nicht an längerfristige Veränderungen angepasst.

Pflegeüberleitung und Pflegeüberleitungsbericht

Eine Pflegeüberleitung und ein entsprechender Bericht werden immer dann erforderlich, wenn betroffene Personen nach Überweisung, Verlegung oder Entlassung weiterer Pflege bedürfen. Dies dient der Sicherung der Pflegekontinuität (vgl. Deutsches Netzwerk zur Qualitätsentwicklung in der Pflege, 2002).

Im Überleitungsbericht soll der Verlauf und die aktuelle Lebens- und Pflegesituation der betroffenen Personen so nachvollziehbar beschrieben sein, dass die übernehmende Pflegefachperson ausreichende Informationen für ihr Handeln bekommt. Dies ist insbesondere dann erforderlich, wenn die pflegebedürftige Person nicht mehr ausreichend in der Lage ist, Auskunft zu geben. Ambulant Pflegende sollten in diesem Fall ihren Vorteil nutzen, dass sie die pflegebedürftigen Personen und ihre Familien oft schon über Jahre kennen. Es wird empfohlen, dass sie ebenfalls relevante Informationen zum Beispiel zur Lebensgeschichte und den lebensgeschichtlichen Erfahrungen mündlich und schriftlich, im Einverständnis mit den betroffenen Personen, übermitteln.

Darüber hinaus sind sie zum Beispiel bei allein lebenden, inzwischen verbal sehr eingeschränkten Menschen, oft die einzigen Informanten. Pflegende in stationären Einrichtungen benötigen solche Informationen, um Erleben und Verhalten der betroffenen Menschen besser verstehen und im Pflegeprozess berücksichtigen zu können. In der Praxis hat es sich auch als nützlich erwiesen, Empfehlungen für die Weiterführung bestimmter Pflegemaßnahmen zu geben und unter Umständen den aktuell gültigen Pflegeplan (als Kopie) dem Pflegeüberleitungsbericht beizufügen (s. a. Krohwinkel, 2006).

Frau Professor Krohwinkel, herzlichen Dank für die ausführliche Beantwortung der Fragen zum Pflegeprozess und seiner praktischen Umsetzung. Bevor wir zu einem weiteren Thema kommen, möchte ich eine Frage aufgreifen. Würden Sie ihren Lesern nochmals erläutern, welche Funktion das ABEDL-Strukturierungsmodell im Pflegeprozess hat?

Das ABEDL-Strukturierungsmodell (s. **Abb.15**, S. 242) mit seinen 13 Punkten zu den ABEDLs dient als Instrument, um den Pflegeprozesses in der direkten Pflege und der Pflegedokumentation zu strukturieren. Wie bereits dargestellt, hat es sich dabei als nützlich erwiesen, die zur «ABEDL- Kategorie «Lebensaktivitäten realisieren können» gehörenden Subkategorien «Kommunizieren», «sich bewegen» und «vitale Funktionen», sowie die ABEDL-Kategorien «soziale Beziehungen» und «existentielle Erfahrungen» als differenzierte Diagnoseinstrumente mit heranzuziehen.

Darüber hinaus habe ich zu allen Teilen des Pflegeprozesses und zur Pflegeprozessdokumentation Leitfragen zur Erfassung und Entwicklung von Pflegequalität, entwickelt. Ein Beispiel zu solchen Leitfragen, hier bezogen auf die Pflegeplanung, gebe ich gern, wenn wir uns mit Fragen zur Qualitätsentwicklung im Kontext Fördernder Prozesspflege befassen. (s. Abb. 18, 19 u. Text).

Ein weiterer Qualitätsanspruch, der von mir erhoben wird ist, dass die verwendeten Dokumentationssysteme kongruent sein sollen mit der Fördernden Prozesspflege und nützlich sein müssen für die Pflegepraktiker, welche mit der Fördernden Prozesspflege arbeiten. Die Erfahrung hat aber gezeigt, dass für Pflegepraktiker – besonders nach entsprechenden Schulungen – die derzeitig auf dem Markt verfügbaren Dokumentationssysteme nicht stimmig sind mit ihrem erworbenen Wissen und Können. Aus diesem Grund habe ich die in der vorliegenden Studie erarbeiteten Dokumentationssysteme entsprechend neuer Erkenntnisse weiterentwickelt und dafür der Firma GODO Systems GmbH (s. Literaturverzeichnis) die Lizenz zum Vertrieb erteilt.

Diese Informationen sind sicher für viele Leser Praktiker und Manager interessant. – Bitte geben Sie auch einen Einblick in das von Ihnen entwickelte Pflegemanagementmodell und erläutern Sie hierbei auch die Aufgaben und Verantwortungen des Pflegemanagements.

Lassen Sie mich zunächst eines hervorheben: Personenorientierte Pflege erfordert immer auch ein entsprechendes personenorientiertes Management! – Pflegemanagement ist hierbei als ein Teilsystem des Gesamtmanagementsystems einer Einrichtung, einer Institution im Gesundheitswesen zu betrachten.

Entsprechend der jeweilig übergeordneten Ziele des Gesamtsystems ist es erforderlich, das jedes Teilsystem klar seine Hauptaufgaben und Verantwortungen zur Zielerreichung herausarbeitet und aushandelt. Dies ist in der beruflichen Pflege aber lange unklar geblieben

Frau Krohwinkel, wie bei Müller (2001) nachzulesen ist, thematisieren Sie seit 1985 negative Konsequenzen solcher Unklarheiten. Dies vor allem für die Pflegepraxis. Würden Sie hierzu kurz Stellung nehmen?

Ja, gerne. Wie unter anderem die Ergebnisse der Basisuntersuchung aus der vorliegenden Studie zeigen, können solche Unklarheiten dazu beitragen, dass pflegespezifische Aufgaben und Verantwortungen unsichtbar bleiben und hierbei Pflege zur Restkategorie wird mit negativen Konsequenzen für pflegebedürftige und für pflegende Menschen. Solche Unklarheiten spiegeln sich

Fördernde Prozesspflege als System

ABEDL-Strukturierungsmodell

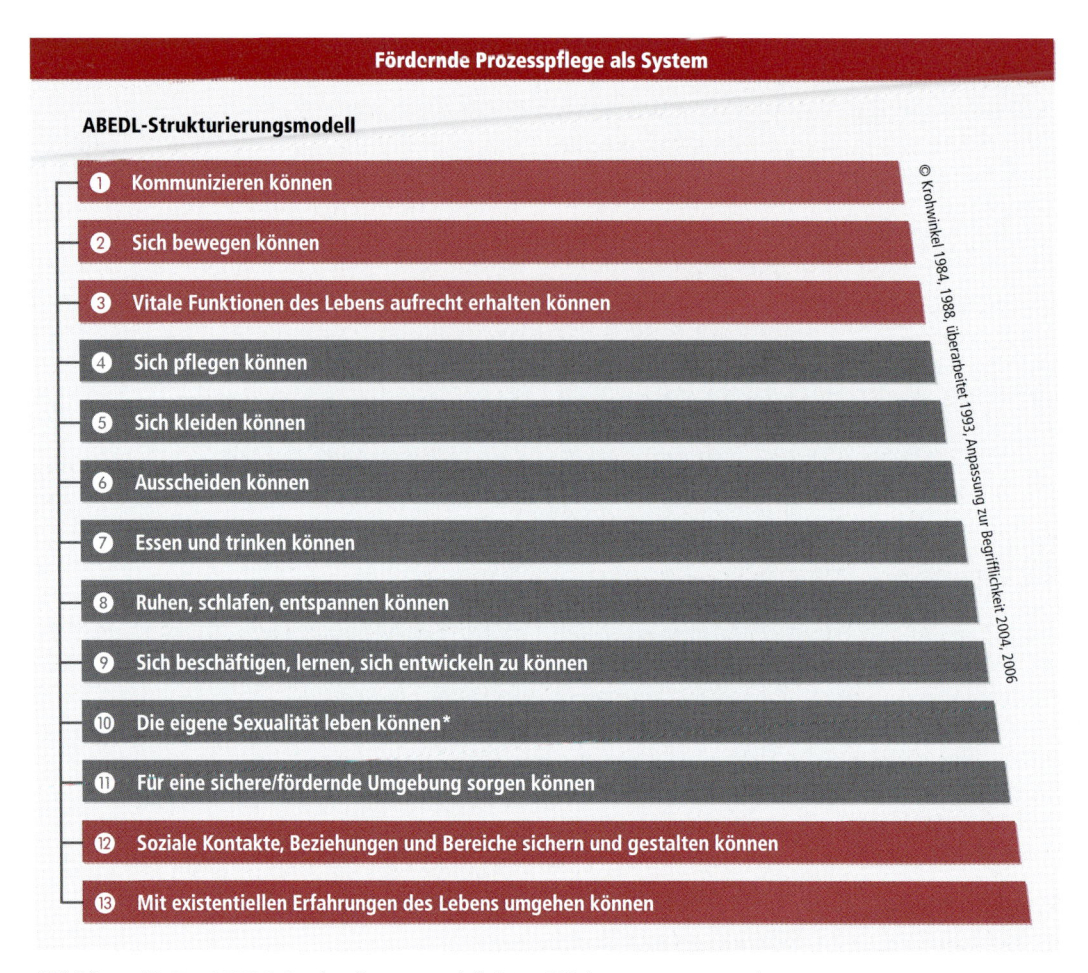

1. Kommunizieren können
2. Sich bewegen können
3. Vitale Funktionen des Lebens aufrecht erhalten können
4. Sich pflegen können
5. Sich kleiden können
6. Ausscheiden können
7. Essen und trinken können
8. Ruhen, schlafen, entspannen können
9. Sich beschäftigen, lernen, sich entwickeln zu können
10. Die eigene Sexualität leben können*
11. Für eine sichere/fördernde Umgebung sorgen können
12. Soziale Kontakte, Beziehungen und Bereiche sichern und gestalten können
13. Mit existentiellen Erfahrungen des Lebens umgehen können

© Krohwinkel 1984, 1988, überarbeitet 1993, Anpassung zur Begrifflichkeit 2004, 2006

Abbildung 15: Das ABEDL-Strukturierungsmodell (*Begriffliche Anpassung 2004)

unter anderem auch in der tradierten Strukturierung pflegerischer Aufgaben- und Verantwortungsbereiche mit ihren fehlerhaften Begrifflichkeiten «Grundpflege und Behandlungspflege» wider, wobei unter der so genannten Behandlungspflege Mitarbeitsaufgaben bei der medizinischen Diagnostik und Therapie subsumiert werden. Diese Aufgaben werden, entsprechend dem medizinisch-mechanistischen Paradigma, als höherwertig und der Grundpflege übergeordnet eingestuft. Grundpflege wird dagegen als eine Reihe von einfachen Tätigkeiten beschrieben, die unabhängig vom Schweregrad und der Komplexität der Problemsituation jeder durchführen kann. Die ist aber unzutreffend, wie auch die vorliegende Studie zeigt.

Auf diese Problematik habe ich seit 1985 in Seminaren und öffentlichen Vorträgen hingewiesen und ich habe sie in der Veröffentlichung (1992b) zu Strukturverbesserungen in der Krankenpflege differenzierter behandelt, als dies in der vorliegenden Studie möglich gewesen ist.

Bartholomeyczik hat (1997 und 2001) dieses Thema aufgegriffen und weiterführend diskutiert. Schließlich hat sich Müller (2001) in ihrer Dissertation fundiert mit dieser Thematik auseinandergesetzt.

Im vorliegenden Forschungsprojekt ist ein Managementmodell mit klaren Aufgaben- und Verantwortungsbereichen beruflicher Pflege entwickelt und überprüft worden. Es unterscheidet deutlich Pflege von Mitarbeitsaufgaben und Koordinationsaufgaben (vgl. Abb.16).

Meines Wissens hat das Kuratorium Deutscher Altenhilfe (KDA) als erste Institutionen das Managementmodell übernommen und in entsprechenden Publikationen darauf zurückgegriffen (z. B. Besselman et al. 1998). Die dort vorgenommenen Strukturierungen haben sich auch im neuen Altenpflegegesetz niedergeschlagen (Klie, 2003).

Wie lange es aber dauern kann, bis neue Erkenntnisse sich in allen relevanten Richtlinien und Gesetzestexten berücksichtigt werden, wird unter anderem aus den Veröffentlichungen zur Qualitätsprüfung des medizinischen Dienstes der Spitzenverbände der Krankenkassen (2006) sowie in der derzeitig (noch) gültigen Bundessozialgesetzgebung, SGB V u. XI) deutlich. Dort wird Pflege immer noch unter den veralteten und unzutreffenden Begriffen «Grundpflege und Behandlungspflege» subsumiert.

Können wir nun zur eigentlichen Betrachtung des Pflegemanagementmodells zurückkehren?

Das Managementmodell (s. **Abb. 16**, S. 244) in seinen Fassungen von 1988, 1992 und 1999, definiert Hauptaufgaben und Verantwortungsbereiche professioneller Pflege im Pflegeprozess und grenzt diese von weiteren möglichen Aufgaben der Pflege ab.

Für die hier dargestellten Hauptaufgaben und Verantwortungsbereiche hat die professionelle Pflege die Gesamtverantwortung in allen Prozessphasen einschließlich der Zuordnung von Ressourcen, wie sie im äußeren Ring dargestellt werden.

Hauptbeteiligte im Pflegeprozess sind immer die pflegebedürftigen Person und gegebenenfalls ihre persönlichen Bezugspersonen. Ihnen sind die Pflegenden (wie alle anderen Dienstleistenden auch) primär verantwortlich. Danach sind sie ihren jeweiligen pflegerischen Vorgesetzten verantwortlich. Die Verantwortungen gelten nach dem Delegationsprinzip für alle Verantwortungsebenen.

In den Bereichen, in denen professionell Pflegende bei Hauptaufgaben und Verantwortungsbereichen anderer Berufsgruppen mitarbeiten (z. B. in der medizinischen Diagnostik und Therapie) oder wo sie mit anderen Berufsgruppen kooperieren (z. B. mit der Sozialarbeit) übernehmen sie Mitverantwortung.

Allerdings gibt es hier Überschneidungspunkte. So ist in der Bezugspersonenpflege die primäre pflegerische Bezugs-Fachperson gesamtverantwortlich für das Einbeziehen pflegerelevanter Anamnesen, Diagnosen und Therapien anderer Berufgruppen in den Pflegeprozess. Die anderen Berufgruppen übernehmen hier Mitverantwortung als Informationsträger (Krohwinkel, 2006). Management wird in diesem Modell nicht nur als Aufgabe der obersten Leitungsebene gesehen, sondern ist horizontal und vertikal auf alle Hierachieebenen des Systems verteilt (vgl. Ulrich und Probst 1990; Borsi und Schröck 1995, S. 33 ff.).

Pflegemanagement und Pflegeorganisation umfassen dabei sämtliche Maßnahmen zur quantitativen und qualitativen Sicherung von Pflegeleistung für pflegebedürftige Personen und ihre persönlichen Bezugspersonen, einschließlich der Gewährleistung von Kontinuität.

Hierzu gehört auch das Erfassen, Planen, Realisieren, Evaluieren (und Anpassen) von Ressourcen, vorrangig in den Hauptaufgaben – und Verantwortungsbereichen der Pflege:

- Strukturelle Ressourcen, z. B. zur sicheren und fördernden Umgebung für pflegebedürftige Personen und die dort Pflegenden

- Personelle Ressourcen – qualitativ und quantitativ, mit eindeutigen Verantwortungs- und Aufgabenzuordnungen)

- zeitliche und materielle Ressourcen.

Pflegemanagement übernimmt hierbei die Gesamtverantwortung für personen- und fähigkeitsorientierte Pflegeleistungen im direkten Pflegeprozess, in der Pflegedokumentation, sowie in der Pflegeorganisation und Koordination. Darüber hinaus übernimmt sie Verantwortung in der pflegerischen Kooperation mit allen beteiligten Personen und Gruppen. Dies allerdings sind wechselseitige Verantwortungen.

Zwei Aufgabenbereiche des Pflegemanagements möchte ich in diesem Zusammenhang mit Ihnen etwas genauer anschauen:

- Erstens: die Arbeitsabläufe personenorientiert zu strukturieren und hierbei auf großmögliche Normalität zu achten.

- Zweitens: durch das System der Bezugspersonenpflege die Kontinuität als eine Grundlage für Qualität umzusetzen und zu stabilisieren.

Managementmodell

Personelle Ressourcen — **Erfassen** — **Ressourcen**

I Direkte Pflege
Fähigkeiten, Probleme, Bedürfnisse in ABEDLs
– beobachten
– erfragen

Mit Personen fördernd kommunizieren
– sie unterstützen
– sie anleiten
– sie beaufsichtigen
– sie informieren und beraten
– sie begleiten
In ihrem Sinne Handeln

Pflege-Bedürftige Person

Persönliche Bezugsperson

II Pflegeprozess-dokumentation

III Pflegeprozess-Organisation/Koordination

Materielle — **Evaluieren** — **Planen** — **Zeitliche**

Ressourcen — **Durchführen** — **Ressourcen**

Strukturelle

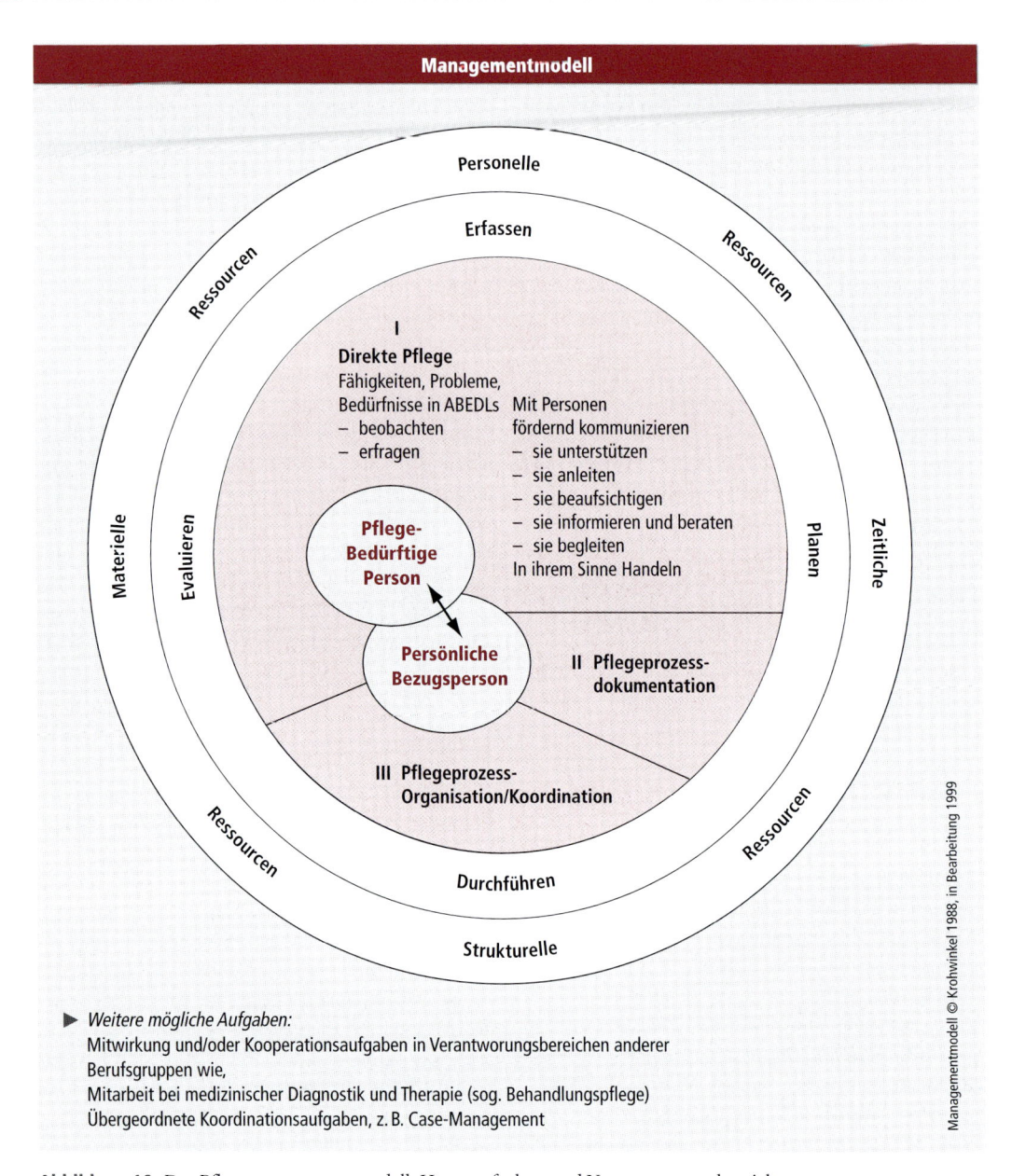

Managementmodell © Krohwinkel 1988, in Bearbeitung 1999

▶ *Weitere mögliche Aufgaben:*
Mitwirkung und/oder Kooperationsaufgaben in Verantworungsbereichen anderer Berufsgruppen wie,
Mitarbeit bei medizinischer Diagnostik und Therapie (sog. Behandlungspflege)
Übergeordnete Koordinationsaufgaben, z. B. Case-Management

Abbildung 16: Das Pflegemanagementmodell: Hauptaufgaben und Verantwortungsbereiche

In der vorliegenden Studie sind Arbeitsabläufe, soweit dies unter den gegebenen Rahmenbedingungen und unter Berücksichtigung der zeitlich begrenzten Interventionen möglich war, personen- und prozessorientiert verändert worden.

In längerfristigen Pflegeprozessen ist aber ein größeres Maß an Normalität zu fordern und zu fördern, als dies in Akutkrankenhäusern mit kurzer Verweildauer für Patienten möglich und vielleicht auch erforderlich ist.

In Anlehnung an Nierje (1994) bedeutet *Normalität* in Lebens- und Pflegeprozessen betroffener Menschen zu fördern, unter anderem die Arbeitsabläufe der Pflege und die pflegerischen Handlungen in Einklang zu bringen mit dem Tagesrhythmus der pflegebedürftigen Person und gegebenenfalls ihrer Familie.

Dazu gehören unter anderem «Aufsteh- und Zubettgehzeiten in der Woche und an Wochenenden». Aber dazu gehören in der Fördernden Prozesspflege auch, die für den Menschen im Lebensprozess bedeutsam gewordenen Gewohnheiten in anderen ABEDLs zu berücksichtigen (vgl. Schilder 2007).

Nierje betont für den normalen Wochenrhythmus die Bedeutung dessen, wer man ist, was man tut und in welchen sozialen Bezügen man lebt. Die Koordination der Pflege mit den für die pflegebedürftige Person und ihren familiären Bezugspersonen wichtigen Aktivitäten, welche nach Nierje auch die sozialen Rollen umschließen, ist im ambulanten Bereich auch zur Entlastung und der primär pflegenden persönlichen Bezugsperson von Bedeutung.

Normalität im Jahresrhythmus ist ein weiterer Schwerpunkt, den Nierje mit Recht hervorhebt: Denn die Wechsel der Jahreszeiten und die damit verbundenen persönlichen, familiären und gesellschaftlichen Bräuche und Feste zu berücksichtigen helfen, Normalität im Alltag zu etablieren.

Als weiteren Schwerpunkt haben Sie die Bezugspersonenpflege genannt. Welche Bedeutung hat diese in der Fördernden Prozesspflege?

Bezugspersonenpflege wurde im vorliegenden Forschungsprojekt in Anlehnung an Manthey (1980), der Urheberin des «Primary Nursing», als organisatorisches Fundament für Kontinuität und Qualität in der direkten Pflege der Pflegedokumentation sowie in den Mitarbeits- und Kooperationsaufgaben der Pflege konzipiert, umgesetzt und evaluiert (s. S. 10–13, 33–35, 90–103, 265–268). Danach ist Bezugspersonenpflege in den von mir durchgeführten Schulungen, Beratungen und Begleitungen – in ambulanten-, teilstationären- und stationären Einrichtungen – als organisatorisches Fundament für die Entwicklung und Sicherung Fördernder Prozesspflege weiter bearbeitet und entsprechend angepasst worden (vgl. Krohwinkel, 2006).

Frau Krohwinkel, in der Literatur sind unterschiedliche Begriffe und Beschreibungen zum «Primary Nursing» zu finden. Die Beschreibungen werden unter anderem verknüpft mit Begriffen wie «Bereichspflege», «Beziehungspflege», «Bezugspflege» oder auch «Primärer Pflege. Was charakterisiert Bezugspersonenpflege in der Fördernden Prozesspflege und wie unterscheidet sie sich von anderen Organisationsformen?

Nun, ohne im Rahmen dieses Interviews auf einzelne Begrifflichkeiten und Modifizierungen in der Literatur eingehen zu können, sehe ich im Vergleich mit anderen Formen das wichtigste Unterscheidungsmerkmal im Ausmaß von Kontinuität und Qualität in der Beziehung sowie in der Verantwortung für die im Managementmodell definierten Aufgaben beruflicher Pflege.

Bei einem Vergleich wird der Unterschied zwischen Funktionspflege und Bezugspersonenpflege am schnellsten deutlich:

Während in der Funktionspflege Pflegende als Arbeitskräfte («Pflegekräfte») unterschiedlichen Tätigkeiten zugeordnet werden, werden in der Bezugspersonenpflege pflegende Personen den pflegebedürftigen Personen und gegebenenfalls ihren persönlichen Bezugspersonen zugeordnet. Diese sind immer Hauptbeteiligte im Pflegeprozess. Ihnen sind die beruflich Pflegenden, wie alle anderen Dienstleistenden, auch primär verantwortlich. Danach sind die Dienstleistenden ihren jeweiligen Vorgesetzten verantwortlich. Dies kann bezogen auf die dienstrechtliche Verantwortung der Pflege in stationären Einrichtungen bedeuten: Die primäre pflegerische Hilfsperson ist vorrangig der primären pflegerischen Fachpersonen verantwortlich. Die jeweilige pflegerische Fachperson ist der Wohnbereichsleitung/Stationsleitung verantwortlich. Und die jeweilige Wohnbereichbereichs-/Stationsleitung der Pflegedienstleitung. Die Pflegedienstleitung ist wiederum primär allen pflegebedürftigen Personen und gegebenenfalls deren persönlichen Bezugspersonen verantwortlich, danach der Gesamtbetriebsleitung usw.

Die Pflegedienstleitung hat somit die übergeordnete Gesamtverantwortung für die Qualität die Quantität und die Kontinuität der Pflege in allen Arbeitsbereichen entsprechend der übergeordneten Ziele. Dazu gehört (wie im Managementmodell dargestellt) auch das Erfassen, Zuordnen und Anpassen entsprechender Ressourcen. Dies vorrangig in den Hauptaufgaben- und Verantwortungsbereichen der Pflege. Darüber hinaus ist sie verantwortlich für die Zuordnung und Begrenzung von Aufgaben und Verantwortungen, welche der Pflegedienst im Zusammenhang von Diagnostik und Therapie für andere Berufsgruppen und in der Kooperation mit anderen Berufgruppen übernimmt. Hierbei gilt es natürlich immer auch um argumentativ begründete und durch überprüfbare Daten gestützte Aushandlungsprozesse bei der Gesamtverteilung von Ressourcen, bei denen auch Machtverhältnisse nicht außer Acht gelassen werden sollten.

Die Stationsleitung/Bereichsleitung fallen analoge übergeordnete Management-, Organisations- und Kontrollaufgaben zu, wie der Pflegedienstleitung. Allerdings, sind ihre übergeordneten Aufgaben- und Verantwortungen begrenzt auf ihre Bereichs- bzw. Stationsebene.

Zu ihren Managementaufgaben gehört wesentlich auch die Organisation der Bezugspersonenpflege. Mit einer entsprechenden Anpassung von Dienst- und Urlaubsplanung. Darüber hinaus ist sie verantwortlich für die Förderung, Beratung, fachliche Supervision und Kontrolle, (vorrangig) der pflegerischen Fachpersonen. Diese wiederum beraten und supervidieren die pflegerischen Hilfspersonen und leiten diese an.

Die pflegerischen Fachpersonen sind als primäre pflegerische Bezugspersonen (PFP) kontinuierlich einzelnen pflegebedürftigen Personen (PP) in bestimmten Zimmern zugeordnet sowie deren persönlichen Bezugspersonen (PBP) (s. Abb. 17). Die pflegerischen Fachpersonen werden unterstützt von pflegerischen Hilfspersonen (PHP). Eine Sonderrolle nehmen hierbei Auszubildende in den Pflegeberufen ein, welche als zukünftige Fachpersonen die Fördernde Prozesspflege mit allen dazugehörigen Aufgaben und Verantwortungen in der Bezugspersonenpflege erlernen können sollten. Sie sollten deshalb auch primär solchen pflegerischen Fachpersonen zugeordnet werden, welche über eine entsprechende Qualifikation zur Praxisanleitung verfügen.

Ein *Beispiel* – in einer Organisationseinheit in Form einer Station oder einem Wohnbereich mit 30 Patienten/Bewohnern hat die Stationsleitung beziehungsweise Wohnbereichsleitung die übergeordnete Gesamtverantwortung für die pflegerischen Leistungen bei allen pflegebedürftigen Personen und deren persönlichen Bezugspersonen. Sie übernimmt aber auch Aufgaben- und Verantwortungen einer primären pflegerischen Fachperson. Dies nicht vorrangig nur zur Entlastung der anderen pflegerischen Fachpersonen des Teams, sondern vor allem um ihre eigene Fachkompetenz im Pflegeprozess in der direkten Pflege und in der Pflegedokumentation zu erhalten, zu entwickeln beziehungsweise weiter zu entwickeln. Allerdings sollte sie dies bei weniger Patienten/Bewohnern tun, als die anderen Fachpersonen, damit sie auch ihren übergeordneten

Organisation der Bezugspersonenpflege (vereinfachte Darstellung)

PP = Pflegebedürftige Person; Z = Zimmer; PBP = persönliche Bezugsperson; PFP = Pflegerische Fachperson; PHP = Pflegehilfsperson

PP 1	PP 2	PP 3	PP 4	PP 5	PP 6	PP 7	PP 8	PP 9	PP 10
Z 1	Z 2	Z 3	Z 4	Z 5	Z 6	Z 7	Z 8	Z 9	Z 10
PBP 1	PBP 2	PBP 3	PBP 4	PBP 5	PBP 6	PBP 7	PBP 8	PBP 9	PBP 10

| PFP A1 als primäre Pflegefachperson | ←gegenseitige Vertretung→ | PFP B1 als primäre Pflegefachperson |
| PHP A2 als primäre Pflegehilfsperson | ←gegenseitige Vertretung→ | PHP B2 als primäre Pflegehilfsperson |

| PFP C1 als primäre Pflegefachperson | ←gegenseitige Vertretung→ | PFP D1 als primäre Pflegefachperson |
| PHP C2 als primäre Pflegehilfsperson | ←gegenseitige Vertretung→ | PHP D2 als primäre Pflegehilfsperson |

© Krohwinkel 2001

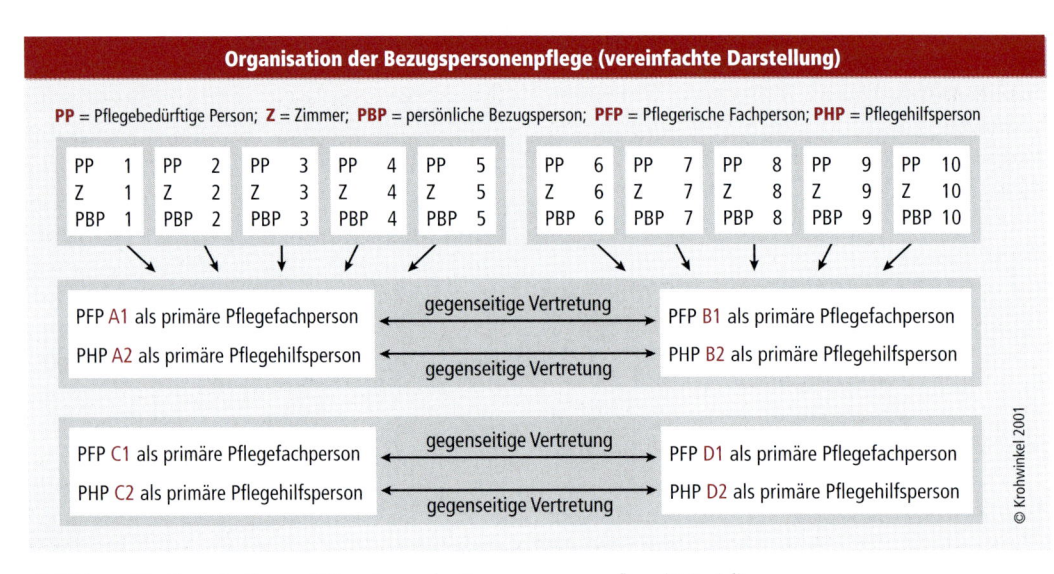

Abbildung 17: Organisation und Umsetzung der Bezugspersonenpflege (Beispiel)

Leitungsaufgaben und Verantwortungen gerecht werden kann.

Die Pflegefachpersonen sind als primäre pflegerische Bezugspersonen (PFP) einzelnen Patienten/Bewohnern (PP) in bestimmten Zimmern sowie deren persönliche Bezugspersonen (PBP) zugeordnet – in der Regel eine bis sieben pflegebedürftige Personen. Sie übernehmen hier Gesamtverantwortung von der Übernahme der Pflege bis zum Abschluss des Pflegeprozesses (vgl. Abb. 14) Des Weiteren sind den pflegebedürftigen Personen andere Pflegepersonen zugeordnet, zum Beispiel primäre pflegerische Hilfspersonen (PHP). Diese unterstützen die primäre Pflegefachpersonen und übernehmen für die an sie delegierten klar definierten Aufgaben Mitverantwortung. Dabei werden sie fördernd angeleitet, fachlich supervidiert und kontrolliert. Verbindliche Vertretungsregelung bestehen jeweils zwischen den primären Fachpersonen und zwischen den primären Hilfspersonen. Die primäre Pflegefachperson übernimmt im Pflegeprozess die alleinige Verantwortung, um Biographie, Anamnese, Diagnose sowie gezielte Planung von Maßnahmen und Ressourcen und die Evaluation zu erfassen und zu dokumentieren.

Alle anderen Personen und Gruppen übernehmen lediglich Mitverantwortung als Informanten. Um diese Aufgaben auch erfüllen zu können, übernimmt die primäre Pflegefachperson, mindestens in den dafür erforderlichen Zeiten, die Umsetzung des Pflegeprozesses im direkten Pflegebereich selbst.

Bei längerer Abwesenheit, zum Beispiel Urlaub oder Krankheit, übernimmt eine andere zuvor bestimmte Fachperson vertretend spezifischen Aufgaben. In dem abgebildeten Beispiel ist es die Pflegefachperson B1 (vgl. Krohwinkel, 2006).

Das ist gut nachvollziehbar. Wie sind nach Ihrer Erfahrung aber Kontinuität und Qualität in der täglichen Pflege zu gewährleisten?

Das ist eine wichtige Frage, die es zu klären gilt. Tatsächlich sind Pflegekontinuität und Pflegequalität für die pflegebedürftige Person und ihre persönlichen Bezugspersonen nur unmittelbar in der direkten Pflege erfahrbar.

Auch deshalb ist Kontinuität in der direkten Pflege für die Effektivität des Pflegeprozesses unerlässlich.

In der von mir begleiteten Praxis haben sich bei der Umsetzung zwei Grundsätze bewährt:

1. In der Regel ist im Tagdienst *mindestens* eine der pflegerischen Bezugspersonen pro Schicht im Dienst, welche dann bei den ausgewiesenen 5 bis 10 pflegebedürftigen Personen als primäre oder sekundäre Bezugsperson die Pflege durchführt, evaluiert und im Pflegeverlaufsbericht dokumentiert.

2. Wenn keine der primären- oder sekundären pflegerischen Bezugspersonen (Fachpersonen o. Hilfspersonen) anwesend sein kann, übernehmen andere, vorher bestimmte Pflegepersonen als tertiäre Bezugspersonen die Pflege.

Dies erfordert allerdings, dass mindestens zwei dieser Pflegepersonen dann auch im Dienst sind. Bei konsequenter Umsetzung der Bezugspersonenpflege werden pflegebedürftige Personen und ihre persönlichen Bezugspersonen von insgesamt nicht mehr als 5 bis 6 Pflegepersonen im direkten Beziehungs-, Problembearbeitungs- und Entwicklungsprozess fördernd unterstützt, angeleitet, informiert, beraten und begleitet (vgl. Primäre pflegerische Handlungen. Rahmenmodell 4).

In diesem Zusammenhang weise ich nochmals darauf hin, dass personen- und förderungsorientierte Pflegepraxis immer auch ein personen- und förderungsorientiertes Management erfordert. Ein Qualitätsanspruch ist deshalb auch im Management die Prinzipien Fördernder Prozesspflege zu berücksichtigen.

Sie haben im vorangegangen Teil Ihrer Ausführungen die Fördernde Prozesspflege dargestellt und dem Pflegeprozess in der direkten Pflege, der Dokumentation sowie der Pflegeorganisation und dem Management zugeordnet. Damit zusammenhängend haben Sie immer wieder Themen zur Qualitätsentwicklung aufgegriffen. Dabei haben sie auch auf Leitfragen zur Erfassung und Entwicklung von Qualität in der Pflegedokumentation hingewiesen. Können Sie den Lesern diese nun konkreter erläutern?

Ja, das möchte ich gern am Beispiel von Pflegediagnose und Pflegeplan tun. – In dem von Ihnen herausgegebenen Pflegelexikon (Georg und Frowein, 2001, S. 118) beschreiben sie Pflegediagnosen als «zusammenfassende Beurteilung, die von einer professionell geschulten Pflegeperson nach einer systematischen Einschätzung, bestehend aus Beobachtung, Befragung und körperlicher Untersuchung abgegeben wird». – Qualitätskriterien zu Pflegediagnosen bedürfen hierbei besonderer Beachtung, weil pflegediagnostische Kompetenz in der Praxis noch sehr entwicklungsbedürftig ist.

Wie meine Analysen in der ambulanten und der stationären Pflege zeigen, sind in derzeitiger Pflegepraxis Pflegediagnosen noch weitgehend vage. Dies ist ein schwerwiegendes Problem, denn wenn Pflegediagnosen eher vage sind, dann ist nicht mehr beurteilbar, ob die formulierten Ziele, Maßnahmen und Ressourcen im Pflegeplan den Bedürfnissen, Problemen, Fähigkeiten und Ressourcen der betroffenen Personen entsprechen.

Darüber hinaus werden diese in der Regel noch linear und fragmentiert. Der exemplarische Pflegeplan aus der Basisuntersuchung gibt hierfür ein Beispiel (S. 249).

Mit entsprechender Schulung können Pflegefachpersonen durchaus fundierte und ganzheitlich-synergetische Diagnosekompetenzen entwickeln und von solchen Pflegediagnosen zielorientiert unterstützende und fördernde Pflegemaßnahmen (Pflegeverordnungen) ableiten (Beispiel, Abb. 18). Bei solcher Entwicklung können formulierte Qualitätskriterien eine Orientierungshilfe sein (s. **Abb.18**). Das nachfolgend dargestellte exemplarische Beispiel einer Pflegeplanung aus der Postinterventionsphase der vorliegenden Studie (S. 249) zeigt eine solche Entwicklung auf. In der **Abbildung 19** auf Seite 250 sind zunächst die Qualitätskriterien Fördernder Prozesspflege als Leitfragen formuliert zu finden.

Bevor wir den Pflegeplan (s. Abb. 18) mit Hilfe der Leitfragen analysieren und evaluieren, lassen Sie mich zum besseren Verständnis einige Erklärungen vorausschicken:

Oben im Formular sind die zum Zeitpunkt der Studie verwendeten 13 Begriffe zu den AEDLs aufgeführt.

Die Nummern, die in dieser Abbildung als Beispiel mit einem kleinen Kreis versehen sind, zeigen an, dass diese ABEDLs auf der Grundlage von Anamnese und Diagnose im weiteren Pflegeprozess berücksichtigt werden sollen. Die groß eingekreisten A(B)EDLs zeigen an, dass diese eine prioritäre Bedeutung haben. In der aufgeführten Pflegeplanung werden sie als primär verursachend für Probleme, Bedürfnisse und Fähigkeiten der pflegebedürftigen Person in weiteren aufgeführten A(B)EDLs angesehen. Die prioritären Probleme und Bedürfnisse werden in der Pflegebedarfserhebung/Pflegediagnose differenziert herausgearbeitet, einschließlich der Ursachen und Einflussfaktoren. Diese werden in Klammern gesetzt (siehe Pflegebedarferhebung, linke Spalte).

Den Problemen und Bedürfnissen werden jeweils Fähigkeiten und gegebenenfalls persönliche Ressourcen zugeordnet (s. Pflegebedarferhebung, rechte Hälfte) Die diagnostizierten Fähigkeiten konkretisieren dabei das Problem und grenzen es zugleich ein.

Die diagnostizierten Zusammenhänge sowie die Wechselwirkungen mit den anderen A(B)EDLs werden durch entsprechend zugeordnete Kreise angezeigt (s. äußerste linke Spalte). Die dokumentierten Pflegediagnosen werden nicht linear, sondern zirkulär gelesen.

Kommen wir zur inhaltlichen Betrachtung der vorliegenden Pflegeplanung:

Herr B. leidet an einer motorischen Aphasie und einer Hemiparese rechts (nach einem akuten apoplektischen Insult (medizinische Diagnose). Die motorische Aphasie ist verursachend für seine Probleme im Kommunizieren. Seine Kommunikationsprobleme werden verstärkt in Gegenwart ihm nicht vertrauter Personen.

In der vorliegenden Pflegediagnose sind hierzu Wechselwirkungen zwischen ABEDL 12 und 13 dokumentiert:

ABEDL 12/13, Problem: Spricht verwaschen (motorische Aphasie) ist bei ihm nicht vertrauten Personen sehr gehemmt.

ABEDL 12/13, Fähigkeit: Kann einzelne Wörter deutlich aussprechen.

Das zweite prioritäre Problem ist der ABEDL 2 «Sich bewegen können» zugeordnet.

Die Bewegungsprobleme von Herrn B. sind verursacht durch die Hemiparese rechts. (Die Ursachenbenennung fehlt in der Pflegediagnose.)

Beispiel aus Forschungsprojekt: Postinterventionsphase

Beispiel eines Pflegeplans, 2. Woche nach der Aufnahme des Patienten

Patientenaufkleber:

AEDL:
1. kommunizieren
2. sich bewegen
3. vitale Funktionen aufrechterhalten
4. essen und trinken
5. sich pflegen
6. ausscheiden
7. sich kleiden (eingekreist)
8. ruhen und schlafen
9. sich beschäftigen
10. sich als Frau/Mann fühlen und verhalten
11. für eine sichere Umgebung sorgen
12. soziale Bereiche des Lebens sichern (eingekreist)
13. mit existenziellen Erfahrungen des Lebens umgehen (eingekreist)
14. Organisation

Pflegebedarfserhebung

Datum	AEDL	Problem/Bedürfnis/Ursachen	Fähigkeiten	Hdz.
25.10.	①⑫⑬	Spricht sehr verwaschen (mot. Aphasie) Ist bei ihm nicht vertrauten Personen sehr gehemmt	Kann einzelne Wörter deutlich aussprechen	M.W.
	②	Rechter Arm und rechte Schulter total schlaff Ausgeprägte Schwäche im Bein Hat kein Gleichgewicht im Sitzen Neigt zur Retraktion der gelähmten Schulter	Bezieht rechten Arm mit Hilfe des linken Armes ein Kann gelähmtes Bein jetzt gut anstellen mit gesunder Hand halten Kann im Liegen Brücke bauen	
	④ ② 5	Kann Essen nicht alleine anrichten Kann aufgrund der Lähmung Körperpflege nicht selbst durchführen	Nahrungsaufnahme selbstständig Führt Mundpflege selbst durch Rasiert sich selbst Wäscht sich Oberkörper ohne Hilfe	
	② 6 7	" "	Nimmt Urinflasche selbst Kennt Reihenfolge beim An- und Ausziehen	
	⑫ ⑬	Ehefrau möchte Patienten bei Maßnahme unterstützen	Freut sich über Fortschritte des Patienten Ehefrau unterstützt Patienten Patient reagiert positiv auf Ermutigung	
2.11.				

nächste Auswertung am: | 1 | 2 | 3 | 4 | 5 | 6 | 7 | 8 | ✗9 | 10 | 11 | 12 | 13 | 14 | 15 | 16 | 17 | 18 | 19 | 20 | 21 | 22 | 23 | 24 | ✗26 | 27 | 28 | 29 | 30 | 31 |

Monat: Nov.   Okt.

Pflegeplan

Datum	AEDL	Pflegeziele	Pflegemaßnahmen	Hdz.
25.10.	① ⑫ ⑬	Spricht verständlich Spricht auch, wenn Fremde im Zimmer sind (2.11.)	Zum langsamen und deutlichen Sprechen ermutigen, vorlesen lassen Bei der Mundpflege Zungenübungen Ab n. Woche logopädisches Training	M.W.
	2	Weitere Stabilisierung im rechten Bein	Transfer Bett-Rollstuhl üben Im Bett selbst drehen üben	
		Hält Gleichgewicht Sitzen o. Hilfsmittel (2.11.)	Gleichgewichtstraining beim Sitzen an der Bettkante Im Rollstuhl noch mit Kissen abstützen. Beim Sitzen im Bett 3-Punkt-Kissen-Lagerung	
	4	Lernt stufenweise Essen auch selbst anzurichten	Brot u. Streichen üben Brot muss festgehalten werden Rutschfeste Unterlage	
		Führt Körperpflege selbst durch	Waschen a. Waschbecken Aufschrauben von Zahnpastatube üben Standspiegel zum Rasieren Gelähmten Arm beim Waschen stützen/führen (Schultergelenk.) Zum Waschen d. Beine Schemel bereitstellen Zur Stuhlausscheidung zur Toilette führen	
	6 7 ⑫	Kann Hemd u. Hose mit geringer Hilfe anziehen	Training mit Hemd und Hose Ehefrau anleiten bei AEDL 1, 2, 4 u. 7 (s.o.)	
2.11.	⑬		Immer wieder auf Fortschritte hinweisen	

nächste Auswertung am: | 1 | 2 | 3 | 4 | 5 | 6 | 7 | 8 | 9 | 10 | 11 | 12 | 13 | 14 | 15 | 16 | 17 | 18 | 19 | 20 | 21 | 22 | 23 | 24 | 25 | 26 | 27 | 28 | 29 | 30 | 31 |

Monat:

Primäre pflegerische Bezugsperson: Michaela Weber

Abbildung 18: Pflegediagnose und Pflegeplan (Beispiel aus der Postinterventionsstudie)

ABEDL 2, Probleme:

- rechter Arm und Schulter total schlaff
- ausgeprägte Schwäche im Bein
- hat kein Gleichgewicht im Sitzen
- neigt zur Retraktion der gelähmten Schulter

ABEDL 2, Fähigkeiten:

- bezieht rechten Arm mit Hilfe des linken Armes ein
- kann gelähmtes Bein jetzt gut anstellen, mit gesunder Hand halten
- kann im Liegen «Brücke bauen».

Von den diagnostizierten Probleme und Fähigkeiten in den prioritären ABEDLs 1 und 2 werden Pflegediagnosen abgeleitet in den ABEDLs Essen und Trinken, sich Pflegen, Ausscheiden, sich Kleiden, mit Existentiellen Erfahrungen umgehen und im Zusammenhang mit sozialen Beziehungen (hier noch unter den Begriff Soziale Bereiche subsumiert).

A(B)EDL 4/2, Problem:

- kann Essen nicht allein anrichten (wegen der Probleme in der A(B)EDL 2).

A(B)EDL 4/2, Fähigkeit:

- Nahrungsaufnahme ist selbständig

A(B)EDL 5/2, Problem:

- kann Körperpflege nicht (vollständig) selbst durchführen

A(B)EDL 5/2, Fähigkeit:

- führt Mundpflege selbst durch, rasiert sich selbst, wäscht sich Oberkörper ohne Hilfe.

Erfassung und Entwicklung von Pflegequalität in der Pflegeprozessdokumentation (Pflegeplan)

Leitfragen zur Erstellung und Auswertung

▶ 1. Pflegediagnosen (Pflegebedarfserhebung)
- 1.1 Wird aus der Dokumentation erkennbar, in welchen ABEDLs die betroffene Person die betroffene Person uneingeschränkte Fähigkeiten hat?
- 1.2 Welche ABEDL-bezogenen Probleme/Bedürfnisse werden in den Pflegediagnosen genannt?
  - Sind die genannten Probleme/Bedürfnisse eher konkret/eher vage formuliert?
- 1.3 Werden Ursachen/Einflussfaktoren deutlich gemacht?
  - Sind die Ursachen/Einflussfaktoren eher konkret/eher vage formuliert?
- 1.4 Werden den genannten Problemen/Bedürfnissen Fähigkeiten und persönliche Ressourcen zugeordnet?
  - Sind die Fähigkeiten und persönliche Ressourcen eher konkret/vage beschrieben?
- 1.5 Werden prioritäre ABEDLs sichtbar gemacht?
- 1.6 Werden Zusammenhänge und Wechselwirkungen zwischen den ABEDLs deutlich gemacht?

▶ 2. Pflegeplanung
- 2.1 Pflegeziele
- 2.1.1 Sind die Pflegeziele von der jeweiligen Pflegediagnose ableitbar?
- 2.1.2 Sind Pflegeziele eher konkret/eher vage formuliert?
- 2.1.3 Sind Pflegeziele auf der Grundlage der Pflegediagnose und mit Hilfe der Pflegemaßnahmen und der Ressourcen erreichbar?
- 2.2 Pflegemaßnahmen und Ressourcen
- 2.2.1 Sind Pflegemaßnahmen und Ressourcen orientiert an den Pflegediagnosen und den Pflegezielen?
- 2.2.2 Sind Pflegemaßnahmen und Ressourcen eher konkret/eher vage beschrieben?
- 2.2.3 Sind Pflegemaßnahmen und Ressourcen
  - eher versorgend
  - eher fähigkeitserhaltend
  - eher fähigkeitsfördernd?
- 2.2.4 Sind Pflegemaßnahmen nach neuen wissenschaftlichen Erkenntnissen fachlich korrekt?

Quelle: Krohwinkel, Arbeitsmaterialien und Instrumente 1988, i. d. Fassung von 2005

Abbildung 19: Leitfragen zur Erstellung und Auswertung von Pflegediagnosen (Qualitätskriterien)

A(B)EDL 6/2, Problem:

– kann den Nachtstuhl und die Toilette nicht selbst aufsuchen (hier fehlt im Pflegeplan die konkrete Problembeschreibung)

A(B)EDL 6/2, Problem:

– kann die Urinflasche selbst nehmen.

Ein weiteres Problem/Bedürfnis, dass Herr B. in der direkten Pflege äußerte, bezieht sich auf die ABEDLs 6/2/13.

A(B)EDL 6/2/13, Problem:

– Sagt wiederholt, dass er sich schämt, sich nach der Stuhlausscheidung nicht selbst säubern zu können, möchte dies üben.

Dieses Problem/Bedürfnis ist nicht im Pflegeplan dokumentiert, sondern als Beobachtung im Pflegeverlaufsbericht dokumentiert. In der rechten Spalte des Pflegeverlaufsberichts ist unter der Überschrift «Kurzfristige Ziele, Maßnahmen und Hinweise» hierzu folgendes nachzulesen: (6/2) «Bei der nächsten Stuhlausscheidung soll Patient versuchen, sich selbst zu säubern. Dazu ihm Toilettenpapier in die linke Hand geben. Beim Aufstehen von der Toilette gelähmte Seite und Rumpf gut abstützen und halten» Als Ergebnis ist hierzu folgendes im Bericht vermerkt (6/2/13:) «Hat sich heute nach der Stuhlausscheidung selbst gesäubert. Freut sich darüber. Hinweis: Weiter so verfahren.»

Zurück zu den Pflegediagnosen im längerfristig gültigen Pflegeplan:

A(B)EDL7/2, Problem:

– kann sich nicht selbst An- und Auskleiden

A(B)EDL7/2, Fähigkeit:

– Kennt Reihenfolge beim An- und Auskleiden

Im nächsten Diagnoseteil rückt die Ehefrau als Person mit ihrem Bedürfnis ins Zentrum des pflegerischen Interesses.

ABEDL 12/13:

– Das Bedürfnis der Ehefrau ist: Sie möchte den Patienten bei Pflegemaßnahmen unterstützen. Ihre Fähigkeit ist, sie freut sich über Fortschritte des Patienten. Ihre Fähigkeit ist auch, dass sie den Patienten unterstützt. Und die Fähigkeit des Patienten ist: Er reagiert positiv auf ihre Ermutigung.

Lassen Sie uns jetzt betrachten, wie die Pflegenden auf diese Bedürfnisse und Fähigkeiten der persönlichen Bezugsperson und der pflegebedürftigen Person eingehen (s. Pflegemaßnahmen, rechte Spalte unten):
Die Ehefrau soll angeleitet werden, den Patienten so zu unterstützen, bei den folgenden Maßnahmen in den A(B)EDLs 1/132, 4/2, 6/2 ,13. Sie wird angeleitet dies so zu tun, wie die Pflegenden auch (siehe hierzu Text, rechte Spalte im Pflegeplan): Durch diese Kennzeichnung ist der Anleitungsplan in den Pflegeplan integriert:

ABEDL 1/13: Zum langsamen und deutlichen sprechen ermutigen, vorlesen lassen

ABEDL 2: Transfer Bett – Rollstuhl üben, Im Bett selbst drehen üben, Gleichgewichtstraining beim Sitzen an der Bettkante. Im Rollstuhl noch mit Kissen abstützen. Beim Sitzen im Bett 3 Punkt Kissen-Lagerung.

ABEDL 4/2: Brot streichen üben. Brot muss noch festgehalten werden, rutschfeste Unterlage.

ABEDL 6/2: Anziehtraining mit Hemd und Hose (Anmerkung: Ein Trainingsplan dazu lag auf dem Nachttisch des Patienten).

ABEDL13: Immer wieder auf Fortschritte hinweisen.
Diese Aussage bezieht sich auf die gezielte Unterstützung fördernder Erfahrungen des Patienten und der Ehefrau bei allen Pflegemaßnahmen im Pflegeprozess.

Zur Evaluation vergleichen wir eine typische Pflegeplanung aus der Basisuntersuchung der vorliegenden Studie (S. 259) mit der hier abgebildeten Pflegeplanung aus der Postinterventionsuntersuchung (S. 260). Dabei ist in der zweiten Pflegeplanung eine deutliche Qualitätsentwicklung hin zur Fördernden Prozesspflege erkennbar. Bis auf wenige noch zu entwickelnden Anteile können die Leitfragen zur Pflegeplanung (Abb. 18) positiv beantwortet werden. Somit werden wichtige Qualitätskriterien Fördernder Prozesspflege erfüllt.

Darüber hinaus wird die Umsetzung folgender *Prinzipien der Fördernden Prozesspflege* in der dargestellten Pflegeplanung nachweisbar:

- «Offenheit
- komplementäre Wechselwirksamkeit und Synergie
- Personen- und Beziehungsbezogenheit
- Sinnbezogenheit, Prioritätsorientiertheit
- Fähigkeits- Ressourcen- und Förderungsorientiertheit». (vgl. Abb. 2 unten)

Frau Krohwinkel, Sie haben uns eben an einem weiteren Beispiel aufgezeigt, wie anhand von Qualitätskriterien Qualität im Kontext Fördernder Prozesspflege erfasst und evaluiert werden kann. Wie aber kann solche Qualität in den von Ihnen aufgezeigten pflegerische Aufgaben und Verantwortungsbereichen des Pflegemanagements entwickelt werden?

Lassen Sie mich zur Beantwortung dieser Frage zunächst Ulrich und Probst (1990, S. 248–249) zitieren: «Entwicklungsfähigkeit im Sinne der qualitativen Verbesserung ist eine spezifische Fähigkeit von Menschen und sozialen Systemen, die sich nicht aus naturgegebenen Mechanismen und Funktionsweisen zusammensetzt, sondern aus Wertsetzungen und Absichten.»

Hierbei ist, wie Ulrich und Probst hervorheben, zu beachten, dass Menschen und soziale Systeme im Gegensatz zu Maschinen nicht triviale Systeme sind, die einen bestimmten Input immer in einen bestimmten Output verwandeln. Menschen und soziale Systeme sind vielmehr komplex. Daraus ergibt sich, dass in Qualitätsentwicklungsprozessen – ähnlich, wie im Pflegeprozess – Veränderungen nicht determinierbar sondern nur gezielt beeinflussbar und gestaltbar sind (vgl. Borsi und Schröck, 1995).

Natürlich setzt gezielte Qualitätsentwicklung aber auch voraus, dass Qualität von Leistungen definiert wird (Katz und Green 1996; Görres et al. 2006; Baartmans und Geng 2006). Die genannten Autoren empfehlen unter anderem, dies in Form von Standards beziehungsweise Richtlinien zu tun. Hierbei sind rechtliche Vorgaben und wissenschaftliche Erkenntnisse zu beachten.

Als richtungsweisend für solche Qualitätsstandards können die vom Deutschen Netzwerk für Qualitätsentwicklung (DNQP) herausgegebenen Standards gelten.

Dennoch, bei Qualitätsentwicklungsprozessen «vor Ort» sollte, ähnlich wie im Pflegeprozess, die konkrete Ausgangssituation, das heißt eine sorgfältige Anamnese und Diagnose des jeweiligen Praxisfeldes mit seinen Rahmenbedingungen, Ressourcen und Defiziten, am Anfang jeder gezielten Veränderung stehen. Dabei haben die Sichtweisen und Erfahrungen der beteiligten Personen und Gruppen einen zentralen Stellenwert (vgl. Lippit et al. 1958).

Ohne ihre aktive und verantwortliche Mitwirkung auf den jeweiligen Managementebenen ist eine systemische (ganzheitlich-synergetische) Qualitätsentwicklung kaum denkbar.

Im Interventionsprojekt der vorliegenden Studie sind solche Veränderungsprozesse bereits theoretisch und methodisch begründet, exemplarisch umgesetzt und überprüft worden (Krohwinkel 1993, S. 225–227). Hierbei ist das Modell des reflektierenden Erfahrungslernens (1984, 1993) mit entsprechenden Methoden und Verfahren zur Anwendung gekommen. Dies hat sich auch in den anderen, bereits genannten Projekten und Schulungen bewährt, angepasst an das jeweilige Praxisfeld. Solche Veränderungsprozesse haben, wie bereits ausgeführt, als Ausgangssituation die konkreten Erfahrungen der beteiligten Personen und Gruppen. Die Reflektion der Erfahrung auf dem Hintergrund theoretischer Erkenntnisse wird bei der Analyse und Evaluation der konkreten Praxis gezielt aber vorrangig non-direktiv gesteuert. Hierbei kommt es – idealtypisch gesehen – zur Synthese zwischen praktischer Erfahrung und theoretischer Erkenntnis und somit zum Synergieeffekt.

Die vorliegende Studie zeigt, wie dies in der Pflege auch zu einem Perspektivwandel beitragen und wie zielorientiert, personen-, fähigkeits- und ressourcenorientiertes Erfassen, Planen, Durchführen und Evaluieren verantwortlich erprobt und ausgewertet werden kann. Dies geschieht in Wechselwirkung zwischen Praxiserfahrung, theoretischer Reflektion und reflektierender Erprobung der Erkenntnisse in konkreten Praxissituationen. Hierbei werden Kompetenzen und Qualitäten entwickelt und weiterentwickelt.

Im Qualitätsentwicklungsmodell (**Abb. 20**, S. 254) wird Qualitätsentwicklung in zyklischen, miteinander verbundenen Prozessen dargestellt. Im Zentrum der Qualitätsentwicklung liegen die Hauptaufgaben- und Verantwortungsbereiche der Pflege. Dies bedeutet nicht, dass die anderen Aufgabenbereiche der Pflege (z. B. Kooperations- und Mitarbeitsaufgaben) in Qualitätsentwicklungsprojekten keine Berücksichtigung finden sollten.

Insoweit, wie andere Systeme die Qualität des Pflegesystems beeinflussen, ist dies im Qualitätsentwicklungsprozess unter Umständen sogar vorrangig zu beachten, da sonst die Qualitätsentwicklungsprozesse im Pflegesystem blockiert werden.

Die Erfahrung aus dem vorliegenden Projekt hat außerdem gezeigt, dass bei jeder Qualitätsentwicklung ausreichende Ressourcen zur Sicherung und Stabilisierung der Qualitätsziele bereits im Vorfeld mit eingeplant und nachfolgend auch eingehalten werden sollten. Dies konnte aufgrund unzureichender personeller, zeitlicher und materieller Ressourcen im Interventionsprojekt der vorliegenden Studie nur unzureichend berücksichtigt werden.

Dabei haben bereits Hegevary und Haussmann haben 1976 darauf hingewiesen, wie wichtig eine solche Stabilisierungsphase ist, damit erreichte Veränderungen auch längerfristig erhalten bleiben. Auf einer solchen Grundlage könnten dann weitere Qualitätsentwicklungsprozesse initiiert und umgesetzt werden (Abb. 20).

Das ist gut nachvollziehbar, auch, dass Qualität im Kontext Fördernder Prozesspflege etwas mit Sichtweisen, Werten, Wissen, Handlungskompetenzen und Ressourcen zu tun hat. Welchen Stellenwert haben bei der Qualitätsentwicklung im Kontext Fördernder Prozesspflege die von Ihnen entwickelten Praxiskategorien?

In der untersuchten Pflegepraxis in Krankenhäusern (Krohwinkel 1984, 1993) und den nachfolgenden Analysen von Daten aus der stationären Altenhilfe und der ambulanten, häuslichen Pflege (1995–1999) haben sich Indikatoren, Muster und Kategorien defizitär-versorgender Pflege sowie personen- und fähigkeitsfördernder Prozesspflege herausgebildet und bestätigt. Allerdings sind die Kategorien personen- und fähigkeitsfördernder Prozesspflege in der Empirie in vielen Pflegeeinrichtungen noch entwicklungsbedürftig (vgl. Krohwinkel 1993, 1998). Die Kategorien mit ihren Indikatoren und Mustern spiegeln sich wider in den Untersuchungsergebnissen aus der direkten Pflege, der Pflegedokumentation und der Pflegeorganisation.

Die Ausprägung defizitär-versorgender Pflege kann erkannt werden am Ausmaß von Unsichtbarkeit, Fragmentierung, Linearität, Inkongruenz, Diskontinuität und Abhängigkeit (**Abb. 21**, S. 255). Die Ausprägung personen- und fähigkeitsfördernder Pflegepraxis ist erkennbar am Ausmaß von Sichtbarkeit, Ganzheitlichkeit, Kongruenz und Kontinuität, sowie am Ausmaß der Förderung in den Teilen von Unabhängigkeit und Wohlbefinden, welche für die betroffenen Personen bedeutsam und möglich sind (s. **Abb. 22**, S. 256).

Die Weltgesundheitsorganisation (1999) definiert Qualitätsentwicklung als einen dynamischen Prozess, der dazu anregen soll, kontinuierlich innovative Verbesserungen der gesundheitsrelevanten Ergebnisse zu erreichen.

Bei der Qualitätswicklung im Kontext Fördernder Prozesspflege ist die Entwicklung und Sicherung von Kontinuität zunächst vorrangig zu beachten: Denn, Kontinuität ist das organisatorische Fundament auf dem Sichtbarkeit und Ganzheitlichkeit und Kongruenz im Pflegeprozess in der direkten Pflege erfasst, entwickelt, überprüft, stabilisiert und weiterentwickelt werden kann. Auch aus diesem Grund ist Bezugspersonenpflege so wesentlich. Eine entsprechende Pflegeprozessdokumentation soll diesen Prozess und seine Wirkung stützen, sichtbar und nachweisbar machen.

Die übergeordnete Zielsetzung der Fördernden Prozesspflege, das heißt der pflegerische Beitrag zur Gesundheit in unterschiedlichen Phasen des Lebensprozesses, ist es, betroffene Menschen zu unterstützen und zu fördern beim Erhalten, Erlangen und Wiedererlangen der Anteile von Unabhängigkeit und Wohlbefinden in den ABEDLs, welche für diese Menschen bedeutend und möglich sind. Die Untersuchungsergebnisse der angeführten Studien legen nahe, dass das Ausmaß von Sichtbarkeit, Ganzheitlichkeit, Kongruenz und Kontinuität das Ausmaß solcher Förderung beeinflusst.

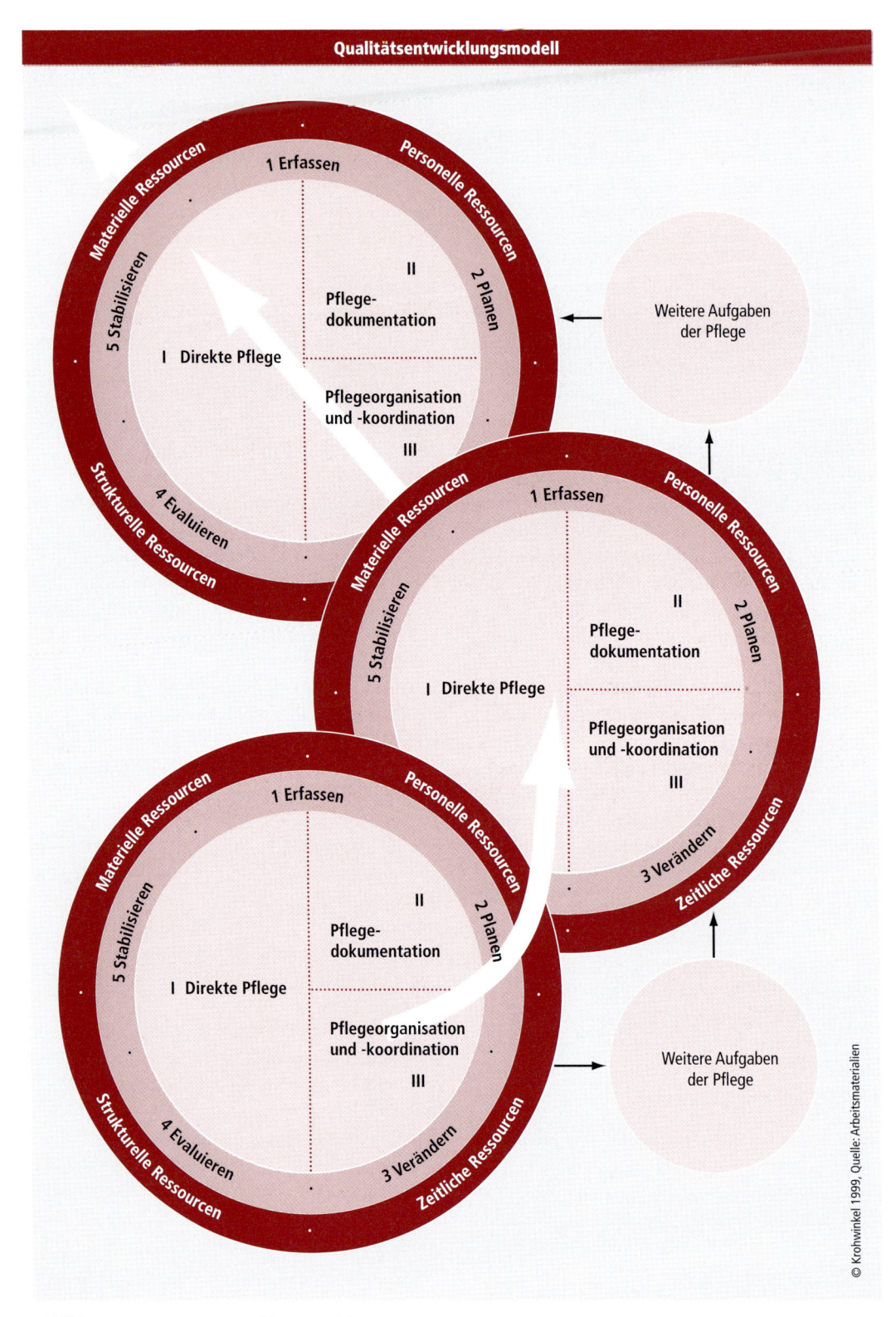

Abbildung 20: Qualitätsentwicklungsmodell

Fördernde Prozesspflege als System

Kategorien defizitär-versorgender Pflege

Unsichtbarkeit

Pflegeprobleme/Bedürfnisse in Lebensaktivitäten und Beziehungen werden nicht oder eher vage erkannt. Die für den pflegebedürftigen Menschen und/oder seinen persönlichen Bezugspersonen wesentlichen existenziellen Erfahrungen werden nicht oder nur oberflächlich erkannt und berücksichtigt. Auswirkungen von Pflegehandlungen werden nicht erkannt.

Fragmentierung und Linearität

Zusammenhänge und Wechselwirkungen zwischen den einzelnen ABEDLs werden nicht erkannt. Pflege wird in Einzelteile zerlegt und/oder nicht zusammenhängend durchgeführt.

Inkongruenz

Es besteht keine Übereinstimmung zwischen der physisch-funktionalen und der willentlich-emotionalen Verhaltensebene innerhalb einer beobachtbaren bzw. von der pflegebedürftigen Person erfahrbaren Pflegehandlung.

Diskontinuität

Pflegeabläufe werden häufig unterbrochen oder Menschen erhalten bei Wechsel von Pflegepersonal unterschiedliche Pflege.

Abhängigkeit

Pflege ist an Problemen und Defiziten orientiert und wird überwiegend versorgend durchgeführt. Unsichtbarkeit, Fragmentierung und Linearität sowie Inkongruenz und Diskontinuität verstärken Abhängigkeiten pflegebedürftiger Personen und ihrer persönlichen Bezugspersonen bei der Realisierung ihrer Lebensaktivitäten, der Sicherung und Gestaltung der für sie wichtigen sozialen Kontakte und Beziehungen und im Umgang mit ihren existenziellen Erfahrungen.

nach: © Krohwinkel 1984, 1992, i.d.Fassung 1997

Abbildung 21: Kategorien defizitär-versorgender Pflege

Wie entsprechende Ergebnisse erreicht werden können, wird in der vorliegenden Studie erkennbar. Erkennbar wird aber auch, dass Fördernde Prozesspflege selbst ein komplexer Entwicklungsprozess ist, in dem Ergebnisse nicht determinierbar, sondern nur unter aktiver Beteiligung der Akteure gezielt beeinflussbar und gestaltbar sind. Hierbei sind die Anpassung und Stabilisierung angemessener Rahmenbedingungen und Ressourcen nicht außer Acht zu lassen.

Literaturverzeichnis

- Albani, C.; Gunzelmann, T.; Bailer, H.; Geyer, M.; Grulke, N.; Brähler, E. (2005): Religiosität und transpersonales Vertrauen als Ressource im Alter. In: Bäuerle, P.; Förstl, H.; Hell, D.; Radebold, H.; Riedel, I.; Studer, K. (Hrsg.) (2005): Spiritualität und Kreativität in der Psychotherapie mit älteren Menschen. Huber, Bern, S. 274–284.
- Abt-Zegelin, A.; Schnell, M. W.; (Hrsg.) (2005): Sprache und Pflege. Huber, Bern.
- Baartmans, P. C. M.; Geng, V. (2006): Qualität nach Maß. Huber, Bern, S. 15.
- Bartholomeyczik, S. (2004): Pflege und Betreuung in der stationären Altenpflege – Ergebnisse aus einer Untersuchung in Frankfurter Altenheimen. Die Schwester/Der Pfleger, 43 (10), 780–785.

Fördernde Prozesspflege als System

Kategorien fördernder Prozesspflege

Sichtbarkeit

Fähigkeiten, Bedürfnisse und Probleme von pflegebedürftigen Personen und ihren persönlichen Bezugspersonen werden bewusst gemacht, gezielt berücksichtigt und dargestellt. Auswirkungen von Pflegehandlungen werden sichtbar gemacht.

Ganzheitlichkeit

Fähigkeiten, Bedürfnisse, Probleme und Maßnahmen in relevanten ABEDLs werden in ihren prioritären Bedeutungen sowie in ihren Zusammenhängen und Wechselwirkungen erkannt. Ergebnisse werden prioritätsorientiert und unter Einbeziehung der Gesamtsituation systematisch ausgewertet.

Kongruenz

Es besteht eine fördernde Übereinstimmung in den physisch-funktionalen und den willentlich-emotionalen Verhaltensdimensionen innerhalb einer beobachtbaren bzw. von der betroffenen Person erfahrbaren Pflegehandlung.

Kontinuität

Der fördernde Beziehungs-/Problembearbeitungs- und Entwicklungsprozess wird kontinuierlich realisiert. Die pflegerischen Abläufe werden personen- und situationsbezogen von pflegerischen Bezugspersonen gewährleistet.

Unabhängigkeit und Wohlbefinden

Pflege ist ausgerichtet auf die Förderung der pflegebedürftigen Person und ihrer persönlichen Bezugsperson in den für diese wesentlichen und möglichen Anteilen von Unabhängigkeit und Wohlbefinden in ihren ABEDLs.
Das Ausmaß von Sichtbarkeit, Ganzheitlichkeit, Kongruenz und Kontinuität beeinflussen das Ausmaß solcher Förderung.

nach: Krohwinkel 1999

Abbildung 22: Kategorien fördernder Prozesspflege

- Bartholomeyczik, S. (2005): Nachdenken über Sprache – Professionalisierung in der Pflege. In: Abt-Zegelin; Schnell, M. W. (Hrsg.) (2005): Sprache und Pflege. Huber, Bern, S. 19–29.
- Bauer, I. (1996): Die Privatsphäre der Patienten. Huber, Bern.
- Bauer, J. (2002): Das Gedächtnis des Körpers – Wie Beziehungen und Lebensstile unsere Gene steuern. Eichhorn, Frankfurt a. M.
- Bauer, R. (2004): Beziehungspflege – Professionelle Beziehungsarbeit für Gesundheitsberufe. IBICURA-Verlag, Unterostendorf.
- Berger, P. L.; Luckmann, T. (1969): Die gesellschaftliche Konstruktion der Wirklichkeit. Eine Theorie der Wissenssoziologie. Fischer, Frankfurt a. M.
- Bertalanffy, L. (1951): The problems of life. Harper & Row, New York.
- Besselman, K.; Sowinski, C.; Rückert, W. (1998): Qualitätshandbuch – Wohnen im Heim. Kuratorium Deutsche Altershilfe, Köln.
- Besselman, K.; Fillibeck, H.; Sowinski, C. (2003): Qualitätshandbuch – Häusliche Pflege in Balance. Kuratorium Deutsche Altershilfe, Köln.
- Bienstein, C.; Fröhlich, A. (2003): Basale Stimulation in der Pflege. Die Grundlagen. Kallmeyer, Seelze/Velber.
- Bischoff, C. (1996): Zum Ganzheitsbegriff in der Pflege. Forum Pflegewissenschaft, Universität Bremen. Altera, Bremen.
- Bischoff-Wanner, C. (2002): Empathie in der Pflege. Huber, Bern.
- Blimlinger, E.; Koch-Straube, U.; Wappelshammer, E. (1996): Lebensgeschichten – Biografiearbeit mit alten Menschen. Vinzenz, Hannover.

- Boegera, A.; Pickartz, A. (1998): Die Pflege chronisch Kranker in der Familie. Kohlhammer, Stuttgart.
- Börsi, G. M.; Schröck, R. (1995): Pflegemanagement im Wandel. Perspektiven und Kontroversen. Springer, Berlin.
- Capra, F. (1986): Wendezeit – Bausteine für ein neues Weltbild. Scherz, Bern.
- Damasio, A. R. (2003): Der Spinoza-Effekt – Wie Gefühle unser Leben bestimmen. Ullstein/Heyne/List, München.
- Deutsches Netzwerk für Pflegequalität, Wissenschaftliche Leitung Prof. Dr. Doris Schiemann, Fachhochschule Osnabrück, Quelle für verfügbare Expertenstandards im Internet: www.dnqp.de
- Downie, R. S.; Telfert, E. (1969): Respects for persons. Allen & Unwin, London.
- Georg, J.; Frowein, M. (Hrsg.) (2001): Pflegelexikon. Huber, Bern, S. 682.
- Georg, J. (2002): Ekel und Körperbild. Nova, 33 (9), 21–33.
- Georg, J. (2005): Das Körperbild verbessern. Nova, 36 (12), S. 12–13.
- Glaser, B. G.; Strauss, A. L. (1967): The discovery of Grounded Theory. Harper & Row, New York.
- Glaser, B. G. (1969): The constant comparative method. In: McCall, G.; Simmons J. L. (1969): Issues in participant observation – text and reader. Addison-Wessley, London, S. 216–288.
- Glaser, B. G. (1978): Theoretical Sensivity. The Sociological Press, Nice Valley.
- Görres, S.; Roes, M.; Mitternacht, B.; Biehl, M.; Klün, S. (2006): Strategien der Qualitätsentwicklung in Pflege und Betreuung. C. F. Müller, Heidelberg.
- Grün, K. (1997): Bedürfnisse und Erwartungen von Patienten und ihren Angehörigen an professionell Pflegende im häuslichen Bereich. Eine inhaltsanalytische Betrachtung qualitativer Einzelfallstudien Diplomarbeit, auszugsweise veröffentlicht In Fachbereich Pflege- und Gesundheitswissenschaften, Ev. Fachhochschule Darmstadt (1998) (Hrsg,) Pflegewissenschaft im Alltag. Mabuse, Frankfurt a.M., Seiten 53–105
- Gswend, G. (2006): Nach dem Trauma. Hogrefe, Bern.
- Hedtke-Becker, A. (1990): Die Pflegenden pflegen. Lambertus, Feiburg.
- Hegevary, S.T. (1975) Monitoring Nursing Quality, Journal of Nursing Administration, Vol. 5, Nr. 3, S. 17–26
- Henderson V. (1960): Basic principles of nursing care. International Council of Nurses, London. Deutschsprachig (1963): Grundregeln der Krankenpflege, AKV, Frankfurt a. M.
- Henderson, V. (1966): The nature of nursing, Macmillan, Collier Macmillan, London
- Houdin, A. D. (2003): Pflegekonzepte in der onkologischen Pflege. Hans Huber, Bern.
- Hülshoff, T. (2000): Das Gehirn. Huber, Bern.
- Hülshoff, T. (2006): Emotionen. Reinhardt, München.
- Käppeli, S. (Hrsg.) (1993): Pflegekonzepte. Huber, Bern.
- Käppeli, S.; Mäder, M.; Zell-Forster, F. (Hrsg.) (1998): Pflegekonzepte, Bd. 1. Huber, Bern.
- Käppeli, S. (Hrsg.) (1999): Pflegekonzepte, Bd. 2. Huber, Bern.
- Klie, T. (Hrsg.) (2001): Altenpflegegesetz – Text, Begründung, Stellungnahme, Beschlüsse. Vincentz Network, Hannover
- Knobling, C. (1999): Konfliktsituationen – Eine Bewährungsprobe für das Pflegepersonal. Lambertus, Freiburg/Br.
- Koch-Straube, U. (1997): Fremde Welt Pflegeheim. Huber, Bern.
- Konegen, N.; Sondergeld, K. (1985): Wissenschaftstheorie für Sozialwissenschaftler. Leske und Budrich, Opladen.
- Krohwinkel, M. (1984): Elderly patients as persons – Nursing practices as a contibution towards educational development. Dissertation (unpublished), Victoria University Manchester.
- Krohwinkel, M. (1985–2005): Fördernde Prozesspflege. Unveröffentlichte Seminarunterlagen und Arbeitsmaterialien.
- Krohwinkel, M. (1988): Konzeptuelle Modelle und Theorien in der Pflege. Krankenpflege, 42 (1), 9–11.
- Krohwinkel, M. (1992): Pflegetheoretischer Hintergrund. In: Bartholomeyczik et al. (1993): Strukturverbesserung in der Krankenpflege durch Einsatz von Stationsassistentinnen. DBfK-Verlag, Eschborn, S. 14–18.
- Krohwinkel, M. (Hrsg.) (1992): Der pflegerische Beitrag in Forschung und Praxis. Schriftenreihe des BMG, Bd. 12. Nomos, Baden-Baden.
- Krohwinkel, M. (1993): Der Pflegeprozess am Beispiel von Apoplexiekranken. Eine Studie zur Erfassung und Entwicklung ganzheitlich-rehabilitierender Prozesspflege. Schriftenreihe des BMG, Bd. 16. Nomos, Baden-Baden.
- Krohwinkel, M. (1998): Fördernde Prozesspflege – Konzepte, Verfahren und Erkenntnisse. In: Osterbrink, J. (Hrsg): Erster Internationaler Pflegetheorienkongress Nürnberg. Huber, Bern, 113–154
- Krohwinkel, M. (1999): Fördernde Prozesspflege in häuslichen Pflegesituationen: Beziehungen ein Pflegeproblem? Grundsatzreferat/Workshop (unveröffentlicht). Zweiter Internationaler Pflegetheorienkongress Nürnberg.
- Krohwinkel, M.: (1995–2005) Pflegeprozess und Pflegedokumentation in der ambulanten Pflege und in stationären Altenhilfeeinrichtungen: 912 Fallanalysen aus sieben Bundesländern (unveröffentlicht).
- Krohwinkel, M.: (2006) Nicht ohne pflegerische Bezugspersonen. Teil 1: Die Schwester. Der Pfleger, 10. 2006, 804–808. Teil 2: 11.2006, 908–912.

- Krohwinkel, M., Georg, J.: (2006) Fördernde Prozesspflege: Fähigkeiten und Ressourcen unterscheiden. NOVA, 11. 2006, 20–22.
- Krohwinkel, M.: (2006/2007) Pflegedokumentation im Kontext Fördernder Prozesspflege, GOGO-Systems GmbH (www.godo-systems.de), Düsseldorf.
- Kuhn, T. (1970): The structure of scientific revolutions. The University of Chicago Press, Chicago.
- Lamnek, S. (1988): Qualitative Sozialforschung, Bd. 1: Methodologie. Psychologische Verlagsunion, Weinheim.
- Lamnek, S. (1995): Qualitative Sozialforschung, Bd. 1: Methodologie. Psychologische Verlagsunion, Weinheim.
- Maciejewski, B; Sowinski, C.; Besselmann, K.; Rückert, W. (2001): Qualitätshandbuch – Leben mit Demenz. Kuratorium Deutsche Altershilfe, Köln.
- Manthey, M. (1980): The practice of Primary Nursing. Blackwell Science, London.
- Maslow, A. H. (1977): Die Psychologie der Wissenschaft. Goldmann, München.
- Mead, G. H. (1937): Mind, self and society. C. W. Morris, New York.
- Medizinischer Dienst der Spitzenverbände der Krankenkassen e.V. (Hrsg.) (2006a): Grundlagen der MDK-Qualitätsprüfungen in der stationären Pflege. MDS, Essen.
- Medizinischer Dienst der Spitzenverbände der Krankenkassen e.V. (Hrsg.) (2006b): Grundlagen der MDK-Qualitätsprüfungen in der ambulanten Pflege. MDS, Essen.
- Müller, E. (2001): Leitbilder in der Pflege. Huber, Bern.
- Nirje, B. (1994): Normalität fördern. In: Poser, M.; Schneider, K. C. (Hrsg.) (2005): Leiten, Lehren und Beraten. Huber, Bern, 101–102.
- Oehmen, S. (1999): Pflegebeziehungen gestalten – Über den Umgang mit Beziehungen im häuslichen Umfeld. Kohlhammer, Stuttgart.
- Olbrich, E.; Otterstedt, C. (2003): Menschen brauchen Tiere – Grundlagen und Praxis der tiergestützten Pädagogik und Therapie. Kosmos, Stuttgart
- Orem, D. E. (1971): Nursing concepts for practice. McGraw Hill, New York.
- Orem, D. E. (2001): Nursing concepts of practice. Mosby, St. Louis.
- Peplau, H. E. (1952): Interpersonal relations in nursing. Putmans, New York.
- Pohlmann, M. (2005): Beziehungen pflegen – eine phänomenologische Untersuchung der Beziehung zwischen Patienten und beruflich Pflegenden im Krankenhaus. Huber, Bern.
- Price, B. (1999): Altered body-image. In: Georg, J. (2005): Das Körperbild verbessern. Nova, 36 (12), 12–13.
- Rahm, D., Otte, H., Bosse, S.; Ruhen-Hollenbache, H. (1995): Einführung in die integrative Therapie. Selbstverlag, Paderborn.
- Rauh, E.; Rief, W. (2006): Ratgeber somatoforme Beschwerden und Krankheitsängste. Hogrefe, Bern.
- Rogers, C.: (1967): On becoming a person. Constable, London.
- Rogers, C.: (1969): Freedom to learn. Menhill, Ohio.
- Rogers, M. E. (1970): An introduction to the theoretical basis of nursing. F. A. Davis, Philadelphia.
- Rogers, M. E. (1995): Theoretische Grundlagen der Pflege. Lambertus, Freiburg im Breisgau.
- Roper, N., Logan, W. W., Tierney, A. J. (1980): The elements of nursing. Churchill & Livingstone, Edingburgh.
- Rosenberg, G. (2003): Körperschema – Pflegerische Interventionen zur Körperorientierung. Schlütersche, Hannover.
- Salter, M. (1999): Körperbild und Körperbildstörungen. Ullstein Mosby, Wiesbaden.
- Sowinski, C. (1991): Der Stellenwert der Ekelgefühle im Erleben des Pflegepersonals. In: Pflege, 4 (2), 25–27.
- Sowinski, C. (1999): Nähe und Distanz – Schamgefühl und Ekel. In: Dr. med. Mabuse, 24 (121), 43–46.
- Schaeffer, D. (1997): Patientenorientierte ambulante Pflege Schwerkranker. Zeitschrift für Gesundheitswissenschaftler, 5 (1), 82–95.
- Schilder, M. (2006): Existentielle Erfahrungen – Die Bedeutung der Biografie in Interaktionsprozessen in der stationären Altenpflege. Nightingale, 3, 41–48.
- Schilder, M. (2006): Die Bedeutung lebensgeschichtlicher Erfahrungen im Pflegealltag in stationären Altenpflegeeinrichtungen. Inauguraldissertation, Universität Witten/Herdecke (unveröffentlicht).
- Schilder, M. (2007): Lebensgeschichtliche Erfahrungen in der stationären Altenpflege. Huber, Bern
- Schnepp, W. (Hrsg.) (2002): Angehörige pflegen. Huber, Bern.
- Schröck, R. (1992): Entwicklung und Perspektiven der Pflegeforschung. Grundsatzreferat. In: Krohwinkel, M. (1992) (Hrsg): Der pflegerische Beitrag zur Gesundheit in Forschung und Praxis. Schriftenreihe des BMG, Bd. 12. Nomos, Baden-Baden.
- Schütz, A. (1960): Der sinnhafte Aufbau der sozialen Welt. Springer, Wien.
- Strauss, A.; Corbin, J. (1990): Basics of qualitative research: Grounded Theory – procedures and techniques. Sage, Newbury Park.
- Travelbee, J. (1971): Interpersonal aspects of nursing. F. A. Davis, Philadelphia.
- Ulrich, H.; Probst, G. J. B. (1990): Anleitung zum ganzheitlichen Denken – Ein Brevier für Führungskräfte. Haupt, Bern.
- Watzlawik, P.; Beavin, J. H.; Jackson, D. D. (1969): Menschliche Kommunikation – Formen, Störungen, Paradoxien. Huber, Bern.
- Watzlawik, K. R. (1978): Wie wirklich ist die Wirklichkeit? Pieper, München.
- WHO (1999): The health for all policy framework for the European region. European Health for All Series 67, Kopenhagen.
- Zegelin, A. (2005): Festgenagelt sein – Der Prozess des Bettlägerigwerdens. Huber, Bern.

Materialband der Studie

«Der Pflegeprozess am Beispiel von Apoplexiekranken»

Inhaltsverzeichnis – Materialband

1.	Zielsetzungen, Schwerpunkte und Vorgehensweisen der Untersuchung	263
1.1	Erhebungsbogen zur Auswahl der Krankenhäuser	266
	Unterstützungs- und Kooperationsaufgaben der Projektkrankenhäuser .	266
1.2	Erstinformationen für die Projektkrankenhäuser	269
	Hauptuntersuchungsebenen – Grafik	273
1.3	Auswahl der Patientenpopulationen	274
2.	Untersuchungsmethoden und -instrumente	277
2.1	Qualitative Untersuchung	278
2.1.1	Erhebungsinstrumente für den Untersuchungsteil in der direkten Pflege	278
2.1.2	AEDL – Erhebungs- und Analyseinstrument	280
2.1.3	Verhaltensmuster und potentielle Auswirkungen auf Abhängigkeits- versus Unabhängigkeitsentwicklung	290
2	Standardisierte Dokumentationsanalyse	292
2.2.1	Reduzierter AEDL-Variablensatz	292
2.2.2	Codiermanuale I und II	295
2.2.3	Codiersheets zur Pflegeprozessdokumentation mit Beispielen ausgefüllter Codiersheets	312
3.	Qualitative Dokumentationsanalyse – Synopse der Rohdaten aus der Postinterventionsuntersuchung	317
3.1	AEDL-Modell	318
3.2	Ganzheitlich-rehabilitierende Pflegemaßnahmen (AEDL-bezogen)	319
3.3	Rehabilitierende Pflegemaßnahmen (patientenbezogen)	328
3.4	Daten zur pflegerischen Aufnahme- und Entlassungssituation	345
3.5	Medizinische Daten aus dem ärztlichen Entlassungsbericht	378
4.	Materialien zur Intervention	393
4.1	Pflegeprozessdokumentation	394
4.1.1	Leitfaden zur Handhabung der Pflegedokumentation	394
4.1.2	Beispiele ausgefüllter Dokumentationsformulare (Pflegeerhebung, Lebenssituation/Aufnahmesituation, Pflegebedarfserhebung, Pflegeplan, Pflegeverlaufsbericht, pflegerischer Entlassungsbericht)	411
4.2	Arbeitsorganisation und Koordination	424
4.2.1	Managementmodell	424

4.2.2	Neustrukturierung von Arbeitsabläufen		425
	– Leitfragen zur Aufgaben- und Verantwortungszuordnung		425
	– Bezugspersonenpflege		426
4.2.3	Arbeitsabläufe des Pflegeteams (24 Stunden)		427
4.2.4	Planung der Bezugspersonenpflege		434
4.3	Seminarübersicht und Protokollbeispiel		436
4.3.1	Schulungsübersicht		436
4.3.2	Planung der Interventionsphase		439
4.3.3	Beispiel cines Protokolls zu einer Pflegekonferenz in einem Projektkrankenhaus		441

1 Zielsetzungen, Schwerpunkte und Vorgehensweisen der Untersuchung

Erhebungsbogen zur Auswahl der Krankenhäuser (zum internen Gebrauch)　　　　Erläuterungen

Projektfördernde Kriterien　　　　　　　　　　**Krankenhaus:**

1.	Erreichbarkeit der Krankenhäuser für Projektleiterin und für Mitarbeiter (zeitliche und finanzielle Dimension)	gut erreichbar ☐ nur schwer erreichbar ☐ nicht erreichbar ☐

2. Patientengruppe
2.1 Anzahl der Patienten (Apoplex) pro Station:
2.2 Andere Patienten:
2.3

3. **Pflegedienst**
3.1 **Stationen**

   Station A
   3.1.1 Stellenplan (Schüler- Anrechn. d. Schüler)
   3.1.2 Bereitschaft der pfleg. Mitarbeiter zur aktiven Mitwirkung bei erforderlichen Veränderungs- und Entwicklungsprozessen

   3.1.3 Art der Pflegeorganisation　　　　　　　　　patientenorientiert ☐
   　　　　　　　　　　　　　　　　　　　　　　　　tätigkeitsorientiert ☐
   　　　　　　　　　　　　　　　　　　　　　　　　　　　　　andere ☐

   Station B
   3.1.1 Stellenplan (Schüler- u. Anrechn. d. Schüler)
   3.1.2 Bereitschaft der pfleg. Mitarbeiter zur aktiven Mitwirkung bei erforderlichen Veränderungs- und Entwicklungsprozessen

   3.1.3 Art der Pflegeorganisation　　　　　　　　　patientenorientiert ☐
   　　　　　　　　　　　　　　　　　　　　　　　　tätigkeitsorientiert ☐
   　　　　　　　　　　　　　　　　　　　　　　　　　　　　　andere ☐

   Arbeitsabläufe
   Kenntnisse
3.1.4 Zum Pflegeprozess:
   Einschätzung der Pflegenden selbst　　umfassend ☐　teilweise ☐　gar nicht ☐

3.1.5 Pflegedokumentation (formal)　　　　umfassend ☐　teilweise ☐　gar nicht ☐

3.1.6 Neue Methoden z. Pflege von　　　　umfassend ☐　teilweise ☐　gar nicht ☐
   Schlaganfallpatienten

3.1.7 Pflegebezogene innerbetriebliche Fortbildung　umfassend ☐　teilweise ☐　gar nicht ☐

3.2 **Pflegedienstleitung**
3.2.1 Aktive Unterstützung des Projekts　　　　　　　　　　　　　　　　ja ☐　nein ☐
3.2.1.1 Gewährleistung der Förderung des Projekts (Organisation/Koordination)　ja ☐　nein ☐
3.2.1.1.1 Gewährleistung ausreichender personeller Ressourcen
   auf den beteiligten Stationen zur Gewährleistung
   　a) innerstat. Begleitung　　　　　　　　　　　　　　　　　　　　ja ☐　nein ☐
   　b) intrastationärer Fortbildung　　　　　　　　　　　　　　　　　ja ☐　nein ☐
3.2.1.1.2 Anschaffung notwendiger Pflegehilfsmittel　　　　　　　　　　　ja ☐　nein ☐
   Erläuterungen:

3.2.1.3 Unterstützung u. Koordination zwischen Pflegedienst, Verwaltung,
   ärztl. Dienst, Krankengym. Dienst, Logopäden uws., Krankenpflegeschule　ja ☐　nein ☐

1. Zielsetzungen, Schwerpunkte und Vorgehensweisen

Erläuterungen

3.2.2	Aktive Teilnahme an der intrastationären Fortbildung	ja ☐	nein ☐
3.2.3	Fachliche kompetente Pflegeperson zur Ratertätigkeit im Projekt	vorhanden ☐	nicht vorhanden ☐
3.2.4	Übernahme der Kopierleistungen		
	a) ärztl. Dokumentat.	gewährleistet ☐	nicht gewährleistet ☐
	b) pflegerische Dokument.	gewährleistet ☐	nicht gewährleistet ☐

3.3 Schule
3.3.1	Aktive Kooperation der Schule	zugesagt ☐	nicht zugesagt ☐
3.3	Teilnahme mindestens einer Unterrichtsschwester/-pfleger	zugesagt ☐	nicht zugesagt ☐

4.	Verwaltung		
	Aktive Unterstützung	zugesagt ☐	nicht zugesagt ☐

5.	Ärztlicher Dienst		
5.1	Chefarzt, aktive Unterstützung	zugesagt ☐	nicht zugesagt ☐

6.	Krankengymn. Dienst		
6.1	Art des Dienstes	stationsbezogen vorhanden ☐	
		nicht stationsbezogen vorhanden ☐	
6.2	Bisherige Zusammenarbeit mit der Pflege		
6.3	Dokumentation:		
	selbst. i.d. Pflegedokument.	ja ☐	nein ☐
	mündl. Informat. a. d. Pflege	ja ☐	nein ☐
6.4	Krankengymn. Behandlungskonzept	vorhanden ☐	nicht vorhanden ☐

7.	Logopädischer Dienst	vorhanden ☐	nicht vorhanden ☐
8.	Beschäftigungstherapeutischer Dienst	vorhanden ☐	nicht vorhanden ☐
9.	Diätetischer Dienst	vorhanden ☐	nicht vorhanden ☐

10.	**Weitere projektförderliche Rahmenbedingungen**		
10.1	Abgeschl. Raum für Mitarbeiter		
	a) mit Schrank	ja ☐	nein ☐
	b) mit Bett	ja ☐	nein ☐
	c) mit Telefon	ja ☐	nein ☐
10.2	Übernachtungsmöglichkeiten für Projektleiterin	ja ☐	nein ☐
10.3	Bereitstellung und Pflege der Dienstkleidung		
	a) für Mitarbeiter	ja ☐	nein ☐
	b) für Projektleiterin	ja ☐	nein ☐

Weitere Daten
Erläuterungen
Art des Krankenhauses
Größe des Krankenhauses
Größe der Fachdisziplin
Besonderheiten

Zusammenfassende Notizen/Gesamteindruck

Gesprächsteilnehmer:

1.1 Erhebungsbogen zur Auswahl der Krankenhäuser

Der Erhebungsbogen zur Auswahl der Krankenhäuser ist auf den vorangegangenen beiden Seiten abgebildet.

Unterstützungs- und Kooperationsaufgaben der Projektkrankenhäuser

Vereinbarungen:

Aktive Mitarbeit und Kooperation durch alle beteiligten Gruppen.

Bei den Krankenschwestern/Pflegern der Station/Gruppen:

- Kooperation bei der erforderlichen Datenerhebung. Bereitschaft, an interstationären und innerstationären Lern- und Veränderungsprozessen aktiv mitzuarbeiten insbesondere in den Bereichen der direkten Pflege, der Pflegeorganisation und der Pflegedokumentation.

Bei den krankengymnastischen Diensten:

- Zusage der Unterstützung und der Kooperation bei rehabilitierenden Vorgehensweisen.

Bei den Pflegedienstleitungen:

- Zusage ausreichender und kontinuierlicher Stellenbesetzung zur Sicherstellung der Pflege und der Intervention, das heißt auch pro Station/Gruppe eine zusätzliche Stelle für die Zeit der Intervention.
- Gewährleistung des erforderlichen Dokumentations- und Pflegematerials.
- Teilnahme an den interstationären Fortbildungsveranstaltungen.
- Unterstützung bei der Information und Kommunikation mit den anderen Berufsgruppen und den Diensten des Krankenhauses.

Bei den Mitarbeitern der Krankenpflegeschule:

- Teilnahme an interstationärer Fortbildung.
- Unterstützung des Konzeptes.

Beim ärztlichen Dienst:

- Zusage einer kontinuierlichen Belegung mit der primären Patientenpopulation (3 bis 4 PatientInnen pro Station/Gruppe in allen drei Phasen des Projektes). Mindestpopulation: 9 PatientInnen mit Schlaganfall in jeder Untersuchungsphase.
- Durch diese Belegung darf es zu keiner Überbelegung mit pflegeintensiven PatientInnen kommen.
- Zusage der Kooperation.

Bei der Verwaltungsleitung:

- Zusage der Unterstützung und Kooperation, zum Beispiel Bereitstellung von Übernachtungs- und Arbeitsräumen, Parkmöglichkeiten.
- Zusage der Mitwirkung von zwei Mitarbeitern/Mitarbeiterinnen zur Sammlung und Codierung der Dokumentationsunterlagen (in Absprache mit den verantwortlichen Personen im Pflegedienst).

1.2 Erstinformationen für die Projektkrankenhäuser

Agnes Karll-Institut für Pflegeforschung

Forschungsvorhaben zum Pflegeprozess am Beispiel von Patienten mit der Diagnose «Apoplektischer Insult»

Eine Studie zur Erfassung und Entwicklung ganzheitlich-rehabilitierender Prozesspflege in Akutkrankenhäusern

Im Auftrag des Bundesministeriums für Jugend, Familie, Frauen und Gesundheit[1]

---

1 Jetzt Bundesministerium für Gesundheit

Informationsmaterial für Projektkrankenhäuser

Wie ist das Forschungsprojekt entstanden und was soll erreicht werden?

Anlass für die Beantragung der Studie war das neue Krankenpflegegesetz von 1985, das als eines der primären Ausbildungsziele die umfassende, geplante, systematische Pflege nach dem Pflegeprozess definiert und zweitens Gesundheitserziehung, das heißt Anleitung, Information und Beratung als wesentliches Ausbildungsziel vorschreibt.

Eine Voraussetzung zur Erreichung der im Krankenpflegegesetz definierten Ausbildungsziele ist, dass die geplante systematische und umfassende Prozesspflege im stationären Bereich eingeführt wird.

Das Forschungsprojekt soll Erkenntnisse für eine umfassende Umsetzung einer solchen Pflege als Grundvoraussetzung für eine entsprechende Ausbildung liefern.

Die übergeordneten Projektziele sind

- Die Erfassung von Pflege bei Patienten mit Schlaganfall (hier Pflegebedarf und Pflegeleistung, wie sie in Akutkrankenhäusern stattfinden).
- Die Entwicklung und Erprobung ganzheitlich-rehabilitierender Prozesspflege unter Anwendung der Pflegeprozessmethode.
- Die Erfassung und Darstellung des pflegespezifischen Beitrages im Akutkrankenhaus am Beispiel von Patienten mit der Diagnose «Schlaganfall».
- Die Entwicklung und Erprobung eines wissenschaflich fundierten Schulungskonzeptes zur Anwendung des Pflegeprozesses im Praxisalltag.

Untersuchungsfelder – Wo wird die Untersuchung durchgeführt?

Für die Hauptuntersuchung wurden 2 Krankenhäuser mit jeweils 2 medizinischen Stationen ausgewählt. Die Projektkrankenhäuser können als typische Krankenhäuser angesehen werden, in denen Patienten mit der Diagnose «Schlaganfall», aber auch andere Patienten mit chronisch verlaufenden Erkrankungen, in der Akutphase gepflegt und behandelt werden.

Untersuchungsgruppen

Als primäre Untersuchungsgruppen werden in die Studie Patienten mit der Diagnose «Apoplektischer Insult» (siehe Anforderungskriterien) sowie alle Pflegepersonen, die auf den Projektstationen arbeiten, einbezogen.

Zum Untersuchungsverlauf

Die Untersuchung wird in den 2 Projektkrankenhäusern zeitlich verschoben durchgeführt. Sie gliedert sich in 3 Phasen.

1. *Die Basisuntersuchung* zur Erfassung der Ist-Situation,
2. *die Intervention*, das heißt, die interstationäre Schulung sowie die innerstationäre Begleitung, Anleitung und Beratung des Pflegepersonals der Projektstationen durch die Untersuchenden und
3. *die Postinterventionsuntersuchung*, das heißt die Ergebnisprüfung.

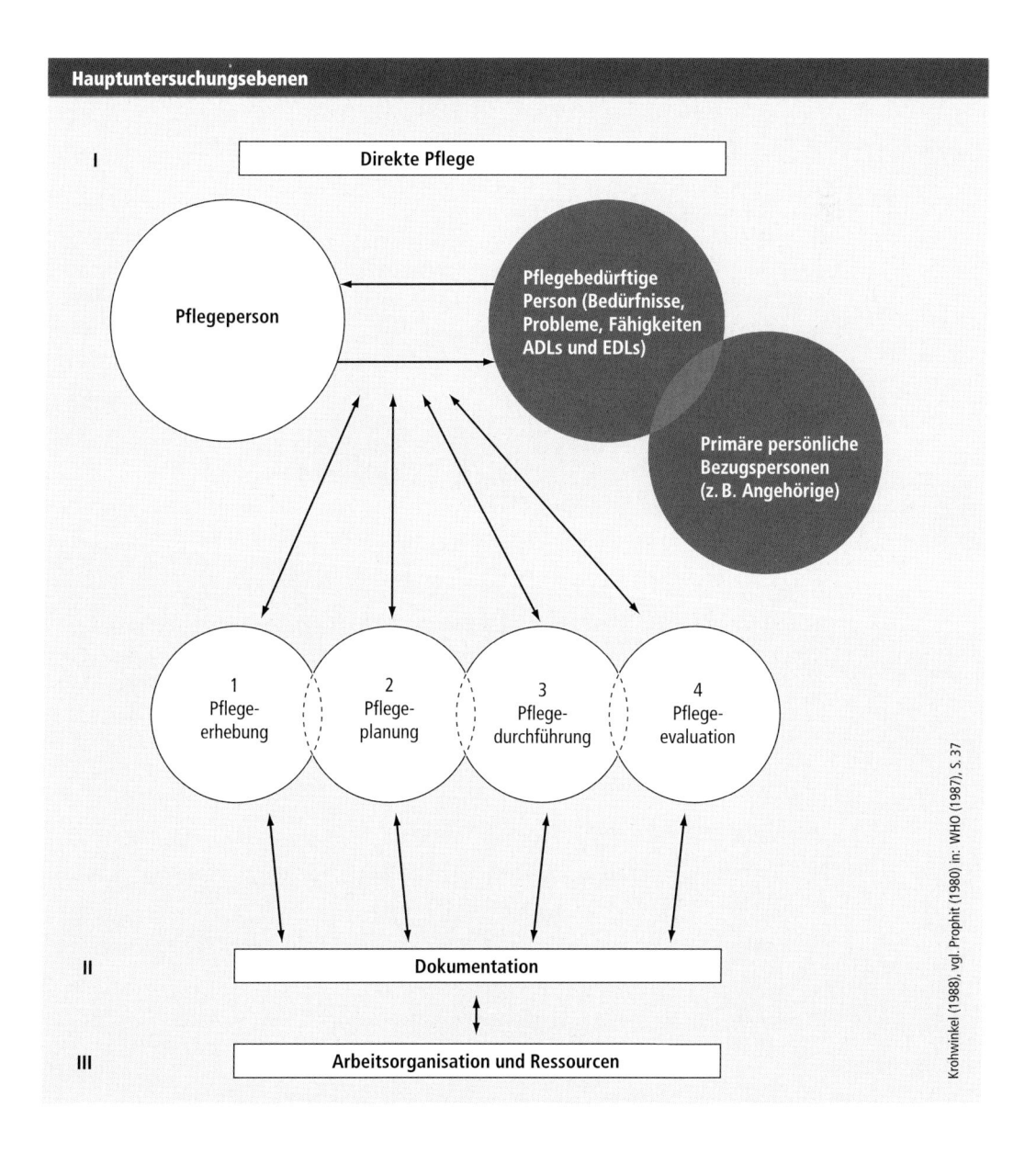

Hauptuntersuchungsebenen

I — Direkte Pflege

- Pflegeperson
- Pflegebedürftige Person (Bedürfnisse, Probleme, Fähigkeiten ADLs und EDLs)
- Primäre persönliche Bezugspersonen (z. B. Angehörige)

1. Pflegeerhebung
2. Pflegeplanung
3. Pflegedurchführung
4. Pflegeevaluation

II — Dokumentation

III — Arbeitsorganisation und Ressourcen

Krohwinkel (1988), vgl. Prophit (1980) in: WHO (1987), S. 37

1.3
Auswahl der Patientenpopulation

Die Voraussetzungen für die Patientenauswahl wurde schriftlich festgelegt. Hier der Wortlaut des entsprechenden Schreibens:

Agnes Karll-Stiftung für Pflegeforschung
Arndtstraße 15, 6000 Frankfurt 1

Auswahl der Patientenpolulation
Es wird davon ausgegangen, dass pro Projektstation zu jeder Zeit vier Patienten mit der Diagnose «Apoplektischer Insult» (vgl. WHO-Definition, 1971) in die Untersuchung einbezogen werden können. Je nach Verweildauer der einzelnen Patienten wird damit gerechnet, dass während der Basiserhebung (8 Wochen) sowie der Postinterventionenserhebung (8 Wochen) eine Gesamtpopulation von jeweils 10 bis 12 Patienten einbezogen wird.

Kriterien zur Auswahl von Schlaganfallpatienten für die Studie
«Apoplektischer Insult» wird in dieser Studie wie folgt definiert: Eine plötzlich auftretende Erkrankung mit lokalen neurologischen Ausfällen, die sich länger als 24 Stunden manifestiert hat und die einer stationären Akutbehandlung und Pflege bedarf.

Entsprechend dieser Definition werden nur solche Patienten in die Studie einbezogen, bei denen

- der behandelnde Arzt die Diagnose nach 24 Stunden bestätigt hat,

- ein oder mehrere für die Krankheit spezifische Probleme (Defizite) manifestiert sind.

Als solche Probleme (Defizite) werden definiert:

1. Der Patient kann aufgrund einer akuten Hemiplegie die Gliedmaße der betroffenen Körperseite nicht bewegen.

Wenn Punkt 1 nicht zutrifft, müssen mindestens zwei der nachfolgenden Probleme (Defizite) manifest sein:

2. Der Patient kann aufgrund einer Hemiparese das Bein und/oder den Arm der betroffenen Seite nicht bewegen.

3. Der Patient kann aufgrund einer Aphasie nicht normal kommunizieren.

4. Der Patient kann aufgrund eines apoplexspezifischen neurologischen Defizites und daraus resultierenden Koordinationsstörungen (unzureichender Muskeltonus im Kopf-Halsbereich, halbseitige Sensibilitätsstörungen im Gesicht und Mundhöhle) Flüssigkeit und Nahrung nicht oder nur mit Schwierigkeiten (Ess- und Schluckstörungen) zu sich nehmen.

Entsprechend der oben angeführten Kriterien können Patienten mit TIA oder PRIND nicht in die Studie aufgenommen werden.

Wir danken für Ihre Kooperation.

Monika Krohwinkel
Krankenschwester, D.A.N.S., M.Ed.
Projektleiterin

Elke Müller
Krankenschwester, Dipl. Lfk
Wissenschaftl. Mitarbeiterin

Frankfurt den 24.10.1988

2 Untersuchungsmethoden und -instrumente

2.1
Qualitative Untersuchung

2.1.1
Erhebungsinstrumente
für den Untersuchungsteil in der direkten Pflege

AXELSSON, K., NORBERG, A., ASPLUND, K. (1986) Relearning to eat after stroke by systematic nursing intervention; Journal of Advanced Nursing, 11, S. 553–559

BROSON, B., ASBERG, K.H. (1984) Katz Index of Independence in ADL: Reliability and Validity in Shortterm Care; Scan. J. Rehab. Med., 16, S. 125–132

DORNIER SYSTEM, DEUTSCHE KRANKENHAUSGESELLSCHAFT (1985) Erhebungsbogensätze zur Qualitätsermittlung, Anlagen 3.1–4.12. In: Qualitätssicherung pflegerischer Arbeit im Krankenhaus, Untersuchung im Auftrag des Bundesministers für Sozialordnung, Bonn

HAMRIN, E. (1982) Attitudes of nursing staff in general medical wards towards activation of stroke patients; Journal of Advanced Nursing, 7, S. 33–42

HAMRIN, E. (1981) Aktivitätsindex. In: Aktivation of Patients with Stroke in clinical Nursing Care Effects on Patients and Staff Doctoral Thesis – University of Uppsala, Uppsala

HAMRIN, E., WOHLIN, A. (1981) Evaluation of the functional Capacity of stroke patients through an Activity Index. In: Activation of Patients with stroke in clinical nursing care. Effects on Patients and Staff Doctoral Thesis; University of Uppsala, Uppsala

HEGYVARY, S., HAUSSMANN, D. (1976) Monitoring Nursing Care Quality; Journal of Nursing Administration, Nov. 1976, S. 3–9

KAPLAN, R.M., BUSCH, J.W., BERRY, C.C. (1976) Health Status: Types of validity and the index of well being; Health Service Research, 4, S. 478–507

KRATZ, S., AKPOM, C.A. (1976) A measure of primary sociobiological functions; International Journ. Health Serv., S. 493–507

LORENSEN, M. (1984) Assessmentinstrument/Evaluationtool. In: Effects on Elderly Women's Self-Care in Case of Acute Hospitalisation as compared with men

ATTIE, A.H., CILLEARD, C.J. (1979) Cape Scales IN Manual of the Clifton Assessment Procedures for the Elderly. Hodder & Stoughton, Essex

RHEUMA-LIGA SCHLESWIG-HOLSTEIN (1986) Erhebungsinstrumente und Methoden der Rheuma Liga und der Rheuma Liga Schleswig-Holstein. In: Evaluationskonzept der regionalen Begleitforschung, Rheuma-Liga, Schleswig-Holstein e.V., Kiel

Ross, M., Caroll, G., Knight, J. Chamberlain, M., Fothergrill, Bourbonnais, F., Linton, J. (1986) Using the Osce to Measure Clinical. Skills performans in Nursing. University of Ottawa, Faculty of Health Science

Schei, B. (1986) Patient Assessment Scale. In: Better care of dementia patients through primary nursing A. Research Study, unveröffentlicht, University of Oslo

Schlettenwein-Gsell, D., Abelin, T., Flury, R., Klein, M. (1979) Ermittlung von Skalen zur Messung der praktischen Behinderung Betagter. Aktuelle Gerontologie, 9, S. 87–90

U.S. Department of Health Education and Welfare, Devision of Nursing (Hrsg.) Instruments for Messuring Nursing Practice and other Health Care Variables, Volume 1. Superintendent of Dokuments US Government Printing Office Washington, DC 20402, Stock Number 017-022-00628-6. Health Manpower References DHEW Publication NO.HRA 78–53

U.S. Department of Health Education and Welfare, Devision of Nursing (Hrsg.) Instruments for Measuring Nursing Practice and other Health Care Variables, Volume 2. Superintendent of Dokuments, U. S. Government Printing Office, Washington, DC. 20402 Stock Number 017-022-0629-4. Health Manpower References DHEW Publication, Nr. HRA 78–54

2.1.2
AEDL – Erhebungs- und Analyseinstrument[1]

Der Pflegeprozess bei Patienten mit der Diagnose Schlaganfall
Eine Studie zur Erfassung und Entwicklung ganzheitlich-rehabilitierender Prozesspflege (im Auftrag BMJFFG)

AEDL – Erhebungs- und Analyseinstrument

Bereiche: Direkte Pflege

Pflegedokumentation[2]

Die Aktivitäten und existentiellen Erfahrungen des Lebens (AEDL) zur Erfassung von Bedürfnissen, Problemen, Fähigkeiten und Gewohnheiten (von PatientInnen und persönlichen Bezugspersonen) sowie der Pflegemaßnahmen und deren Ergebnisse

(vgl. auch die Variablen der Codiermanuale und Formulare)

Das theoretisch fundierte Rahmenkonzept der Pflegeprozess-Studie gibt 13 AEDL-Bereiche vor. Diese Bereiche sind übergeordnete Begriffe mit einer zweistelligen Ziffer. Die detaillierteren Aktivitäten und existentiellen Erfahrungen sind durch vierstellige Ziffern gekennzeichnet.

Kennzeichnung der AEDL-Bereiche: Seite

01	Kommunizieren	281
02	Sich bewegen	282
03	Vitale Funktionen aufrecht erhalten	283
04	Essen und trinken	284
05	Sich pflegen (Körperpflege)	285
06	Ausscheiden	285
07	Sich kleiden	286
08	Ruhen und schlafen	286
09	Sich beschäftigen	287
10	Sich als Frau/Mann fühlen und verhalten	287
11	Für eine sichere Umgebung sorgen	288
12	Soziale Bereiche des Lebens sichern	288
13	Mit existentiellen Erfahrungen des Lebens umgehen	289

---

1 © Alle Rechte vorbehalten. Quelle: Krohwinkel 1988/89/90
2 Vgl. auch Anpassung der Pflegeprozessdokumentation in den Projektkrankenhäusern

AEDL-Codes – Bereiche und nähere Bezeichnungen

0100 – Kommunizieren

0110 Bewusstsein
0111 Sich orientieren (Zeit)
0112 Sich orientieren (Ort und Raum)
0113 Sich orientieren (Person)
0114 Sich erinnern (Kurzzeit-, Langzeitgedächtnis)
0115 Sich konzentrieren
0116 Sonstiges

0120 Sich mündlich mitteilen
0121 Aussprache/Verständlichkeit
0122 Sprachfluss
0123 Satzbildung (vollständig/unvollständig)
0124 Wortfindung
0125 Klare Ausdrucksweise (Gedanken formulieren)
0126 Nachsprechen vorgegebener Wörter/Begriffe aus AEDL
0127 Nachsprechen vorgegebener Sätze aus AEDL
0128 Sonstiges

0130 Sich schriftlich mitteilen
0131 Aufschreiben von Mitteilungen über AEDL
0132 Sonstiges

0140 Sich nicht verbal mitteilen
0141 Mimik und Gestik
0142 Ausdruck von Gefühlen (vgl. AEDL 13 «Mit existenziellen Erfahrungen des Lebens umgehen»)
0143 Körperschema (Symmetrie/Asymmetrie)
0144 Sonstiges

0150 Wahrnehmen
0151 Hören (Hörvermögen)
0152 Sehen (Sehvermögen)
0153 Gesichtsfeld
0154 Lesen (Fähigkeit)
0155 Sonstiges

0160 Verstehen und Erkennen
0161 Verstehen von verbaler Information
0162 Verstehen von schriftlicher Information
0163 Erkennen von Gegenständen des täglichen Lebens
0164 Optisch
0165 Bildlich
0166 Sonstiges (vgl. auch AEDL 0440)

0170 Fühlen (Sensorik)
0171 Wärme
0172 Kälte

AEDL-Codes – Bereiche und nähere Bezeichnungen

0173	Parästhesien
0174	Schmecken
0175	Propriozeption (besonders Gleichgewicht) (s. AEDL 0250)
0176	Sonstiges

0180 Schmerzen ausdrücken (vgl. AEDL 1315)
- 0181 Lokalisation
- 0182 Dauer
- 0183 Häufigkeit
- 0184 Intensität
- 0185 Sonstiges

0190 Sonstiges zu «Kommunizieren»: Bereiche, die sich unter den vorgegebenen Unterpunkten nicht einordnen lassen

0195 Hilfsmittel
- 0196 medizinische
- 0197 technische
- 0198 pflegerische

0200 – Sich bewegen / Mobilität

0210 Körperbewegungen
- 0211 Sich bewegen im Bett
- 0212 Liegen im Bett
- 0213 Sitzen im Bett
- 0214 Sitzen außerhalb des Bettes
- 0215 Sich bewegen außerhalb des Bettes
- 0216 Sonstiges

0220 Schlaffe Lähmungen
- 0221 Rechtes Bein
- 0222 Linkes Bein
- 0223 Rechter Arm
- 0224 Linker Arm
- 0225 Rechte Hand
- 0226 Linke Hand
- 0227 Sonstiges (z. B. Facialis-Parese, Lähmungen im Mund- und/oder Schlundbereich, vgl. AEDL 4 «Essen und Trinken»)

0230 Spastiken
- 0231 Rechtes Bein
- 0232 Linkes Bein
- 0233 Rechter Arm
- 0234 Linker Arm
- 0235 Rechte Hand
- 0236 Linke Hand
- 0237 Sonstiges

AEDL-Codes – Bereiche und nähere Bezeichnungen

0240 Sonstige Bewegungseinschränkungen
0241 Kopfkontrolle
0242 Rumpfkontrolle

0250 **Gleichgewicht / Gleichgewichtsstörungen** (vgl. AEDL 0143, 0175)
0251 Sonstiges

0260 **Lagerung**

0270 **Gefährdete Körperregionen** (vgl. AEDL 0500)
0271 Kontrakturen
0272 Dekubitalgeschwüre
0273 Lagerungsbedingte Ödembildung
0274 Sonstiges

0280 **Sonstiges** zu «Sich bewegen/Mobilität»: Bereiche, die sich unter den vorgegebenen Unterpunkten nicht einordnen lassen.

0295 **Hilfsmittel**
0296 medizinische
0297 technische
0298 pflegerischen

0300 – Vitale Funktionen aufrecht erhalten
0310 **Atmen**
0311 Atemverhalten
0312 Husten
0313 Verschleimung
0314 Infekte
0315 Atemstörungen
0316 Atemnot
0317 Sonstiges

0320 **Kreislauf (Zirkulation) regulieren**
0321 Durchblutung
0322 Blutdruck
0323 Puls
0324 Sonstiges

0330 **Temperatur regulieren**
0331 Fieber
0332 Sonstiges

0340 **Transpirieren**
0341 Schwitzen
0342 Frieren
0343 Sonstiges

AEDL-Codes – Bereiche und nähere Bezeichnungen

0350 **Sonstiges** zu «Vitale Funktionen aufrecht erhalten»: Bereiche, die sich unter den vorgegebenen Unterpunkten nicht einordnen lassen

0395 **Hilfsmittel**
0396 medizinische
0397 technische
0398 pflegerische

0400 – Essen und trinken

0410 **Essen**
0411 Menge
0412 Appetit, Geschmack
0413 Nahrungszubereitung
0414 Passierte Kost
0415 Diät
0416 Sondenkost
0417 Parenterale Ernährung
0418 Sonstiges

0420 **Trinken**
0421 Schlucken von Flüssigkeit
0422 Trinkmenge
0423 Sonstiges

0430 **Zähne**
0431 Zahnstatus, Zahnfleisch
0432 Zahnprothese
0433 Sonstiges

0440 **Kauen und Schlucken** (vgl. AEDL «Sich bewegen», insbesondere AEDL 0227)
0441 Lippenschluss, Speichelfluss
0442 Mundboden, Zunge, Wangenmuskulatur
0443 Gaumensegel, Zäpfchen
0444 Koordination von Kauen und Schlucken
0445 Sonstiges

0450 **Verträglichkeit von Essen und Trinken**
0451 Übelkeit
0452 Erbrechen
0453 Sonstiges

0460 **Sonstiges** zu «Essen und trinken»: Bereiche, die sich unter den vorgegebenen Unterpunkten nicht einordnen lassen (z. B. BZ-Stix)

0495 **Hilfmittel**
0496 medizinische
0497 technische
0498 pflegerische

AEDL-Codes – Bereiche und nähere Bezeichnungen

0500 – Sich pflegen (Körperpflege)

- 0510 **Hautzustand**
- 0511 Hautschutz
- 0512 Allgemeine Hautpflege (auch: Kosmetik)
- 0513 Spezielle Hautpflege
- 0514 Sonstiges

- 0520 **Sich waschen**
- 0521 Sich selbständig waschen, baden, duschen
- 0522 Sich mit Hilfe waschen, baden, duschen
- 0523 Gewaschen werden
- 0524 Sonstiges (gewaschen werden im Bett)
- 0525 Sich mit Hilfe waschen im Bett
- 0526 Sich mit Hilfe waschen außerhalb des Bettes
- 0527 Sich selbständig waschen im Bett

- 0530 **Einzelne Körperbereiche pflegen**
- 0531 Sich den Mund pflegen
- 0532 Sich die Augen pflegen
- 0533 Sich die Nasen und Ohren pflegen
- 0534 Sich die Haare kämmen
- 0535 Sich die Nägel (auch Fußnägel) pflegen
- 0536 Sich im Intimbereich pflegen
- 0537 Sonstiges (Haare waschen)

- 0540 **Hautschäden**
- 0541 Rötung/Schwellung
- 0542 Blasenbildung/Ödeme
- 0543 Hautdefekte (Wundsein)
- 0544 Allergien
- 0545 Infektionen (z. B. Pilzbefall)
- 0546 Sonstiges

- 0550 **Sonstiges** zu «Sich pflegen»: Bereiche, die sich unter den vorgegebenen Unterpunkten nicht einordnen lassen.

- 0595 **Hilfsmittel**
- 0596 medizinische
- 0597 technische
- 0598 pflegerische

0600 – Ausscheiden

- 0610 **Urin ausscheiden**
- 0611 Menge
- 0612 Rhythmus (einschl. Tag und Nacht)
- 0613 Inkontinenz

AEDL-Codes – Bereiche und nähere Bezeichnungen

0614 Miktionsstörungen, Harnverhaltung
0615 Infektionen
0616 Besonderheiten (z. B. Katheter)
0617 Sonstiges

0620 Stuhl ausscheiden
0621 Menge
0622 Rhythmus
0623 Inkontinenz
0624 Obstipation
0625 Diarrhoe
0626 Besonderheiten (z. B. Anus praeter)
0627 Sonstiges

0630 Sonstiges zu «Ausscheiden»: Bereiche, die sich unter den vorgegebenen Unterpunkten nicht einordnen lassen

0695 Hilfsmittel
0696 medizinische
0697 technische
0698 pflegerische

0700 – Sich kleiden

0710 Art der Kleidung
0711 Bevorzugte Kleidung (tagsüber)
0712 Bevorzugte Kleidung (nachts)
0713 Sonstiges

0720 Sich ankleiden
0721 Sonstiges

0730 Sich auskleiden
0731 Sonstiges

0740 Sonstiges zu «Sich kleiden»: Bereiche, die sich unter den vorgegebenen Unterpunkten nicht einordnen lassen

0795 Hilfsmittel
0796 medizinische
0797 technische
0798 pflegerische

0800 – Ruhen und schlafen

0810 Ruhen (und Entspannen)
0811 Ruhepausen (z. B. Mittagspausen)
0812 Sonstiges

AEDL-Codes – Bereiche und nähere Bezeichnungen

0820	**Schlafen**
0821	Schlafqualität
0822	Schlafdauer
0823	Schlafzeiten (z. B. Tag-Nacht-Rhythmus)
0824	Sonstiges

0830   **Sonstiges** zu «Ruhen und schlafen»: Bereiche, die sich unter den vorgegebenen Unterpunkten nicht einordnen lassen

0895	**Hilfsmittel**
0896	medizinische
0897	technische
0898	pflegerische

0900 – Sich beschäftigen

0910	**Tagesgestaltung** (vgl. AEDL 0810)
0911	Hobbys, Interessen
0912	Selbständige Aktivitäten
0913	Sonstiges

0920	**Aktivitäten mit anderen Personen**
0921	mit Angehörigen
0922	mit anderen Bezugspersonen (nicht: Pflegeperson)
0923	mit Pflegepersonen
0924	mit Krankengymnast/in
0925	mit Ergotherapeut/in
0926	mit Logotherapeut/in
0927	mit Mitpatienten
0928	Sonstiges

0930   **Sonstiges** zu «Sich beschäftigen»: Bereiche, die sich unter den vorgegebenen Unterpunkten nicht einordnen lassen

0995	**Hilfsmittel**
0996	medizinische
0997	technische
0998	pflegerische

1000 – Sich als Frau/Mann fühlen und verhalten

1010	vgl. AEDL 05 «Sich pflegen»
1020	vgl. AEDL 06 «Ausscheiden»
1030	vgl. AEDL 07 «Sich kleiden»
1040	vgl. AEDL 12 «Soziale Bereiche des Lebens sichern»
1050	vgl. AEDL 13 «Mit existenziellen Erfahrungen des Lebens umgehen»

1060   **Sonstiges** zu «Sich als Frau/Mann fühlen und verhalten»

AEDL-Codes – Bereiche und nähere Bezeichnungen

1095 Hilfsmittel
1096 medizinische
1097 technische
1098 pflegerische

1100 – Für eine sichere Umgebung sorgen

1110 Räumliche Ausstattung
1111 Art der Einrichtungsgegenstände
1112 Anordnung der Einrichtungsgegenstände
1113 Ausstattung des Bettes
1114 Bestuhlung
1115 Sonstiges

1120 Hilfsmittel zur Orientierung (vgl. AEDL 0110 ff)
1121 Kalender
1122 Uhr
1123 Zeitungen/Zeitschriften
1124 Radio
1125 Fernsehen
1126 Sonstiges

1130 Sonstiges zu «Für eine sichere Umgebung sorgen»: Bereiche, die sich unter den vorgegebenen Unterpunkten nicht einordnen lassen.

1195 Hilfsmittel
1196 medizinische
1197 technische
1198 pflegerische

1200 – Soziale Bereiche des Lebens sichern

1210 Soziale Beziehungen
1211 Lebenspartner(in)
1212 Kinder
1213 Freunde/Nachbarn
1214 Bekannte
1215 Primäre persönliche Bezugspersonen
1216 Sonstiges

1220 Beruf
1221 Gegenwärtige oder frühere berufliche Aktivitäten
1222 Mit den beruflichen Aktivitäten verbundene Verantwortungen/Verpflichtungen
1223 Sonstiges

1230 Private Verpflichtungen (z. B. Sorge tragen für LebenspartnerIn, vgl. DEDL 1252)
1231 Sonstiges

AEDL-Codes – Bereiche und nähere Bezeichnungen

1240 **Wohnung/Unterbringung**
1241 Art
1242 Vor- und Nachteile durch örtliche Gegebenheiten
1243 Risiken wie Stufen oder Treppen
1244 Angemessenheit von Wohn-, Toiletten-, Badeausstattung (bezogen auf die Behinderung)
1245 Sonstiges (vgl. hierzu auch AEDL-Bereich «Sich bewegen»)

1250 **Finanzielle Situation**
1251 Abhängigkeiten von Anderen
1252 Verantwortung für Andere (vgl. AEDL 1230)
1253 Sonstiges

1260 **Versicherungsrechtliche Fragen**
1261 Sozialversicherung (allgemein)
1262 Rente/Pension
1263 Krankenkasse
1264 Sonstiges

1270 **Sonstiges** zu «Lebensverhältnisse»: Bereiche, die sich unter den vorgegebenen Unterpunkten nicht einordnen lassen

[3] 1280 **Pflegerische Anleitung und Beratung von persönlichen Bezugspersonen**

1295 **Hilfsmittel**
1296 medizinische
1297 technische
1298 pflegerische

1300 – Mit existenziellen Erfahrungen des Lebens umgehen

1310 **Die Existenz gefährdende Erfahrungen**
1311 Verlust von Unabhängigkeit (vgl. AEDL 01, 02, 0413)
1312 Verlust von sozialen Beziehungen (Isolation) (vgl. AEDL 1210ff)
1313 Veränderungen des Körperbewusstseins (vgl. AEDL 0143, 0175)
1314 Angst, Stress, Sorgen, Ungewissheit, Hoffnungslosigkeit
1315 Schmerzen (vgl. AEDL 0180)
1316 Trauer
1317 Sterben
1318 Trennung
1319 Sonstiges

1320 **Die Existenz stützende Erfahrungen**
1321 Freude

---

3 Auf der Grundlage von Untersuchungsergebnissen wurde 1280 als wesentliche Determinante zur Sicherung sozialer Beziehungen aufgenommen.

AEDL-Codes – Bereiche und nähere Bezeichnungen

- 1322 Hoffnung, Zuversicht
- 1323 Wohlbefinden (vgl. AEDL 0142)
- 1324 Unabhängigkeit
- 1325 Integration
- 1326 Sonstiges

- **1330 Erfahrungen, welche die Existenz stützen oder gefährden können**
- 1331 Kulturgebundene Erfahrungen und Werthaltungen
- 1332 Weltanschauung, Religionsausübung
- 1333 Persönliche Lebenserfahrungen (Lebensgeschichte)
- 1334 Sonstiges zu «Mit existentiellen Erfahrungen des Lebens umgehen»: Bereiche, die sich unter den vorgegebenen Unterpunkten nicht einordnen lassen

- **1395 Hilfsmittel**
- 1396 medizinische
- 1397 technische
- 1398 pflegerische

2.1.3
Verhaltensmuster und potentielle Auswirkungen auf Abhängigkeits- versus Unabhängigkeitsentwicklung

Die Abbildung auf der nächsten Seite verdeutlicht die verschiedenen Dimensionen pflegerischen Verhaltens.

2. Untersuchungsmethoden und -instrumente

Verhaltensmuster und potenzielle Auswirkungen auf Abhängigkeits- oder Unabhängigkeitsentwicklung
Dimensionen pflegerischen Verhaltens

Krohwinkel 1984

Unabhängigkeit, Handeln, Entscheiden ↑

- befähigt
- aktiviert, fördert — **Wertschätzung, Respekt**
- akzeptiert (zeigt Verständnis) — **Emotionale Wärme**
- **Maternale infantilisierende Einschätzung**
- akzeptiert nicht
- ermutigt, unterstützt
- zeigt Vertrauen
- zeigt Vertrauensmangel
- erlaubt
- drückt individuelle Fürsorge aus
- drückt bemutternde Fürsorge aus
- manipuliert, entmutigt
- behindert, untersagt
- erzwingt
- überbeschützt
- gibt auf
- interessiert
- wendet sich zu (gibt Hilfe)
- dirigiert
- wendet sich zu (gibt Hilfe)

Abhängigkeit, Handeln, Entscheiden →

Legende:
- ↕ willentlich-emotionale Dimension
- • physisch-funktionale Dimension

Nichtachtung / Emotionale Kälte

Geringschätzung
- zeigt Ablehnung
- äußert Vertrauensmangel (Misstrauen)
- zeigt Gleichgültigkeit
- uninteressiert, desinteressiert
- wendet sich zu (gibt Hilfe)
- dirigiert
- manipuliert, entmutigt
- behindert, untersagt
- erzwingt
- Vernachlässigung
- gibt auf

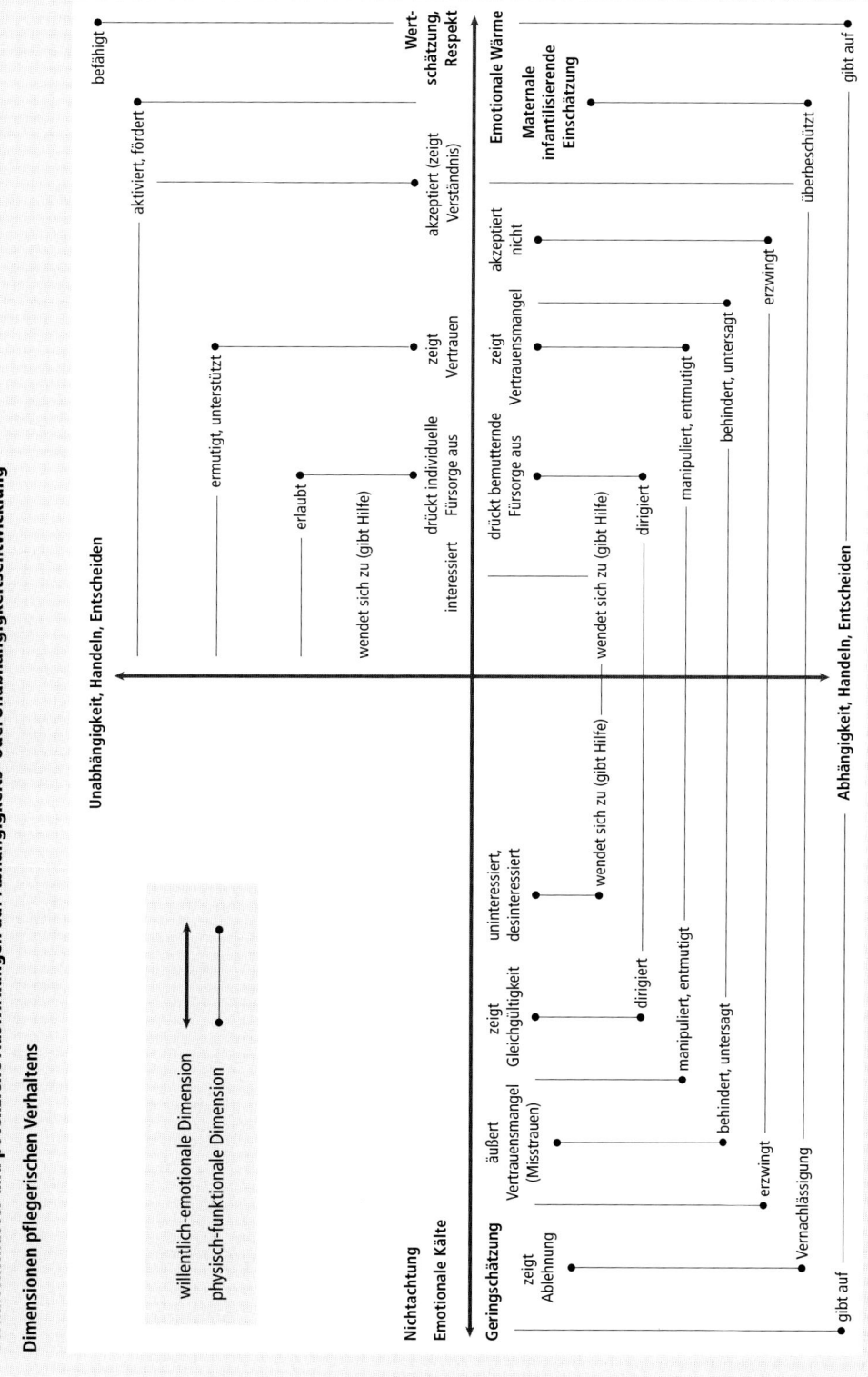

2.2
Standardisierte Dokumentationsanalyse

2.2.1
Reduzierter AEDL-Variablensatz

1

0110	Bewusstseinszustand	0143	Körperschema (Symmetrie/Asymmetrie)
0114	Gedächtnis (kurzzeitig, langzeitig)		
0115	Konzentration		
0116	Orientierung	0150	Wahrnehmen
		0153	Gesichtsfeld
0120	Sich mündlich mitteilen		
0121	Aussprache/Verständlichkeit	0160	Verstehen und Erkennen
0128	Sonstiges		
		0170	Fühlen (Sensorik)
0130	Sich schriftlich mitteilen		
		0180	Ausdruck von Schmerz
0140	Sich nichtverbal mitteilen		(vgl. AEDL 1140)
0141	Mimik und Gestik		

2

0210	Körperbewegungen	0260	Lagerung
0211	Sich bewegen im Bett		
0212	Liegen im Bett	0270	Gefährdete Körperregionen
0213	Sitzen im Bett		(vgl. AEDL 0500)
0214	Sitzen außerhalb des Bettes	0271	Kontrakturen
0215	Sich bewegen außerhalb des Bettes	0272	Dekubitalgeschwüre
		0273	Lagerungsbedingte Ödembildung
0220	Schlaffe Lähmungen		
		0295	Hilfsmittel
0230	Spastiken		

3

0310	Atmung	0322	Blutdruck
0312	Husten		
0313	Verschleimung	0330	Temperaturregulation
0314	Infekte	0331	Fieber
0320	Kreislauf (Zirkulation)	0340	Transpiration
0321	Gefäßleiden		

4

4010	Essen	0440	Kau- und Schluckfunktionen
0414	Passierte Kost		
0415	Diät		
0416	Sondenkost	0450	Verträglichkeit von Essen und trinken
0417	Parenterale Ernährung		
0420	Trinken	0460	Sonstiges zum AEDL-Bereich «Essen und trinken»: Bereiche, die sich unter den vorgegebenen Unterpunkten nicht einordnen lassen (z. B. BZ-Stix, Magensonde)
0421	Schlucken von Flüssigkeit (Fähigkeit)		
0422	Trinkmenge		
0430	Zähne		

0510	Hautzustand	0530	Pflege einzelner Körperbereiche	**5**
0520	Waschen	0531	Mundpflege	
0521	Sich selbständig waschen, baden, duschen	0536	Intimpflege	
0522	Sich mit Hilfe waschen, baden, duschen			
0523	Gewaschen werden	0540	**Hautschäden**	
		0543	Hautdefekte (Wundsein)	

0610	**Urinausscheidung**	0620	**Stuhlausscheidungen**	**6**
0611	Menge	0622	Rhythmus	
0612	Rhythmus (einschl. Tag und Nacht)	0623	Inkontinenz	
0613	Inkontinenz	0624	Obstipation	
0614	Miktionsstörungen, Harnverhaltung	0625	Diarrhoe	
0615	Infektionen			
		0695	**Hilfsmittel**	

0710	**Art der Kleidung**	0730	**Auskleiden**	**7**
0720	**Ankleiden**			

0810	**Ruhen** (und entspannen)	0822	Schlafdauer	**8**
		0823	Schlafzeiten	
0820	**Schlafen**		(z. B. Tag-Nacht-Rhythmus)	
0821	Schlafqualität			

0910	**Tagesgestaltung** (vgl. AEDL 0813)	0921	mit Angehörigen	**9**
0911	Hobbys, Interessen	0923	mit Pflegepersonen	
0912	Selbständige Aktivitäten	0924	mit Krankengymnast/in	
		0927	mit Mitpatienten	
0920	**Aktivitäten mit anderen Personen**			

1000	**Sich als Frau/Mann fühlen und verhalten**	1020		**10**
		1030		
		1040		
1010		1050		

1110	**Räumliche Ausstattung**	1120	**Hilfsmittel zur Orientierung**	**11**
1112	Anordnung der Einrichtungsgegenstände			
1113	Ausstattung des Bettes		(vgl. AEDL 0110 ff)	

1210	**Soziale Beziehungen**	1250	**Finanzielle Situation**	**12**
1220	**Beruf**	1260	**Versicherungsrechtliche Fragen**	
		1270	**Sonstiges** zum AEDL-Bereich «Lebensverhältnisse»: Bereiche, die sich unter den vorgegebenen Unterpunkten nicht einordnen lassen.	
1230	**Private Verpflichtungen**			
1240	**Wohnung/Unterbringung**			

1310	**Die Existenz gefährdende Erfahrungen**	1323	Wohlbefinden (vgl. AEDL 0142)
1311	Verlust von Unabhängigkeit (vgl. AEDL 01, 0413, 07)		
1312	Verlust von sozialen Beziehungen (Isolation) (vgl. AEDL 1210 ff)	**1330**	**Kulturgebundene Erfahrungen und Werthaltungen** (auch: Weltanschauung, Religionsausübung)
1313	Veränderungen des Körperbewusstseins (vgl. AEDL 0143, 0175)		
1314	Angst, Stress, Sorgen, Ungewissheit		
1315	Schmerzen (vgl. AEDL 0180)	**1340**	**Persönliche Lebenserfahrungen** (Lebensgeschichte)
1316	Trauer		
1317	Sterben		
1318	Trennung	**1350**	**Sonstiges** zum AEDL-Bereich «Mit existentiellen Erfahrungen des Lebens umgehen»: Bereiche, die sich unter den vorgegebenen Unterpunkten nicht einordnen lassen.
1320	**Die Existenz stützende Erfahrungen**		
1321	Freude		
1322	Hoffnung, Zuversicht		

13

Agnes-Karll-Stiftung für Pflegeforschung

Der Pflegeprozess am Beispiel von Patienten mit der Diagnose Schlaganfall

- Eine Studie zur Erfassung und Entwicklung ganzheitlich-rehabilitierender Prozesspflege in Akutkrankenhäusern
(im Auftrag des BMJFFG)

2.2.2
Codiermanual 1

Es folgen Informationen zum Aufbau und zur Handhabung des Analyse-Instrumentes für die Pflegedokumentation.

Phase 1 der Codierung
Die Formulare sind in ihrer jeweilig vorliegenden Form **verbindlich** (vgl. Phasenplan zur Codierung). Schauen Sie die Variablen-Liste gründlich an und ordnen Sie dann Codierungen nebst Bemerkungen «genau» zu und erläutern Sie diese.

Für **Bemerkungen** steht ein Extrablatt mit Hinweisen zur Verfügung, in die Sie bitte Ihre Anmerkungen (gegebenenfalls Begründungen, Schwierigkeiten beim Zuordnen/Codieren) als Kommentare eintragen. Bitte nutzen Sie diesen «Freiraum»!

Vielen Dank für Ihre Bemühungen!

Hinweise zu den einzelnen Formularen

Zum Codierungsformular:
Auf der Vorderseite des DIN-A-3-Formulares sind Eintragungen zur eindeutigen Identifizierung der codierten Dokumentationsblätter sowie zu Ihrer persönlichen Codiernummer vorgesehen:

Codierformular Dokumentationsanalyse

Krankenhaus 1

Station:

Patient/Patientin: m/w

Rater/Raterin:

Dokumentationszuordnungs-Nummer PDS

Blatt-Seitennummer:

Codierform-Nummer:

Codierungsdatum:

Die **Krankenhaus-Nummer** ist bereits vorgegeben.

Die **Stationskennzeichnung** erfolgt über Buchstaben.

Station 1:	Z
Station 4:	Y
Gruppe 92:	E
Gruppe 94:	M

Patient/Patientin wird vorab in männlich (=m) und weiblich (=w) mit einem Kreuz gekennzeichet.
Danach folgt die patientenbezogene Code-Nummer P... (s. Liste, Anlage).

Rater/Raterin – hier tragen Sie Ihre im Voraus bestimmte Code-Nummer ein.

Die **Dokumentationszuordnung** bezieht sich auf das Pflegedokumentationssystem (PDS).
Die erste der dreistelligen Zahl bezeichnet die Codierungsphase (Phase 1 oder 2). Dahinter wird die zweistellige Code-Nummer des Dokumentationsblattes eingetragen, die der Liste für die einzelnen Dokumentationsteile zu entnehmen ist (s. Anlage).
Beispiel: 1.4 = Pflegeverlaufsbericht

Unter **Blatt-Seite** wird die fortlaufende Blatt-Seiten-Nummer des jeweiligen Pflegedokumentationsteils eingetragen. Das heißt auch, dass zwei Seiten angegeben werden müssen, wenn die codierte Woche über zwei Pflegedokumentationsblätter geht.

Die **Codierformular-Nummer** bezieht sich auf das zu bearbeitende Codierungsformular, das fortlaufend numeriert werden soll.

Ein Codierungsformular wird für jeweils 7 Tage (=1 Woche) des Pflegeverlaufsberichtes herangezogen (z. B. von Donnerstag bis Mittwoch).

Die **Dauer des Krankenhausaufenthaltes** vor dem ersten Codiertag wird nur auf dem ersten Codierungsformular festgehalten.

Codierungsdatum: Hier wird das Datum des Codierungstages eingetragen.

Hinweise zur weiteren Codierung
Im eigentlichen Codierformular (Innenseite) bezeichnet zunächst jede *Zeile* einen Eintrag. Jede Eintragung im Pflegebericht wird anhand der Variablen codiert, das heißt als *Ziffernfolge* in den Codierbogen aufgenommen.
Das Codierschema ist hierbei denkbar einfach, bei der Konstruktion wurden vor allem ökonomische Aspekte berücksichtigt.

Die einzelnen Variablen-Codes sind im AEDL-Erhebungsinstrument festgehalten. Auf Seite 1 finden Sie die Kennzeichnung der AEDL-Bereiche (Oberbegriffe 01–12). Die Oberbegriffe sind gekennzeichnet mit einer zweistelligen Ziffer (z. B. Kommunizieren = 01). Bitte Beachten Sie hier, dass einstellige Kennzahlen rechtsbündig und zweiziffrig festgehalten werden (01–09).
Die «spezifische» und die «weitere» Kennzeichnung tragen vierstellige Ziffern. Die für die erste Phase der quantitativen Pflegedokumentationsanalyse in Frage kommenden vierstelligen Ziffern und ihre Bedeutung sind im AEDL-Erhebungsinstrument farblich hervorgehoben. In die nachfolgenden Spalten werden zwei- bzw. einstellige Ziffern eingetragen.

Hinweise für die 1. Codierungsphase
Die Spalten sind versehen mit Variablen-Nummern (200–212). Dabei beziehen sich die Variablen 200 bis 203 auf die AEDL-Bereiche, die Variable 204 «Hdz» auf denjenigen, der die Eintragung im Pflegebericht vorgenommen hat.

Hinweise zu den Spalten
Beispiele zu einzelnen Eintragungen und Zuordnungen in den jeweilgen Spalten 100–213 sind einem Glossar zu entnehmen.

Dieses Glossar wird im Verlauf des gesamten Codierungsprozesses unter Hinzuziehung der originären Pflegedokumentation des Projektkrankenhauses adaptiert und vervollständigt.

An einem Beispiel soll aber hier eine Codiervorgabe für die Spalten 200–203 gemacht werden:

29.09.1988
Hat bis 3.00 Uhr nicht geschlafen. Sagt, er habe Schmerzen in der rechten Schulter. Macht sich Sorgen, ob er wieder alleine aus dem Bett kommt.

Spalte 100: «Datum» (29.08.)

Spalte 200: «AEDL»
zweistellige Ziffer des AEDL-Oberbegriffes.
Beispiel: 08 = Ruhen und schlafen.

Spalte 201: «spezif.»
Spezifizierung.
Vierstellige Ziffer; hier wird der angesprochene AEDL-Bereich noch detaillierter spezifiziert.
Beispiel: 0811 = Schlafdauer.

Spalten 202 und 203: «Weitere»
Vierstellige Ziffer: Hier können weitere spezifische AEDL-Bereiche aufgenommen werden, falls in der betreffenden Eintragung diese im Zusammenhang mit der unter 200 kodierten AEDL stehen.
Handelt es sich um mehr als zwei weitere AEDL-Bereiche, so muss in der Spalte 203 in der nächsten Zeile mit der Codierung fortgesetzt werden.

Spalte 202: (1. Zeile)
0181 = Lokalisation (von Schmerz)

Spalte 203: (1. Zeile)
1114 = Sorgen

Spalte 203: (2. Zeile)
0715 = Sich außerhalb des Bettes bewegen.

Spalte 204: «Hdz» = Handzeichen, das heißt: Durch wen erfolgte die Eintragung?
Die Pflegepersonen erhalten einen Code (01 bis max. 97).

Beispiel: Liegen zwei Handzeichen vor, so wird dies mit «98» codiert. Dies ist der Fall, wenn beispielsweise eine Maßnahme durch die Pflegeperson Code 09 fixiert wurde und die Auswirkung durch Pflegeperson Code 11 festgehalten wurde.
Liegt kein Handzeichen vor, so wird dies mit «99» codiert.

Spalte 205: «Quelle»
1 = Patient
2 = primäre persönlich Bezugsperson
3 = Pflegeperson (Beobachtung)
4 = ärztliche Dokumentation
5 = nicht entscheidbar.

Spalte 206: «Probleme/Bedürfnisse»
1 = wenn ja
0 = wenn nein

Spalte 207: «kon./vag.»
1 = eher konkret
0 = eher vage
9 = trifft nicht zu (wenn Spalte 206 mit «0» codiert wurde).

Spalte 208: «Fähigkeiten»
1 = wenn ja
0 = wenn nein

Spalte 209: «kon./vag.»
1 = eher konkret
0 = eher vage
9 = trifft nicht zu (wenn Spalte 208 mit «0» codiert wurde).

Spalte 210: «Maßnahme»
1 = pflegerische Maßnahme
2 = Mitwirkung an medizinisch-diagnostischer/therapeutischer Maßnahme
3 = primär organisatorische Maßnahme
0 = keine Maßnahme

Spalte 211: «kon./vag.»
1 = eher konkret
0 = eher vage
9 = trifft nicht zu (wenn in Spalte 210 mit «0» codiert wurde).

Spalte 212: «Art der Hilfeleistung»
1 = ist diese:
unterstützend, fördernd, anleitend, beratend – auch dann codieren, wenn in Spalte 210 mit «2» (Mithilfe…) codiert wurde (wenn Beratung/Anleitung deutlich wird)

Beispiel: Patient/Angehörige zum Spritzen von Insulin angeleitet.

2 = kompensierend
5 = nicht entscheidbar – wenn in Spalte 210 mit «2» oder «3» codiert wurde.

Beispiel: Katheterpflege

9 = trifft nicht zu. Das heißt hier:
  1. wenn in Spalte 210 mit «0» codiert wurde
  2. wenn in Spalte 210 mit «2» (Mitwirkung an…) codiert wurde und in Spalte 213 mit «4» (durch den Arzt) codiert werden muss.

Spalte 213: «Durchführung durch»
1 = Patient
2 = primäre persönliche Bezugsperson
3 = Pflegeperson
4 = sonstige (Arzt, Physiotherapeut)
5 = nicht entscheidbar
9 = trifft nicht zu (wenn in den Spalten 210 mit «0» und 211 ebenfalls mit «9» codiert wurde).

Spalte 214: «Auswirkungen» auf den Patienten
1 = wenn ja
0 = wenn nein
9 = trifft nicht zu (wenn in Spalte 210 mit «0» codiert wurde).

Spalte 215: «kon./vag.»
1 = eher konkret
0 = eher vage
9 = trifft nicht zu (wenn in den Spalten 210 mit «0» und/oder 214 ebenfalls mit «9» codiert wurde).

Agnes-Karll-Stiftung für Pflegeforschung

Der Pflegeprozess am Beispiel von Patienten mit der Diagnose Schlaganfall

- Eine Studie zur Erfassung und Entwicklung ganzheitlich-rehabilitierender Prozesspflege in Akutkrankenhäusern
  (im Auftrag des BMJFFG)

2.2.3
Codiermanual 2

Es folgen Informationen zum Aufbau und zur Handhabung des Analyse-Instrumentes für die Pflegedokumentation.

Phase 2 der Codierung

Inhaltsübersicht

Vorwort	302
Allgemeine Informationen zu allen Codierformularen	303
Hinweise zu den Codierformularen	304
Deckblatt	304
Stammblatt/Stammblattpfleger: Entlassungsbericht	305
Pflegeerhebung und Pflegeplan	307
Pflegeverlaufsbericht	310
Hinweise zu den Spalten	310

(Anm.: die Inhaltsübersicht wird in gedruckter Form nachgereicht)

Vorwort

Liebe Raterinnen und Rater,

zunächst danken wir Ihnen herzlich, dass Sie bereit sind, bei unserer Untersuchung mitzuarbeiten.

Nachdem die Pflegekräfte die einzelnen Blätter der Pflegedokumentation ausgefüllt haben, ist es nun Ihre Aufgabe, diese Eintragungen zu codieren, das heißt in Zahlen umzusetzen. Dadurch wird es möglich, die Pflegedokumentation auch statistisch-quantitativ auszuwerten.

Als Anleitung für diese Aufgabe haben wir das folgende Codiermanual zusammengestellt. Es soll Ihnen helfen, die Codierformulare richtig und sorgfältig auszufüllen.

Nach einigen allgemeinen Informationen, die für alle Formulare gleichermaßen gelten, finden Sie die Codier-Hinweise für die einzelnen Codierformulare.

Viel Erfolg!

Allgemeine Informationen zu allen Codierformularen

1. Benötigte Unterlagen

Für die Codierung werden nachfolgend aufgeführte Unterlagen benötigt:

1. Deckblatt
2. Codierformulare:
   1. Stammblatt/pflegerischer Entlassungsbericht (DIN-A4, blau coloriert, 300er-Variablennummern)
   2. Pflegeerhebung/-plan (DIN-A4, grün coloriert, 400er-Variablennummern)
   3. Pflegeverlaufsbericht (DIN-A3, rosa coloriert, 200er-Variablennummern)

Zu jedem Codierformular gibt es ein Extrablatt, in das Sie bitte Ihre Anmerkungen (gegebenenfalls Begründungen, Schwierigkeiten beim Zuordnen/Codieren) als Kommentare eintragen können und sollen. Bitte nutzen Sie diesen «Freiraum»!

3. Reduzierter AEDL-Variablensatz (mit 122 AEDL-Bereichen)
4. Codierübersicht Pflegepersonal
5. Codierübersicht Patienten/Patientinnen
6. Anlage «Datendokumentation».

2. Zuordnung der Patienten zu den RaterInnen

Um die Vergleichbarkeit der Ergebnisse der quantitativen Auswertung zwischen den verschiedenen Stationen zu gewährleisten, bearbeiten die RaterInnen nicht jeweils eine Station, sondern:

- ein/e RaterIn übernimmt Patienten mit ungeraden Code-Nummern;
- ein/e RaterIn übernimmt Patienten mit geraden Code-Nummern.

3. Vorbereitung der Pflegedokumentationsblätter zur Codierung (Dokumentationszuordnung)

Vor der Codierung sind die Blätter der Pflegedokumentation mit Kennzahlen in der oberen rechten Ecke in der folgenden Weise zu versehen:

- Die erste Zahl bezeichnet die Codierphase – also hier die «2».
- Dahinter wird die zweistellige Codier-Nummer des Dokumentationsblattes eingetragen (s. Anlage «Datendokumentation»). Beispiel: 1.4 = Pflegeverlaufsbericht
- Als drittes wird die laufende Seitenzahl eingetragen.
- Vollständiges Beispiel: 2/1.4/1

4. Begriffe

Spalten sind in den Codierformularen senkrecht verlaufend und tragen als Überschrift Spalten-Nummern und Bezeichnungen dazu, was eingetragen werden soll.

Zeilen sind in den Codierformularen waagrecht verlaufend und nehmen die AEDL-Variablencodes sowie die qualifizierenden Codes zur Pflegeprozessdokumentation auf.

Bitte beschriften Sie immer nur die weißen Zeilen – das ist «augenfreundlicher»: Es erleichtert zunächst Ihnen das Schreiben und später dann das Lesen Ihrer Eintragungen bei der Eingabe in den Computer!

5. Beispiele

Beispiele (Operationalisierungen) zu den einzelnen Eintragungen in den Codierformularen sind teilweise schon im Codiermanual aufgeführt und werden später in ein Glossar aufgenommen. Dieses Glossar wird im gesamten Verlauf des Codierungsprozesses unter Hinzuziehung der originären Pflegedokumentation des Projektkrankenhauses adaptiert und vervollständigt.

Hinweise zu den Codierformularen

Deckblatt
Jeder Satz Codierformulare/Patientin hat ein Deckblatt, auf dem allgemeine und persönliche Daten zu den PatientInnen festgehalten werden, die später von Hand ausgezählt werden:

Zu Punkt 1

- **Die Krankenhaus-Nummer** ist bereits vorgegeben.

  Die Stationsgruppenkennzeichnung erfolgt über Buchstaben.

Projektkrankenhaus 1:
Station 1 = Z
Station 4 = Y

Projektkrankenhaus 2:
Station/Gruppe = E
Station/Gruppe = M

Patient/Patientin wird vorab bei m = männlich und w = weiblich mit einem Kreuz gekennzeichnet.

Danach folgt die patientenbezogene Code-Nummer (s. Codier-Übersicht für Patient/Patientinnen).

Rater/Raterin: Hier tragen Sie Ihre im voraus bestimmte Code-Nummer ein.

Dauer des Krankenhausaufenthaltes vor dem ersten Codiertag

Unter Punkt 2 und 3 sind Daten aus dem Stammblatt und dem pflegerischen Entlassungsbericht mit «ja» oder «nein» zu erfassen. Da diese Daten einmalig bezogen auf eine/n PatientIn erhoben werden (geringe Fallzahl), sollen diese zum Abschluss der Gesamtcodierung (bezogen auf einen Patient/eine Patientin) einfach ausgezählt werden.

Stammblatt/Stammblattpfleger: Entlassungsbericht

Voraussichtlich werden während des gesamten Pflegeprozesses Eintragungen ins Stammblatt vorgenommen. Die Codierung sollte aber dann erfolgen, wenn keine weiteren Eintragungen mehr zu erwarten sind (d.h. unter Umszänden, dass das Stammblatt und der pflegerische Entlassungsbericht gemeinsam codiert werden können).

Kopfzeile Stammblatt/Stammblattpfleger: Entlassungsbericht

Seit: hier wird die laufende Blatt-Seiten-Nummer des Codierformulares eingetragen.

Code Patient/Patientin: Codier-Übersicht für Patient/Patientinnen

Codierdaten: Das für das Stammblatt und den pflegerischen Entlassungsbericht jeweils zutreffende Codierdatum.

Hinweise zu den Spalten

1. Stammblatt:

Spalte 300: hier werden die AEDL-Bereiche als vierziffrige Codes eingetragen.

Anmerkung: trifft inhaltlich nur der zweistellige Code für die AEDL-Oberbegriffe zu, so soll er durch «00» auf vier Stellen erweitert werden.

Beispiel:
01 = 0100 kommunizieren
12 = 01200 mit existentiellen Erfahrungen des Lebens umgehen

Spalte 301: Aufnahmesituation
Was ist bei der Einschätzung selbständig/unabhängig angekreuzt?
1 = ja
0 = nein
2 = nichts angekreuzt, weil nicht erforderlich
9 = nichts angekreuzt, obwohl erforderlich

Beispiel:
Patientin hat in AEDL 2 keine Bewegungseinschränkung und in AEDL 1 keine Konzentrationsschwäche; dann ist logisch ableitbar, dass in AEDL 7 «sich an-/auskleiden» keine Einschätzung erforderlich ist.
Ebenso ergibt sich aus der Einschätzung AEDL 2 «kann rechten Arm und rechtes Bein nicht bewegen» (Hemiplegie), dass in der Aufnahme-Situation keine Einschätzung zu AEDL 7 vorgenommen wird.

Spalte 302: Lebenssituation:
Was ist bei der Einschätzung selbständig/unabhängig angekreuzt?
1 = ja
0 = nein
2 = nichts angekreuzt, weil nicht erforderlich
9 = nichts angekreuzt, obwohl erforderlich

Beispiel wie zu Spalte 301

Anmerkung: Ist in der Aufnahmesituation bei «selbständig/unabhängig» «ja» angekreuzt, die Lebenssituation hat dagegen keine Kennzeichnung, so werten die Rater dies im Sinne von «nicht erforderlich» («2»).
Ist in der Aufnahmesituation bei «selbständig/unabhängig» «nein» angekreuzt, so muss auch bei der Lebenssituation eine Einschätzung vorgenommen worden sein. (Wenn nicht, mit «9» codieren!)

Spalte 303: Fähigkeiten
1 – wenn ja
0 = wenn nein

Spalte 304: kon/vag
1 = eher konkret
0 = eher vage
9 = trifft nicht zu (wenn 303 = 0)

Spalte 305: Gewohnheiten/Hilfen
1 = wenn ja
0 = wenn nein

2. Pflegerischer Entlassungsbericht

Spalte 306: Entlassungssituation
Was ist bei der Einschätzung selbständig/unabhängig angekreuzt?
1 = ja
0 = nein
2 = nichts angekreuzt, weil nicht erforderlich
9 = nichts angekreuzt, obwohl erforderlich

Spalte 307: Fähigkeit
1 = wenn ja
0 = wenn nein

Spalte 308: kon/vag
1 = eher konkret
0 = eher vage
9 = trifft nicht zu (wenn 307 = 0)

Spalte 309: Handlungshilfe/Maßnahme
1 = wenn ja
0 = wenn nein

Spalte 310: kon/vag
1 = eher konkret
0 = eher vage
9 = trifft nicht zu (wenn 309 = 0)

Spalte 311: Gewohnheiten/Hilfen
1 = wenn ja
0 = wenn nein

Pflegeerhebung und Pflegeplan

Vorbemerkungen
1. Die Codierung von Pflegeerhebung und Pflegeplan erfolgt wochenweise und möglichst immer am gleichen Wochentag. Beginnen Sie die Codierung bitte jede Woche mit einem neuen Codierformular.
2. Im Folgenden werden neben der AEDL-Variablen und den Pflegeprozessvariablen nicht nur «einfache» Bezüge codiert, sondern – analog zur Pflegedokumentation – auch das Vorhandensein von mehreren Bezügen untereinander, das heißt: bezieht sich eine Pflegeprozessvariable auf mehrere AEDL-Bereiche oder umgekehrt, dann muss dies in jeder Zeile vollständig (in allen Spalten) codiert werden.

Kopfzeilen

Woche: hier ist die Woche des Krankenhausaufenthaltes einzutragen.

Seite: hier wird die laufende Nummer des Codierformulars eingetragen.

Code Patient/ Patientin: Übertragung erfolgt aus der Liste

Codierdatum: Tag der Codierung

Hinweise zu den Spalten

Pflegeerhebung

Spalte 400: hier werden die AEDL-Bereiche als vierziffrige Codes eingetragen.

Anmerkung: trifft inhaltlich nur der zweistellige AEDL-Code für die Oberbegriffe zu, so soll er durch «00» auf vier Stellen erweitert werden.

Beispiel:
01 = 0100 kommunizieren
12 = 1200 mit existentiellen Erfahrungen des Lebens umgehen

Anmerkungen:
Ist in einer Woche keine Pflegebedarfserhebung/Pflegeplanung erfolgt, bitte auf dem Codierformular die Kopfzeilen ausfüllen und in das Codierfeld eine große, schöne 9 eintragen (s. Muster).
Wurde für die eine zu codierende Woche nur die Pflegebedarfserhebung geführt, aber nicht der Pflegeplan (oder umgekehrt), so ist die «9» in die jeweils betreffenden Spalten 401–408 oder 409–414 einzutragen.

Aber: Bezieht sich eine Pflegebedarfserhebung/ein Pflegeplan auf mehrere Wochen (ablesbar an der Kennzeichnung in der Datumszeile am Ende der Formulare durch «X» etwa alle sieben Tage (einmal pro Woche), dann ist oben in der Kopfzeile von den Codierern bei der Wochenangabe entsprechend zu kennzeichnen:

Beispiel: 2./3./4. Woche

Ändert sich der Eintrag nur bezogen auf **einen** AEDL-Bereich, und sonst ist die Pflegebedarfserhebung/der Pflegeplan in allen Einträgen identisch, dann kann vor der Zeilencodierung mit «3. Woche» vermerkt werden, dass ab diesem Zeitpunkt dieser AEDL-Berich sich verändert hat.

Spalte 401: Priorität
Wurde in der Kopfzeile von Pflegebedarfserhebung/Pflegeplan eine Kennzeichnung nach 0/0/X vorgenommen?
1 = wenn ja
0 = wenn nein

Spalte 402: weitere AEDL
Sind ebenfalls als vierziffrige Codes einzutragen.
Jeder weitere Zusammenhang mit einer AEDL wird in dieselbe Spalte eine Zeile tiefer codiert, ohne dass die übrigen Spalten nochmals mit ausgefüllt werden.

Spalte 403: Probleme/Bedürfnisse
1 = wenn ja
0 = wenn nein

Spalte 404: kon/vag
1 = eher konkret
0 = eher vage
9 = trifft nicht zu (wenn Spalte 403 mit «0» codiert wurde)

Anmerkung: Die Codierung von «Ursachen» entfällt, da sie nicht so ausführlich geschult wurden, wie andere Bestandteile der Pflegebedarfserhebung.

Spalte 405: Fähigkeit
1 = wenn ja
0 = wenn nein

Anmerkung: Wird in einer späteren Woche eine Fähigkeit genannt, ohne dass ein Problem dort steht, weil es immer noch seit der ersten Bedarfserhebung gültig ist, so ist das Problem der ersten Woche mitzucodieren.

Spalte 406: kon/vag
1 = eher konkret
0 = eher vage
9 = trifft nicht zu (wenn Spalte 405 mit «0» codiert wurde)

Spalte 407: Bezug zum Stammblatt
1 = wenn ja
0 = wenn nein

Spalte 408: Handzeichen
Hier ist der zweiziffrige Code aus der Handzeichenübersicht zu übertragen; liegen zwei oder mehrere Handzeichen vor, dann ist dies mit «98» zu codieren. Fehlt ein Handzeichen, dann ist dies mit «99»* zu codieren (* gilt nicht für Projektkrankenhaus 2 in der Codierphase 1).

Pflegeplan

Spalte 409: Ziel
1 = wenn ja
0 = wenn nein

Anmerkung: Bezieht sich ein Ziel auf mehrere AEDL-Bereiche, so ist dies in entsprechend vielen Zeilen vollständig zu codieren.
Bezieht sich ein AEDL-Bereich auf mehrere Ziele, ist in gleicher Weise vorzugehen, was sich in der Regel durch die Codierung des spezifischen AEDL-Bereiches ergibt.

Beispiele:

1. ein Ziel bezieht sich auf mehrere AEDL-Bereiche:

AEDL *Pflegedokumentation (Pflegeziel)*
2, 4, 5, 7 Frau R. kann bis zur Entlassung alle Maßnahmen durchführen

2. ein AEDL-Bereich bezieht sich auf mehrere Ziele:

AEDL *Pflegedokumentation (Ziele)*
2 Herr Sch. findet im Sitzen im Bett seine Körpermitte. Herr Sch. setzt sich mit verbaler Unterstützung im Bett gerade hin.

Spalte 410: Maßnahme
1 = pflegerische Maßnahme
2 = Mitwirkung an medizinisch-diagnostisch/therapeutischer Maßnahme
3 = primär organisierte Maßnahme
0 = keine Maßnahme

Anmerkung: Hier werden alle Hinweise codiert, die im Pflegeplan mit * gekennzeichnet sind. (* Projektkrankenhaus 1: «13»; Projektkrankenhaus 2: «14»)

Spalte 411: kon/vag
1 = eher konkret
0 = eher vage
9 = trifft nicht zu (wenn 410 =0)

Spalte 412: Bezug zu...
1 = Stammblatt, wenn nein
2 = Pflegebedarfserhebung, wenn nein
3 = Pflegeverlaufsbericht, wenn nichts im Stammblatt oder in der Pflegeerhebung steht.
0 = kein Bezug
9 = keine Maßnahme

Anmerkungen:
Wenn eine Maßnahme sich **nicht** auf ein Problem/Bedürfnis oder eine Fähigkeit in der Pflegebedarfserhebung bezieht, muss geprüft/codiert werden, **ob ein Bezug zum Stammblatt besteht** (gilt nicht für Projektkrankenhaus 2 in Codierphase 1).

Bezieht sich eine Maßnahme auf mehrere AEDL, ist diese entsprechend häufig zu codieren.

Bezieht sich eine Maßnahme sowohl auf die Pflegebedarfserhebung, **als auch auf das Stammblatt,** dann muss dies zweizeilig in allen Spalten codiert werden.

Beziehen sich mehrere Maßnahmen auf einen AEDL-Bereich bzw. auf ein Problem/Bedürfnis und/oder eine Fähigkeit, dann muss mehrzeilig in allen Spalten codiert werden.

Spalte 413: Art der Hilfeleistung
1 = ist diese unterstützend, fördernd, anleitend, beratend – auch dann codieren, wenn in Spalte 410 mit «2» (Mithilfe bei…) codiert wurde (wenn Anleitung/Beratung deutlich wird)

Beispiel: Patient/Angehörige zum Spritzen von Insulin anleiten

2 = kompensierend
5 = nicht entscheidbar – wenn in Spalte 410 mit «2» oder «3» codiert wurde

Beispiel: Katheterpflege

9 = trifft nicht zu – heißt hier: wenn in Spalte 410 mit «0» codiert wurde

Spalte 414: Handzeichen
hier ist der zweiziffrige Code aus der Handzeichenübersicht zu übertragen; liegen zwei oder mehr Handzeichen vor, dann ist dies mit «98» zu codieren.
Fehlt ein Handzeichen, dann ist dies mit «99» zu codieren.

Pflegeverlaufsbericht
Grundsätzlich gilt für die Codierung der Pflegeverlaufsberichte die gleiche Vorgehensweise wie in der Codierphase 1.
Auch die Codierung der Pflegeverlaufsberichte erfolgt wochenweise und möglichst immer am gleichen Wochentag.
Beginnen Sie die Codierung bitte jede Woche mit einem neuen Codierformular. Auf der Vorderseite des Codierformulars brauchen Sie nur folgende Zeilen auszufüllen:

> Patient/Patientin
>
> Blatt-Seitennummer
>
> Codierformular-Nummer
>
> Codierungsdatum

Hinweise zu den Spalten
An einem Beispiel soll die Codierung verdeutlicht werden.

Beispiel:

29.09.1988
Hat bis 3.00 Uhr nicht geschlafen. Sagt, er habe Schmerzen in der rechten Schulter. Macht sich Sorgen, ob er wieder alleine aus dem Bett kommt.

Spalte 100: «Datum» (29.08.)

Spalte 200: «AEDL»
zweistellige Ziffer des AEDL-Oberbegriffes (01-13)
Beispiel: 08 = Ruhen u. schlafen

Spalte 201: «spezif.»
Spezifizierung.

	Vierstellige Ziffer; hier wird der angessprochene AEDL-Bereich noch detaillierter spezifiziert. Beispiel: 0822 = Schlafdauer
Spalten 202 und 203:	«Weitere» Vierstellige Ziffer: Hier können weitere spezifische AEDL-Bereiche aufgenommen werden, fall in der betreffenden Eintragung diese im Zusammenhang mit der unter 200 codierten AEDL stehen. Handelt es sich um mehr als zwei weitere AEDL-Bereiche, so muss in der Spalte 203 in der nächsten Zeile mit der Codierung fortgesetzt werden, unter Freilassung aller anderen Spalten.
Spalte 202:	(1. Zeile): 0181 = Lokalisation (von Schmerz)
Spalte 203:	(1. Zeile): 1114 = Sorgen
Spalte 203:	(2. Zeile): 0715 = sich außerhalb des Bettes bewegen
Spalte 204:	«Hdz» = Handzeichen, das heißt: Durch wen erfolgte die Eintragung? Die Pflegepersonen erhalten einen Code (01 bis max. 97). Liegen zwei oder mehr Zeichen vor, so wird dies mit «98» codiert. Beispiel: Dies ist der Fall, wenn eine Maßnahme durch die Pflegeperson Code 09 fixiert wurde und die Auswirkung durch Pflegeperson Code 11 festgehalten wurde. Liegt kein Handzeichen vor, wird dies mit «99» codiert.
Spalte 205:	«Quelle» 1 = Patient 2 = primäre persönl. Bezugsperson 3 = Pflegeperson (Beobachtung) 4 = ärztliche Dokumentation 5 = nicht entscheidbar
Spalte 206:	«Probleme/Bedürfnisse» 1 = wenn ja 0 = wenn nein
Spalte 207:	«kon/vag» 1 = eher konkret 0 = eher vage 9 = trifft nicht zu (wenn Spalte 206 mit «0» codiert wurde)
Spalte 208:	«Fähigkeiten» 1 = wenn ja 0 = wenn nein
Spalte 209:	«kon/vag.» 1 = eher konkret 0 = eher vage 9 = trifft nicht zu (wenn Spalte 208 mit «0» codiert wurde)

Spalte 210: «Maßnahme»
1 = pflegerische Maßnahme
2 = Mitwirkung an medizinisch-diagnostischer/therapeutischer Maßnahme
3 = primär Organisatorische Maßnahme
0 = keine Maßnahme

Spalte 211: «kon/vag»
1 = eher konkret
0 = eher vage
9 = trifft nicht zu (wenn in Spalte 210 ebenfalls mit «0» codiert wurde).

Spalte 212: «Art der Hilfeleistung»
1 = ist diese unterstützend, fördernd, anleitend, beratend – auch dann codieren, wenn in Spalte 210 mit «2» (Mithilfe bei…) codiert wurde (wenn Beratung/Anleitung deutlich wird).

Beispiel: Patient/Angehörige zum Spritzen von Insulin angeleitet

2 = kompensierend
5 = nicht entscheidbar – wenn in Spalte 210 mit «2» oder «3» codiert wurde.
9 = trifft nicht zu – heißt hier:
   1. wenn in Spalte 210 mit «0» codiert wurde
   2. wenn in Spalte 210 mit «2» (Mitwirkung an…) codiert wurde und in Spalte 213 mit «4» (durch den Arzt) codiert werden muss.

Spalte 213: «Durchführung durch»
1 = Patient
2 = primäre persönliche Bezugsperson
3 = Pflegeperson
4 = sonstige (Arzt, Physiotherapeut)
5 = nicht entscheidbar
9 = trifft nicht zu (wenn in Spalte 210 ebenfalls mit «0» codiert wurde)

Spalte 214: «Auswirkungen» auf Patienten
1 = wenn ja
0 = wenn nein
9 = trifft nicht zu (wenn in Spalte 210 ebenfalls mit «0» codiert wurde).

Spalte 215: «kon/vag»
1 = eher konkret
0 = eher vage
9 = trifft nicht zu (wenn in Spalte 214 ebenfalls mit «0» codiert wurde).

Viel Erfolg!

2.2.4
Codiersheets zur Pflegeprozessdokumentation mit Beispielen ausgefüllter Codiersheets

Auf den folgenden drei Seiten sind verschiedene Codiershetts abgebildet.

2. Untersuchungsmethoden und -instrumente

100	200	201	202	203	204	205	206	207	208	209	210	211	212	213	214	215
Datum	AEDL	spezif.	weitere	weitere	Hdz.	Quelle	Probleme/ Bedürfnisse	kon/vag	Fähigkeiten	kon/vag	Maßnahmen	kon/vag	Hilfeleistung	Durchfg. durch	Auswirkung	kon/vag

	1336				1340					1345				1348	1349			
215 kon/vag	9	0	9	1	9	9	9	9	9	9	9	9	9	9	0	0	9	
214 Auswirkung	0	1	0	1	9	0	0	9	0	0	9	0	9	0	1	1	9	
213 Durchfg. durch	3	3	9	3	9	3	3	9	3	3	9	3	9	3	3	3	9	
212 Hilfeleistung	5	1	5	0	9	1	9	9	1	0	9	9	9	0	9	9	9	
211 kon/vag	1	1	9	0	9	1	1	9	0	0	9	1	9	1	0	0	9	
210 Maßnahmen	2	1	0	2	0	1	2	0	1	2	0	1	0	1	2	2	0	
209 kon/vag	9	0	1	9	9	1	9	9	1	9	9	9	9	9	9	9	9	
208 Fähigkeiten	0	1	1	0	0	1	0	0	1	0	0	0	0	0	0	0	0	
207 kon/vag	9	9	9	9	9	9	1	0	9	9	9	1	1	9	0	0	9	
206 Probleme/Bedürfnisse	0	0	0	0	0	0	1	1	0	0	0	1	1	0	1	1	0	
205 Quelle	4	3	3	4	3	3	3	3	3	3	3	3	3	3	3	3	3	
204 Hdz.	8	8	8	8	9	9	9	9	9	9	6	6	6	6	1	1	9	
	0	0	0	0	0	0	0	0	0	0	0	0	0	0	0	0	0	
203 weitere																		
202 weitere	0	0			6	0	0		1		0		0	1				
	2	4			1	1	3		1		1		2	1				
	3	4			1	2	3		2		2		2	2				
	0	0			0	1	0		0		1		0	0				
201 spezif.	0	4	1	0	5	1	2	0	1	0	2	2	0	0	2	0	0	
	1	1	2	1	1	1	2	5	3	4	2	2	8	6	2	5	1	
	3	4	1	6	1	2	3	4	5	5	8	3	1	2	3	4	4	
	0	0	0	0	0	0	0	0	0	0	0	0	0	0	0	0	0	
200 AEDL	3	4	1	6	1	2	3	4	5	5	8	3	1	2	3	4	4	
	0	0	0	0	0	0	0	0	0	0	0	0	0	0	0	0	0	
100 Datum	6.10.				7.10.													

Stammblatt und pflegerischer Entlassungsbericht, Seite _____

Code Patientin: _____   Codierdaten: _____ / _____

300 AEDL			Stammblatt							Pflegerischer Entlassungsbericht					
			301 Aufnahmesituation	302 Lebenssituation	303 Fähigkeiten	304 konkret – vage	305 Gewohnheiten/Hilfen			306 Entlassungssituation	307 Fähigkeiten	308 konkret – vage	309 Handlungshilfen/Maßn.	310 konkret – vage	311 Gewohnheiten/Hilfen

3 Qualitative Dokumentationsanalyse Synopse der Rohdaten aus der Postinterventionsuntersuchung

3.1
AEDL-Strukturierungsmodell

Die Abbildung auf dieser Seite zeigt das bereits auf Seite 32 vorgestellte AEDL-Modell.

Aktivitäten und existentielle Erfahrungen des Lebens (AEDL)

1. Kommunizieren
2. Sich bewegen
3. Vitale Funktionen des Lebens aufrecht erhalten
4. Sich pflegen
5. Essen und trinken
6. Ausscheiden
7. Sich kleiden
8. Ruhen und schlafen
9. Sich beschäftigen
10. Sich als Mann oder Frau fühlen und verhalten
11. Für eine sichere Umgebung sorgen
12. Soziale Bereiche des Lebens sichern
13. Mit existentiellen Erfahrungen des Lebens umgehen

Krohwinkel 1984, 1988

3.2
Ganzheitlich-rehabilitierende Pflegmaßnahmen (AEDL-bezogen)[1]

Quellen: Pflegepläne Patienten P01 bis P19 (Gesamtpopulation: 16 Patienten)

(1) Kommunizieren

P02 Durch verbale Unterstützung Konzentration fördern, Patient auffordern, die angefangene Sache zu beenden, bevor er etwas neues beginnt; Vorgänge Tag für Tag wiederholen (AEDL 1, 2, 4, 5)

P02 Bei allen Aktivitäten Konzentration, Gesichtsfelderweiterung und Körperwahrnehmung fördern (AEDL 1, 2, 4, 5, 7)

P03 Zum langsamen und deutlichen Sprechen ermuntern

P04 Unterstützende Pflege und Anleitung in den Problembereichen (AEDL 1, 2, 4, 5, 6, 12)

P05 Nonverbale und verbale Hilfe;
Demonstration ggfs. häufiges Wiederholen von Handlungen in den Bereichen (AEDL 1, 2, 4, 5, 7)

P05 Trainieren der Merkfähigkeit, Bilder und Gegenstände bezeichnen; Koordinationsübungen (Körper); Nachahmung auch von kommunikativen Bewegungen (AEDL 1, 2, 4, 5, 6, 7, 10, 11)

P06 Sprachübungen: Bei Anzeichen von verwaschener Sprache: geduldiges Anhören; Anleiten zum langsamen und deutlichen Sprechen;
Koordinationsübungen mit Patientin: mit Spiegel Mundbewegungen üben, zum Beispiel pfeiffen, Wangen aufblasen, pusten, lächeln

P06 Orientierung/Angst: Bei Auftreten von Orientierungsproblemen Patientin informieren, ggf. beruhigen, Ergebnis notieren (AEDL 1, 10, 12)

P08 Training: Sprechen üben (kann Bedürfnisse aussprechen); dreht Kopf mit verbaler Unterstützung nach links

P09 Bei Handlungsanleitung kurze und deutliche Ansprache immer von links (auch die Angehörigen) (AEDL 1, 2, 4, 5)

P10 Hilfestellung bei Wortfindungsstörungen; immer wieder motivieren (Konzentrationsschwäche); Anzeichen von Erschöpfung beachten

P11 Patienten zum langsamen und deutlichen Sprechen anleiten (s. Logopädie), Patienten laut vorlesen lassen; Zungen-, Lippen- und Kieferübungen

P12 Zum Sprechen ermutigen;
Zeit lassen zum Formulieren (motorische Aphasie)

P14 Patienten zum langsamen und deutlichen Sprechen ermuntern

P15 Absichten deutlich erklären, Zeit lassen; zum Sprechen ermutigen

---

1 Studie des Agnes Karll-Instituts für Pflegeforschung im Auftrag des BMG

| P16 | Sprachübungen: zum langsamen und deutlichen Sprechen ermutigen, Lippenblasen üben, Logotherapie;
alle Tätigkeiten genau erklären |
|---|---|
| P18 | Auf Lippenschluss achten, Lippenübungen machen, einfache Redewendungen und Wörter üben;
Redensarten, Sprichwörter ergänzen lassen;
Lückentexte zur Konzentrationsförderung; Singen: (Mitpatientinnen dazu bewegen, es mit ihr zu tun), Stimmungslieder, Volkslieder, Schlager;
immer wieder auffordern, Dinge unter Einbeziehung der rechten Seite zu tun;
immer wieder Kopfkorrektur unterstützen |
| P19 | Bei allen Übungen Konzentration und Kommunikation fördern;
in klaren und kurzen Sätzen zum Patienten sprechen;
zum Sprechen ermutigen, Ansätze verstärken;
Übungen zur Zungenbeweglichkeit; Zahlenreihen aufzählen üben, Wortreihen, Wochentage, Jahreszeiten;
mit Stimme sprechen üben, Wortreihen lesen üben («Speisen und Getränke»), laut aus dem Autojournal lesen lassen (Ehefrau mit einbeziehen);
in Sätzen sprechen lassen;
immer wieder Erfolge aufzeigen, mit ihm lachen |

(2) Sich bewegen: Rumpf und Extremitäten

| P01 | Alle Übungen mit RR-Kontrolle durchführen;
bei RR-Spritzen «Eigenaktivitäten» einschränken, dafür Beine passiv bewegen;
symmetrisches Armbeben üben (AEDL 3, 2, 5) |
|---|---|
| P01 | Bein anbeugen üben: gebeugtes Bein stehen lassen (Stützung Fuß und Knie);
Brücke bauen üben;
selbständiges Drehen üben;
bei Oberkörperhochlagerung Schulter, Arm, Hüfte und Bein mit Decke abstützen (AEDL 2, 4, 5) |
| P01 | Eigenständiges Aufrichten üben, Aufsetzen an Bettkante üben |
| P01 | Bei allen AEDLs Standtraining, Gehtraining, Wahrnehmung und Körperhaltung |
| P02 | Übungen zum Erkennen der Körpermitte;
Drehen im Bett, Unterstützung des gelähmten Armes mit dem gesamten Arm (AEDL 1, 2) |
| P02 | Selbst aufsetzen üben – Beine passiv durchbeugen;
Hilfe beim Stehen/Gleichgewicht geben;
ermutigen, eine Selbständigkeit zu erreichen (AEDL 2, 1, 12) |
| P02 | In den Sessel setzen und linke Hüfte dabei überprüfen;
weiter Stehversuche durch KG, damit rechtes Bein nicht schwächer wird (AEDL 2, 1) |
| P02 | Patienten auffordern, seine Haltung zu verbessern; er sinkt im Sitzen zur linken Seite, ihn auffordern, auf seinen linken Arm zu achten;
Patienten zur Mitarbeit motivieren (AEDL 1, 12) |
| P02 | Patienten gut aufsetzen, linke Seite mit Decke abstützen |

P04 Mobilisieren an Bettkante (hat Fußbank);
Mobilisieren Bett/Stuhl-Stuhl/Bett;
Gleichgewicht fördern; Linke Körperpartie abstützen;
durch KG Unterstützung beim Laufen (AEDL 1, 2, 10)

P08 Dreht sich mit Hilfe auf beide Seiten; kann sich mit ein wenig Hilfe in den Sessel raus setzen (2-mal täglich); immer wieder Sitzkorrektur (Körpermitte)

P09 Patient wird nicht nach Soll-Plan gelagert, da er sich eigenaktiviert bewegt und dreht

P10 Zum Geben anhalten, Patientin begleiten und sie stützen, um Angst zu nehmen

P11 Schulung des Gleichgewichts, der Symmetrie, Retraktions-Verhinderung;
Transfer von Bettkante-Rollstuhl und zurück;
KG: Stehübungen und Gehübungen

P12 Pat. zum Gebrauch der rechten Hand und Bewegen des rechtes Armes auffordern;
zu Gehübungen (kurze Strecken) ermutigen, dabei rechtes Bein absichern;
Transfer von Bett zu Stuhl und zurück ist mit Hilfe gut möglich;
Pat. anleiten, sich selbst im Bett zu drehen

P14 Symmetrische Lagerung, immer wieder Körpermitte finden lassen; symmetrisches Sitzen üben (Rumpfkontrolle) Lösen des Tonus re, Tonisierung li; Körperhälfte fördern;
Transfer Bettkante-Stuhl über linke Seite

P15 Anleiten zum Einbeziehen der linke Körperhälfte;
Symmetrische Lagerung, linke Körperseite mit Decke und Kissen lagern (Arm, Hand, Hüfte, Bein);
Linken Fuß mit Schaumstoff umwickeln; schnallt sich Beinprothese (rechts) selbst an; benötigt Hilfe von Bett-Rollstuhl-Bett; selbständiges Aufstehen und umsetzen üben; Gehtraining durch KG

P16 Übungen zum Finden der Körpermitte; selbständiges Drehen im Bett üben, verbale Unterstützung geben, Wahrnehmungstraining und Gleichgewichtsübungen im Sitzen und beim Transfer «Bett-Stuhl»;
Förderung eines zielgerichteten Tonus in der linken Rumpfseite und im Schultergürtel;
Gehübungen, siehe Plan der KG

P18 Symmetrische Körperhaltung; Hände einfädeln üben;
bei Konzentrationsschwäche manuelle Impulse setzen;
auf schonendes Aufsetzen achten;
Förderung der Tiefensensibilität (Bobath-Lagerung);
im Sitzen (Stuhl) Fuß passiv in dorsal Ext. + Pronation halten und die Ferse wiederholt auf den Boden «stampfen»;
im Stand Fuß vor- und zurücksetzen, beim Laufen eventuell Beinstellung korrigieren (Gehtraining zunächst durch KG);
Angehörige bitten, dringend feste Schuhe und Strümpfe mitzubringen;
für alle: Pat. vom Zimmer mit Unterstützung zur Toilette gehen lassen;
von der Sitzecke in Begleitung zum Zimmer gehen lassen, ggf. kann Pat. Rollstuhl vor sich her schieben

P19 Viel von der rechten Seite arbeiten;
mit verbaler Aufforderung gleichzeitig taktile Reize geben, Aufforderungen öfter wiederholen;
zur Behebung der Retraktionsneigung beim Aufrichten nach vorne und beim Nachvornedrehen Druck auf zentralen Schlüsselpunkt geben;
Dreikissenlagerung durchführen;
viel über den zentralen Schlüsselpunkt arbeiten;
Spastik lösen, im Schulterbereich vor allem über Rumpfrotation losen (auch bei AEDL 4, 5 und 7);
im Sitz Beine übereinanderschlagen, dabei Gleichgewicht und Loslassen der linken Rumpfhälfte üben;
Patient bewegt sich frei im Rollstuhlgehtraining, Knie beim Gehen fixieren

(2) Sich bewegen: Mund, Gesicht, Zungen, Schlundbereich

P04 Schlucktraining/passierte Kost

P08 Bewegungstraining: Gesicht und Mundbereich (Zunge herausstrecken, nach oben und seitlich bewegen, Lippenschluss, Lippen zusammenziehen)

P08 Kontrolle, ob Essensreste in der Wangentasche, Patientin spürt Essensreste dort nicht; alle vier Stunden: Mund ausspülen, linke Wange beim Ausspülen ausstreichen

P08 Ausspucken üben

P08 Ausstreichen der Interkostalräume und Abhusten üben

P08 Atmen mit Lippenbremse üben

P09 Symmetrisches Kauen unterstützen; zum selbständigen Trinken anleiten

P11 Zungen-, Lippen-, Kieferübungen, auf Nachschlucken achten

P12 Kontrolliertes Kauen üben, Patienten auffordern, kleine Schlucke zu nehmen, um nachzuschlucken

P16 Kautraining: Auf Speisereste in der linken Wangentasche aufmerksam machen, zum langsamen, symmetrischen Kauen anleiten

P18 Esstraining: Langsam und kontrolliert schlucken üben, darauf achten, dass keine Essensreste in Wangentaschen bleiben

P19 Darauf achten, dass keine Essensreste in Wangentaschen bleiben

(4) Essen und trinken

P01 Essen mundgerecht und griffbereit, Essen auf rutschfester Unterlage (AEDL 2, 11)

P01 Patienten zum Essen 90 Grad aufsetzen (AEDL 4, 2);
linken Arm mit Kissen auf Nachttischplatte lagern

P02 Anleitung, selbst zu essen (Patient kann Schlucken) (AEDL 4, 2, 1);
auf Einsatz der Zahnprothese achten, Haftpulver benutzen

P02 Selbst essen lassen, aber Verpackungen für Patienten öffnen;
auf kontrolliertes Schluckes achten, kann passierte Kost essen (AEDL 4, 2, 1)

P 04	Diätberatung; Patientin weiter ermutigen abzunehmen, Ehemann einbeziehen (AEDL 4, 11, 12)
P 09	Patient zum selbständigen Trinken anregen
P 11	Patientin lernt, mit der linken Hand Brot zu streichen (rutschfeste Unterlage für das Geschirr), Brot muss von Pflegenden festgehalten werden
P 12	Essen anrichten, Patientin auffordern, kleine Schlucke zu nehmen und nachzuschlucken, Brot festhalten, selbst streichen lassen
P 15	Speisen und Getränke auf rutschfeste Unterlage stellen; Pat. sitzt in 90-Grad-Lagerung mit Unterstützung der Oberschenkel (Decken, Kissen)
P 16	Zum Essen linken Arm auf rutschfester Unterläge ablegen, Finger in Streckhaltung, Streichübung (Brot festhalten), Schneideversuche mit der rechter Hand, Kautraining: zum langsamen und symmetrischen Kauen anleiten
P 18	Esstraining: langsam und kontrolliert schlucken üben
P 19	Beim Essen darauf achten, dass keine Essensreste in Wangentaschen bleiben; selbständiges Essen und Trinken trainieren

(5) Sich pflegen

P 01	Prinzip der rehabilitierenden Körperpflege im Bett (AEDL 5, 2)
P 01	Patienten sich alleine waschen lassen, auf Wunsch am Waschbecken, Ehefrau unterstützt ihn, so weit wie nötig (AEDL 5, 2, 11)
P 02	Patienten auffordern, Seife auf den Waschlappen zu tun, Patienten anleiten, erst einen Körperteil fertig zu waschen, den linken Arm so halten, dass er ihn sehen kann (AEDL 5, 1, 2)
P 03	Training zum Selbstwaschen am Waschbecken (Rücken und Beine von Pflegepersonen) (AEDL 5, 2)
P 04	Anleitung zur rehabilitierenden Körperpflege: Patientin an das Waschbecken setzen, nur untere Körperpartie waschen; Patientin anleiten, Beine selbst zu waschen (übereinander schlagen, auf Stuhl abstellen), Dusche anbieten
P 05	Patientin am Waschbecken waschen lassen; Training: linken Arm symmetrisch einbeziehen, Arm und Hand in das Waschbecken legen, Handschuh in linke Hand; linke Schulter wird beim Waschen des rechten Armes nicht durch Pflegeperson gestützt; Hinweis: nonverbale und verbale Hilfe durch häufiges Wiederholen von Handlungen und Demonstrationen (AEDL 1, 10, 11)
P 06	Training: Beine alleine waschen; Beine übereinanderschlagen lassen, extra Stuhl zum abstützen (AEDL 5, 2)
P 08	Waschtraining im Bett: Patientin wäscht sich jetzt Oberkörper; selbst Unterstützung des gelähmten Armes beim Waschen des gesunden Armes
P 09	Anleiten zum selbständigen Waschen: Gesicht und Oberkörper (AEDL 5, 12)

P10   Bei der Körperpflege am Waschbecken verbal unterstützen;
Hand der Patientin an ihr Gesäß führen, damit sie ein Gespür dafür bekommt

P11   Täglich Waschtraining am Waschbecken;
Anleiten und Bein symmetrisch einbeziehen

P12   Zum selbständigen Waschen am Waschbecken anleiten

P14   Rehabilitierende Körperpflege, Patienten am Waschbecken waschen lassen (Oberkörper und Genitale), sobald Patient Körperkontrolle hat und stehen kann;
Patienten beim Stehen von hinten stützen, dann auch Gesäß waschen lassen;
Beine und Füße im Sitzen waschen lassen, extra Hocker hinstellen

P15   Siehe AEDL 1 und 2;
unterstützende Maßnahmen: linken Arm der Patientin beim Waschen am Waschbecken hochhalten;
Selbständigkeitstraining: Genitalien und Beine vorher im Bett selbst waschen lassen

P16   Körperpflegetraining im Bett; Körperpflegetraining am Waschbecken; Pat. wäscht sich selbständig, Hilfestellung nur im Stehen und beim Waschen des rechten Arms;
Vor- und Nachbereitung beim Waschen selbst machen lassen

P18   Üben, den Mund selbst auszuspülen, ggf. manuelle Unterstützung → rechter Wangenbereich;
Prothesenpflege zunächst durch das Pflegepersonal;
Waschen mit gesundem Arm schrittweise einüben: Oberkörper, Intimbereich und Beine;
bei guter Toleranz des Sitzens im Rollstuhl Körperpflege am Waschbecken (Absprache mit KG)

P19   Beim Mundausspülen zunächst manuelle Unterstützung an der rechten Wangenseite, Kopf beim Ausspülen vorbeugen lassen;
auch bei der Körperpflege im Bett den Arm unterpolstern, damit Patient Arm leichter wahrnimmt;
rasieren und kämmen mit Tischspiegel, Haltung des Rasierers korrigieren;
zunächst verbale Anleitung und manuelle Unterstützung der Pflegenden (rechte Gesichtshälfte und rechte Haarseite);
Selbständigkeit bei der Körperpflege jetzt am Waschbecken trainieren

(6) Ausscheiden

P02   Kontinenztraining: Urinflasche alle zwei Stunden anlegen und Patienten auffordern, Urin zu lassen

P04   Keine Inkontinenz mehr, tagsüber zur Toilette fahren, nachts Steckbecken

P06   Katheter zweistündlich abklemmen, Patientin immer wieder ansprechen, ob sie Harndrang hat

P10   Patientin anhalten, zweistündlich auf die Toilette zu gehen;
zur Übung der Selbstkontrolle benötigt Patientin Brille und Armbanduhr (Kontinenzplan auf dem Nachttisch)

P12   Patientin öfter zur Toilette bringen, Kontinenztraining;
nachts zur Sicherheit Pampers

P15   Urinausscheidung kontrollieren: Menge, Farbe, Konzentration; auf regelmäßigen Stuhlgang achten, bei Bedarf Abführmittel

P18   Pat. immer Klingel in Reichweite befestigen, sie daran erinnern, dass sie sich zum Stuhlgang melden muss;
Sicherstellen, dass DK nicht abknickt beim Sitzen;
DK entfernen, Kontinenztraining und Konzentrationstraining;
Trinkmenge 2000 ml/24 Std.;
Slipeinlagen, bis Ausfluss behoben ist (AEDL 1, 2)

P 19   DK entfernen, Kontinenztraining

(7) Sich kleiden

P 01   Anziehen von Jacke und Unterhose üben (Pat. knöpft Jacke alleine zu)

P 02   Konzentrations- und Symmetrieübungen beim Anziehen

P 05   Patienten normale Kleidung anziehen lassen (Anmerkung: im Zusammenhang mit Erkennen von Gegenständen und von Merkfähigkeit)

P 10   Anziehtraining;
Konzentrations- und Erinnerungsübung: Pat. soll Hose und Pullover anziehen, erst linke Seite, dann rechte Seite

P 12   Anziehtraining (feste Schuhe noch anziehen)

P 14   Gezieltes An- und Ausziehtraining am Waschbecken (Schlafanzug), Anziehtraining von Strümpfen und Schuhen sitzend

P 15   Schrittweise Anziehtraining, zieht sich jetzt selbst an, wenn Kleidung gerichtet ist

P 16   Noch kein geregeltes Anziehtraining;
An- und Ausziehtraining (Kleidung) durchführen (Training wird auch von KG gefördert);
An- und Ausziehtraining weiter (soweit Patientin nicht überfordert ist), mit Schuhen beginnen

P 18   Anziehtraining, Nachthemd und Jacke

P 19   Schrittweise Anziehtraining

(12) Soziale Bereiche des Lebens sichern

P 01   Ehefrau unterstützt Patienten bei rehabilitierendem Selbsthilfetraining: Körperpflege, Anziehen, Umsetzen (Bett-Sessel/Sessel-Bett)

P 02   Keine gezielten Maßnahmen im Pflegeplan (siehe aber pflegerischer Aufnahme- und Entlassungsbericht);
Ehefrau hatte selbst Gedächtnis- und Konzentrationsprobleme

P 03   Patient benötigt immer wieder stützende Informationen über die Fortschritte bei der Organisation seiner häuslichen Versorgung

P 04   Patientin weiter ermutigen, abzunehmen;
Ehemann einbeziehen, Ehemann hilft beim Aufstehen

P 05	Ehefrau über pflegerische Situation, Maßnahmen und Ziele informieren, sowie kontinuierlich in der Kommunikation anleiten (z. B. was man sagt, dem Patienten auch demonstrieren); Interaktion zwischen Ehefrau und Ehemann beobachten und Hilfen geben (Nachmittagsdienst)
P 06	Aufklärung der Angehörigen über Fähigkeiten und Hilfen (AEDL 5 2). Anleiten der Angehörigen zu Sprachübungen: Patientin soll konzentriert, langsam und deutlich sprechen üben.
P 06	Kurze und deutliche Handlungsanleitungen immer von links, auch die Angehörigen
P 08	Hinweis im Entlassungsbericht: «Patientin neigt dazu, sich vorhandene Fähigkeiten abnehmen zu lassen. Ihre Schwestern wollen dies auch tun. Sie sollten immer wieder angehalten werden, die Selbständigkeit von Frau X zu fördern.»
P 09	Ehefrau zu Lippenschluss-Übungen mit Patienten anleiten (Zellstoff wegpusten)
P 16	Pat. über alle Entwicklungen hinsichtlich ihrer nachklinischen Versorgung informieren und alles mit ihr besprechen, ihr Mut machen (AEDL 13)
P 18	Lebenspartner bei kleinen Hilfestellungen ermutigen
P 19	Auf Ehefrau zugehen und Gespräche anbieten; bei Fragen zu finanziellen Hilfen Gespräch mit Sozialdienst vermitteln (AEDL 13)

(13) Mit existenziellen Erfahrungen des Lebens umgehen* (*nicht vollständig)

P 01	Den Patienten über sein Krankheitsbild aufklären; den Patienten auf kleine Fortschritte aufmerksam machen
P 02	Ermutigen, Selbständigkeit zu erreichen (AEDL 1, 2)
P 03	Patientin ermutigen abzunehmen
P 04	Unterstützung der Patientin in den Problembereichen (AEDL 1 2 4 5 12)
P 06	Patientin bei Anzeichen von Angst informieren, beruhigen; Patientin zur Mitarbeit motivieren
P 08	Benötigt immer wieder stützende Erfahrungen in Bezug auf weitere Versorgung durch Angehörige
P 09	Patienten ermutigen, indem man immer wieder auf seine Fortschritte hinweist
P 10	Immer wieder motivieren
P 12	Patientin zum Sprechen ermutigen, zu Gehübungen ermutigen; Patientin oft loben, Gespräche führen und ihr Mut machen; Perspektiven für die Zukunft aufzeigen
P 15	Zum Sprechen ermutigen, Pflege erklären, ihn anhören, Sicherheit vermitteln, positive Verstärkung
P 16	Zum langsamen und deutlichen Sprechen ermutigen; Patientin über alle Entwicklungen hinsichtlich ihrer nachklinischen Versorgung

informieren und alles mit ihr besprechen;
ihr immer wieder Mut machen

P18 Wegen motorischer Aphasie zunächst Situation mit Besuchern abklären, Sozialdienst einschalten;
immer wieder auf Fortschritte aufmerksam machen, Mut zusprechen;
bei nächster Gelegenheit Besucherfrage klären (AEDL 1, 12)

3.3 Rehabilitierende Pflegemaßnahmen (patientenbezogen)

Patient Code P 01
Alter: 56 Jahre
Entlassung in Rehabilitationsklinik

Problemorientierte rehabilitierende Pflegemaßnahmen (nach AEDL-Bereichen)

3	Alle Übungen mit RR Kontrolle durchführen, bei RR-Spritzen «Eigenaktivitäten» einschränken, dafür Beine passiv bewegen, symmetrisches Armheben üben
2	Bein anbeugen üben: gebeugtes Bein stehen lassen (Pflegeperson stützt Fuß und Knie); Brücke bauen üben; selbständiges Drehen üben
2, 4, 5	Bei Oberkörperhochlagerung Schulter, Arm, Hüfte und Beine mit Decke abstützen; immer wieder Übungen zum Finden der Körpermitte durchführen (2,4, 5, 7)
4	Essen mundgerecht und griffbereit, Essen auf ruschfester Unterlage
5 2	Prinzip der rehabilitierenden Körperpflege (im Bett)
	Patienten sich alleine waschen lassen, auf Wunsch am Waschbecken, Ehefrau unterstützt so weit wie nötig
2	Eigenständiges Aufrichten üben; Aufsetzen an Bettkante üben
7	Anziehen von Jacke und Unterhose üben (Patient knöpft Jacke alleine zu)
1, 2 12	Standtraining, Gehtraining bei allen AEDLs; Wahrnehmung von Körperhaltung Ehefrau unterstützt Patienten bei rehabilitierendem Selbsthilfetraining: Körperpflege, Anziehen, Umsetzen (Bett–Sessel/Sessel–Bett)
12, 13 12	Über Rehamöglichkeiten aufklären Immer wieder auf kleine Fortschritte hinweisen, ihm Mut machen

(Quelle: Pflegeplan P 01)

Patient Code P 02
Alter: 77 Jahre
Entlassung in Neurologische Nachsorgeklinik

Problemorientierte rehabilitierende Pflegemaßnahmen (nach AEDL-Bereichen)

1	Bei allen Aktivitäten Konzentration und Gesichtsfelderweiterung und Körperwahrnehmung fördern (1, 2, 4, 5, 6)
1, 2	Übungen zum Erkennen der Körpermitte: Drehen im Bett, Unterstützung des gelähmten Armes mit dem gesunden Arm
4	Anleiten, selbst zu essen (Patient kann schlucken); auf Einsatz der Zahnprothese achten, Haftpulver benutzen
4, 6	Patienten gut aufsetzen, linke Seite mit Decke abstützen
2	Patienten zur Mitarbeit motivieren
1, 12	In den Sessel setzen und linke Hüfte dabei überprüfen; Weitere Stehversuche durch KG, damit rechtes Bein nicht schwächer wird
2	Patienten auffordern, seine Haltung zu verbessern, er sinkt im Sitzen zur linken Seite; ihn auffordern auf seinen linken Arm zu achten
1, 2, 4, 5	Durch verbale Unterstützung Konzentration fördern; Patienten auffordern, die angefangene Sache zu beenden, bevor er etwas neues beginnt; Vorgänge Tag für Tag wiederholen
5	Patienten auffordern, Seife auf den Waschlappen zu tun; Patienten anleiten, erst einen Körperteil fertig zu waschen, linken Arm so halten, dass er ihn sehen kann
6, 1	Kontinenztraining: Urinflasche zwei Stunden anlegen und Patienten auffordern, Urin zu lassen. Urinflasche bitte nicht liegen lassen.

(Quelle: Pflegeplan P 02)

Patient Code 03
Alter: 83 Jahre
Entlassung nach Hause

Problemorientierte rehabilitierende Pflegemaßnahmen (nach AEDL-Bereichen)

1	Zum langsamen und deutlichen Sprechen ermutigen
2	Selbst aufsetzen üben
2, 12	Beine passiv durchbeugen; Hilfe beim Stehen/Gleichgewicht geben; ermutigen eine Selbständigkeit zu erreichen
5, 2	Training zum Selbstwaschen am Waschbecken (Rücken und Beine von uns)
4, 2	Selbst essen lassen, aber Verpackungen für Patienten öffnen; auf kontrolliertes Schlucken achten, kann passierte Kost essen
6, 1	An Urinlassen erinnern (nässt nur noch selten ein)
10, 11, 13	Patient benötigt immer wieder stützende Informationen über die Fortschritte bei der Organisation seiner häuslichen Versorgung

(Quelle: Pflegeplan P03)

Patientin Code P 04
Alter: 47 Jahre
Entlassung in Rehabilitationsklinik

Problemorientierte rehabilitierende Pflegemaßnahmen (nach AEDL-Bereichen)

4	Schlucktraining/passierte Kost
4	Diätberatung
2	Mobilisieren an Bettkante (hat Fußbänkchen)
2	Mobilisieren Bett/Stuhl–Stuhl/Bett; Gleichgewichtsstörung; linke Körperpartie abstützen; durch KG Unterstützung beim Laufen
5	Anleitung zur rehabilitierenden Körperpflege
5	Patientin an das Waschbecken setzen, nur untere Körperpartie waschen
5	Patientin anleiten, Beine selbst zu waschen (übereinander schlagen, auf Stuhl abstellen), Duschen anbieten
6	Hat keine Inkontinenz mehr; Tagsüber zur Toilette fahren, nachts Steckbecken
2, 5, 13	Patientin weiter ermutigen abzunehmen (nimmt trotz Diät kaum ab)

Anmerkung: Von dieser Patientin liegt nur eine Pflegebedarfserhebung aus der ersten, zweiten und fünften Woche vor. Pflegemaßnahmen beziehen sich auf die erste und zweite Woche.

(Quelle: Pflegeplan P 04)

Patient Code P 05
Alter: 65 Jahre
Entlassung nach Hause

Problemorientierte rehabilitierende Pflegemaßnahmen (nach AEDL-Bereichen)

1	Nonverbale und verbale Hilfe, Demonstration, ggfs. häufiges Wiederholen von Handlungen in den Bereichen: 1, 2, 4, 5, 7
1, 2	Koordinationsübungen (Körper); Nachahmungen auch von kommunikativen Bewegungen; Trainieren der Merkfähigkeit, Bilder und Gegenstände bezeichnen
13	Ermutigen, Koordinationsübungen durchzuführen. zum langsamen Sprechen anleiten
5	Patienten am Waschbecken selbst waschen lassen
2	Training: Linken Arm mit Hilfe des gesunden Armes symmetrisch einbeziehen lassen, Arm und Hand in das Waschbecken legen lassen, Waschhandschuh an li Hand anziehen, linken Arm und linke Schulter beim Waschen des rechtes Armes durch Pflegende stützen
5, 1	Hinweis: Nonverbale und verbale Hilfen geben, durch häufiges Wiederholen, durch Demonstration der Handlungen
7	Patienten normale Kleidung anziehen lassen
12, 1	Ehefrau über pflegerische Situation, Maßnahmen und Ziele informieren, sie kontinuierlich in der Kommunikation anleiten (z. B. was man sagt, dem Patienten auch demonstrieren); Interaktion zwischen Ehefrau und Ehemann beobachten und Hilfen geben (Nachmittagsdienst)

Anmerkung: Prioritätsprobleme hängen mit sensomotorischer Aphasie zusammen.

(Quelle: Pflegeplan P 05)

Patientin Code P 06
Alter: 84 Jahre

Problemorientierte rehabilitierende Pflegemaßnahmen (nach AEDL-Bereichen)

1	Sprachübungen; bei Anzeichen von verwaschener Sprache geduldiges Anhören; Anleiten zum langsamen und deutlichen Sprechen
12 1	Anleiten der Angehörigen zu Sprachübungen Patientin soll konzentriert, langsam und deutlich sprechen üben
1, 11, 13	Orientierung/Angst: Beim Auftreten von Orientierungsproblemen Patientin informieren, ggf. beruhigen Ergebnis notieren
12	Aufklärung der Angehörigen: Patientin mit Spiegel Mundbewegungen üben lassen, z. B. pfeifen, Wangen aufblasen, pusten, lächeln
2	Koordinationsübungen
2, 5	Patientin am Waschbecken waschen lassen; Training: linken Arm symmetrisch einbeziehen; Arm und Hand in das Waschbecken legen, Handschuh in linke Hand, linke Schulter wird beim Waschen des rechten Armes noch durch Pflegeperson gestützt
	Training: Beine alleine zu waschen: Beine übereinanderschlagen lassen, extra Stuhl zum Abstützen

(Quelle: Pflegeplan P 06)

Patientin Code P 08
Alter: 79 Jahre
Entlassung in Altenpflegeheim aus sozialen Gründen

Problemorientierte rehabilitierende Pflegemaßnahmen (nach AEDL-Bereichen)

1	Training: Sprechen üben (kann Bedürfnisse aussprechen);
2, 1	dreht Kopf mit verbaler Unterstützung nach links; dreht sich mit Hilfe auf beide Seiten
2, 1	Kann sich mit wenig Hilfe in den Sessel raus setzen (2-mal täglich); immer wieder Sitzkorrektur (Körpermitte)
1, 2 4	Bewegungstraining: Gesicht und Mundbereich: Zunge herausstrecken, nach oben und seitlich bewegen, Lippenschluss, Lippen zusammen ziehen
3	Ausstreichen der Interkostalräume, Abhusten üben
4	Atmen mit Lippenbremse
4 4, 5, 12	Patientin isst alleine Angehörige über Unterstützung der Selbsthilfe anleiten; 4-stündlich Mund ausspülen, linke Wange beim Ausspülen ausstreichen; Ausspucken üben; Kontrolle, ob Essensreste in der Wangentasche; Patientin spürt Essensreste dort nicht
5 2	Waschtraining im Bett Patientin wäscht sich jetzt Oberkörper selbst; Unterstützung beim Waschen des gesunden Armes
6	Blasentraining: Katheter jeweils zweistündlich abklemmen, Patientin immer wieder ansprechen, ob sie Harndrang hat

(Quelle: Pflegeplan P 08)

Patient Code P 09
Alter: 77 Jahre

Problemorientierte rehabilitierende Pflegemaßnahmen (nach AEDL-Bereichen)

1	Bei Handlungsanleitungen kurze und deutliche Ansprache immer von links
12	(auch die Angehörigen)
4	Anleiten zum selbständigen Waschen
5	(Gesicht und Oberkörper)
2	Patient wird nicht nach Soll-Plan gelagert, da er sich eigenaktiviert bewegt und dreht
2, 12	Ehefrau zu Lippenschluss-Übungen mit Patienten anleiten (Zellstoff wegpusten)
4	Patienten zum Essen ca. 90 Grad aufsetzen,
2	Linken Arm mit Kissen auf Nachttischplatte lagern,
	Patienten zum selbständigen Trinken anleiten,
	symmetrisches Kauen unterstützen

(Quelle: Pflegeplan P 09)

Patientin Code P 10
Alter: 61 Jahre
Entlassung in Reha-Klinik

Beginn der Datenerhebung:
Nach 8 Wochen Krankenhausaufenthalt
Dauer der Erhebung: 4 Wochen

Problemorientierte rehabilitierende Pflegemaßnahmen (nach AEDL-Bereichen)

1	Hilfestellung bei Wortfindungsstörungen
1, 13	Immer wieder motivieren (Konzentrationsschwäche); Anzeichen von Erschöpfung beachten
2	Zum Gehen anhalten
2, 13	Patientin begleiten und sie stützen, um Angst zu nehmen
5, 1	Bei der Körperpflege am Waschbecken verbal unterstützen; Hand der Patientin an ihr Gesäß führen, damit sie ein Gespür dafür bekommt
6	Patientin anhalten, zweistündlich auf die Toilette zu gehen; zur Übung der Selbstkontrolle benötigt Patientin Brille und Armbanduhr (Kontinenzplan auf dem Nachttisch)
7, 12	Anziehtraining: Konzentrations- und Erinnerungsübung: Patientin soll Hose und Pullover (erst linke Seite, dann rechte Seite) anziehen

Patient Code P11
Alter: 67 Jahre

Entlassung in Rehaklinik
(vorgealterter Patient)

Problemorientierte rehabilitierende Pflegemaßnahmen (nach AEDL-Bereichen)

1	Patienten zum langsamen und deutlichen Sprechen anleiten (s. Logopädie), Patienten laut vorlesen lassen, Zungen-, Lippen- und Kieferübungen (4)
2	Schulung des Gleichgewichts, der Symmetrie, Retraktionsverhinderung; Transfer von Bettkante–Rollstuhl und zurück; KG: Stehübungen und Gehübungen
4	Auf nachschlucken achten, Patientin lernt mit der linken Hand Brot zu streichen (rutschfeste Unterlage für das Geschirr), Brot muss von Pflegenden festgehalten werden
5, 2	Täglich Waschtraining am Waschbecken, anleiten und Bein symmetrisch einbeziehen

(Quelle: Pflegeplan P11)

Patientin Code P 12
Alter: 66 Jahre

Entlassung Neurologische Nachsorgeklinik (AHB)
Re-Apoplex

Problemorientierte rehabilitierende Pflegemaßnahmen (nach AEDL-Bereichen)

1	Zum Sprechen ermutigen Zeit lassen zum Formulieren (motorische Aphasie)
2	Patientin zum Gebrauch der re Hand und Bewegen des re Armes auffordern
2, 13	Zu Gehübungen (kurze Strecken) ermutigen, dabei rechtes Bein absichern; Transfer von Bett zu Stuhl und zurück ist mit Hilfe gut möglich; Pat. anleiten, sich selbst im Bett zu drehen
3	RR-Kontrollen nach Belastung und bei Klagen der Patientin und bei Kopfschmerzen oder Schwindel
4	Essen anrichten, kontrolliertes Kauen üben, Patientin auffordern, kleine Schlucke zu nehmen und nachzuschlucken; Brot festhalten, selbst streichen lassen.
5	Zum selbständigen Waschen an Waschbecken anleiten
6	Patientin öfter zur Toilette bringen; Kontinenztraining; nachts zur Sicherheit Pampers
7, 2	Anziehtraining (feste Schuhe noch anziehen)
13	Patientin oft loben, Gespräche führen und ihr Mut machen; Patientin Perspektiven für die Zukunft aufzeigen

(Quelle: Pflegeplan P 12)

Patient Code P 14
Alter: 58 Jahre
Entlassung nach Hause mit anschließender Rehabilitation
2. Apoplex

Problemorientierte rehabilitierende Pflegemaßnahmen (nach AEDL-Bereichen)

1	Patienten zum langsamen und deutlichen Sprechen ermuntern
2	Symmetrische Lagerung; immer wieder Körpermitte finden lassen; symmetrisches Sitzen üben (Rumpfkontrolle); lösen des Tonus rechts; Tonisierung li Körperhälfte fördern; Transfer Bettkante/Stuhl über linke Seite
5	Rehabilitierende Körperpflege; Pat. am Waschbecken waschen lassen (Oberkörper und Genitale), sobald Patient Körperkontrolle hat und stehen kann; Patienten beim Stehen von hinten stützen, dann auch Gesäß waschen lassen; Beine und Füße im Sitzen waschen lassen, extra Hocker hinstellen
7	Gezieltes An- und Ausziehtraining am Waschbecken (Schlafanzug); Anziehtraining von Strümpfen und Schuhen sitzend

Quelle: Pflegeplan P 14)

Patient Code P15
Alter: 60 Jahre
Entlassung nach Hause,
angemeldet zur Rehabilitation

Problemorientierte rehabilitierende Pflegemaßnahmen (nach AEDL-Bereichen)

1, 13	Absichten deutlich erklären, Zeit lassen; zum Sprechen ermutigen (13)
2	Anleiten zum Einbeziehen der linken Körperhälfte; symmetrische Lagerung, linke Körperseite mit Decke und Kissen lagern (Arm, Hand, Hüfte, Bein), linken Fuß mit Schaumstoff umwickeln; schnallt sich Beinprothese (rechts) selbst an; benötigt Hilfe von Bett/Rollstuhl/Bett; selbständiges Aufstehen und Umsetzen üben; Gehtraining durch KG
3, 2	Vor jeder Belastung RR-Kontrolle
4, 2	Speisen und Getränke auf rutschfeste Unterlage stellen; Pat. sitzt 90-Grad-Lagerung mit Unterstützung der Oberschenkel (Decken, Kissen)
5	S. AEDL 1 und 2. Unterstützende Maßnahmen: Linken Arm des Patienten beim Waschen am Waschbecken für Patienten hochhalten Selbständigkeitstraining: Genitalien und Beine, vorher im Bett, selbst waschen lassen
6	Urinausscheidung kontrollieren: Menge, Farbe, Konzentration; auf regelmäßigen Stuhlgang achten, bei Bedarf Abführmittel
7, 2	Anziehtraining: Zieht sich selbst an, wenn Kleidungsstücke gerichtet sind
8, 2	Nachts entspannte Lagerung ermöglichen m. Lagerungshilfsmitteln (Pronationsstellung)
11, 2	Bettgitter an der linken Seite anbringen, auf Wunsch des Patienten auch an der rechten Seite anbringen
13	Stationsablauf/Arbeitssituation der Pflege erklären; ihn anhören; Sicherheit vermitteln, dass Maßnahmen durchgeführt werden; positive Verstärkung

(Quelle: Pflegeplan P15)

Patientin Code P 16
Alter: 88 Jahre
Entlassung auf Wunsch der Patientin in ein Altenheim

Problemorientierte rehabilitierende Pflegemaßnahmen (nach AEDL-Bereichen)

1, 13	Sprachübungen: zum langsamen und deutlichen Sprechen ermutigen; Lippenblasen üben, Zunge bewegen üben; alle Tätigkeiten genau erklären; bei den Maßnahmen durch verbale Unterstützung Konzentration fördern; Logotherapie (2-mal wöchentlich)
2	Übungen zum Finden der Körpermitte; selbständiges Drehen im Bett üben, verbale Unterstützung geben, Wahrnehmungstraining und Gleichgewichtsübungen im Sitzen und beim Transfer «Bett/Stuhl»; Förderung eines zielgerichteten Tonus in der linken Rumpfseite und im Schultergürtel; Gehübungen, s. Plan der KG
4, 2	Kautraining: Auf Speisereste in der linken Wangentasche aufmerksam machen, zum langsamen und symmetrischen Kauen anleiten, nachschlucken lassen; zum Essen linken Arm auf rutschfester Unterlage ablegen, Finger in Streckhaltung, Streichübung (Brot festhalten), Schneideversuche mit der rechte Hand
5	Körperpflegetraining im Bett (Bobath); Körperpflegetraining am Waschbecken; Pat. wäscht sich selbständig, Hilfestellung nur im Stehen; waschen re Arm, Vor- und Nachbereitung beim Waschen selbst machen lassen
7, 2	Noch kein gezieltes Anziehtraining (noch zu belastend); An- und Ausziehtraining (Kleidung) durchführen (Training wird auch von KG gefördert); An- und Ausziehtraining weiter → soweit Patientin nicht überfordert ist, mit Schuheanziehen beginnen
13, 12	Pat. über alle Entwicklungen hinsichtlich ihrer nachklinischen Versorgung informieren und alles mit ihr besprechen; ihr immer wieder Mut machen

(Quelle: Pflegeplan P16)

Patientin Code P 18
Alter: 70 Jahre

Entlassung nach Hause, aufgrund der häuslichen Situation, zunächst in ein Übergangsheim für alte Menschen

Problemorientierte rehabilitierende Pflegemaßnahmen (nach AEDL-Bereichen)

1, 13, 2	Auf Lippenschluss achten, Lippenübungen machen; einfache Redewendungen und Wörter üben, Redensarten, Sprichwörter ergänzen lassen, Lückentexte zur Konzentrationsförderung; Singen: (Mitpatientinnen dazu bewegen, es mit ihr zu tun), Stimmungslieder, Volkslieder, Schlager; immer wieder auffordern, Dinge unter Einbeziehung der re Seite zu tun; immer wieder Kopfkorrektur unterstützen
2	Symmetrische Körperhaltung; Hände einfädeln üben
2, 1	Bei Konzentrationsschwäche manuelle Impulse setzen
2	Auf schonendes Aufsetzen achten; Förderung der Tiefensensibilität (Bobath-Lagerung)
2, 6	Im Sitzen (Stuhl) Fuß passiv in dorsal Ext. + Pronation halten und die Ferse wiederholt auf den Boden «stampfen»; im Stand Fuß vor- und zurücksetzen, beim Laufen evtl. Beinstellung korrigieren (Gehtraining zunächst durch KG); Angehörige bitten, dringend feste Schuhe und Strümpfe mitzubringen; Für Alle: Pat. vom Zimmer mit Unterstützung zur Toilette gehen lassen; von der Sitzecke in Begleitung zum Zimmer gehen lassen; ggfs. kann Pat. Rollstuhl vor sich her schieben
4, 2	Esstraining: langsam und kontrolliert schlucken üben
5	Üben, den Mund selbst auszuspülen, ggf. manuelle Unterstützung → rechter Wangenbereich
5	Prothesenpflege zunächst durch das Pflegepersonal
5	Schrittweise einüben: Waschen mit gesundem Arm: Oberkörper, Intimbereich, Beine; bei guter Toleranz des Sitzens im Rollstuhl Körperpflege am Waschbecken (Absprache mit KG)
6, 1	Pat. immer Klingel in Reichweite befestigen, sie daran erinnern, dass sie sich zum Stuhlgang melden muss

Patientin Code P 18
Alter: 70 Jahre

Entlassung nach Hause, aufgrund der häuslichen Situation zunächst in ein Übergangsheim für alte Menschen

Problemorientierte rehabilitierende Pflegemaßnahmen (nach AEDL-Bereichen)

6,/2	Sicherstellen, dass DK beim Sitzen im Stuhl nicht drückt
6/1	DK entfernen, Kontinenztraining und Konzentrationstraining, Trinkmenge 2000 ml/24 Std.
7	Anziehtraining: Nachthemd, Jacke
13/1/12	Slipeinlagen bis Ausfluss behoben ist; wegen motorischer Aphasie zunächst Situation mit Besuchern abklären, Sozialdienst einschalten
10/12/13	Bei nächster Gelegenheit, Zimmer und Bettenstandort klären
13/12	Immer wieder auf Fortschritte aufmerksam machen, Mut zusprechen; bei nächster Gelegenheit Besucherfrage klären
12, 13	Lebenspartner bei kleineren Hilfestellungen ermutigen

(Quelle: Pflegeplan P 18)

Patient Code P19
Alter: 43 Jahre
Entlassung in neurologische Nachsorgeklinik

Problemorientierte rehabilitierende Pflegemaßnahmen (nach AEDL-Bereichen)

1	Bei allen Übungen Konzentration und Kommunikation fördern
1	In klaren und kurzen Sätzen zum Patienten sprechen
1/13	Zum Sprechen ermutigen, Ansätze verstärken
1	Übungen zur Zungenbeweglichkeit, Zahlenreihen aufzählen üben, Wortreihen, Wochentage, Jahreszeiten
1	Mit Stimme sprechen üben
1	Wortreihen lesen üben («Speisen und Getränke»), laut aus dem Autojournal lesen lassen
1/12	(Ehefrau mit einbeziehen)
1	In Sätzen sprechen lassen
1/13	Immer wieder Erfolge aufzeigen, mit ihm lachen
2	Viel von der rechten Seite arbeiten; mit verbaler Aufforderung gleichzeitig taktile Reize geben; Aufforderungen öfter wiederholen
2	Zur Behebung der Retraktionsneigung beim Aufrichten nach vorne und beim Nachvornedrehen Druck auf zentralen Schlüsselpunkt geben; Dreikissenlagerung durchführen
2	Viel über den zentralen Schlüsselpunkt arbeiten; Spastik lösen, im Schulterbereich vor allem über Rumpfrotation lösen (auch bei AEDL 4, 5 und 7); im Sitz Beine übereinanderschlagen, dabei Gleichgewicht und Loslassen der linke Rumpfhälfte üben; Patient bewegt sich frei im Rollstuhl; Gehtraining, Knie beim Gehen fixieren
4	Beim Essen darauf achten, dass keine Essensreste in Wangentaschen bleiben; selbständiges Essen und Trinken trainieren
5	Beim Mundausspülen zunächst manuelle Unterstützung an der rechten Wangenseite, Kopf beim Ausspülen vorbeugen lassen
5	Auch bei der Körperpflege im Bett den Arm unterpolstern, damit Patient Arm leichter wahrnimmt
5	Rasieren und kämmen mit Tischspiegel, Haltung des Rasierers korrigieren; zunächst verbale Anleitung und manuelle Unterstützung des Pflegenden (rechte Gesichtshälfte und rechte Haarseite)
1, 4, 5	Ehefrau informieren, beraten und anleiten
5	Selbständigkeit bei der Körperpflege jetzt am Waschbecken trainieren, schrittweise Anziehtraining
12, 13	Auf Ehefrau zugehen und Gespräche anbieten; bei Fragen zu finanziellen Hilfen Gespräch mit Sozialdienst vermitteln

(Quelle: Pflegeplan P 19)

3.4
Daten zur pflegerischen Aufnahme- und Entlassungssituation

Auf den folgenden Seiten sind jeweils die Aufnahmesituation (linke Seiten) und Entlassungssituation (rechte Seiten) von 16 Patienten dokumentiert.

Dokumentation der pflegerischen Aufnahmesituation (nach AEDLs)

Patienten-Code: P01. 56 Jahre, Krankenhausaufenthalt: 6 Wochen

1	Kommunizieren	Somnolent, aber ansprechbar, konnte Antwort geben, Blickdeviation nach rechts
2	Bewegen	Hemiplegie, links (gesamte Körperhälfte) kann Gleichgewicht im Stehen (Rumpf) nur mit Unterstützung halten
3	Vitale Funktionen	Aufrecht erhalten RR 29/150
4	Essen und trinken	Passierte Kost / Patient hat Zahnbrücke
5	Sich pflegen	Mundpflege selbständig Hautzustand nach Herpes Zoster
6	Ausscheiden	Meldet sich zum Urinlassen (Urinflasche)
7	Sich kleiden	–
8	Ruhen und schlafen	Ls.: Brauchte auch zu Hause viel Schlaf As.: sehr schläfrig
9	Sich beschäftigen	Beruflich sehr engagiert, «keine Zeit, krank zu sein»
10	Für eine sichere Umgebung sorgen	Zu Hause 1. Stock, kein Aufzug
12	Soziale Bereiche des Lebens sichern	Keine Kinder, aber großer Bekanntenkreis Finanziell belastet durch kürzlichen Hausneubau
13	Mit existentiellen Erfahrungen des Lebens umgehen	Gefährdende Erfahrung: Macht sich große Sorgen, ob er wieder arbeiten gehen kann Stützende Erfahrung: Hofft, dass es ihm bald besser geht, fühlt sich hier wohl und lobt immer wieder den guten Service
	Organisatorische Hinweise, Empfehlungen zur weiteren Förderung	–

Ls.: Lebenssitution; As.: Aufnahmesituation

Dokumentation der pflegerischen Entlassungssituation (nach AEDLs)

Verlegung in Nachsorgeklinik

1 –

2
- Schwäche im linken Arm und linken Bein – bei Stehen und Gehen Stütze der entsprechenden Seite erforderlich
- Körpermitte/Gleichgewicht: Im Sitzten und Stehen Wahrnehmung und Korrektur weiter trainieren
- Bewegung im Bett: selbständig; Umsetzung Bett/Stuhl oder Stuhl/Bett: selbständig (Anwesenheit einer 2. Person noch erforderlich). Lähmungen im Arm, anfangs schlaff, seit 14 Tagen zunehmend Tonus vorhanden. Beinfunktion von Anfang an vorhanden, aber sehr starke Schwäche. Anfangs kein Gleichgewicht, keine Rumpfkontrolle. Stehen und Gehen wurde deutlich besser. Noch große Schwierigkeiten bei der Gewichtsverlagerung, Kniekontraktion, Halten des Gleichgewichts. Geht mit Hilfe etwa 10 Meter.

3 Auf Puls und RR-Schwäche achten. RR-Einstellung durch Medikation (hatte hypertone Krisen)

4 Anrichten auf rutschfester Unterlage, Patient isst selbständig, Patient hat Zahnbrücke

5 Selbständig. Beim Waschen des Intimsbereich Unterstützung beim Stehen. Patient wäscht sich am Waschbecken.

6 Selbständig, benutzt Toilette. Nachts Flasche. Stuhl: täglich 20 ml Lactulose

7 Selbständig. Ärmel von Schlafanzug bis zur gesunden Schulter, dann Unterstützung, knöpft sich Jacke selbst zu

8 –

9 Zeitung lesen. Mehrere Stunden im Sessel sitzen, Kommunikation mit Besuchern, Mitpatienten. Täglich Besuch durch die Ehefrau

10 Wohnug im ersten Stock, ohne Aufzug. Ehefrau unterstützt ihn in allen Aktivitäten (Anleitung und Beratung)

11, 12 Eigener Haushalt, keine Kinder, großer Bekanntenkreis. Kürzlich erst Hausneubau, Verwaltungsangestellter bei der Bundesbahn, wohnt im ersten Stock, kein Aufzug

12, 13
a) nach anfänglich großer Angst und Ungewissheit, ob er je wieder Arbeiten kann, jetzt zuversichtlicher. Patient möchte bald wieder Autofahren können.
b) Ehefrau unterstützt voll die rehabilitierenden Maßnahmen, das heißt, sie hilft aktiv mit, ist angeleitet und beraten worden. Organisatorische Absprachen. Ehefrau ist über Verlegung informiert.

12, 13
a) Anziehtraining und Korrektur der Rumpfhaltung (Pflege)
b) Eigenständiges Waschen des gesunden Armes (Verbessern der Armfunktion links)
c) Durch KG Gleichgewichtsübungen im Stehen. Gewichtsverlagung. Kniekontraktionstraining.

Dokumentation der pflegerischen Aufnahmesituation (nach AEDLs)

Patienten-Code: P 02. 77 Jahre, Krankenhausaufenthalt. 9 Wochen

1	Kommunizieren	Desorientiert, reagiert auf Ansprache, redet von einem Auto, das abgeholt werden müsse. «Redet mit den Augen»
2	Bewegen	Kann linke Seite nicht bewegen, kann rechtes Bein und rechten Arm bewegen, hebt sie auch nach Aufforderung hoch, rechter Arm alter Muskelriss, noch zeitweilig Schmerzen, rechtes Bein kaum beweglich. Coxarthrose, Druckstellen (s.u. «sich pflegen»), Nekrose an der linken Ferse
3	Vitale Funktionen	Hustet, ist verschleimt, ist exsikkiert (s.a. «essen und trinken»)
4	Essen und trinken	a) Schluckprobleme, Schlucklähmung? b) Verschluckt sich oft c) Hat nur obere Prothese
5	Sich pflegen	Abhängig b) Hatte Druckstellen schon bei Aufnahme, Rötung am Po und an den Beinen. Linke Ferse: Druckstelle III° c) Sehr trockene Füße
6	Ausscheiden	Hat Urinflasche vorliegen, hat schon öfter eingenässt
7	Sich kleiden	Als abhängig gekennzeichnet
8	Ruhen und schlafen	–
9	Sich beschäftigen	Als abhängig gekennzeichnet
10	Für eine sichere Umgebung sorgen	–
12	Soziale Bereiche des Lebens sichern	Lebt mit Ehefrau zusammen, die selber auch auf Unterstützung in alltäglichen Verrichtungen angewiesen ist. (Sohn lebt in Karlsruhe)
13	Mit existentiellen Erfahrungen des Lebens umgehen	– Prioritätsprobleme: Verlust von Unabhängigkeit – Soziale Beziehungen sichern – Veränderungen des Körperbewusstseins – Ungewissheit

Organisatorische Hinweise,
Empfehlungen zur weiteren Förderung:

Ls.: Lebenssitution; As.: Aufnahmesituation

Dokumentation der pflegerischen Entlassungssituation (nach AEDLs)

Verlegung in Nachsorgeklinik

1. Abhängigkeiten:
   a) Gedächtnis und Konzentration: anfangs bewusstlos, danach massive Konzentrations- und Gedächtnisstörungen, die sich durch kontinuierliches Training besserten
   c) Noch starke Gesichtsfeldeinschränkung nach links, dreht inzwischen bei Erinnerung Kopf nach links
   d) Verstehen und Erkennen: Versteht das Gesagte, erkennt jetzt Personen und Gegenstände und kann sie benennen. Hat Brille zum Lesen

2. Abhängigkeiten beim Bewegen der Extremitäten und des Rumpfes:
   Rechtes Bein: Konnte zunächst Knie nicht bewegen (Arthrose). Nach Training jetzt eigenaktives Bewegen. Stehen: Setzt Fuß noch nicht korrekt auf
   Rechter Arm: erschwert durch alten Muskelriss
   Ls.: Gehen nur mit Hilfe eines Gehstockes für kurze Strecken.
   Linkes Bein und linker Arm deutlich gebessert (s. krankengymnastischer Bericht). Bewegen im Bett: Dreht sich selbständig auf die linke Seite, setzt sich seit einer Woche selbst auf, kann mit Unterstützung von 2 Personen stehen und weiß jetzt, wie er sich umsetzen soll, kann dies beschreiben, aber nicht ohne Hilfe durchführen. Dekubital-Geschwür an der linken Ferse (Nekrose bei der Aufnahme, hatte chirg. Konzil)

3. –

4. a) Vollkost
   b) Kann selbständig essen. Essen muss aber vorbereitet und zerkleinert werden. Essen ins Gesichtsfeld stellen, Patient trinkt viel.
   Patient hat obere Zahnprothese, nimmt sie nachts heraus.

5. a) Kann mit rechter Hand nach intensivem Training Oberkörper, Genitalbereich und rechtes Bein selbst waschen
   b) Mundpflege, rasieren und kämmen selbständig. Benötigt noch verbale Anleitung

6. Hatte über längere Zeit Dauerkatheter. Seit einer Woche Urinflasche vorgelegt (2-stündlich), Kontinenz gebessert, nur gelegentlich eingenässt. Patient benötigt weiter Training.
   b) Meldet sich zum Stuhlgang, neigt zur Obstipatioin. Hat zu Hause ohne Abführmittel abgeführt.

7. Als abhängig gekennzeichnet.

8. –

9. Als abhängig gekennzeichnet, hat früher viel Sport getrieben

10. Als abhängig gekennzeichnet.

12. a) Verlegung in Nachsorgeklinik (Pflegestation mit Reha), danach vom Patienten und Angehörigen Entlassung in eigenen Haushalt angestrebt (ggf. mit weiterer Unterstützung von Sozialstation)
    b) Soziale Beziehungen: lebt mit Ehefrau, Sohn lebt in Karlsruhe. Ehefrau selbst auf Unterstützung in alltäglichen Angelegenheiten angewiesen (hat Gedächtnisschwächen). Anmerkung: Ehefrau 76 Jahre alt.

13. a) Gefährdende Erfahrung: Sorge wegen Verlust von Unabhängigkeit, Veränderung des Körperbewusstseins, Ungewissheit
    b) Stützende Erfahrungen: Hofft, dass Ehefrau in seiner Nähe sein kann und er sich selbst bessert.

Anmerkungen: Sohn und Ehefrau über Verlegung informiert, könnten Patienten wegen Kurzfristigkeit nicht begleiten.
Weitere kontinuierliche Unterstützung und Anleitung in den o.a. AEDL-Bereichen.

Dokumentation der pflegerischen Aufnahmesituation (nach AEDLs)

Patienten-Code: P03. 83 Jahre, Krankenhausaufenthalt: 3 Wochen

1	Kommunizieren	Redet verwaschen, undeutlich
2	Bewegen	Kann linkes Bein nicht bewegen. Versteifung im rechten Knie wegen Arthrose
3	Vitale Funktionen	Als Priorität gekennzeichnet, hat Temperatur 38,8°
4	Essen und trinken	Als prioritäres Problem gekennzeichnet. Schluckstörungen, Exsikkose
5	Sich pflegen	
6	Ausscheiden	
7	Sich kleiden	
8	Ruhen und schlafen	
9	Sich beschäftigen	
10	Für eine sichere Umgebung sorgen	
12	Soziale Bereiche des Lebens sichern	(als prioritäres Problem gekennzeichnet). Ist verheiratet, hat vorher für seine Ehefrau gesorgt. Hat zwei Kinder, beide können die Eltern nicht versorgen. Eine Tochter wohnt in Kalifornien.
13	Mit existentiellen Erfahrungen des Lebens umgehen	Redet verwaschen, undeutlich

Organisatorische Hinweise,
Empfehlungen zur weiteren Förderung:

Ls.: Lebenssitution; As.: Aufnahmesituation

Dokumentation der pflegerischen Entlassungssituation (nach AEDLs)

Entlassung nach Hause

    Anmerkung:

    Kein pflegerischer Entlassungsbericht in der Krankenakte.

    Nur Hinweis im Stammblatt:
    «Unbedingt Entlassungsbericht für Gemeindeschwester anlegen.»

Dokumentation der pflegerischen Aufnahmesituation (nach AEDLs)

Patienten-Code: P 04. 47 Jahre, Krankenhausaufenthalt: 5 Wochen

1 Kommunizieren	a) Sprache: fällt schwer, Sprache ist verwaschen. c) Sehen: kann mit linkem Auge nur verschwommen sehen. Wahrnehmung: Hat das Gefühl, als würde das Auge «laufen», hat Brille zum Lesen e) Wahrnehmung/Fühlen: Hat im rechten Bein Taubheitsgefühl seit 8 Tagen. Kann jetzt Empfindungen besser wahrnehmen.
2 Bewegen	Ls.: Extremitäten: Linkes Bein kürzer als rechtes von Geburt an. Beschwerden im Hüftgelenk, OP war wegen Allergie nicht möglich. Ist vor der Aufnahme mit orthopädischen Schuhen gelaufen. As.: Rumpf: Beweglichkeit eingeschränkt. Rumpfkontrolle eingeschränkt. Gleichgewicht im Sitzen nicht ohne Stützen möglich. Bettruhe, hilft beim Umlagern, darf auch draußen sitzen.
3 Vitale Funktionen	a) stark verschleimt, hat Schwierigkeiten beim Abhusten. b) Hypertonus c) Krampfadern, stark geschwollene Beine
4 Essen und trinken	Ls.: Hat sich nicht an Diät gehalten As.: Diabetes-Diät 8 BE/Beikost. b) kann Brei schlucken. c) Ober- und Unterkieferprothese. Zahnstatus: 1 Zahn. Stark übergewichtig (119,8 kg)
5 Sich pflegen	Ls.: Duschen, Ehemann hilft bei Fußpflege und beim Ausziehen von Schuhen und Strümpfen As.: Trägt zur Zeit keine Prothese, weil Patient meint, dann keine Luft zu kriegen. Waschen mit Waschschüssel im Bett.
6 Ausscheiden	Ls.: Urin ca. 6-mal täglich, Stuhlgang alle 2 Tage As.: Steckbecken und Toilettenstuhl
7 Sich kleiden	As.: Braucht Hilfe beim An- und Ausziehen des Nachthemdes
8 Ruhen und schlafen	Ls.: 7 Stunden, gut, 1 Tablette Adumbran As.: Schlaf schlecht, 1 Tablette Halcion, 0,25
9 Sich beschäftigen	Ls.: Handarbeiten, 2-mal wöchentlich Schützenverein, Patientin ist im Vorstand
10 Für eine sichere Umgebung sorgen	Patientin möchte Bettgitter (Gleichgewichtsproblem, Körperfülle) – hat Angst, aus dem Bett zu fallen
12 Soziale Bereiche des Lebens sichern	Eigener Haushalt/Wohung. Ist gerade ins Erdgeschoss gezogen. Soziale Beziehungen: Ehemann, Sohn. Ehemann macht die körperlich schweren Arbeiten. Patientin war 15 Jahre Bäckerin, arbeitet seit 10 Jahren nicht mehr.
13 Mit existentiellen Erfahrungen des Lebens umgehen	a) Gefährdende Erfahrung: Weitere Reduzierung von Unabhängigkeit. Angst/Sorgen, dass sie sterben muss. Ungewissheit, ob sie einen Schlaganfall hat. Möchte informiert werden. b) Stützende Erfahrungen: Sagt, dass sie mit Ehemann sehr glücklich ist. c) Ist gläubig, evangelisch, hofft auf Hilfe und hat Vertrauen zu uns.

Organisatorische Hinweise, Empfehlungen zur weiteren Förderung:

Ls.: Lebenssituation; As.: Aufnahmesituation

Dokumentation der pflegerischen Entlassungssituation (nach AEDLs)

Verlegung in Nachsorgeklinik

1   Hat nach erheblichen Gesichtsfeldeinschränkungen jetzt keine mehr. Probleme beim Sehen/Lesen. Hat eine Brille.

2   a) Rechtes Bein verkürzt (seit Geburt), links am Anfang motorische Lähmung (schlaff), jetzt Schwäche. Linker Arm bei Aufnahme Schwäche, jetzt voll beweglich.
    e) Über mehrere Wochen erhebliche Gleichgewichtsstörungen beim Sitzen und Stehen, klagt jetzt noch über Schwindel.
    Benötigt links Unterstützung beim Gehen, hat orthopädische Schuhe. Bewegungseinschränkung durch Übergewicht. Hat 3 bis 4 kg abgenommen.

3   Bei schnellem Aufsitzen Schwindel. Der Indikator (Kreislaufsituation) ist unterstrichen.

4   a) Diät, 8 BE, mag keinen Kaffee, trinkt Malventee.
    b) Bei Aufnahme starke Schluckstörungen. Hatte Schlucktraining, jetzt ohne Beschwerden.
    c) Prothese. Ist über Diät sehr gut informiert, ist Insulinpflichtig (Angaben zur Medikation). Kann selbst spritzen.

5   a) Kann sich jetzt selbst waschen (Waschbecken oder Dusche), benötigt Hilfe im Genitalbereich und von dort abwärts, wegen Übergewicht. Hat bereits zu Hause Hilfe vom Ehemann benötigt.
    b) Duscht gerne.

6   c) Nachts = Steckbecken. Am Tag mit Rollstuhl zur Toilette.

7   Hilfe beim Hochziehen der unteren Kleidungsstücke (z.B. Schlüpfer)

8   –

9   Liest Illustrierte.

10 a) Wohnt im Erdgeschoss.
    b) Hat eine Dusche.

11 Hat eigenen Haushalt, Ehemann übernimmt größere Arbeiten, einschließlich Putzen, unterstützt seine Frau seit vielen Jahren. Sohn wohnt im Haus.
    Informationen wie Aufnahmesituation.

13, a) Hat Sorge, dass sich Schlaganfall wiederholt.
3   b) Stützende Erfahrung: Formuliert selbst, dass ihre Erkrankung mit vom Übergewicht abhängt, will Diät einhalten. Ist nach eigenen Angaben mit Ehemann sehr glücklich.

12 Ehemann wird Patientin gegen Abend in der Reha-Klinik besuchen.
    Empfehlung zur Förderung: Bewegungstraining, Anziehtraining, Training zur selbständigen Körperpflege, Förderung der Gewichtsabnahme.

Dokumentation der pflegerischen Aufnahmesituation (nach AEDLs)

Patienten-Code: P05. 68 Jahre, Krankenhausaufenthalt: 3 Wochen

1 Kommunizieren	As.: a) Teilweise verwirrt. b) Kann nicht sprechen, versteht das Gesagte. c) Bringt Namen der Kinder durcheinander. d) Hat starke Konzentrationsprobleme.
2 Bewegen	As.: Körperschema: Kann einzelne Bewegungen nicht koordinieren.
3 Vitale Funktionen	Ls./As.: Chronische Bronchitis, hustet viel, trinkt Bronchialtee, inhaliert, wenn erkältet.
4 Essen und trinken	Ls.: Hat eigene Zähne (Zahnbrücke). Isst gerne Suppen.
5 Sich pflegen	As.: Kann sich ohne wiederholte Demonstrationen nicht selbständig waschen, kämmen, rasieren, Mundpflege durchführen. Ls.: Unabhängig
6 Ausscheiden	Ls.: Hat öfter mal Probleme mit Urinieren (Harnverhaltung), nimmt dann Tabletten.
7 Sich kleiden	As.: siehe AEDL 5 Ls.: unabhängig
8 Ruhen und schlafen	Ls./As.: Gut, ohne Tabletten.
9 Sich beschäftigen	Ls.: Gartenarbeiten, früher Lastwagenfahrer
10 Für eine sichere Umgebung sorgen	As.: Gefährdung, siehe AEDL 1
12, 13 Soziale Bereiche des Lebens sichern	Lebt mit Ehefrau, hat eigenes Haus, hängt sehr an Enkelkindern (Melanie 1,5 Jahre, Markus 6 Monate). Finanziell gut situiert, «schöne Rente».
13 Mit existentiellen Erfahrungen des Lebens umgehen	Kann sich verbal nicht verständigen, deshalb schwer einschätzbar. Wirkt sehr freundlich und aufgeschlossen, ist sehr dankbar.
Organisatorische Hinweise, Empfehlungen zur weiteren Förderung:	Angehörige sind informiert und sichern die sprachtherapeutische Behandlung ab. Schwägerin könnte Patienten ggf. einmal wöchentlich mit dem Auto zur Behandlung fahren.

Ls.: Lebenssitution; As.: Aufnahmesituation

Dokumentation der pflegerischen Entlassungssituation (nach AEDLs)

Entlassung nach Hause

1. Konnte bei der Aufnahme und während des Krankenhausaufenthaltes zunächst verbalen Anweisungen nicht folgen (sensomotorische Aphasie?). Kann heute mit Demonstration und nonverbalen Zeichen Aktivitäten weitgehend selbständig durchführen.

   Problembereiche:
   b) spricht viel, verbale Paraphrasien, versteht teilweise, antwortet dann situationsgerecht, jedoch keine Anzeichen, ob Patient verbale Äußerungen versteht.
   c) kann nicht lesen
   d) nicht sicher, ob Patient Gegenstände immer erkennt. Nach Training jedoch erheblich verbessert.

2. Koordinationsabläufe durch AEDL 1 beeinträchtigt, braucht Bestärkung

3. Atmen: Hat chronische Bronchitis, trinkt Bronchialtee, inhaliert

4. a) Vollkost, isst gerne Suppen.
   c) Hat noch eigene Zähne mit Zahnbrücke

5. War zunächst nur durch wiederholte Demonstration der einzelnen Abläufe fähig, Körperpflege durchzuführen. Jetzt ohne jegliche Hilfe möglich.

6. Häufig Harnverhaltung, geht alleine zur Toilette.

7. Jetzt alleine

8. Gut, ohne Schlaftabletten

9. Vor der Aufnahme Gartenarbeit, Patient war früher Lkw-Fahrer

10. Benötigt Hilfe in fremder Umgebung (siehe AEDL 1)

12. Eigenes Haus, lebt mit Ehefrau zusammen, hängt sehr an Urenkeln (Melanie und Markus). Ist finanziell gut abgesichert

13. Gefährdende Erfahrungen: Patient kann sich verbal nicht verständigen, deshalb schwer einschätzbar.
    Stützende Erfahrungen: Wirkt sehr freundlich und aufgeschlossen, zeigt Vertrauen, wirkt sehr dankbar.

Anmerkung:
Ehefrau ist über Probleme, Fähigkeiten des Patienten und über Hilfsmöglichkeiten informiert worden.

Dokumentation der pflegerischen Aufnahmesituation (nach AEDLs)

Patienten-Code: P 06. 94 Jahre, Krankenhausaufenthalt: 3 Wochen

1	Kommunizieren	Sich mitteilen: Konzentrationsschwäche, Wortfindungsstörung, unklare Sprache, verwaschen. Hatte Katerakt-OP rechts 9/89, links 3/89. Hilfen: Augentropfen (genaue Dosierung ist angegeben)
2	Bewegen	Arm (links): Lähmung, kraftlos, kein Gefühl in der Hand (Patientin ist beidhändig). Gleichgewichtsstörung (kippt nach links); Facialisparese (rechts) von altem Schlaganfall, links leichte Schwäche; kein vollständiger Lippenschluss
3	Vitale Funktionen	War wegen Hypertonie in hausärztlicher Behandlung
4	Essen und trinken	Keine Schluckstörung, keine Kaustörungen, Vollkost, Ober- und Unterkieferprothese
5	Sich pflegen	Ls.: hat sich selbständig gewaschen und gebadet. Fußnägel hat Ehemann geschnitten. Patientin nimmt Zahnprothese nachts heraus (liegen in Wasser ohne Zusatz).
6	Ausscheiden	Ls.: Einmal nachts raus zum Urinlassen, keine Abführprobleme As.: Hier im Krankenhaus Nachtstuhl bzw. nachts Steckbecken
7	Sich kleiden	Ls.: Immer selbständig As.: Mit Hilfe
8	Ruhen und schlafen	Ls.: Keine Schlafstörungen, keine Schlafmedikation
9	Sich beschäftigen	Ls.: Garten, Haushalt, mit Lebensgefährten im Auto bis zum Wald fahren, dort auf ihrer Bank sitzen
10	Für eine sichere Umgebung sorgen	As.: Ehemann kommt jeden Nachmittag zu Besuch Ls.: Wohnt in Paterre in eigener Wohnung, braucht keine Treppen zu steigen
12	Soziale Bereiche des Lebens sichern	Geht zurück in eigene Wohnung, wenn nötig wird Gemeindeschwester von Lebenspartner besorgt. Hat zwei Söhne (ein weiterer Sohn bei Autounfall tödlich verunglückt). Kinder wollen bei der Versorung mithelfen.
13	Mit existentiellen Erfahrungen des Lebens umgehen	Trauer: Muss noch häufig an ihren verstorbenen Sohn denken. Findet bei ihrem Lebenspartner viel psychische Unterstützung. Lebenspartner muntert sie oft auf.
	Organisatorische Hinweise, Empfehlungen zur weiteren Förderung:	–

Ls.: Lebenssitution; As.: Aufnahmesituation

Dokumentation der pflegerischen Entlassungssituation (nach AEDLs)

Entlassung nach Hause

1 Orientierung: Während des Krankenhausaufenthaltes zunächst morgens erhebliche Orientierungsprobleme, die jetzt nur noch selten auftreten.
Zunächst Wortfindungsstörungen, unklare Sprache. Jetzt Sprache nur noch leicht verlangsamt.
Sehen: Info wie Aufnahmebogen

2, Zieht linkes Bein nach, läuft alleine.
12, Ehemann weiß über KG-Übung bescheid, macht gutes Training mit Partnerin.
13

3

4 Info wie Aufnahmebogen

5 Waschen: Nach Training jetzt ganz alleine (außer Rücken)

6 Geht Tag und Nacht selbst zur Toilette

7 Hilfe beim Anziehen von Stützstrümpfen (übernimmt der Ehemann)

8

9

10

12 Gemeindeschwester ist für die ersten Tage eingeplant

13 Hat noch Angst, mit ihrer neuen Situation zu Hause nicht fertig zu werden.
Trauer (wie Aufnahmebogen).
Stützende Erfahrungen: Zuversicht durch Ehemann und Familie

Empfehlungen zur weiteren Förderung:
Ermutigung und psychische Hilfe.

Dokumentation der pflegerischen Aufnahmesituation (nach AEDLs)

Patienten-Code: P 08, 79 Jahre, Krankenhausaufenthalt: 5 Wochen

1	Kommunizieren	Hat Sprachstörungen: verwaschene Sprache, ist somnolent, Sprechmuskulatur, Zungenmuskulatur teilweise gelähmt. Aussagen sind inhaltlich logisch. Hat Blickdeviation nach links
2	Bewegen	Hat Facialisparese Arm: schlaff, gelähmt Bein: gelähmt, Funktion reflektorisch auslösbar
3	Vitale Funktionen	stark verschleimt, hustet schlecht ab, spuckt mit Hilfe Schleim aus.
4	Essen und trinken	Kann nicht schlucken, verschluckt sich
5	Sich pflegen	Spült Mund mit manuellem Druck auf beide Wangen aus.
6	Ausscheiden	–
7	Sich kleiden	–
8	Ruhen und schlafen	–
9	Sich beschäftigen	–
10	Für eine sichere Umgebung sorgen	–
12	Soziale Bereiche des Lebens sichern	Lebt mit einer ihrer beiden Schwestern zusammen. Haben eine Wohnung im gemeinsamen Haus. Keine Kinder; Ehemann 1969 verstorben. Patientin lebte bis dahin in der eh. DDR.
13	Mit existentiellen Erfahrungen des Lebens umgehen	–
	Organisatorische Hinweise, Empfehlungen zur weiteren Förderung:	–

Ls.: Lebenssitution; As.: Aufnahmesituation

Dokumentation der pflegerischen Entlassungssituation (nach AEDLs)

Entlassung ins Alten-/Pflegeheim

1. Sprache noch etwas undeutlich, aber verständlich. Dialektbedingte Schwierigkeiten. Kann Wünsche äußern. Benötigt zum Lesen eine Brille.
   Hautkontakt: Hat noch leicht gestörte Sensorik im Bereich des linken Oberarms.
   Kann Zunge frei bewegen.
   Blickdeviation nach rechts nur leicht gebessert.

2. a) Patientin hat schlaffe Lähmung der rechten Körperseite
   b) Findet Körpermitte noch nicht
   c) Hilft beim Drehen im Bett mit (durch Halten an Pflegeperson bzw. Abstützen mit gesunder Seite).
   Kann im Lehnstuhl sitzen (hier vormittags und nachmittags je 2–3 Stunden).
   Kann mit Belastung auf dem gesunden Bein stehen. Gleichgewichtsprobleme zeigen rückläufige Tendenzen. Benötigt beim Umsetzen Unterstützung der linken Körperseite (insbesondere linkes Knie).

3. –

4, 2. a) Passierte Kost, Toastbrot mit weichem Belag (Streichwurst/Käse), isst gerne weiches Obst, insbesondere Bananen
   b) Kau- und Schluckfunktion ist noch verlangsamt
   c) Kann angerichtetes Essen, wenn es in Reichweite und im Blickfeld ist, zu sich nehmen.

5, 2. a) Hat sich mit Waschschüssel im Bett gewaschen, unter Training von Fähigkeiten: Gesicht, Arme und Oberkörper selbst, Genitalbereich von Pflegeperson.
   b) Hautzustand: Rötung am Steiß, durch Umlagerung reversibel.

6, 1. a) Wegen Harnverhaltung DK gelegt. Trotz 2-stündlichem Abklemmen von DK noch kein Harndrang.
   b) Merkt Stuhldrang, meldet sich und benutzt Toilettenstuhl

7, 2. Kann mit gesunder Seite in ihr Nachthemd schlüpfen.
   Nimmt Kopf auf Brust zum Überziehen des Nachthemdes.

8. Schläft mit einigen Unterbrechungen gut. Keine Schlafmedikamente.

9. Liest gerne Bildzeitung, sieht sich gerne Illustrierte an.

10. –

11, 12. Enge Beziehung zu beiden Schwestern. Schwestern kommen täglich zu Besuch.

13, 12. Gefährdende Erfahrungen: Ungewissheit (Trennung von Schwester), fühlt sich durch Verlust von Unabhängigkeit eingeschränkt
   Stützende Erfahrungen: Enge Beziehung und weitere Betreuung durch Schwestern. Sie kommen täglich zu Besuch und helfen beim Essen und bei kleinen Problemen.

   Anmerkungen:
   Patientin neigt dazu, sich vorhandene Fähigkeiten abnehmen zu lassen. Ihre Schwestern wollen dies auch tun. Sie sollten immer wieder angehalten werden, die Selbständigkeit von Frau W. zu fördern. Patientin sollte sooft wie mögich im Stuhl sitzen, sie sollte alleine essen und zum Trinken angeregt werden.
   Patientin sollte von der linken Seite angesprochen werden. Bitte Gegenstände nach links stellen und Blickrichtung fördern.
   Weiteres Training der Körperpflege.

Dokumentation der pflegerischen Aufnahmesituation (nach AEDLs)

Patienten-Code: P 09. 77 Jahre, Krankenhausaufenthalt: 3 Wochen

1 Kommunizieren

2 Bewegen

3 Vitale Funktionen

4 Essen und trinken   Ls.: Unabhängig
                              As.: a) passierte Kost
                                   b) kann schlucken
                                   c) komplette Ober- und Unterkieferprothese

5 Sich pflegen

6 Ausscheiden

7 Sich kleiden

8 Ruhen und schlafen

9 Sich beschäftigen

10 Für eine sichere Umgebung sorgen

12, 13 Soziale Bereiche des Lebens   Lebt mit Ehefrau zusammen, hat einen Sohn in
sichern   erreichbarer Nähe.

12 Mit existentiellen Erfahrungen des
Lebens umgehen

Organisatorische Hinweise,
Empfehlungen zur weiteren Förderung:

Ls.: Lebenssitution; As.: Aufnahmesituation

Dokumentation der pflegerischen Entlassungssituation (nach AEDLs)

Entlassung nach Hause

Wurde nach Angabe der Pflegepersonen angefertigt, aber versehentlich nicht in die Krankenakte kopiert.

Dokumentation der pflegerischen Aufnahmesituation (nach AEDLs)

Patienten-Code: P10. 61 Jahre, Krankenhausaufenthalt: 13 Wochen

1	Kommunizieren	As.: b) sich mittteilen (mündlich): verwaschene Sprache
2	Bewegen	As.: a) Bewegen von Extremitäten: Hemiparese links Ls.: Gewohnheiten: ist Linkshändlerin
3	Vitale Funktionen	As.: b) Temperaturregulation: Temp. 38,5 rect.
4	Essen und trinken	As.: c) Zähne, Zahnstatus: Zahnprothese
5	Sich pflegen	As.: a) Waschen: waschen helfen (s. a. AEDL 2) b) Mundpflege: Prothesen
6	Ausscheiden	As.: a) e) Urin: Windel angezogen
7	Sich kleiden	–
8	Ruhen und schlafen	–
9	Sich beschäftigen	–
10	Sich als Mann/Frau fühlen und verhalten	–
11	Für eine sichere Umgebung sorgen	–
12	Soziale Bereiche des Lebens sichern	–
13	Mit existentiellen Erfahrungen des Lebens umgehen	As.: a) hat sehr große Angst, ins Pflegeheim zu müssen, will unbedingt nach Hause
	Für die Pflege relevante Informationen / Aufnahmesituation und Verlauf	–

Ls.: Lebenssitution; As.: Aufnahmesituation

Dokumentation der pflegerischen Entlassungssituation (nach AEDLs)

Entlassung zur Anschlussheilbehandlung

1. a) Gedächtnis/Konzentration: Konzentrationsschwäche → Bedarf wiederholter verbaler Anleitung bei allen täglichen Verrichtungen
   b) Anfangs verwaschene Sprache → drückt sich inzwischen verständlich aus

2. a) Bewegen: Patientin läuft allein mit Gehstock, jedoch beim Laufen begleiten, da sie Angst hat zu fallen. Treppe läuft sie ebenfalls nur in Begleitung; Patientin hat Schwäche im linken Arm/Bein, Schmerzen in der Schulter, ausstrahlend in den Unterarm. Durch gute Kooperation starke Entwicklung von der Abhängigkeit im Liegen zur Selbständigkeit (Laufen)
   Hilfen: Gehstock rechts

3. b) Kreislaufsituation: anfangs Hypertonie, jetzt unter medikamentöser Einstellung eher hypotone Werte

4. a) Kostform/Diät: cholesterinarme Kost, richtet sich Essen selbständig

5. a) Waschen: wäscht sich unter verbaler Anleitung selbständig am Waschbecken

6. a) Urin: nächtliche Urininkontinenz → trägt Windel, tagsüber mit Erinnerung kontinent, läuft zur Toilette, anfangs Dauerkatheter
   b) Stuhl: zeitweise stuhlinkontinent, keine Kontrolle über Stuhlausscheidung

7. Patientin kleidet sich mit verbaler Anleitung selbständig an/aus; tagsüber Trainingsanzug, Socken, feste Schuhe

8. Ruhen und Schlafen: eingeschränkt durch nächtlichen Toilettengang 22.30 und 4.30 Uhr und Angst vor nächtlichem Einnässen. Anfangs sehr schläfrig, doch ansprechbar.

9. Sehr kontaktfreudig, liest Zeitung.

10. –

11. Nachttisch auf linker Bettseite.
    Bettgitter auf Wunsch

12. a) Wohnung/Unterbringung: lebt alleine
    b) Soziale Beziehungen: Familie der Tochter
    d) Beruf: Rentnerin

13. a) Gefährdende Erfahrungen: Angst vor Heimunterbringung bei Inkontinenz
    b) Leicht motivierbar

    Anmerkung:
    Patientin braucht vor allem emotionale Wärme und verbale Unterstützung; wird mit sich selbst schnell ungeduldig. Reagiert leicht ungehalten, lässt sich jedoch schnell beruhigen.

Dokumentation der pflegerischen Aufnahmesituation (nach AEDLs)

Patienten-Code: P 11. 67 Jahre, Krankenhausaufenthalt: 6 Wochen

1	Kommunizieren	As.: a) Orientierung: voll orientiert b) sich mitteilen (mündlich): Patient hat Wortfindungsstörung, spricht sehr undeutlich e) fühlen (Schmerz): hat Schmerzen am Abdomen nach Herpes Zoster (vor ca. 6 Monaten)
2	Bewegen	As.: a) Bewegen von Extremitäten: schlaffe Parese rechter Arm und rechtes Bein; Facialisparese rechts, Lippenschluss vorhanden b) Körperschema: findet Körpermitte nicht c) im Bett bewegen: kann sich auf rechte Seite selbst drehen d) außerhalb des Bettes: kann mit Rollstuhl herausgesetzt werden e) Gleichgewicht: Patient kann Gleichgewicht im Stehen nicht halten
3	Vitale Funktionen	As.: a) Atmen (Husten): ist verschleimt
4, 2	Essen und trinken	Ls./As.: a) Kostform: isst sehr wenig (auch zu Hause) b) Kau- und Schluckfunktion: verschluckt sich leicht, hustet gut ab c) Zähne: Unter- und Oberkieferprothese
5, 2	Sich pflegen	As.: a) Waschen: wäscht sich mit Hilfe selbst, Hilfe bei linkem Arm und Rücken, rechtem Bein Ls.: Patient rasiert sich trocken (im Bett – As.)
6, 2	Ausscheiden	As.: a) e) Urin/Ausscheidungshilfen: nimmt Urinflasche selbständig b) Stuhl: keine Probleme zu Hause, Stuhlgang zuletzt am Aufnahmetag
7, 2	Sich kleiden	As.: Benötigt Hilfe beim An- und Auskleiden
8	Ruhen und schlafen	–
9	Sich beschäftigen	–
10	Sich als Mann/Frau fühlen und verhalten	–
11	Für eine sichere Umgebung sorgen	Ls.: Bauliche Lage des Wohn- und Lebensbereiches: Wohnt in Parterre, 6 Stufen
12	Soziale Bereiche des Lebens sichern	Ls.: b) Soziale Beziehungen: Lebt mit Ehefrau zusammen, hat stützenden Einfluss auf Patienten, ist sehr an rehabilitierender Pflege interessiert e) Beruf: Patient ist Rentner, war früher Schneider, danach Lagerist
13	Mit existentiellen Erfahrungen des Lebens umgehen	As.: a) Verlust von Unabhängigkeit, Ungewissheit: Patient ist sehr zurückhaltend, spricht kaum, möchte nicht aufstehen; Patient ist aber trotzdem bei ausführenden Tätigkeiten sehr hektisch
	Für die Pflege relevante Informationen, Aufnahmesituation und Verlauf	–

Ls.: Lebenssitution; As.: Aufnahmesituation

Dokumentation der pflegerischen Entlassungssituation (nach AEDLs)

Entlassung nach Hause (für 3 Wochen), danach Anschlussheilbehandlung

1   b) sich mitteilen (mündlich): Patient hat motorische Aphasie → mündliche Kommunikation eingeschränkt; Patient spricht deshalb sehr wenig und sehr leise, soll gefördert werden. Vorlesen üben, oft mit Patienten sprechen etc., durch Logopädie Besserung sichtbar

2   a) Bewegen von Extremitäten: Patient hat schlaffe Lähmung, rechter Arm, eingeschränkte Bewegung des rechten Beins.
Fähigkeiten: Patient hat keine Probleme beim Drehen im Bett, findet Körpermitte, kann alleine vom Bett aufstehen und mit Hilfe einer Person laufen; sitzt auf doppelt aufeinandergesetzten Stühlen, da Patient so besser aufstehen kann. Patient ist etwas ungelenkig
Hilfen: Gehstock mit anatomischem Handgriff für linke Hand

3   –

4, 2   a) Kostform: Patient benötigt Hilfe bei der Essenszubereitung → evtl. Wurstdosen öffnen etc., Patient schmiert Brot/Brötchen selbst
c) Zahnstatus: Patient trägt Zahnprothese

5, 2   a) Waschen: aktivierende Körperpflege wurde durchgeführt, Patient wäscht sich am Waschbecken Gesicht, Brust, rechten Arm, Intimbereich und Beine selbst; benötigt Hilfe bei Rücken, Füßen
d) e) Patient führt Mundpflege und Rasur selbst durch

6, 2   a) Urin: Patient hat SPF seit ... → ist abgestöpselt und wird bei Bedarf an Urinbeutel angeschlossen (Patient meldet sich); nachts → Urinbeutel anschließen
b) Stuhl: Patient ist stuhlkontinent → geht zur Toilette mit Hilfe

7, 2   Patient trägt eigene Kleidung – benötigt nur geringe Unterstützung beim An- und Auskleiden (evtl. Socken)

8   –

9   –

10   –

11   –

12   a) Wohnung: eigener Haushalt
b) Soziale Beziehung: Ehefrau/Tochter

13   b) Patient ist sehr motiviert

Anmerkung:
Patient hat während des Krankenhausaufenthaltes durch aktivierende Pflege große Fortschritte gemacht, so dass er sich fast selbständig versorgen kann; er sollte auch weiterhin gefördert werden, um seine Selbständigkeit zu behalten bzw. zu verbessern; schon während des Aufenthaltes in der Reha-Klinik sollten auch die Angehörigen (Ehefrau) in die Pflege einbezogen werden.

Dokumentation der pflegerischen Aufnahmesituation (nach AEDLs)

Patienten-Code: P 12. 66 Jahre, Krankenhausaufenthalt: 5 Wochen

1 Kommunizieren	AS: b) sich mitteilen (mündlich): hat Aphasie, kann nur wenige Worte sprechen, spricht verwaschen und lacht unkontrolliert
2 Bewegen	As.: a) bewegen von Extremitäten: Patientin hat Schwäche im rechten Arm und Bein d) steht auf mit Hilfe und kann ein paar Schritte laufen; aber: ist mit Rollstuhl zum Wachen und zur Toilette gefahren
3 Vitale Funktionen	As.: b) Kreislaufsituation: Patientin hat Hypertonie (RR hoch); bei Bedarf 10 mg Adalat
4 Essen und trinken	AS: a) Kostform/Diät: Diabetes 12 BE, Anrichten von Essen b) Schluckfunktion: Schluckstörung; Patientin trinkt sehr hastig
5 Sich pflegen	As.: a) Waschen: Patientin wäscht sich mit Hilfe am Waschbecken (Oberkörper), Gesäß und Beine von Pflegepersonal, Genitalien macht sie selbst c) Hautpflege: Füße sind sehr trocken, mit Bepanthensalbe eincremen
6 Ausscheiden	As.: a) c) Urin: Patientin läuft zur Toilette oder fährt mit Rollstuhl
7 Sich kleiden	As.: mit Hilfe
8 Ruhen und schlafen	
9 Sich beschäftigen	As.: Bekommt viel Besuch von Kindern und Enkelkindern
10 Sich als Mann/Frau fühlen und verhalten	–
11 Für eine sichere Umgebung sorgen	–
12 Soziale Bereiche des Lebens sichern	Ls.: a) Wohnung: eigener Haushalt, lebt alleine b) Soziale Beziehungen: verwitwet, 4 Söhne, 2 Töchter.
13 Mit existentiellen Erfahrungen des Lebens umgehen	As.: a) gefährdende Erfahrungen: durch den 2. Schlaganfall hat sie Angst vor der Zukunft
Für die Pflege relevante Informationen, Aufnahmesituation und Verlauf	–

Ls.: Lebenssitution; As.: Aufnahmesituation

Dokumentation der pflegerischen Entlassungssituation (nach AEDLs)

Entlassung in die Rehabilitationsklinik

1   b) zu mitteilen (mündlich): Patientin ist eingeschränkt beim Sprechen durch motorische Aphasie → sie kann sich aber gut verständigen; durch Logopädie starke Verbesserung

2   a) Bewegen von Extremitäten: Patientin hat inkomplette Hemiparese (rechter Arm und rechtes Bein)
    b) Patientin findet Körpermitte
    c) im Bett drehen: Patientin kann sich nur mit Hilfe auf linke Seite drehen, dreht sich allein auf rechte Seite
    d) außerhalb des Bettes: Patientin benötigt beim Gehen Unterstützung; sitzt stundenweise im Rollstuhl, steht mit leichter Hilfe vom Bett auf in den Stuhl

3   –

4, 2   a) Diät: 12 BE, cholesterinarm (Diabetes mell. Typ II). Patientin benötigt Hilfe beim Zubereiten des Essens, isst aber selbständig

5, 2   a) Waschen: Patientin wäscht sich am Waschbecken Gesicht, Oberkörper, rechten Arm, linken Arm mit Hilfe; Genitale, Rücken, Gesäß, Beine werden von Pflegeperson gewaschen.
    d) Nagelpflege: letzte Fußpflege und Maniküre am ...
    e) Mundpflege: Patientin hat Zahnprothese → Hilfe bei Reinigung

6, 2   a) Urin: Patientin ist Urininkontient → trägt Pampers Tag und Nacht, meldet sich aber oft zum Urinlassen, ggf. Kontinenztraining durchführen
    b) ist stuhlkontinent → benötigt regelmäßige Abführhilfe
    c) Patientin wird mit Toilettenstuhl zur Toilette gebracht

7, 2   Patientin trägt eigene Kleidung, benötigt beim An- und Ausziehen nur Hilfe beim rechten Arm, Beinkleider etc.

8

9   Tagesgestaltung: liest Illustrierte, erhält viel Besuch

10

11   c) Absprachen: Patientin soll nach Reha-Aufenthalt wieder in ihre Wohnung → ein Haus des Sohnes → Einzelheiten müssen noch besprochen werden

12   a) Wohung/Unterbringung: Eigener Haushalt (?)
    b) Soziale Beziehung: Tochter (+Name), Patientin hat sechs Kinder, 4 Söhne, 2 Töchter, ist verwitwet

13   a) Verlust von Unabhängigkeit, Patientin ist oft verzweifelt über ihre Situation/Krankheit, hat Angst vor der Zukunft

Anmerkung:
Durch aktivierende Pflegemaßnahmen während des Krankenhausaufenthaltes hat die Patientin wesentliche Fortschritte gemacht. Sie sollte auch weiterhin in Bereichen wie Körperpflege, Bewegung, Nahrungsaufnahme gefördert werden. Eine logopädische Weiterbehandlung ist ratsam.
Die Patientin ist motiviert → dies wird ihre Rehabilitation positiv beeinflussen.

Dokumentation der pflegerischen Aufnahmesituation (nach AEDLs)

Patienten-Code: P14. 58 Jahre, Krankenhausaufenthalt: 6,5 Wochen

1, 13 Kommunizieren	AS: a) Patient nimmt reges Interesse an seiner Umwelt b) sich mitteilen (mündlich): Sprache verwaschen (evtl. 1.Tag), linker Mundwinkel hängt etwas
2 Bewegen	As.: a) Bewegen von Extrimitäten: Schwäche linkes Bein und linker Arm, grobe Motorik vorhanden b) Körperschema, Rumpf: Schwäche links, zieht nach links c) Bewegen im Bett: kann sich selbst drehen d) außerhalb des Bettes: Claudicatio intermittens ST.II (AVK), fährt mit Rollstuhl herum
3 Vitale Funktionen	–
4, 2 Essen und Trinken	AS: a) Kostform/Diät; cholesterinarm Hilfe: Essen zurechtmachen
5 Sich pflegen	As.: a) waschen: kann sich fast ganz alleine waschen mit geringer Unterstützung b) Haut: Schürfwunde linke Hüfte vom Sturz zu Hause c) Hautpflege: benutzt Deo d) Bartpflege: nimmt eigenen Elektrorasierer
6 Ausscheiden	As.: e) Urin: nimmt Urinflasche
7 Sich kleiden	Selbständiges An- und Auskleiden mit Unterstützung möglich (Schlafanzug)
8 Ruhen und schlafen	–
9 Sich beschäftigen	–
10 Sich als Mann/Frau fühlen und verhalten	–
11 Für eine sichere Umgebung sorgen	–
12 Soziale Bereiche des Lebens sichern	Ls.: a) Wohnung/Unterbringung: eigener Haushalt, lebt mit Ehefrau zusammen As.: d) auf Wunsch Telefon am Bett e) Patient ist Rentner
13 Mit existentiellen Erfahrungen des Lebens umgehen	As.: a) Gefährdende Erfahrungen: Bis Mitte August 1990 stationär Gruppe D → dann Reha 4 Wochen → 1 Woche zu Hause; wollte in Kürze Urlaub in H. machen (gebucht), deprimiert über wiederholte Krankenhausaufenthalte wegen reapoplekt. Insulte
Für die Pflege relevante Informationen, Aufnahmesituation und Verlauf	–

Ls.: Lebenssitution; As.: Aufnahmesituation

Dokumentation der pflegerischen Entlassungssituation (nach AEDLs)

Entlassung in die Rehabilitationsklinik

1 –, selbständig

2 –, da ausführlicher Bericht der Krankengymnastin: selbständiger Transfer Bettkante–Rollstuhl möglich, Gleichgewicht im Stand schlecht; zeitweise Kreuzschmerzen; selektive Bewegung rechter und linker Extremitäten möglich.
(Auszüge): ärztliche Dokumentation: Bandscheiben-OP 1988, Apoplektischer Insult im Sommer 1990

3 –

4 a) Kostform/Diät: cholesterinarm

5 –, da selbständig

6 –, da selbständig

7 Patient braucht Unterstützung beim Anziehen der Schuhe

8 –, da selbständig

9 –, da selbständig

10 –

11 a) Bauliche Lage der Wohnung: Patient wohnt im 2. Stock (ohne Fahrstuhl), er hat einen Rollstuhl zur besseren Fortbewegung

12 –

13 –

Anmerkung:
Der Patient machte durch aktivierendes Körperpflegetraining und durch seine eigene Motivation sehr gute Fortschritte, so dass er sich bei der Entlassung schon selbst versorgen konnte. Eine weitere krankengymnastische Behandlung mindestens bis zur Aufnahme in die Reha-Klinik ist erforderlich

Dokumentation der pflegerischen Aufnahmesituation (nach AEDLs)

Patienten-Code: P 15. 60 Jahre, Krankenhausaufenthalt: 13 Wochen

1 Kommunizieren	Ls.: a) selbständig As.: a) Konzentration: abhängig
2 Bewegen	Ls.: selbständig, mit Unterschenkelprothese rechts, benötigt neue Prothese As.: a) Bewegen von Extremitäten: Rumpf. Hemiparese links b) Körperschema: findet Körpermitte nicht e) Gleichgewicht: nicht möglich
3 Vitale Funktionen	As.: b) Kreislaufsituation: hat Hypertonie
4 Essen und trinken	AS: c) Zähne: hat schlecht sitzende Prothese
5 Sich pflegen	As.: a) waschen: abhängig e) Mundpflege (Zähne/Prothesen): abhängig Ls.: Gewohnheiten: Baden
6 Ausscheiden	As.: a) Urin: nutzt Steckbecken, Urinflasche b) Stuhl: Obstipation
7 Sich kleiden	Ls.: unabhängig As: abhängig
8 Ruhen und schlafen	
9 Sich beschäftigen	As.: liest gerne, hört gern Radio, schaut Fernsehen
10, 12, 13 Sich als Mann/Frau fühlen und verhalten	Patient hat in der letzten Zeit eine Patientin von der Abteilung 70 kennengelernt, die er bereits als Gefährtin bezeichnet.
11 Für eine sichere Umgebung sorgen	–
12, 13 Soziale Bereiche des Lebens sichern	a) Wohnung wurde offensichtlich von den Vermietern aufgelöst, Habseligkeiten angeblich zum Müll gegeben. b) Soziale Beziehungen (primäre persönliche Bezugsperson): Verlobte (seit Februar) hat sich im Verlauf der Krankheit zurückgezogen (s. jetzt auch AEDL 10). Beide lebten von Sozialhilfe des Patienten, sie äußerte, während des KH-Aufenthaltes bei Freunden zu wohnen; wurde informiert wg. Kleidung (Jogging-Anzug, Schuhe, Waschutensilien), bekam Tel.-Nr. der Sozialarbeiterin d) hat beim Wohnungsamt Antrag auf behindertengerechte, möblierte Wohnung laufen e) ist Frührentner, ist auf Verorgung durch das Sozialamt angewiesen
13 Mit existentiellen Erfahrungen des Lebens umgehen	As.: a) Gefährdende Erfahrungen: Verlust von Unabhängigkeit, Veränderung des Körperbewusstseins: Angst, Sorgen, Ungewissheit. Offensichtlich hat der Patient keine Wohnung mehr, in die er zurückkehren könnte. Hat jetzt über Wohnungsamt einen Antrag auf behindertengerechte, möblierte Wohnung laufen
Für die Pflege relevante Informationen, Aufnahmesituation und Verlauf	–

Ls.: Lebenssitution; As.: Aufnahmesituation

Dokumentation der pflegerischen Entlassungssituation (nach AEDLs)

Entlassung in Rehabilitationsklinik, danach übergangsweise Hotel,
bis behindertengerechte Wohnung gefunden ist.

1 keinerlei Einschränkungen jetzt
   Entwicklung im Krankenhaus: Bei Einlieferung ins KH leichte Konzentrationsschwächen

2 e) Gleichgewicht: (Fähigkeiten); Patient kann ohne Hilfe am Waschbecken stehen,
   bei längerem Stehen → 1 Krücke unter linkem Arm
   kann längere Strecken mit zwei Krücken laufen
   Entwicklung im KH: linke Körperhälfte hatte komplette schlaffe Lähmung, jetzt nur noch
   leichte Schwäche in der linken Körperhälfte
   Fähigkeiten/ Hilfen: rechter Unterschenkel unterhalb des Knies 1948 nach Verkehrsunfall
   amputiert (trägt Prothese).
   Patient nimmt Prothese selbst ab und zieht sie selbst an.

3 a) «Raucherhusten» mit Verschleimung

4 a) Kostform/Diät: 15 BE Diät
   c) Zähne: Gebiss (unten und oben)
   Fähigkeiten: Patient ist selbständig beim Anrichten des Essens, kann Marmeladendöschen
   und Butter selbst öffnen; keinerlei Schwierigkeiten bei der Nahrungsaufnahme

5 a) wäscht und duscht sich alleine, kann über den Badewannenrand selbst einsteigen
   (Badewanne mit Matte, Patient rutscht leicht)
   Entwicklung im KH: Konnte sich bei Einlieferung nur mit rechter Hand waschen, kann jetzt
   komplette Körperpflege (inkl. Rasur, Kämmen etc.) alleine

6 a) Urinflasche: nachts (manchmal)

7 unabhängig, keinerlei Probleme jetzt
   Entwicklung im KH: Bei Einlieferung konnte sich Patient nur mit großer Hilfe anziehen und
   Beinprothese anbringen

8 schläft bei Wirtterungsumschwung nur mit 1 Tablette Mogadan

9 Massage am linken Unterschenkel von Krankengymnastin am Vormittag, ist viel mit Rollstuhl oder zu Fuß unterwegs

10 –

11 Patient bemüht sich um eine behindertengerechte Wohnung nach seiner Entlassung aus der
   Reha-Klinik
   Absprachen: Nach Entlassung aus der Reha-Klinik wird der Patient im Hotel Kaiserhof,
   Offenbach, untergebracht.

12 a) siehe AEDL 11
   b) Keine Familie, hat Bekannte und Freunde
   d) keine Verpflichtungen, kein Lebenspartner
   e) Patient erhält keine Rente, da er die Mindestarbeitszeit nicht erfüllen konnte (Krankheit)
      Sozialamt kommt für Zahlungen auf

13 a) gefährdende Erfahrungen (Ungewissheit): Patient hofft, dass er bald eine behindertengerechte Wohnung findet
   b) stützende Erfahrungen: Patient ist sehr zuversichtlich über den Krankheitsverlauf,
      ist sehr motiviert, wird oft gelobt, was ihm auch sehr viel Antrieb gibt.

Anmerkung: siehe AEDL 11, 13
Patient ist bestrebt, jede Kleinigkeit selbst zu machen, Lob ist für ihn ein großer Ansporn,
so weiterzumachen.

Dokumentation der pflegerischen Aufnahmesituation (nach AEDLs)

Patienten-Code: P 16. 88 Jahre, Krankenhausaufenthalt: 7 Wochen

1 Kommunizieren	As: b) sich mitteilen (mündlich): Patientin spricht leicht verwaschen, keine Wortfindungsstörung c) Wahrnehmen (Gesichtsfeld): Patientin hat eine Gesichtsfeldeinschränkung nach links Fähigkeiten: Patientin kann Wünsche mündlich mitteilen
2 Bewegen	As.: a) Bewegen von Extremitäten, Gesicht/Mundbereich: Patientin hat schlaffe Parese linkes Bein und linker Arm b) Patientin findet Körpermitte im Liegen nicht c) Patientin kann sich im Bett nicht allein drehen oder aufstehen d) e) außerhalb des Bettes bewegen und Gleichgewicht halten nicht möglich. Fähigkeiten: Patientin versucht unter Anleitung mizuhelfen, sich auf die linke Seite zu drehen (klappt aber noch nicht)
3 Vitale Funktionen	As.: Patientin hat Hypertonie (bekommt Medikamente)
4, 2 Essen und trinken	As.: a) Kostform/Diät: Patientin hat bekannten Diabetes mell., bekommt Tabletten und Diät, Patientin kann Essen nicht allein richten b) Kau- und Schluckfunktion: kaut und schluckt erst nach längerer Zeit (sammelt Speisereste in linker Backentasche) Fähigkeiten: Kann Speisereste in linker Backentasche nach Aufforderung selbst entfernen, kann alleine essen (unter Beobachtung und verbaler Unterstützung)
5, 2 Sich pflegen	As.: a) waschen: kann sich nicht alleine waschen d) e) Haarpflege, Nagelpflege, Mundpflege: kann Patientin nicht selbständig durchführen
6, 2 Ausscheiden	As.: a) b) e) Urin- und Stuhlausscheidung: geht für Urin- und Stuhlausscheidung auf die Bettpfanne
7, 2 Sich kleiden	As.: Kann sich nicht alleine an- und auskleiden. Gewohnheit: Patientin trägt eigenes Nachthemd
8 Ruhen und schlafen	–
9, 12, 13 Sich beschäftigen	Ls./As.: Patientin lebt alleine, hat aber regen Kontakt zu Nachbarn
10 Sich als Mann/Frau fühlen und verhalten	–
11 Für eine sichere Umgebung sorgen	AS: Hat jetzigen Zustand noch nicht wahrgenommen, wollte schon mehrmals aufstehen → Patientin schon mehrmals darüber aufgeklärt; Patientin ist zwischenzeitlich unruhig Fähigkeit: Patientin reagiert auf Ansprache ruhiger
12, 13 Soziale Bereiche des Lebens sichern	Ls.: a) Wohnung/Unterbringung: lebt alleine, 1. Stock, ca. 10 Stufen, Selbstversorgerin (kochen etc.), Heimunterbringung ist geplant und gemeldet b) soziale Beziehungen: Enkeltochter, lebt bei H. (s. AEDL 13) c) finanzielle Situation: Patientin meint ständig, man müsse die Krankenkasse informieren, dass sie im KH sei; macht sich große Sorgen darüber
13 Mit existentiellen Erfahrungen des Lebens umgehen	As.: a) Gefährdende Erfahrungen (soziale Beziehungen, Isolation, Trennung): Macht sich große Sorgen wegen ihres Heimplatzes; möchte unbedingt in O. bleiben, da hier alle ihre Freunde sind; Sozialdienst ist eingeschaltet
Für die Pflege relevante Informationen, Aufnahmesituation und Verlauf	–

Ls.: Lebenssitution; As.: Aufnahmesituation

Dokumentation der pflegerischen Entlassungssituation (nach AEDLs)

Entlassung in Alten- und Pflegeheim

1   b) sich mitteilen (mündlich): Spricht leicht verwaschen, Lippenschluss überwiegend vorhanden. Kann langsam und deutlich sprechen, wenn man sie dazu auffordert.

2   a) Bewegen von Extremitäten: Zum Laufen (mit Hilfe) noch keine (ausreichende) Rumpfkontrolle; retrahiert die linke Seite, hängt mit dem Gesäß durch; überschießende Kompensation von der rechten Seite
b) e) Körperschema/Gleichgewicht: noch Schwierigkeiten, beim Stehen Körpermitte zu halten
c) Bewegung im Bett: selbständig
Entwicklung im KH: anfänglich schlaffe Parese linker Arm und Bein, selbständiges Drehen und Aufstehen im Bett nicht möglich
Hilfen: Rollstuhl, Toilettenstuhl, 4-Punkt-Gehstock.

3   durch Hypertonie → RR-Kontrolle erforderlich (medikament. Behandlung) Entwicklung im KH: stabil

4, 2   a) Kostform/Diät: Diabetes-Diät 12 BE + cholesterinarm + 60 g Eiweiß + kaliumarm
b) Kau- und Schluckfunktion (Mundschleimhaut): beißt sich (selten) beim Kauen auf die linke Wangentasche
c) Zähne: Oberkieferprothese
Problem: Kann sich Essen nicht selbständig anrichten.
Entwicklung im KH: Bei Aufnahme Kau- und Schluckstörungen, sammelte Essen in linker Wangentasche, Patientin kann jetzt alleine essen und trinken, braucht aber beim Zubereiten Hilfe.

5, 2   a) waschen: Körperpflege am Waschbecken möglich, benötigt Hilfe beim Waschen des linken Armes und Rückens, wäscht Genitalbereich selbst im Stehen (muss dabei leicht gehalten werden), Füße selbständig
e) Mundpflege: führt Mundpflege selbständig durch
Entwicklung im KH: Konnte bei Aufnahme keine Körperpflege durchführen (auch keine Mundpflege)

6, 2   b) Stuhlausscheidung: benötigt keine Abführhilfen; Häufigkeit: ca. alle 2–3 Tage
c) Tagsüber: Toilette/Toilettenstuhl, nachts Steckbecken
Entwicklung im KH: Patientin meldet sich von Anfang an bei Urin- und Stuhldrang; anfänglich nur über Steckbecken möglich

7   An- und Auskleiden mit Hilfe gut möglich, benutzte nur Nachtwäsche und Morgenmantel

8   Schläft mit 1 Kps. Chloraldurat blau gut durch
Entwicklung im KH: zeitweise Durchschlafstörungen

9   Tagesgestaltung: sitzt tagsüber mehrere Stunden im Rollstuhl, lesen, unterhält sich gerne

10   –

11   –

12   a) Wohung/Unterbringung: bisher eigener Haushalt
b) soziale Beziehungen: Enkelin (lebt in H.), wurde von Nachbarin betreut

13   b) Stützende Erfahrungen: Frau L. ist sehr aufgeschlossen und kontaktfreudig

Anmerkung:
Enkelin kam ca. alle 2 Tage zu Besuch, ebenso die Nachbarin, die sich bisher zu Hause um sie kümmerte. Frau L. hat durch ihre eigene Motivation und durch ein aktivierendes Körperpflegetrainig gelernt, sich weitgehend mit nur noch geringer Hilfe selbständig zu versorgen. Durch krankengymnastische und logopädische Übungen wurden gute Fortschritte erzielt, so dass eine weitere krankengymnastische Behandlung für Frau L. zu empfehlen wäre.

Dokumentation der pflegerischen Aufnahmesituation (nach AEDLs)

Patienten-Code: P 18. 70 Jahre, Krankenhausaufenthalt: 8 Wochen

1	Kommunizieren	As.: a) Bewusstsein, Konzentration, Gedächtnis: nicht ansprechbar b) sich mitteilen: abhängig c) Wahrnehmen (Gesichtsfeld): Blick nach links d) Fähigkeit: versteht verbale Hinweise e) Fühlen (Schmerz): Schmerzen in der rechten Schulter
2	Bewegen	As.: a) Bewegen von Extremitäten, Mundbereich: Parese rechter Arm und Schwäche rechtes Bein, inkompletter Lippenschluss links d) Außerhalb des Bettes sitzen: abhängig e) Gleichgewicht (Rumpf): nicht möglich
3	Vitale Funktionen	–
4, 2	Essen und trinken	As.: a) Kostform/Diät: abhängig b) Kau- und Schluckfunktion: abhängig c) Zähne/Zahnstatus: abhängig
5, 2	Sich pflegen	As.: abhängig ungepflegte Fußnägel
6	Ausscheiden	As.: a) Urin inkontinent (benutzt Steckbecken, wenn es ihr angeboten wird)
7	Sich kleiden	As.: Hat zu wenig eigene Kleidung, Nachschub ist nicht gewährleistet (gewährleistet seit 17.12.90)
8	Ruhen und schlafen	–
9	Sich beschäftigen	Ls./As.: abhängig
10	Sich als Mann/Frau fühlen und verhalten	–
11, 13	Für eine sichere Umgebung sorgen	As.: a) Bauliche Lage des Wohn- und Lebensbereiches: lebt im 1. Stock (kein Fahrstuhl) b) Ausstattung der Wohnung: Dusche Fähigkeit: Patientin reagiert auf Ansprache ruhiger
12	Soziale Bereiche des Lebens sichern	Ls.: a) Wohnung: Eigener Haushalt, lebt mit Lebensgefährten; Schwester und Nichte leben in USA b) Soziale Beziehungen: Patientin kann selbst zur Lebenssituation keine Auskunft geben; Lebensgefährte kann nicht kommen (krank). Kommt seit 1½ Wochen (17.12.90) c) Verantwortung/Verpflichtung: Lebenspartner möchte sie nach Hause nehmen, kann selbst Patientin nicht mobilisieren (Rückenleiden); Lebenspartner kann nicht kochen; Essen auf Rädern bestellen.
13	Mit existentiellen Erfahrungen des Lebens umgehen	As.: a) Gefährdende Erfahrungen: Starke Stimmungsschwankungen (oft deprimiert); Ungewissheit macht ihr zu schaffen c) Stützende oder gefährdende Erfahrungen; Hat Schwierigkeiten, Fortschritte wahrzunehmen bzw. zu akzeptieren
	Für die Pflege relevante Informationen, Aufnahmesituation und Verlauf	–

Ls.: Lebenssitution; As.: Aufnahmesituation

Dokumentation der pflegerischen Entlassungssituation (nach AEDLs)

Entlassung in Übergangsheim (zunächst für 3 Wochen), danach eventuell nach Hause

1, Achtung: Patientin singt sehr gerne (s.a. AEDL 9)!
13 a) Gedächtnis/Konzentration: benötigt besonders nach Anstrengungen Konzentrations-Erinnerungshilfen
  b) sich mitteilen (mündlich): Wortfindungsstörung, Sprachfluss dadurch stockend (besonders nach Ermüdung)
  e) Fühlen (Schmerz): Klagt über Schmerzen am ganzen Körper, die sie nicht beschreiben kann. Entwicklung im KH: Frau S. erhielt logopädische Behandlung; spricht kurze Sätze (3 Worte) sinnzusammenhängend – anfangs nur Floskeln gesprochen

2, a) Bewegen von Extremitäten: abhängig
13 d) außerhalb des Bettes sitzen/gehen: Kann mit Hilfe einer Person und Gehstock kurze Strecken (50 m) gehen; sitzt sicher im Stuhl, wird allerdings nach kurzer Zeit unruhig und ungeduldig (ohne Gesellschaft), rechter Arm bedingt einsetzbar, grobe Kraft vorhanden, schmerzhaft in Schulterbereich. Entwicklung in KH: anfangs kurze Bettlägerigkeit – bis zuletzt laufen. Patientin hätte durchaus mobiler werden können, wenn Schmerzen und Niedergeschlagenheit ihre Motivation weniger beeinflusst hätten. Hilfen: Gehstock, linke Hand, Rollstuhl, feste Schuhe

6 –

7 a) Kostform/Diät: 12 BE isst selbständig, braucht Hilfe beim Anrichten (Bewegungseinschränkung rechter Arm); Erinnerungshilfe, ausreichend zu trinken
  c) Zähne/Zahnstatus: Hat Ober- und Unterkieferprothese. Entwicklung im Krankenhaus: anfangs Essen alleine im Bett, dann im Zimmer am Tisch, jetzt in der Patientenecke

5 a) Braucht Hilfestellung beim Rücken, Intimbereich, Gesäß und linkem Arm, ansonsten alleine, wäscht sich mit verbaler Unterstützung am Waschbecken. Entwicklung im KH: Wurde anfangs im Bett gewaschen, übernahm schrittweise immer mehr pflegerische Anteile

6 a) Urin: Seit 1 Woche kein Blasenkatheter mehr, geht in Begleitung zur Toilette, klingelt tagsüber; in der Nacht zeitweise inkontinent (vergisst zu klingeln)
  c) erhält nachts Pampers: reagiert mit Hautrötung auf nasse Pampers

7, Mit Hilfestellung An- und Auskleiden der Kleidung, benötigt verbale Unterstützung zur Reihenfolge, hat keine
13 behindertengerechte Hilfen an ihrer Kleidung (z.B. Klettverschlüsse)

8, Schlafunterbrechung wegen Schmerzen oder Angst, das Bett vollzumachen
13

9 In ausgeruhtem Zustand sehr kontaktbereit – muss aber angesprochen werden; Frau S. singt sehr gerne (Gassenhauer, Volkslieder, s. AEDL 1); Fernsehen, lesen (Zeitschriften)

10 –

11 c) Wohnung liegt im 1. Stock, kein Fahrstuhl

12 a) Eigener Haushalt mit Lebensgefährten.
   b) Herr T. F., Lebensgefährte, Nachbarin Frau M., die vorher auch gekocht hat → jetzt nicht mehr möglich
   c) Lebensgefährte ist selber zu gebrechlich, Frau S. alleine zu versorgen (Rückenleiden)
   Hilfen: Sozialdienst – ambulante Dienste eruieren

13 a) gefährdende Erfahrungen (Verlust von Unabhängigkeit, Sorgen, Ungewissheit, Schmerzen): War oft wie aus heiterem Himmel sehr niedergeschlagen, weil sie nicht wusste, was werden würde; wollte oft an ihre eigenen Fortschritte nicht glauben.

12, b) Stützende Erfahrungen: Der einzige Halt für sie ist, auf längere Sicht wieder mit ihrem Lebensgefährten zusam-
13 menleben zu können; spricht sehr gut auf emotionale Wärme an.

Anmerkung:
Frau S. ist eher eine bescheidene anspruchslose Patientin; besonders bei Schmerzen signalisiert sie, in Ruhe gelassen werden zu wollen. Frau S. Entwicklung im Krankenhaus ist im wesentlichen von ihren (diffusen) Schmerzen und der Angst vor dem Pflegeheim bestimmt worden, zuletzt konnte sie dies auch sehr gut mit ihren einfachen verbalen Mitteln zum Ausdruck bringen. Gut motivierbar war Frau S. immer mit der Aussicht, weiter mit dem Lebensgefährten zusammenzuleben – sie scheint jedoch selber zu realisieren, dass sie dann aber selbständiger werden müsste → Entwicklung geht ihr nicht schnell genug. Frau S. sollte weiterhin logopädisch und physiotherapeutisch behandelt werden.

Dokumentation der pflegerischen Aufnahmesituation (nach AEDLs)

Patienten-Code: P 19. 43 Jahre, Krankenhausaufenthalt: 10 Wochen

1 Kommunizieren	As: b) sich mitteilen: abhängig, hat motorische Aphasie, ansprechbar reagiert bei Befragen mit «ja» und «nein» c) Wahrnehmen (Gesichtsfeld): Fascialisparese
2, 1 Bewegen	As.: a) Bewegen von Extremitäten, Gesicht/Mundbereich: komplette Hemiparese rechts (Extremitäten) b) Körperschema: findet Körpermitte nicht e) Gleichgewicht (Kopf/Rumpf): nicht möglich
3 Vitale Funktionen	As.: a) Atmen: ist verschleiert b) hat Hypertonie
4, 2 Essen und trinken	AS: b) Kaufunktion: spürt Essens- und Flüssigkeitsreste nicht in rechter Wangentasche ist nicht gewohnt zu frühstücken, bevorzugt Tee mit Milch und Zucker (morgens); isst nicht gerne Süßes, «schmengert» gerne Herzhaftes; bis zu 20 Zigaretten/Tag
5, 2, 13 Sich pflegen	As.: a) waschen: abhängig e) Mundpflege (Zähne): abhängig Gewohnheiten (Ehefrau): er ist sehr eigen, duldet keinen «Fussel» an sich
6 Ausscheiden	As.: a) Urin: inkontintent (Blasenverweilkatheter) b) Stuhl: kontinent, möglicherweise Obstipation
7 Sich kleiden	As.: abhängig, bevorzugt leichte Kleidung mit kurzen Hosen (Pyjama)
8 Ruhen und schlafen	–
9 Sich beschäftigen	As.: sieht gerne Fernsehen, liest gerne Autozeitungen (s. Beruf), liebt die Katze zu Hause sehr
10, 12, 13 Sich als Mann/Frau fühlen und verhalten	Ls.: Ehefrau ist 6,5 Jahre älter, bezeichnet die Beziehung als sehr liebevoll; Eheleute kennen sich schon sehr lange, sind aber erst seit 3 Jahren verheiratet.
11 Für eine sichere Umgebung sorgen	–
12, 13 Soziale Bereiche des Lebens sichern	Ls.: a) Bauliche Lage des Wohn- und Lebensbereiches: große Mietwohnung mit großer Terrasse und Schwimmbecken b) Soziale Beziehungen: Ehefrau, die ihren Mann sehr gerne nach Hause nehmen möchte, wenn er sich dort alleine aufhalten kann c) Verantwortung/Verpflichtung: Ehefrau arbeitet ganztägig in einem Büro d) finanzielle Situation: Patient wird eine eher niedrige Rente beziehen. Ehefrau ist im Ungewissen, ob sie die Wohnung noch halten können.
13 Mit existentiellen Erfahrungen des Lebens umgehen	As.: a) Gefährdende Erfahrungen: Veränderung des Körperbewusstseins: Patient ist außer einer Pankreatitis nie ernsthaft krank gewesen. c) Stützende oder gefährdende Erfahrungen: Beziehung zur Ehefrau sehr stark, die ihn aus ihrer Sicht mit allen ihren Möglichkeiten unterstützt, – aber: überbeschützt sie ihren Mann?
Für die Pflege relevante Informationen, Aufnahmesituation und Verlauf	–

Ls.: Lebenssitution; As.: Aufnahmesituation

Dokumentation der pflegerischen Entlassungssituation (nach AEDLs)

Entlassung in die Rehabilitationsklinik (Ehefrau begleitet ihn), danach nach Hause

1, 12, 13
b) ist sehr zurückhaltend, antwortet meistens nur mit «ja» und «nein». Kann alles nachsprechen. Mit Verwandten und Angehörigen unterhält er sich intensiver!

2
a) Bewegen von Extremitäten, Gesicht, rechter Arm: abhängig
d) läuft selbständig ohne Hilfe, hat noch leichte Schwäche im rechten Bein!
Rechter Arm bis jetzt keine Funktion
Entwicklung im KH: komplette Hemiparese, fest bettlägerig. Jetzt: bewegt sich selbständig/frei über Station

3 selbständig

4, 2
a) Kostform/Diät: cholesterinarme Kost. Isst selbständig; braucht Hilfe beim Anrichten
Entwicklung im Krankenhaus: am Anfang aufgrund Fascialisparese Sammeln der Essensreste in der Wangentasche

5, 2
a) wäscht sich selbständig mit der linken Hand; braucht Hilfestellung beim Waschen des linken Armes, braucht verbale Anleitung beim Waschen, Zahnpflege und Rasur (vernachlässigt rechte Gesichtshälfte)
Entwicklung im Krankenhaus: Körperpflege im Bett → jetzt Hilfestellung am Waschbecken.

6
c) benutzt nachts meistens die Urinflasche, geht tagsüber selbständig zur Toilette
Entwicklung im Krankenhaus: hatte DK, war stuhlinkontinent, jetzt kontinent.

7, 2
braucht Unterstützung beim An- und Auskleiden bedingt durch Parese rechter Arm
(Pyjama selbst)

8 selbständig

9 Lesen, Fernsehen, Spazieren gehen

10 dto.

11 –

12
a) wohnt mit Ehefrau in Mietwohnung
b) Ehefrau
c) war vor der Erkrankung Marketingmanager bei der V.A.G

13
a) gefährdende Erfahrungen (Verlust von Unabhängigkeit, Angst, Ungewissheit): ist sehr labil, reagiert sehr emotional (weint), wenn er auf Probleme angesprochen wird.

12, 13
Anmerkung:
Ehefrau begleitet Patienten in die Rehabilitationsklinik
Zu beginn des KH-Aufenthaltes nur schwer motivierbar (Frustration?);
unterstützt/akzeptiert Bemühungen von Krankenhauspflegepersonal, KG und Logopädin bis zu einem gewissen Grad, reagiert auf Zuspruch.

3.5 Medizinische Daten aus dem ärztlichen Entlassungsbericht

Patient Code P 01, 56 Jahre
Krankenhausaufenthalt in Wochen: 6

Medizinische Daten
(aus dem ärztlichen Entlassungsbericht nur Kurzbericht in der Krankenakte)

Diagnosen

- Frische Einblutung im Bereich der mittleren/dorsalen Stammganglien-Region rechts mit deutlich rückläufiger Hemisymptomatik links bei hypertoner Krise
- Arterielle Hypertonie

Therapie, Verlauf und Beurteilung

Therapievorschlag
Empfohlene Medikation (konkrete Angaben).
Bei Zunahme des arteriellen Hypertonus.
(konkrete Angaben)

Zusätzliche Informationen aus der ärztlichen Ersterhebung:

Neurologische Befunde

Orientierung:	nicht prüfbar
Augenbewegungen:	Blickdeviation dezent nach rechts
Zungenabweichung:	nach rechts
Pathologische Reflexe:	Babinski links
Lähmungen:	spastische Hemiparese (links)
Sensibilität (li):	Körperhaltung gestört

Patient Code P 02, 77 Jahre
Krankenhausaufenthalt in Wochen: 9

Medizinische Daten
(aus dem ärztlichen Entlassungsbericht nur Kurzbericht in der Krankenakte)

Diagnosen

- Linksherzinsuffizienz
- Cerebraler Insult mit Hemiparese links
- Arterieller Hypertonus
- Intermittierender Harnwegsinfekt
- Fersenulcus links
- Coxarthrose rechts

Therapie, Verlauf und Beurteilung
(Beschreibung der Diagnostik und medik. Therapie)

Die krankengymnastische Mobilisation des Patienten war durch eine erhebliche Coxarthrose des gesunden Beines (rechts) eingeschränkt. Die Hemiplegie linksseitig bildete sich nur geringfügig zurück.

Weitere krankengymnastische Betreuung wird nötig sein. Nekrosen eines Dekubitalgeschwüres an der linken Ferse wurden chirurgisch abgetragen. Die Ferse sollte weiterhin mit Fibrolan Salbe behandelt werden. Die Restitution der neurologischen Defizite ist wohl leider nicht mehr zu erwarten.

Wir hoffen, *dass krankengymnastische Weiterbetreuung* dafür sorgt, dass der Patient nicht vollständig ans Bett gefesselt bleibt.

Patient Code P 03, 83 Jahre
Krankenhausaufenthalt in Wochen: 3
(vorher 18 Tage in chirurgischer Klinik, dort Aufnahme
wegen Unterbauchbeschwerden)

Medizinische Daten
(aus dem ärztlichen Entlassungsbericht nur Kurzbericht in der Krankenakte)

Diagnosen

- Apoplektischer Insult bei Hirnstamm-Ischämie
- Zustand nach Linksherzinsuffizienz
- Koprostase bei Sigmadiverticulose
- Antrum-Gastritis
- Zustand nach Oberschenkelquetschung links mit Arthrose seit 1947
- Verdacht auf Milzlymphom
- Zustand nach Pneumonie

Therapie, Verlauf und Beurteilung
Übernahme des Patienten wegen eines apoplektischen Insultes im Hirnstamm. Temperatur 38,8 °C. Im Röntgen des Thorax ließen sich Infiltrate nachweisen. Wir behandelten mit Antibiotika und versuchten mit physikalischen Maßnahmen das Abhusten zu fördern. Der Patient entfieberte daraufhin bald, und der anfängliche Husten mit grünlichem Sputum war rückläufig.

Der Patient kann eigenständig essen und wurde von der Krankengymnastin auf Gehstöcken mobilisiert. Der Gang ist bei etwas gestörtem Gleichgewicht noch schwankend. Wir digitalisierten den Patienten, um im Rahmen des jetzigen Geschehens einer Dekompensation vorzubeugen. Zur Prophylaxe eines erneuten Insultes haben wir ASS 100 und z. Schutz der Magenschleimhaut Zantic 100 1-mal täglich abends verabreicht.

Wir konnten den Patienten in gut gebessertem Zustand in die häusliche Pflege und die hausärztliche Betreuung entlassen.

Patientin Code P 04, 47 Jahre
Krankenhausaufenthalt in Wochen: 5

Medizinische Daten
(aus dem ärztlichen Entlassungsbericht nur Kurzbericht in der Krankenakte)

Diagnosen

- Apoplex links bei Carotis-Stenose, keine OP-Indikation
- Diabetis mellitus mit Retinopathie und Nephropathie
- Arterielle Hypertonie
- Adipositas per magna
- Bensbromaron-Allergie
- Kongenitale Hüftgelenksluxation
- Euthyreote Stuma, kurzfristiger Anstieg des TSH unter Belastung durch Apoplex während ausreichender Substitution

Therapie, Verlauf und Beurteilung
Die vaskulär multiple vorgeschädigte Patientin kam unter dem Bild eines linksseitigen Apoplex zur Aufnahme. *Unter krankengymnastischer Behandlung* zum Teil auch seitens der Patientin angstbedingte Verzögerung der Mobilisation.

Bei Entlassung konnte die Patientin nur mit Hilfe einer Krankengymnastin unsicher gehen, dies wohl auch durch die kongenitale Gelenksluxation mitbedingt (Kurzbeschreibung und med. Diagnostik und med. Therapie). Unter 8 BE Diät Rückgang des Körpergewichtes von 119 auf 115 kg in fünf Wochen.

Patientin Code P 06, 84 Jahre
Krankenhausaufenthalt in Wochen: 3

Medizinische Daten
(aus dem ärztlichen Entlassungsbericht)

Diagnosen

- Brachiofacial betonte Hemiparese links,
- Zustand nach Infarkt der Arteria cerebri media linksseitig mit sich zurückbildender Hemisymptomatik 1980
- Absolute Arrhythmie seit mehr als 10 Jahren
- Arterielle Hypertonie
- Kompensierte Herzinsuffizienz
- Katarakt-OP
- Bei der Aufnahme Lähmung des linken Armes, Schwäche/Sensibilitätsstörungen
- Sprachstörungen

Therapie, Verlauf und Beurteilung
Wir nahmen Frau X unter klassischen Zeichen eines kontralateralen Rezidivinsultes auf. Unter *krankengymnastischer* Übungsbehandlung, Blutdruckeinstellung und Mobilisation besserte sich die Gebrauchsfähigkeit des linken Armes wieder vollständig. Die Dysarthrie blieb jedoch in wechselndem Ausmaß bestehen. Das Ausmaß wechselte so häufig, dass das klinische Bild zeitweise einem Re-Insult glich, jedoch besserte sich die Sprache binnen 30 bis 60 Minuten wieder deutlich.

Projektkrankenhaus 2
Postinterventionsuntersuchung

Patientin Code P 10, 61 Jahre
Krankenhausaufenthalt in Wochen: 13

Medizinische Daten
(aus dem ärztlichen Entlassungsbericht)

Diagnosen

- Zerebrale Massenblutung (Thalamusbereich rechts) mit Ventrikeleinbruch
- Initial komplette linksseitige Hemiparese
- Facialisparese
- Stuhl- und Urininkontinenz
- Arterielle Hypertonie
- Harnwegsinfekt

Die stationäre Aufnahme erfolgte wegen einer akut am 3.8.90 aufgetretenen kompletten linksseitigen Hemiparese. Neben einer seit mindestens fünf Jahren bekannten arteriellen Hypertonie, die medikamentös behandelt worden war, werden keine weiteren wesentlichen Vorkrankheiten angegeben.

Aufnahmebefund
61-Jährige mäßig adipöse Patientin in geringfügig reduziertem Allgemeinzustand. Die Patientin war bei der Aufnahme bei klarem Bewusstsein, allseits orientiert, wirkte etwas verlangsamt. Es bestand eine komplette linksseitige Hemiparese, Facialisparese links. Muskeleigenreflexe links gegenüber rechts abgeschwächt. Babinski links positiv.

Behandlung und Verlauf
Die stationäre Aufnahme erfolgte wegen einer zerebralen Massenblutung mit kompletter linksseitiger Hemiparese, Facialisparese, Miktions- und Defäkationstörungen. Bei der stationären Aufnahme betrug der Blutdruck 200 zu 120 mm/Hg. Auch im weiteren Verlauf maßen wir wiederholt erhöhte Blutdruckwerte bis 140 mm/Hg diastolisch. Erst unter einer breiten Kombinationstherapie mit Nifedipin, Captopril, Metoprolol in hoher Dosierung sowie einem Diuretikum konnte eine ausreichende Blutdruckeinstellung erzielt werden. Zuletzt lagen die Blutdruckwerte zumeist bei Werten um 140 zu 80 mm/Hg.

Auffällig waren erhöhte Werte, insbesondere für Noradrenalin in Urin und Plasma. Weiterhin erhöhte Metanephrin und Nor-Metanephrin. Diese Befunde sind jedoch alleine nicht beweisend für ein Phäochromozytom, da sie unter antihypertensiver Medikation durchgeführt wurden, wobei hier insbesondere durch Beta-Blocker und Calciumantagonisten eine Beeinflussung dieser Laborwerte auftritt. Bei der Ultraschalluntersuchung, der Computertomografie des Abdomens fanden sich im Bereich der Nieren, Nebennieren keine Hinweise auf ein Phäochromozytom. Ebenfalls war die sintigrafische Untersuchung mit 131-Benzylguanidin unauffällig.

Unter intensiver krankengymnastischer Therapie kam es während des stationären Aufenthaltes zu einer deutlichen Besserung der Paresen. Vor Entlassung bestand noch eine mäßiggradige Kraftminderung und Dysdiadochokinese der linken Körperseite. Frau L. war in der Lage, mit Hilfe einer Einpunkt-Gehstütze selbständig auf der Station herumzulaufen. Sie konnte Stuhlabgänge wieder kontrollieren. Tagsüber war die Patientin kontinent, nachts konnte sie den Urinabgang nicht kontrollieren. Bei der letzten Urinkulturkontrolle waren in hoher Konzentration Enterokokken nachweisbar, so dass entsprechende Resistenzbestimmungen eine Behandlung mit Amoxicillin eingeleitet wurde.

Am 6.11.1990 verlegten wir die Patientin zur Anschlussheilbehandlung in die neurologische Klinik nach X.

Patient Code P11, 67 Jahre
Krankenhausaufenthalt in Wochen: 6

Medizinische Daten
(aus dem ärztlichen Entlassungsbericht)

Diagnosen

- Zustand nach zerebraler Ischämie mit rechter Hemiparese und motorischer Aphasie
- Interkostalneuralgie bei Zustand nach Herpes zoster thoracalis
- Initial peptische Ösophagitis 2.–3. Grades. Axiale Hiatus-Gleithernie. Multiple Ulceration und Erosion im gesamten Magen, Pylorusstenose. Bei Entlassung in Abheilung befindliche Gastritis mit inkompletter Pylorusstenose und frischer Narbe nach Ulcus ad pylorum.
- Latente Hyperthyreose bei autonomem Adenom und Struma retrosternalis (zur Radio-Jod-Therapie vorgesehen)
- Benigne Prostata-Hyperplasie. Zustand nach SPF, Anlage vom 30.10.1990.

Die stationäre Aufnahme des Patienten erfolgte aufgrund einer plötzlich aufgetretenen Schwäche im rechten Bein und rechten Arm sowie Wortfindungsstörungen. Dieser Zustand sei ohne Prodromie, Schwindel oder Erbrechen aufgetreten. Es handelt sich um ein erstmaliges Ereignis.

Risikofaktoren: Nikotinabusus von 20 Zigaretten pro Tag, Alkoholgenuss von 3 Flaschen Bier pro Tag.

Aufnahmebefund
67-jähriger vorgealteter Patient in reduziertem Allgemeinzustand. Facialisschwäche rechts.

Bewegungsapparat: Schwäche im rechten Arm und rechten Bein. Arm kann jedoch aktiv bewegt werden.

Neurologisch: Facialisschwäche rechts, Babinski positiv rechts, links negativ. Radiusperiost- und Brachioradialreflex rechts nicht auslösbar. Patellarsehnenreflex und Achillessehnenreflex rechts stärker als links.

Behandlung und Verlauf
Die zur Aufnahme führende Symptomatik mit plötzlicher Schwäche im rechten Bein und rechten Arm sowie die motorische Aphasie zeigten während des stationären Aufenthaltes unter Gabe eines Hämodilutionsmittels sowie konsequenter und regelmäßiger krankengymnastischer und logopädischer Therapie eine deutliche Regredienz. Bei Entlassung war die motorische Parese und die motorische Aphasie jedoch nicht völlig abgeklungen. Zur weiteren Rehabilitation wurde eine Anschlussheilbehandlung im neuro-orthopädischen Rehabilitationszentrum in X für den 18.12.1990 vereinbart.

Aufgrund der bestehenden Interkostalneuralgie nach Herpes zoster thoracalis vom Januar 1990 therapierten wir mit Tramal und zusätzlicher Gabe von Tegretal. Unter dieser Therapie ließ sich eine deutliche Schmerzlinderung erreichen. Aufgrund der bei der Aufnahme bestehenden peptischen Ösophagitis 2.–3. Grades sowie den multiplen Ulcerationen und bestehenden Pylorusstenose therapierten wir mit Omeprazol und konnten damit eine deutliche Verbesserung des Befundes erreichen. Bei Entlassung lag jedoch noch eine Ösophagitis I. Grades sowie eine Gastritis vor. Wir empfehlen die Weitergabe von Omeprazol für etwa vier Wochen. Ebenso wird eine erneute gastroskopische Kontrolle empfohlen. Von Seiten der Struma retrosternalis mit autonomem Adenom bei latenter Hyperthyreose, jedoch euthyreoter Stoffwechsellage, wurde eine Radio-Jod-Therapie besprochen. Eine entsprechende Anmeldung in unserer Strahlenklinik wurde unternommen. Es wird um eine Wiedervorstellung des Patienten zum Radio-Jod-Test zwecks Dosismitteilung nach Abschluss der AHB erbeten.

Aufgrund der bekannten benignen Prostatahyperplasie wurde der suprapubische Katheter gelegt. Hierbei sollten regelmäßige urologische Kontrollen erfolgen. Eine operative Therapie ist aufgrund der bestehenden Vorerkrankungen erst nach 12 Monaten möglich. Aufgrund der latenten Hyperthyreose dürfen keine jodhaltigen Kontrastmittel verabreicht werden. Es besteht die Gefahr einer thyreotoxischen Krise. Wir entließen Herrn B. am 29.11.1990 in deutlich gebessertem Allgemeinbefinden in die weitere ambulante Behandlung.

Patientin Code P 12, 66 Jahre
Krankenhausaufenthalt in Wochen: 5

Medizinische Daten
(aus dem ärztlichen Entlassungsbericht)

Diagnosen

- Zerebraler Insult mit Aphasie und Hemiparese rechts, Zustand nach Insult 1986
- Arterielle Hypertonie
- Konzentrische Myokardhypertrophie
- Medikamentös eingestellter Diabetes mellitus KHK
- Zustand nach Myokardinfarkt 86
- Beginnende AVK beider Beine mit Knöchel-Arm-Quotient > 0,7
- Asymptomatische Cholezystolithiasis

Die stationäre Aufnahme
Die Aufnahme der Patientin erfolgte aufgrund einer plötzlich aufgetretenen motorischen Aphasie und Schwäche der rechten Hand. Zunehmend kam es auch zu einer Schwäche des rechten Beines. Zur weiteren Vorgeschichte: Zustand nach zerebraler Ischämie vor vier Jahren. Zustand nach Myokardinfarkt vor vier Jahren. Hypertonie seit vielen Jahren bekannt. Diabetes mellitus seit 16 Jahren medikamentös eingestellt. Anamnestisch lässt sich eine Claudicatio intermittens eruieren. Die dabei angegebene Gehstrecke beträgt 100 m.

Aufnahmebefund
66-jährige Patientin in deutlich vorgealtertem Zustand, reduzierter Allgemeinzustand.

Bewegungsapparat: Kyphoskoliose der BWS. Kein Klopfschmerz.

Neurologisch: Muskeleigenreflexe links stärker auslösbar als rechts, Babinski positiv links, rechts negativ.

Behandlung und Verlauf
Die zur Aufnahme führende Symptomatik mit motorischer Aphasie und Hemiparese rechts konnte mittels logopädischer und krankengymnastischer Therapie eine deutliche Besserung aufweisen. Insgesamt besteht bei der deutlich vorgealterten 66-jährigen Patientin eine generalisierte Gefäßklerose mit den Risikofaktoren der Hyperlipidämie, arteriellen Hypertonie, Adipositas und Diabetes mellitus. Wir empfahlen Frau M. eine Diät einzuhalten. Wir besprachen mit ihr die Notwendigkeit der guten Blutzuckereinstellung sowie der Blutdruckeinstellung. Aufgrund der Hyperlipidämie therapierten wir mit einmal einer Tablette Mevinacor. Von Seiten der arteriellen Hypertonie waren die Blutdruckwerte, die bei 150 zu 80 und 130 zu 70 mm/Hg lagen, gut eingestellt. Den bestehenden Diabetes mellitus behandelten wir diätetisch und durch Gabe von Glibenclamid. Darunter waren die bei Aufnahme deutlich erhöhten Blutzuckerwerte bei Entlassung 105 mg/dl gut eingestellt. Von Seiten der KHK bestanden während des stationären Aufenthaltes keine pektanginö-

sen Beschwerden. Die häusliche Medikation mit Isoket wurde nicht verändert. Aufgrund der AVK beider Beine sollten gelegentliche dopplersonografische Kontrollen erfolgen. Während des stationären Aufenthaltes ergaben sich von dieser Seite keine Schmerzen. Es handelt sich um eine beginnende Durchblutungsstörung bei noch ausreichendem Druck.

Am 3.12.1990 verlegten wir Frau M. in die Klinikstiftung X zur weiteren Rehabilitation in doch deutlich gebessertem Allgemeinbefinden.

Patient Code P 14, 58 Jahre
Krankenhausaufenthalt in Wochen: 6,5

Medizinische Daten
(aus dem ärztlichen Entlassungsbericht)

Diagnosen

- Generalisierte Gefäßsklerose mit
- cerebralem Insult mit Hemiparese links (brachiofacialbetont)
  Zustand nach cerebralem Insult mit rechtsseitiger Beinparese (Juli 1990)
- AVK Typ IIb nach Fontaine rechtes Bein
- arterieller Hypertonie

Die stationäre Aufnahme des Patienten erfolgte wegen eines Re-Insultes und einer damit verbundenen Schwäche des linken Armes. Auffällig ebenfalls eine linksseitige Facialisparese. Eine Aphasie bestand nicht.

Zur weiteren Vorgeschichte
1988 Bandscheibenoperation LWK 3/LWK 4
1989 Bandscheibenoperation LWK 3/LWK 4

Risikofaktoren: Nikotinabusus von 20 Zigaretten täglich, Hyperlipidämie, arterielle Hypertonie

Aufnahmebefund
58-jähriger Patient in deutlich vorgealtertem Zustand, reduzierter Allgemeinzustand.

Kopf: leichte Abweichung der Zunge nach links.

Bewegungsapparat: passive Bewegung beider Arme und Beine möglich, aktive Bewegung im rechten Bein etwas vermindert, linker Arm deutlich vermindert, Facialisparese links.

Neurologisch: deutlich lebhaftere Reflexe rechts auslösbar, Babinski rechts positiv, links negativ.

Therapie und Verlauf
Unter Thrombozytenaggregationshemmung sowie konsequenter und regelmäßiger Therapie zeigte sich eine deutliche Regredienz der motorischen Parese. Der Patient

war bei Entlassung unter Zuhilfenahme einer Gehhilfe fähig kleine Wege zu laufen und braucht bei den täglichen Verrichtungen keine Hilfe mehr. Er kann sich im Rollstuhl selbständig bewegen. Aufgrund der guten klinischen Besserung halten wir eine Anschlussheilbehandlung für gerechtfertigt und der Patient wurde am 08.01.1991 in der AHB-Klinik X angemeldet.

Von seiten der arteriellen Hypertonie zeigten sich unter Einstellung mit einem Kalziumantagonisten gute Blutdruckwerte, diese lagen im Schnitt bei 140/70 und 150/80 mm Hg.

Wir unterrichteten den Patienten erneut über die Notwendigkeit der Eliminierung seiner Risikofaktoren, d.h. der Verzicht auf Nikotinabusus, die Einhaltung einer cholesterinarmen Kost und die gute Einstellung seiner Blutdruckwerte.

Wir entließen Herrn G. am 15.12.1990 in deutlich gebessertem Allgemeinbefinden in die weitere ambulante Betreuung.

Patient Code P 15, 61 Jahre
Krankenhausaufenthalt in Wochen: 12

Medizinische Daten
(aus dem ärztlichen Entlassungsbericht)

Diagnosen

- Ischämischer zerebraler Insult mit linksseitiger Hemiparese und Facialisparese
- Diabetes mellitus Typ II
- Arterielle Verschlusskrankheit des linken Beines
- Koronare Herzkrankheit
- Zustand nach Myokardinfarkt
- Asymptomatische Cholezystolithiasis

Anamnese
Die stationäre Aufnahme erfolgte, nachdem bei dem Patienten in den letzten Tagen rezidivierende Schwindelattacken aufgetreten waren. Seit ca. 8 Tagen hatte er eine Kraftminderung des linken Armes sowie Koordinationsstörungen der linken Körperhälfte bemerkt. Diese Veränderungen hatten zugenommen, so dass er zuletzt nicht mehr mit seinen Gehstützen laufen konnte. Am Vorabend des Aufnahmetages hatte sich die neurologische Symptomatik akut weiter verschlechtert: Es war nun eine komplette linksseitige Hemiparese aufgetreten, so dass der Patient sich nicht mehr halten konnte und auf den Boden gestürzt war.

An Vorerkrankungen ist erwähnenswert ein seit 1985 bekannter Diabetes mellitus, der zuletzt diätetisch-medikamentös eingestellt war. Eine arterielle Hypertonie sei seit ca. ¾ Jahr bekannt. Weiterhin Zustand nach Unterschenkelamputation rechts unterhalb des Kniegelenkes nach einem Verkehrsunfall 1948. Nikotinabusus mit ca. 20 Zigaretten/die. Herr F. ist gelernter Koch, seit 1979 ohne Arbeit.

Aufnahmebefund
61-jähriger Patient in reduziertem Allgemeinzustand. Keine Dyspnoe, keine Zyanose, keine peripheren Ödeme. Keine Lymphome. Kopf- und Halsorgane unauffällig. Lungen seitengleich belüftet. Vesikuläres Atemgeräusch. Keine Rasselgeräusche. Herzaktion regelmäßig. Reine, leise Herztöne. Keine Geräusche. Arteriae popliteae beidseits, Arteriae tibialis posterior und Arteriae dorsolis pedis links nicht palpabel. Übriger Gefäßstatus unauffällig. Keine Gefäßgeräusche. Abdomen adipös, weich, Darmgeräusche regelrecht. Leber und Milz tastbar vergrößert. Nierenlager nicht klopfschmerzhaft. Der Patient ist bei Aufnahme bei klarem Bewusstsein, zur Zeit orientiert, keine Sprachstörung. Es besteht eine komplette linksseitige schlaffe Hemiparese. Babinski links positiv.

Keine Hirnnervenstörungen, keine Miktions- und Defäkationsstörungen.

Schädel-CT nativ und mit Kontrastmittelgabe
Pariento-occipital rechts sieht man hypodense Areale, die nach KM-Gabe mäßig lineare und fleckige KM-Anreicherungen aufweisen: Somit ist hier eine frische Midia-Ischämie rechts partiell anzunehmen. Keine wesentliche Raumforderung. Ältere Ischämie, auch parieto-occipital rechts sichtbar, Betonung der Inselzisternen beidseits im Sinne einer bitemporalen links betonten Atrophie.

Thorax-Röntgen-Aufnahmen
Grenzwertig großes Herz, keine Lungenstauung, keine pneumonischen Infiltrationen, keine Ergussbildung.

Augenärztliche Konsilaruntersuchung
Visus rechts 0,8, links 0,6, ohne Korrektur. Gefäßveränderungen im Sinne eines Fundus, hypertonicus 1. Grades. Keine diabetischen Veränderungen. Halbjährliche Kontrollen werden angeraten.

EKG
Normofrequenter Sinusrhythmus. Steiltyp. Zeitwerte regelrecht. Kleine Q-Zacken in II, III und aVF. Abgelaufener inferiorer Infarkt möglich. R-Reduktkon in VI bis V3 im Sinne eines abgelaufenen Vorderwandinfarktes. Unauffällige Erregungsrückbildung.

Behandlung und Verlauf
Die stationäre Aufnahme erfolgte wegen eines zerebralen ischämischen Insultes, der in mehreren Schüben verlief und bei der Aufnahme zum Bild einer kompletten linksseitigen Hemiparese und Facialisparese geführt hatte. Keine weiteren Hirnnervenstörungen, keine Sprach-, Miktions- und Defäkationsstörungen. Wir führten von Anbeginn an eine intensive krankengymnastische Mobilisationstherapie durch. Im weiteren Verlauf kam es über mehrere Wochen sehr langsam zu einer allmählichen Zunahme der groben Kraft der linken Körperhälfte. Vor der Entlassung hatten sich die Paresen komplett zurückgebildet. Es besteht noch eine geringfügige Dysdiadochokinese. Durch regelmäßige und intensive Übungsbehandlung gelang es dem hoch motivierten Patienten zuletzt mit Hilfe einer neu angepassten Unterschenkelprothese rechts sowie 2 Gehstützen alleine in der Ebene zu laufen und sogar Treppen zu bewältigen.

Unter einer antihypertensiven Kombinatinstherapie mit Nifedipin und einem Betablocker lag der Blutdruck regelmäßig zumeist bei Werten um 130/80 mm Hg.

Unter ausschließlich diätischer Behandlung des Diabetes mit 15 BE täglich konnte eine gute Blutzuckereinstellung erzielt werden. Da der Patient so wesentliche Fortschritte machte, dass eine Pflegebedürftigkeit nicht mehr besteht und zu erwarten ist, so dass er sich in Zukunft weitestgehend in einer eigenen Wohnung selbst wird versorgen können, halten wir eine weitere stationäre Rehabilitationsbehandlung zur weiteren Verbesserung der motorischen Fähigkeiten für indiziert und meldeten Herrn F. in X an. Nachdem die Zusage der Kostenübernahme inzwischen vorliegt, wird der Patient dort in den nächsten Wochen nach telefonischer Rücksprache aufgenommen.

Am 01.02.1991 entließen wir den Patienten in insgesamt deutlich gebessertem Zustand nach X in weitere ambulante Behandlung.

Letzte tägliche Therapie

- Diabetes-Diät 15 BE
- Nifedipin (Adalat) 3×1 Kps.
- Metoprolol (Beloc mite) 2×1 Tbl.
- Acetylsalicylsäure 100 mg 1×1 Tbl.
- Lovastatin (Mevinacor) 2×1 Tbl.

Patientin Code P 16, 88 Jahre
Krankenhausaufenthalt in Wochen: 7

Medizinische Daten
(aus dem ärztlichen Entlassungsbericht)

Diagnosen

- Cerebraler Insult mit Hemiaparese links
- Diabetes mellitus (diätetisch eingestellt)
- Verdacht auf diabetische Nephorapathie
- Kompensierte Niereninsuffizienz
- Arterielle Hypertonie, Fundus hypertonicus 1. Grades,
- Herzinsuffizienz bei KHK (EKG-Veränderungen mit Zeichen eines Vorder- und Hinterwandinfarktes)
- Asymptomatische Cholezystolithiasis
- Degenerative Wirbelsäulenveränderungen

Die stationäre Aufnahme der Patientin erfolgte aufgrund einer plötzlichen Schwäche der linken Körperhälfte, zusätzlich bestanden Sprachstörungen und eine Facialisparese links. Prodromi seien vor diesem Ereignis nicht aufgetreten.

Zur weiteren Vorgeschichte
Bekannte degenerative Veränderungen der Wirbelsäule seit Jahren, ebenso seit mehreren Jahren sei eine Hypertonie bekannt. Ein Diabetes mellitus, der anfänglich medikamentös eingestellt war, ist seit 12 Jahren bekannt.

Aufnahmebefund
88-jährige Patientin in reduziertem Allgemeinzustand.

Bewegungsapparat: linkes Bein zeigt eine deutliche Schwäche, eine geringe aktive Bewegung ist noch möglich. Linker Arm ist paretisch. Rechter Arm und rechtes Bein sind unauffällig.

Neurologisch: Facialisschwäche, keine pathologischen Reflexe auslösbar, Muskeleigenreflexe seitengleich.

Therapie und Verlauf
Die zur Aufnahme führende Symptomatik mit einer Hemiparese links zeigte unter konsequenter krankengymnastischer Therapie eine Besserung, eine Restsparese blieb jedoch bis zur Entlassung erhalten. Die anfängliche motorische Aphasie zeigte bei konsequenter logopädischer Unterstützung eine deutliche Besserung.

Der anfänglich medikamentös eingestellte Diabetes mellitus zeigte hier unter diätetischer Einstellung mit 12 BE gute Blutzuckerwerte, so dass hier auf eine medikamentöse Therapie verzichtet werden kann.

Die gleichzeitig bestehende Niereninsuffizienz ist am ehesten durch eine diabetische Nephropathie zu erklären. Hier sollten eine Diät mit kaliumarmer Kost und 60 g Eiweiß eingehalten werden.

Von Seiten der arteriellen Hypertonie war der Blutdruck mit Kalziumantagonisten und einem ACE-Hemmer gut eingestellt, die Blutdruckwerte lagen im Schnitt bei 130/80 und 150/80 mm Hg.

Wir entließen Frau L. am 03.01.1991 in die weitere ambulante Betreuung. Es werden regelmäßige Kontrollen des Blutzuckers und des Blutdruckes erbeten.

Patientin Code P 18, 71 Jahre
Krankenhausaufenthalt: 19.11.90 bis 15.1.91

Medizinische Daten
(aus den ärztlichen Entlassungsbericht)

Diagnosen

- Cerebraler Insult mit rechtsseitiger Hemiparese, motorischer Aphasie und Dysarthrie

Risikofaktoren

- alimentäre Adipositas
- Hyperlipoproteinämie

Anamnese
Die stationäre Aufnahme erfolgte, nachdem die Patientin somnolent in ihrer Wohnung liegend aufgefunden worden war. Frau S. hatte zuvor in der eigenen Wohnung gewohnt und sich selbständig versorgt. Wesentliche Vorkrankheiten werden nicht angegeben.

Aufnahmebefund
70-jährige Patientin in deutlich reduziertem Allgemeinzustand. Keine Dyspnoe, keine Cyanose, keine peripheren Ödeme. Kopf- und Halsorgane unauffällig. Lungen seitengleich belüftet, vesikuläres Atemgeräusch, keine RG. Herzaktion regelmäßig, reine Herztöne, keine pathologischen Geräusche. Peripherer Gefäßstatus unauffällig. Abdomen adipös, weich, Darmgeräusche regelrecht, keine abdominellen Resistenzen. Leber vergrößert und Milz nicht palpabel. Neurologischer Befund: Patientin initial somnolent. Motorische Aphasie und Dysarthrie mit minimaler Sprachproduktion von Wortfetzen. Schlaffe, armbetonte Hemiparese rechts. Fascialisparese rechts. Muskeleigenreflexe seitengleich auslösbar. Babinski rechts positiv.

Behandlung und Verlauf
Die stationäre Aufnahme der Patientin erfolgte wegen eines cerebralen Insultes mit einer rechtsseitigen Hemiparese. Initial war Frau S. somnolent. Es bestanden eine fast vollständige motorische Aphasie und Dysarthrie, weiterhin Stuhl- und Urininkontinenz. Die Blutdruckwerte lagen während der gesamten Behandlung regelmäßig im Normbereich.

Unter intensiver pflegerischer und krankengymnastischer Betreuung kam es im weiteren Verlauf zu einer deutlichen Besserung des Zustandes der Patientin. Die Hemiparese war rückläufig, so dass Frau S. zunehmend mobilisiert werden konnte. Auch trat unter begleitender logopädischer Therapie eine deutliche Besserung der Sprachstörung ein. Wegen einer initial bestehenden spastischen Blasenentleerungsstörung musste ein Dauerkatheter gelegt werden. Dieser konnte eine Woche vor Entlassung entfernt werden. Die Patientin war tagsüber kontinent, nachts konnte sie den Urinabgang teilweise nicht kontrollieren. Zuletzt konnte Frau S. mit Hilfe einer Betreuungsperson und eines Gehstockes laufen. Bei weiter bestehender ausgeprägter Dysdiadochokinese des rechten Armes war dieser nur begrenzt einsetzbar, die grobe Kraft im Vergleich zur Aufnahme gebessert.

Letzte Therapie

- Acetylsalicylsäure 100 mg/Tag

Patient Code P 19, 43 Jahre alt
Krankenhausaufenthalt in Wochen: 9

Medizinische Daten
(aus dem ärztlichen Entlassungsbericht)

Diagnosen

- Cerebraler ischämischer Media-Insult mit armbetonter rechtsseitiger Hemiparese, Facialisparese, Dysarthrie und inkompletter motorischer Aphasie.

- Arterielle Hypertonie
- Hyperlipoproteinämie

Anamnese
Die stationäre Aufnahme erfolgte, nachdem bei dem Patienten plötzlich zu Hause eine Halbseitenlähmung rechts und Sprachstörungen aufgetreten waren. Anamnestisch werden keine wesentlichen Vorerkrankungen angegeben. Eine arterielle Hypertonie war zuvor nicht bekannt. Nikotinabusus mit ca. 30 Zigaretten/die. Herr H. hatte bis zum Eintritt der Erkrankung als kaufmännischer Angestellter gearbeitet.

Aufnahmebefund
43-jähriger Patient in gutem Allgemeinzustand. Keine Dyspnoe. Keine Zyanose. Kopf- und Halsorgane unauffällig. Lungen seitengleich belüftet. Leises, vesikuläres Atemgeräusch. Keine Rasselgeräusche. Peripherer Gefäßstatus regelrecht. Keine Gefäßgeräusche. Abdomen mäßig adipös, gut eindrückbare Bauchdecken. Leber vergrößert, Milz nicht tastbar. Nierenlager nicht klopfschmerzhaft. Bei der Aufnahme ist der Patient bei klarem Bewusstsein. Es besteht eine nahezu komplette motorische Aphasie mit geringer Sprachproduktion, nahezu ausschließlich «ja/nein». Dysarthrie. Armbetonte rechtsseitige Hemiparese mit Dysdiadochokinese rechts. Facialisparese rechts. Muskeleigenreflexe rechts gegenüber links vermindert. Babinski rechts positiv.

Axiales Schädel-CT vom 25.11.
Betonung der äußeren Liquorräume parieto-occipital sowie der Seitenkammern bei lediglich zarten Vorderhörnern. Links im Diastromgebiet beginnende unscharf begrenzte Dichteminderung sowie unscharfe Abgrenzbarkeit der parietalen Sulci wie bei frischem ausgedehnten Media-Infarkt. Keine intrakranielle oder intrazerebrale Blutung. Soweit im Nativ-CT beurteilbar, kein Tumorhinweis.

Röntgen-Thorax
Normal großes Herz. Keine groben pneumonischen Infiltrationen. Keine Ergüsse. Keine Lungenstauung.

EKG
Normofrequenter Sinusrhythmus. Zeitwerte regelrecht. Indiffernztyp. Kleine Q-Zacken in II und aVF. Unauffällige Erregungsausbreitung und -rückbildung.

Behandlung und Verlauf
Die stationäre Aufnahme erfolgte wegen einer akut aufgetretenen rechtsseitigen Hemiparese. Im Schädel-CT konnte eine linksseitige Media-Ischämie nachgewiesen werden. Initial waren die Blutdruckwerte wiederholt bis auf Werte von 170/110 mmHg erhöht. Nach Einleitung einer antihypertensiven Therapie mit Nifedipin im weiteren Verlauf zumeist regelmäßig normotone Werte. Zunahme der Parese des rechten Beines. In den nächsten Tagen war die Körpertemperatur wiederholt bis auf 39 °C erhöht. In mehreren Blutkulturen sowie Urinkulturen konnten keine Keime angezüchtet werden. Nach 4 Tagen sistierte das Fieber spontan, nachdem jedoch 2 Tage später ein erneuter Fieberschub bis 39,5 °C eintrat, wurde mit 4 g Cefotaxim/die durchgeführt. Unter dieser Behandlung entfieberte Herr H.

In den ersten Wochen des stationären Aufenthaltes waren die neurologischen Ausfälle konstant. Es wurde eine intensive krankengymnastische Therapie und logopädische Therapie durchgeführt. Anfang Januar trat eine allmähliche Besserung der Parese im Bereich des rechten Beines auf. Herr H. konnte zunehmend mobilisiert werden. Vor der Entlassung war er in der Lage, selbständig zu laufen. Der anfangs bei Urininkontinenz erforderliche Dauerkatheter konnte am 24.01. entfernt werden. Herr H. war anschließend kontinent.

Weiterhin kam es unter der logopädischen Therapie zu einer deutlichen Besserung der Dysarthrie und motorischen Aphasie. Sprachschatz und Artikulation verbesserten sich. Es muss jedoch erwähnt werden, dass der Patient wegen der Sprachstörungen Hemmungen hat, überhaupt zu sprechen. Leider war die Parese im Bereich des rechten Armes weitgehend konstant.

Am 01.02 verlegten wir den Patienten in gebessertem Zustand zur Anschlußheilbehandlung in die Neurologische Klinik nach X.

Letzte Therapie

- 3×10 mg Nifedipin (Adalat),
- 1×1 Tablette Acetylsalicylsäure 100 mg (Aspirin), Lactulose als Laxans bei Bedarf.

4 Materialien zur Intervention

4.1
Pflegeprozessdokumentation

4.1.1
Leitfaden zur Handhabung der Pflegeprozessdokumentation[1]

Einführende Hinweise

Der Leitfaden ist eine Handlungshilfe insbesondere für die Pflegepersonen, die im Umgang mit der Pflegeprozessdokumentation noch wenig Übung haben. Darüber hinaus kann er zur Entwicklung von «Pflegestandards» herangezogen werden.

Struktur und Inhalte der Pflegeprozessdokumentation sind am theoretischen Rahmenkonzept ganzheitlich-rehabilitierender Prozesspflege und den im Rahmenkonzept beschriebenen AEDLs[2] orientiert. Das entsprechende AEDL-Erhebungs- und Analyseinstrument dient als zusätzliche Orientierungshilfe. Es ist im Stationshandbuch abgeheftet.

---

1 Beispiel aus dem Projektkrankenhaus 1
2 AEDL's Aktivitäten und Existentielle Erfahrungen des Lebens

Bedeutung der Pflegeprozessdokumentation

Pflegeprozessdokumentation wird als integraler Bestandteil ganzheitlich-rehabilitierender Prozesspflege verstanden. Pflegeprozessdokumentation gewinnt in dem Maße an Bedeutung, wie sie den Pflegeprozess fördert, stützt und beweist.

Gut geführte Dokumentation

- erhöht die Wirksamkeit und die Kontinuität der Pflege im direkten Pflegebereich
- zeigt die Entwicklung von Unabhängigkeit und Wohlbefinden des pflegebedürftigen Menschen in seinen Aktivitäten und existentiellen Erfahrungen auf (Gesundheitsentwicklung)
- erleichtert die Pflegearbeit indem sie besser über Patienten informiert, die Pflegenden sich schnell einen Überblick verschaffen können und ihre Pflege vor Ort wirksamer durchführen und auswerten können
- unterstützt KrankenpflegeschülerInnen, die in der theoretischen Ausbildung erlernten Prinzipien zur Pflegeprozessdokumentation praktisch umzusetzen
- kann als Mittel zur interdisziplinären Zusammenarbeit und als Beweis für qualitative und quanitative Pflegeleistung herangezogen werden.

Der Pflegeprozess ist zyklischer Natur. Auch wenn die Phasen in oben angeführten Modell in logischer Reihenfolge nacheinander dargestellt werden, so zeigt die Erfahrung, dass diese Phasen in der Praxis oft parallel verlaufen.

Im Krankenhaus beginnt der Pflegeprozess mit der Aufnahme des Patienten und endet mit seiner Entlassung. Anzustreben ist, dass die Bezugsperson den Problemlösungs- und Beziehungsprozess in der Gesamtphase leitet und koordiniert; wo dies nicht möglich ist, delegiert sie Einzelaufgaben des Pflegeprozesses an andere pflegerische MitarbeiterInnen.

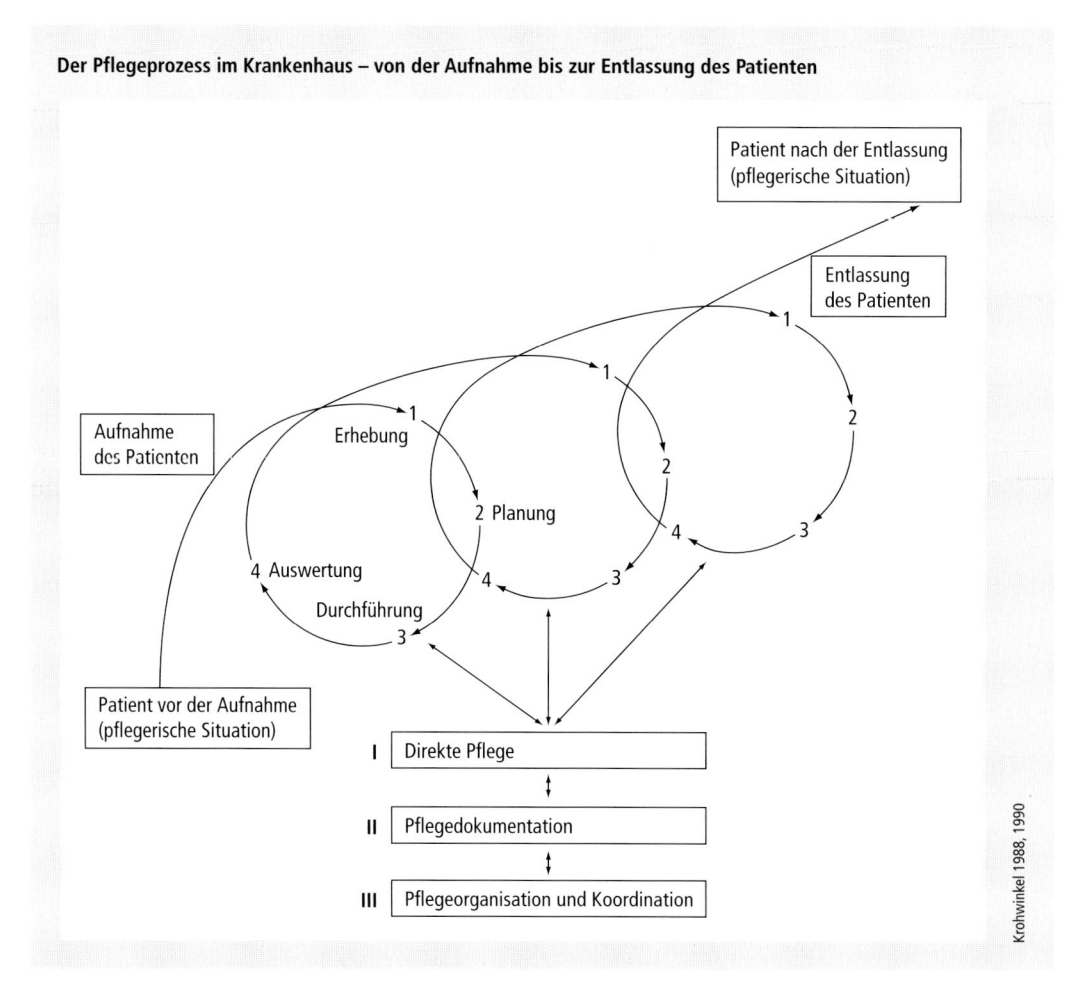

Der Pflegeprozess im Krankenhaus – von der Aufnahme bis zur Entlassung des Patienten

Krohwinkel 1988, 1990

Den einzelnen Prozessphasen (Prozessschritten) sind die folgenden Dokumentationsteile (Dokumentationsformulare) und Inhalte zugeordnet:

	Prozessphase	Dokumentationsformular	Erhebungsinhalte
A	Aufnahme des Patienten	Aufnahmesituation und Pflegeanamnese (Stammblatt)	Erfassung der pflegerischen Aufnahme und Lebenssituation des Patienten: – relevante medizinische Daten – Daten, die für die Entlassung/ Verlegung von Bedeutung sind
1	Pflegebedarfserhebung	Pflegebedarfserhebung	– Probleme/Bedürfnisse – mögliche Ursachen – Fähigkeiten
2	Planung	Pflegeplan	– Pflegeziele – Pflegemaßnahmen
3	Durchführung	Pflegeverlaufsbericht	Entwicklung von Problemen, Bedürfnissen und Fähigkeiten – situativ auftretende Probleme/ Bedürfnisse – kurzfristige Maßnahmen – Auswirkungen von Maßnahmen – kurzfristige Ziele/Hinweise
4	Systematische Auswertung	Schwerpunktmäßig in der Pflegebedarfsdokumentation und im Pflegeplan	Soll-Ist-Vergleich Systematische Überprüfung und Anpassung von Pflegebedarf, Pflegezielen und Pflegemaßnahmen
E	Entlassung: Sicherung der Pflegekontinuität in der nachklinischen Pflege: – häuslicher Bereich und Gemeindepflege – Alten- bzw. Pflegeheime – Anschlussheilverfahren/ Rehabilitationszentren – andere Kliniken	Entlassungsbericht	Pflegerische Informationen zur Entlassung von Patienten, die nachklinischer Pflege bedürfen

Modell © Krohwinkel, 1990

Handlungshinweise zur Aufnahmesituation und Pflegeanamnese (Stammblatt)

A   Es sind zwei Fassungen in Gebrauch:

1. → Stammblatt in Kurzfassung
2. → Ausführliches Stammblatt

zu 1:   Es handelt sich um eine nach den AEDLs strukturierte Übersicht, die alle pflegerelevanten (Erst-) Informationen aufnimmt – besonders bei PatientInnen, die Sie als nicht oder wenig pflegeabhängig einschätzen. Dieses Übersichtsstammblatt sollte am Aufnahmetag bearbeitet werden.

zu 2:   Wichtig ist, dass das ausführliche Stammblatt für diejenigen PatientInnen angelegt wird, die Sie als «intensiver pflegebedürftig» einstufen.

Auch sollten Sie unbedingt darauf achten, dass die Aufnahmesituation innerhalb der ersten 48 Stunden erfasst und dokumentiert wird, damit gerade in dieser Zeit erfasste Informationen über PatientInnen und ihre Lebensumstände nicht verlorengehen.

Wurde zunächst ein einseitiges Übersichts-Stammblatt angelegt, so müssen die dort enthaltenen Informationen nicht in das ausführliche Stammblatt übertragen werden, sofern diese noch Gültigkeit haben (Ökonomisierung von Schreibaufgaben). Allerdings sollten dann beide Stammblattfassungen in der Pflegedokumentation abgeheftet bleiben.

Denken Sie daran: Wenn PatientInnen selber nicht in der Lage sind, ausreichend Auskunft über sich zu geben, bald ein Gespräch mit primären persönlichen Bezugspersonen zu führen. Dazu ist von Bedeutung, dass Sie mit diesen klären, wann sie am besten ins Krankenhaus kommen können, und dass diese Zeiten auf dem Deckblatt des Stammblattes festgehalten werden (bzw. ein Telefonat mit der Pflegeeinrichtung vereinbaren, aus dem der Patient/die Patientin eingewiesen wurde). Das Festhalten von Besuchszeiten ist auch für die rechtzeitige Planung von Beratungsterminen mit Angehörigen wichtig.

Hinweise im Einzelnen
Im Stammblatt werden Aufnahmesituation (erste 48 Stunden) sowie die Lebenssituation (AEDL-Situation) der PatientInnen vor der Aufnahme dokumentiert.

Der Kopfbogen (Deckblatt) muss vollständig ausgefüllt werden.

Für pflegerelevante medizinische Daten sowie Daten für die Entlassung/Verlegung sind insbesondere die Seiten 4 bis 6 vorgesehen.

4. Materialien zur Intervention

Daten zur Aufnahme und Lebenssituation

Zunächst wird dokumentiert, ob der Patient bei der Aufnahme (AS) in den einzelnen AEDL-Bereichen selbständig oder unabhängig ist. Hier wird jeweils das «ja» oder das «nein» angekreuzt.

Beispiel:

Beispiel

| selbständig/unabhängig |

Aufnahmesituation (AS)
○ ja   ○ nein

Nur wenn der Patient bei Aufnahme in einem AEDL-Bereich abhängig ist, werden entsprechende Daten zur Lebenssituation (LS) des Patienten erhoben. Das heißt, Daten zur Lebenssituation des Patienten werden dann auf den jeweiligen Seiten des Stammblattes festgehalten, wenn pflegerische Probleme/Bedürfnisse in einzelnen Bereichen vorliegen und die Erfassung der Lebenssituation für den weiteren pflegerischen Verlauf von Bedeutung sind.

Beispiel zur AEDL «Kommunizieren»

Der Patient ist bei der Aufnahme in diesem AEDL-Bereich abhängig. Die Abhängigkeitsvariablen werden im vorgegebenen Text unterstrichen und nach Möglichkeit erläutert. Fähigkeiten und Hilfsmittel werden zugeordnet.

| selbständig/unabhängig | **1. Kommunizieren**

Aufnahmesituation (AS)   ✓ a) Orientierung/Bewusstsein, Gedächtnis, Konzentration
○ ja   ☒ nein   ✓ b) sich mitteilen (mündlich, schriftlich, nonverbal)
                                 ✓ c) wahrnehmen (hören, sehen, lesen, Gesichtsfeld)
Lebenssituation (LS)   ✓ d) verstehen/erkennen (verbal, schriftlich, Bilder, Gegenstände)
○ ja   ☒ nein   e) fühlen (Kälte, Wärme, Schmerz, Hautkontakt)

Erkennt Personen, spricht einfache Wörter verwaschen, bringt nonverbal Gefühle zum Ausdruck

Gewohnheiten, Hilfen: *benötigt Lesebrille*

Die Pflegebedarfserhebung

Der Pflegebedarfserhebung kommt besondere Bedeutung zu, denn sie ist das Fundament des gesamten Pflegeprozesses. Sind hier die Daten nur ungenau oder oberflächlich erhoben, können alle nachfolgenden Maßnahmen nur wenig zuverlässig sein.

Die Pflegebedarfserhebung hat den Sinn, neben bestehenden Problemen/Bedürfnissen auch vorhandene Fähigkeiten von PatientInnen und ihren primären persönlichen Bezugspersonen sichtbar zu machen. Dies hilft Ihnen und den PatientInnen, eine an die Gesundheits- und aktuelle Lebenssituation adaptierte Pflege zu planen. Das Vorgehen bei der Pflegebedarfserhebung soll anhand des folgenden Beispiels auf der nächsten Seite erläutert werden.

4. Materialien zur Intervention

Beispiel einer Pflegebedarfserhebung

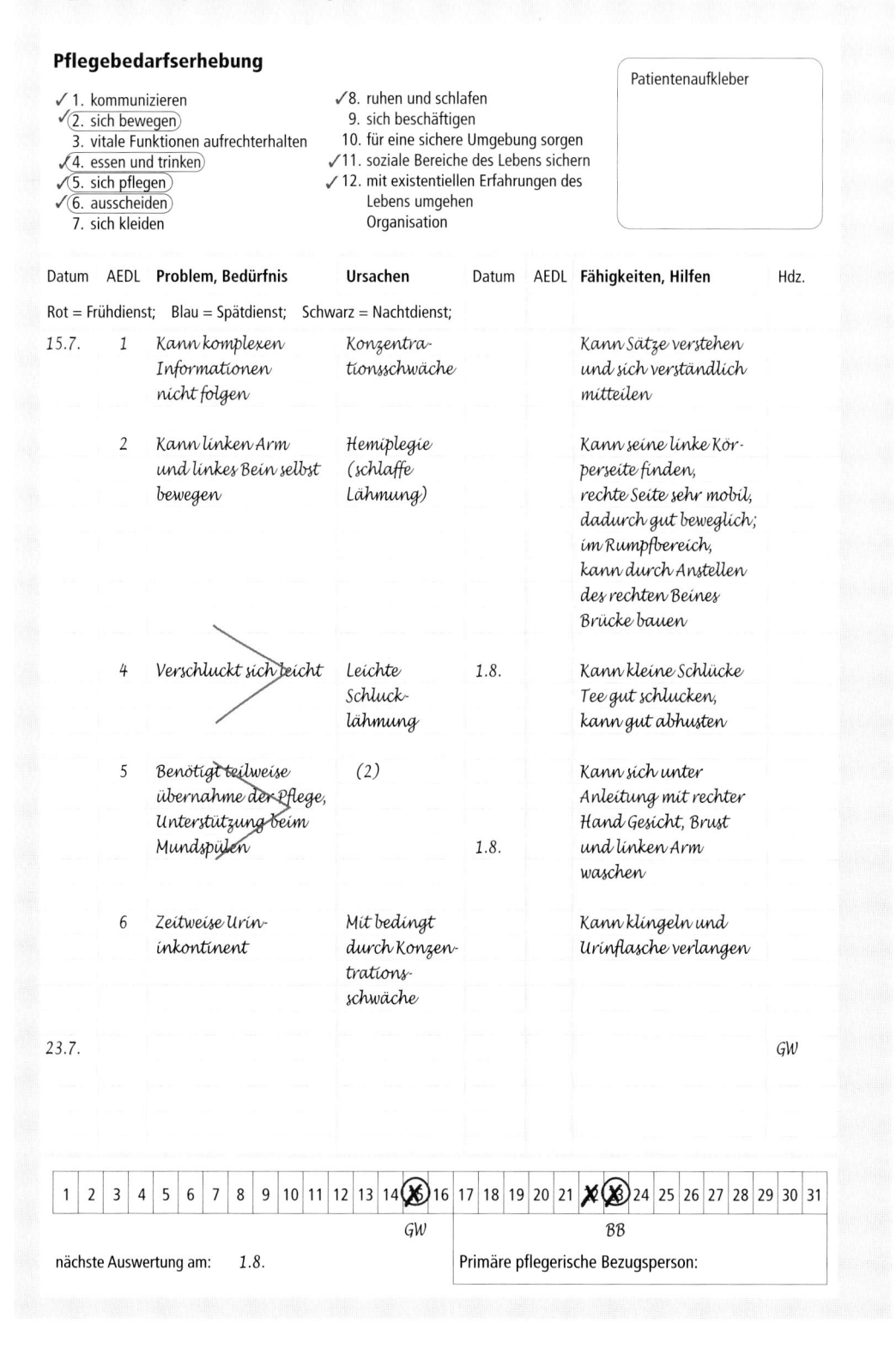

Pflegebedarfserhebung

- ✓ 1. kommunizieren
- ✓ (2. sich bewegen)
- 3. vitale Funktionen aufrechterhalten
- ✓ (4. essen und trinken)
- ✓ (5. sich pflegen)
- ✓ (6. ausscheiden)
- 7. sich kleiden
- ✓ 8. ruhen und schlafen
- 9. sich beschäftigen
- 10. für eine sichere Umgebung sorgen
- ✓ 11. soziale Bereiche des Lebens sichern
- ✓ 12. mit existentiellen Erfahrungen des Lebens umgehen
- Organisation

Patientenaufkleber

Datum	AEDL	Problem, Bedürfnis	Ursachen	Datum	AEDL	Fähigkeiten, Hilfen	Hdz.
Rot = Frühdienst; Blau = Spätdienst; Schwarz = Nachtdienst;							
15.7.	1	Kann komplexen Informationen nicht folgen	Konzentrationsschwäche			Kann Sätze verstehen und sich verständlich mitteilen	
	2	Kann linken Arm und linkes Bein selbst bewegen	Hemiplegie (schlaffe Lähmung)			Kann seine linke Körperseite finden, rechte Seite sehr mobil, dadurch gut beweglich; im Rumpfbereich, kann durch Anstellen des rechten Beines Brücke bauen	
	4	~~Verschluckt sich leicht~~	Leichte Schlucklähmung	1.8.		Kann kleine Schlücke Tee gut schlucken, kann gut abhusten	
	5	Benötigt teilweise übernahme der Pflege, Unterstützung beim Mundspülen	(2)	1.8.		Kann sich unter Anleitung mit rechter Hand Gesicht, Brust und linken Arm waschen	
	6	Zeitweise Urin- inkontinent	Mit bedingt durch Konzentrationsschwäche			Kann klingeln und Urinflasche verlangen	
23.7.							GW

1	2	3	4	5	6	7	8	9	10	11	12	13	14	⊗15	16	17	18	19	20	21	⊗22	⊗23	24	25	26	27	28	29	30	31

GW BB

nächste Auswertung am: 1.8.   Primäre pflegerische Bezugsperson:

Erläuterungen

Kennzeichnung von Problemen/Bedürfnissen und Fähigkeiten
Im Kopfzeilenbereich des Formulars (gelb) sind alle AEDL-Bereiche aufgeführt. Bitte achten Sie darauf, dass Sie bei der wöchentlichen Bearbeitung eine Kennzeichnung der Schwerpunkte vornehmen.

Werden zu einem AEDL-Bereich Probleme/Bedürfnisse des Patienten erkannt, so werden diese dadurch kenntlich gemacht, dass die entsprechende Nummer des AEDL-Bereiches angekreuzt wird.

Beispiel:
10 Für eine sichere Umgebung sorgen

Hat ein Problem eine besondere Priorität, so wird diese durch das Einkreisen des AEDL-Bereiches hervorgehoben.

Beispiel:
2 sich bewegen

Zur leichteren Orientierung sollen die Inhalte den AEDL zugeordnet werden und mit der entsprechenden Nummer gekennzeichnet werden; Zusammenhänge zwischen den AEDL-Bereichen können so ebenfalls kenntlich gemacht werden.

Beispiel:
2 hat Angst beim Aufstehen
12

- Ordnen Sie den Problemen/Bedürfnissen mögliche Ursachen zu – dies hilft Ihnen ebenfalls, Zusammenhänge zu entdecken und weitere Prozessschritte konkreter zu definieren.

- Versuchen Sie, Probleme/Bedürfnisse und vorhandene Fähigkeiten im Kontext darzustellen, dann wird Ihnen die Definition der weiteren Pflegeprozessschritte leichter fallen.

4. Materialien zur Intervention

Hinweise zur systematischen Auswertung (Phase 4)

- Der Pflegebedarf wird in der Regel systematisch einmal wöchentlich ausgewertet und entsprechend angepasst.
- Vergessen Sie nicht, Ihr Handzeichen in die rechte Spalte einzutragen; ermutigen und erinnern Sie auch die Krankengymnastin (bzw. die Sozialarbeiterin), ihre Einträge vorzunehmen.
- Die erfolgte Auswertung sowie die terminliche Planung der nächsten Auswertung wird wie folgt gekennzeichnet.

Beispiel:

1	2	3	4	5	6	7	8	9	10	11	12	13	14	⊗	16	17	18	19	20	21	⊗	⊗	24	25	26	27	28	29	30	31

Ausgewertet: → (Monatstage) — 15 GW; 22/23 BB

nächste Auswertung am: 1.8.

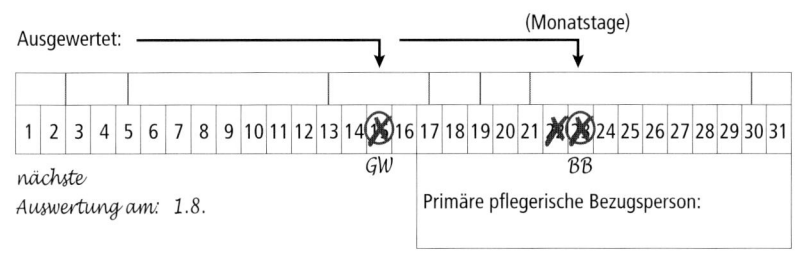

Primäre pflegerische Bezugsperson:

- Ergibt Ihre Pflegeauswertung, dass sämtliche Probleme/Bedürfnisse und Fähigkeiten in der bevorstehenden Woche fortbestehen werden, so wird dies aus der Kennzeichnung in der Datumzeile erkennbar.

Beispiel:

23.7.									SW

- Wird ein Problem/Bedürfnis als «gelöst» angesehen, so wird dies deutlich mit einer Beendigungsklammer im Text gekennzeichnet und mit dem entsprechenden Datum versehen.

Beispiel:

4	kleine Schlucke zu trinken geben aus Becher ohne Deckel, zur Zeit noch nichts selbst machen lassen, da er noch zu große Schlucke nimmt und sich dann verschluckt. Isst 2 bis 3 Löffel passierter Kost alleine, sonst füttern.	11.4.	GW

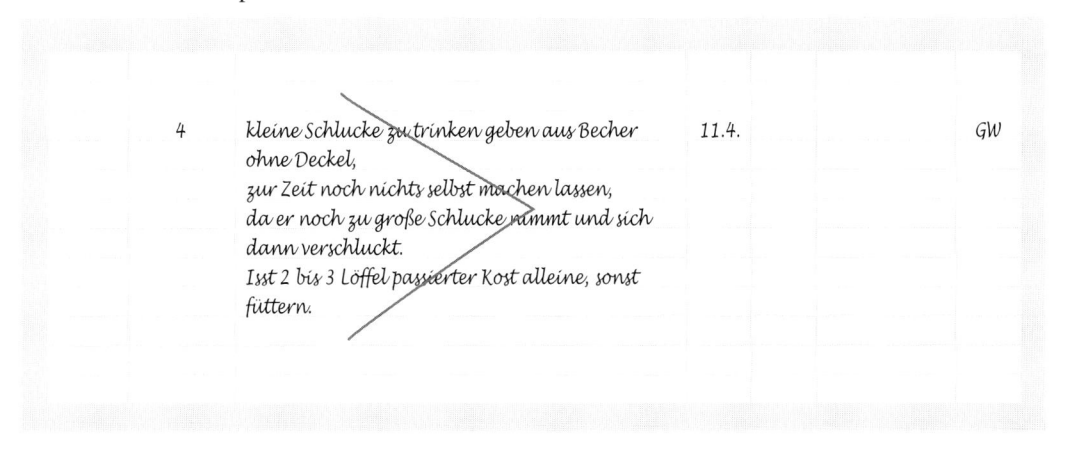

Und noch etwas:

- Konnten Sie in der Pflege einen ganzheitlich-rehabilitierenden Ansatz verwirklichen, so wird dies nicht selten daran erkennbar, dass die Spalte «Probleme/Bedürfnisse» zunehmend «leerer» wird und die Spalte «Fähigkeiten» dafür «ausgefüllter».

Der Pflegeplan

Auch dieses Dokumentationsformular (gelb) wird – zumindest formal – nach ähnlichen Regeln bearbeitet wie die Pflegebedarfserhebung.

Die Protokollierung dieser beiden Pflegeprozessschritte sollte nach Möglichkeit zeitlich zusammenhängend vorgenommen werden.

Hier geht es ebenfalls darum:

- im Kopfzeilenbereich eine Schwerpunktsetzung in den AEDL-Bereichen vorzunehmen,

- den Pflegeplan wöchentlich systematisch auszuwerten und anzupassen; dies ist in der Datumzeile (Auswertung) festzuhalten und mit dem Handzeichen zu kennzeichnen,

- die Dokumentationsinhalte (Ziele und Maßnahmen) den AEDL zuzuordnen.

- Ergibt Ihre Auswertung auch hier, dass Ziele erreicht bzw. Maßnahmen nicht mehr erforderlich sind, so ist dies durch Beendigungsklammer und Datum festzuhalten.

- Vergessen Sie nicht, Ihr Handzeichen einzutragen.

- Ist viel zu protokollieren, dann ist es unter Umständen übersichtlicher, mit jeder Woche eine neue Blattseite zu beginnen. Ändern sich jedoch nur wenige Aspekte, kann – mit Datum versehen – auf derselben Seite fortgefahren werden.

- Unnötige Übertragungen sollten vermieden werden.

Das Beispiel auf der nächsten Seite soll die oben genannten Richtlinien verdeutlichen.

Und noch etwas

Erfahrungsgemäß erscheint die Zielformulierung (besonders am Anfang) vielen Pflegenden als der schwierigste Teil der Pflegeprozessdokumentation. In diesem Fall sollten Sie überprüfen, ob die Erhebung von Problemen/Bedürfnissen und Fähigkeiten präzise genug ist. Je globaler und allgemeiner dieser Dokumentationsteil nämlich ist, desto schwieriger ist auch die Zielformulierung.

4. Materialien zur Intervention

Beispiel einer Pflegeplanung

Pflegeplan

✓ 1. kommunizieren
✓ (2. sich bewegen)
   3. vitale Funktionen aufrechterhalten
✓ (4. Essen und trinken)
✓ (5. sich pflegen)
✓ (6. Ausscheiden)
   7. sich kleiden
   8. Ruhen und schlafen
   9. sich beschäftigen
  10. für eine sichere Umgebung sorgen
  11. soziale Bereiche des Lebens sichern
✓ 12. mit existentiellen Erfahrungen des Lebens umgehen

Patientenaufkleber

Datum	AEDL	Pflegeziele	Datum	AEDL		Hdz.
15.7.	1/12	Ist orientiert, fasst Vertrauen.	1.8.			
	2	Linker Arm und linkes Bein sind in Bewegung mit einbezogen				
	4	Soll selbst essen und trinken (kleine Mengen)	1.8.			
	5	Selbständiges Waschen von Gesicht, Brust und Arm, Mundspülung	1.8.+ 29.7.			GW

          Pflegemaßnahmen

	1	Bei jeder Verrichtung am Patienten deutlich und langsam sprechen, bei Bedarf erinnern/wiederholen/ ermutigen/ verstärken				
	2	Linken Arm und linkes Bein auf Kissen lagern, linke Hälfte unterlegen, wegen Außenrotation des linken Beines linke Seite gezielt in Pflegemaßnahmen mit einbeziehen				
	4	Kleine Schlucke zu trinken geben aus Becher ohne Deckel Zur Zeit noch nichts selbst machen lassen, da er zu große Schlucke nimmt und sich dann verschluckt Isst 2–3 Löffel passionierte Kost alleine, sonst füttern	11.8.			
	5	Waschhandschuh über rechte Hand ziehen und damit Gesicht, Brust und linken Arm selbst waschen lassen. Mundspülung mit Kamillentee machen	1.8.			GW

✗	2	3	4	5	6	7	8	9	10	11	12	13	14	✗	16	17	18	19	20	21	22	✗	24	25	26	27	28	29	30	31
GW													GW									GW								

nächste Auswertung am: Primäre pflegerische Bezugsperson:

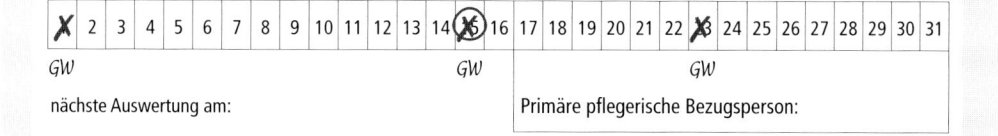

Der Pflegeverlaufsbericht

Das nächste (weiße) Dokumentationsblatt nimmt alle aktuellen/täglichen Informationen zur Gesundheits und Unabhängigkeitsentwicklung von Patientinnen auf.

Die Strukturierung des Pflegeverlaufes nach AEDL-Bereichen erleichtert die Übersicht. Die rechte Spalte im Pflegeverlaufsbericht ist für kurzfristige Ziele beziehungsweise für Hinweise vorgesehen.

Beispiel:

Pflegeverlaufsbericht

✓ 1. kommunizieren   Konzentration   8. ruhen und schlafen
✓ (2. sich bewegen)   9. sich beschäftigen
✓ 3. vitale Funktionen aufrechterhalten   10. für eine sichere Umgebung sorgen
   4. essen und trinken   ✓ 11. soziale Bereiche des Lebens sichern
✓ 5. sich pflegen   ✓ 12. mit existentiellen Erfahrungen des
✓ 6. ausscheiden   Lebens umgehen
✓ (7. sich kleiden)   13. Organisation

Patientenaufkleber

Datum	AEDL	Beobachtungen, Bedürfnisse, Fähigkeiten	AEDL	Kurzfristige Ziele, Schritte, Hinweise	Hdz.
Rot: = Frühdienst;		Blau = Spätdienst;	Schwarz = Nachtdienst;	= KG – Soz.	
15.8.	1/12	Macht Gleichgewichtsübungen im Stand, mit Krankengymnastik, wird links abgestützt			TC
30.8.		Ist informiert über Verlegung; möchte bis zur Verlegung vor allem Steh- und Gehübungen machen.	13	Montag, 14.9. Verlegung nach Lindenfels IC	
	2	Leitet bei Gleichgewichtsübungen im Stand Streckung selbst an			IC
31.8.	6	Verlangte einmal Urinflasche			
	3	klagte über Kopfschmerzen	13	Kann Montag noch nicht nach Lindenfels, sondern erst Ende nächster Woche. Weiter trainieren	
	2 7 1	Versucht noch immer, zuerst mit dem gesunden Arm in Kleidungsstücke zu schlüpfen. Muss noch häufig erinnert werden.			GW
	5	Hat rechtes Beim beim Duschen selbst eingeseift. Nassrasur selbstständig gemacht. Utensilien			
	2	selbst aus dem Regal geholt.			
	11/12	Mit Frau im Garten. Hat sich gefreut.			

Und noch etwas
Denken Sie auch hier daran:

- Ihre Einträge durch Ihr Handzeichen zu sichern,
- KrankengymnastInnen (und andere Berufsgruppen) zu ermutigen, aktuelle Informationen einzutragen.
- Die kontinuierliche und systematische Aufzeichnung des Pflegeverlaufs wird Ihnen die wöchentliche Auswertung und Anpassung von Pflege in der Pflegebedarfserhebung und im Pflegeplan wesentlich erleichtern.

Der pflegerische Entlassungsbericht

Diese Informationen für den nachklinischen Pflege- und Betreuungsbereich sind nach ähnlichen Prinzipien strukturiert, wie das ausführliche Stammblatt. Dies erleichtert Ihnen unter anderem die Übertragung von Daten aus dem Stammblatt, zum Beispiel zu den Bereichen:

- für eine sichere Umgebung sorgen,
- soziale Bereiche des Lebens sichern,
- mit existentiellen Erfahrungen des Lebens umgehen,
- pflegerelevante medizinische Informationen.
- Zur schnelleren Orientierung haben Sie auch hier die Möglichkeit, Ihre Informationsschwerpunkte durch Einkreisen des betreffenden AEDL-Bereiches zu kennzeichnen.
- Inhaltlich von Bedeutung ist nicht nur, wie sich die pflegerische Entlassungssituation des Patienten/der Patientin darstellt, sondern auch in welchem Umfang Unterstützung und Hilfe durch primäre persönliche Bezugspersonen sichergestellt werden kann.

Die auf den beiden folgenden Seiten dargestellten Auszüge aus dem pflegerischen Entlassungsbericht sollen die Prinzipien der Dokumentation in diesem Berichtsteil verdeutlichen.

Und noch etwas
Es ist wichtig, dass Sie als Bezugsperson darauf achten,

- dass der pflegerische Entlassungsbericht zum Entlassungstermin fertiggestellt ist und dem Patienten/der Patientin oder den Angehörigen mitgegeben wird

oder

- dass ein Übermitteln auf dem Postweg wenige Tage nach der Entlassung garantiert ist,
- dass auch der/die behandelnde Arzt/Ärztin, gegebenenfalls die Sozialarbeiterin sowie die Krankengymnastin ihre Informationen eintragen. Für die krankengymnastische Information ist das hierfür speziell entwickelte Zusatzblatt vorgesehen.

Ein gut ausgefüllter Entlassungsbericht hilft

- dem Patienten beim Start in seiner neuen pflegerischen Umgebung,
- den Pflegepersonen beim Kennenlernen der pflegerischen Situation des Patienten und bei der Einschätzung seiner Probleme/Bedürfnisse und Fähigkeiten,
- Ihre pflegerische Leistung und Ihren pflegerischen Erfolg abzusichern.

Pflegerischer Entlassungsbericht

Sehr geehrte/r Betreuer/in in der Reha-Klinik:
Wir berichten Ihnen über Herrn/Frau: S.
Anschrift:

Behandelnde Hausärztin/behandelnder Hausarzt:
Anschrift:

( ) Der Patient/die Patientin lebt allein.
( ) Der Patient/die Patientin lebt zusammen mit: Lebensgefährtin Fr. R.

Wir hoffen, dass Ihnen die folgenden Informationen bei Ihrer Pflege helfen.
Zusätzliche Informationen erhalten Sie bei:

Schwester Brigitte Böttiger, Schwester Daniele Hamm
Stadtion 1, Telefon (06151) 10 72 16

Der Bericht gibt Auskunft zu Problemen/Bedürfnissen und Fähigkeiten des Patienten/der Patientin in den markierten AEDL-Bereichen (AEDL=Aktivitäten und existentielle Erfahrungen des Lebens):

1. Kommunizieren, 2. sich bewegen/Mobilität, 3. vitale Funktionen aufrechterhalten, 4. essen und trinken, 5. sich pflegen, 6. ausscheiden, 7. sich kleiden, 8. ruhen und schlafen, 9. sich beschäftigen, 10. für eine sichere Umgebung sorgen, 11. soziale Bereiche des Lebens sichern, 12. mit existentiellen Erfahrungen des Lebens umgehen, 13. für die Pflege relevante Informationen.

Entlassungssituation

| selbstständig/unabhängig |

○ ja   ☒ nein   **1. Kommunizieren**

a) Orientierung/Bewusstsein, Gedächtnis, Konzentration
b) sich mitteilen (mündlich, schriftlich, nonverbal)
c) wahrnehmen (hören, sehen, lesen, Gesichtsfeld)
d) verstehen/erkennen (verbal, schriftlich, Bilder, Gegenstände)
e) fühlen (Kälte, Wärme, Schmerz, Hautkontakt)

a) *zeigt Konzentrationsschwäche, muss öfter*
   aufgefordert werden, etwas auszuführen
_____
_____
_____
_____

Gewohnheiten/Fähigkeiten, Hilfen (siehe auch AEDL 10):
_____
_____
_____
_____

Pflegerischer Entlassungsbericht (Blatt 2)

b) Stützende Erfahrungen: Freunde, Vertrauen, Hoffnung, Zuversicht, Wohlbefinden

Sehr schneller Wechsel zwischen Freude und Verzweiflung, dies ist abhängig von Erfolgen oder Misserfolgen bei den Übungen. Setzt große Hoffnung in weitere Rehabilitation.

Organisatorische Absprachen (z. B. mit Angehörigen)

Lebensgefährtin möchte weitere Anleitung zu Übungen. Will zu Hause auch Insulin-Injektionen übernehmen

Wir haben während des Krankenhausaufenthaltes folgende Beobachtungen gemacht: (Informationen zum pflegerischen Verlauf während des Krankenhausaufenthaltes / besondere Probleme – auch aus Sicht des Patienten/der Patientin):

Herr M. hatte am Anfang des Krankenhausaufenthaltes aufgrund einer zerebralen Massenblutung erhebliche Konzentrationsstörungen; diese haben sich gebessert. Training ist jetzt auch intensiver möglich.

Empfehlungen zur Förderung/Unterstützung von Unabhängigkeit und Wohlbefinden:

Training: Konzentration, Gleichgewicht im Stehen, Anziehen und Ausziehen

06.10.89	B. B.	G. G.	D. D.
Datum	Unterschriften Krankenschwester/-pfleger und Bezugsperson		

4.1.2
Beispiele ausgefüllter Dokumentationsformulare

Die folgenden Seiten verdeutlichen noch einmal einige Dokumentationsformulare.

Pflegeerhebung Lebenssituation / Aufnahmesituation

Nächste(r) Angehörige(r) und Bezugsperson(en):

Ehefrau

Absprachen (z. B. Besuche):

kommt täglich, andere Angehörige kommen abwechselnd

AGNES-KARLL-STIFTUNG
FÜR PFLEGEFORSCHUNG
Forschungsvorhaben zum
Pflegeprozess (BMJFFG)

( ) Der Patient/die Patientin lebt allein.
( ) Der Patient/die Patientin lebt zusammen mit: *Ehefrau*

Medizine Probleme/Diagnosen:

Cerebraler Insult, Hemiparese rechts, leichte Facialisparese, Aphasie, Magenulcus

Besonderheiten: —
Allergien: —
frühere Krankenhausaufenthalte: ○ im Haus   ☒ in anderem Krankenhaus
Pflegerische Bezugspersonen/Gruppe:

Aufnahmesituation: markierte AEDL-Bereiche kennzeichnen besondere Schwerpunkte, die nachstehend näher ausgeführt werden:

1. Kommunizieren, 2. sich bewegen/Mobilität, 3. vitale Funktionen aufrechterhalten, 4. essen und trinken, 5. sich pflegen, 6. ausscheiden, 7. sich kleiden, 8. ruhen und schlafen, 9. sich beschäftigen, 10. für eine sichere Umgebung sorgen, 11. soziale Bereiche des Lebens sichern, 12. mit existentiellen Erfahrungen des Lebens umgehen, 13. für die Pflege relevante Informationen.

Bedürfnisse/Probleme und Gewohnheiten/Fähigkeiten:

AEDL	*siehe ausführliche Dokumentation*

Offenbach, den: *20.10.90*   Unterschrift: *A. Kxxxxxxxxx*

4. Materialien zur Intervention

[selbstständig/unabhängig]

1. Kommunizieren

Aufnahmesituation:
○ ja ☒ nein

Lebenssituation:
○ ja ☒ nein

- ✓ a) Orientierung/Bewusstsein, Gedächtnis, Konzentration
- ✓ b) sich mitteilen (mündlich, schriftlich, nonverbal)
- c) wahrnehmen (hören, sehen, lesen, Gesichtsfeld)
- d) verstehen/erkennen (verbal, schriftlich, Bilder, Gegenstände)
- ✓ e) fühlen (Kälte, Wärme, Schmerz, Hautkontakt)

a) voll orientiert, b) Pat. hat Wortfindungsstörungen, spricht sehr undeutlich
e) Patient hat Schmerzen am Abdomen Herpes Zoster (ca. vor 6 Monaten)

Gewohnheiten, Hilfen:

[selbstständig/unabhängig]

2. sich bewegen/Mobilität

Aufnahmesituation:
○ ja ☒ nein

Lebenssituation:
○ ja ☒ nein

- ✓ a) Bewegen von Extremitäten, Rumpf, Hals/Kopf, Gesicht/Mundbereich
- ✓ b) Körperschema (findet Körpermitte an Kopf, Rumpf)
- c) im Bett (liegen, drehen, sitzen)
- d) außerhalb des Bettes (sitzen, gehen, Rollstuhl, sonstiges)
- ✓ e) Gleichgewicht (Kopf, Nacken, Rumpf)
- f) Gefährdungen (Kontrakturen, lagerungsbed. Ödeme, Decubitalgeschwüre)

a) schlaffe Parese, rechter Arm und rechtes Bein, Facialisparese re., Lippenschluss vorhanden,
b) findet Körpermitte nicht, c) kann sich auf rechte Seite selbst drehen, d) kann mit Rollstuhl herausgesetzt werden
e) Patient kann Gleichgewicht im Stehen nicht halten

Gewohnheiten, Hilfen:

[selbstständig/unabhängig]

3. vitale Funktionen aufrechterhalten

Aufnahmesituation:
○ ja ☒ nein

Lebenssituation:
○ ja ☒ nein

- ✓ a) Atmen (Husten, Verschleimung, Atemstörung)
- b) Kreislaufsituation, Temperaturregulation

ist verschleimt

Gewohnheiten, Hilfen:

| selbstständig/unabhängig | **4. Essen und trinken** |

Aufnahmesituation:
○ ja   ☒ nein

Lebenssituation:
☒ ja   ○ nein

a) Kostform/Diät (inkl. Unverträglichkeiten)
✓ b) <u>Kau- und Schluckfunktion</u> (inkl. Zunge, Schleimhaut)
✓ c) <u>Zähne</u>, Zahnstatus

a) isst sehr wenig (auch zu Hause)
b) verschluckt sich leicht, hustet gut ab
c) Ober- und Unterkieferprothese

Gewohnheiten, Hilfen:

| selbstständig/unabhängig | **5. sich pflegen** |

Aufnahmesituation:
○ ja   ☒ nein

Lebenssituation:
○ ja   ○ nein

a) <u>waschen</u>, baden, duschen
b) Haut (Hautzustand, -defekte, Allergien, Infektionen)
c) Hautpflege (allgemein)
✓ d) Pflege von Augen, Nägeln, Haaren, <u>Bart</u>
e) Mundpflege (Zähne, Mund, Prothesen)

a) wäscht sich mit Hilfe selbst, Hilfe bei linkem Arm und Rücken und rechtem Bein

Gewohnheiten, Hilfen: *b) Patient rasiert sich trocken im Bett*

| selbstständig/unabhängig | **6. ausscheiden** |

Aufnahmesituation:
○ ja   ○ nein

Lebenssituation:
☒ ja   ○ nein

✓ a) Urin: <u>Häufigkeit,</u> (inkl. Tag/Nacht), Kontinenz, Harnverhaltung, Blasenverweilkatheter
b) Stuhl: Häufigkeit, Kontinenz, Obstipation, Anus praeter
c) Ausscheidungshilfen: Steckbecken, Flasche, Toilettenstuhl, Toilette

a) c) nimmt Urinflasche selbständig
b) durchschnittliche Probleme zu Hause, zuletzt am Aufnahmetag

Gewohnheiten, Hilfen:

| selbstständig/unabhängig | **7. sich kleiden** |

Aufnahmesituation:
○ ja   ☒ nein

Lebenssituation:
☒ ja   ○ nein

Ankleiden, Auskleiden (tags/nachts)

benötigt Hilfe beim An- und Auskleiden

Gewohnheiten, Hilfen:

4. Materialien zur Intervention

[selbstständig/unabhängig]   **8. ruhen und schlafen**

Aufnahmesituation: Inklusive Dauer, Zeiten und Qualität
☒ ja   ○ nein

Lebenssituation:
☒ ja   ○ nein

Gewohnheiten, Hilfen:

[selbstständig/unabhängig]   **9. sich beschäftigen**

Aufnahmesituation: Tagesgestaltung, Aktivitäten
○ ja   ☒ nein

Lebenssituation:
☒ ja   ○ nein

Gewohnheiten, Hilfen:

Informationen zur Lebenssituation

[selbstständig/unabhängig]   **10. sich als Frau/Mann fühlen und verhalten**

Aufnahmesituation: Bezug zu anderen AEDL
○ ja   ○ nein

Lebenssituation:
☒ ja   ○ nein

Gewohnheiten, Hilfen:

[selbstständig/unabhängig]   **11. für eine sichere Umgebung sorgen**

Aufnahmesituation:
○ ja   ○ nein
a) bauliche Lage des Wohn- und Lebensbereiches (inkl. mobiler Hilfen)
b) Ausstattung der Wohnung (inkl. behindertengerechtem Mobiliar, Sanitäranlagen)

Lebenssituation:
☒ ja   ○ nein
c) Sonstiges:

wohnt im Parterre, 6 Stufen

Gewohnheiten, Hilfen:

| selbstständig/unabhängig |

Aufnahmesituation:
○ ja   ○ nein

Lebenssituation:
☒ ja   ○ nein

12. soziale Bereiche des Lebens sichern

a) Wohnung/Unterbringung (eigener Haushalt, Heimunterbringung: Art und Dauer)

b) soziale Beziehungen (Familie, Freundes- und Bekanntenkreis), primäre persönliche Bezugsperson

lebt mit Ehefrau zusammen, hat stützenden Einfluss auf Pat., ist sehr an rehabilitierender Pflege interessiert

c) Verantwortung/Verpflichtungen (z. B. für Lebenspartner)

Hilfen:

d) finanzielle (versicherungsrechtliche Situation; Beruf (auch bei Ruhestand), Abhängigkeit von anderen, Sozialversicherung, Rente/Pension (ausreichend: ja/nein), sonstiges (vom Sozialdienst auszufüllen)

Patient ist Rentner, war früher Schneider, danach Lagerist

Hilfen:

| selbstständig/unabhängig |

Aufnahmesituation:
○ ja   ☒ nein

Lebenssituation:
☒ ja   ○ nein

13. mit existenziellen Erfahrungen des Lebens umgehen

a) Gefährdende Erfahrungen:
Verlust von Unabhängigkeit, sozialen Beziehungen (Isolation); Veränderung des Körperbewusstseins; Angst; Stress; Sorgen; Ungewissheit; Schmerzen; Trennung; Sterben; Trauer

Patient ist sehr zurückhaltend, spricht kaum, möchte nicht aufstehen, Patient ist aber trotzdem bei ausführenden Tätigkeiten sehr hektisch

b) Stützende Erfahrungen: Freude, Vertrauen, Hoffnung, Zuversicht, Wohlbefinden:

c) Die Existenz stützenden oder gefährdenden Erfahrungen:
Kulturgebundene Erfahrungen/Werthaltungen (inkl. Weltanschauung, Religionsausübung), lebensgeschichtliche Erfahrungen, Einstellung zum Krankenhaus

AGNES-KARLL-STIFTUNG FÜR PFLEGEFORSCHUNG

Forschungsvorhaben zum Pflegeprozess (BMJFFG)

© Agnes-Karll-Stiftung für Pflegeforschung/BMJFFG 1990

Beispiel eines Pflegeplans, 2. Woche nach der Aufnahme

Patientenaufkleber:

✓ 1. kommunizieren
✓ 2. sich bewegen
  3. vitale Funktionen aufrecht erhalten
✓ 4. essen und trinken
✓ 5. sich pflegen
  6. ausscheiden
✓ 7. sich kleiden
  8. ruhen und schlafen
  9. sich beschäftigen
✓ 10. sich als Frau/Mann fühlen und verhalten
  11. für eine sichere Umgebung sorgen
✓ 12. soziale Bereiche des Lebens sichern
✓ 13. mit existentiellen Erfahrungen des Lebens umgehen
  14. Organisation

Pflegebedarfserhebung

Datum	AEDL	Problem/Bedürfnis/Ursachen	Fähigkeiten	Hdz.
25.10.	1	Spricht sehr verwaschen (mot. Aphasie)	Kann einzelne Wörter deutlich aussprechen	
	13	Ist bei ihm nicht vertrauten Personen sehr gehemmt		
	2	Rechter Arm und rechte Schulter total schlaff	Bezieht rechten Arm mit Hilfe des linken Armes ein	
		Ausgeprägte Schwäche im Bein Hat kein Gleichgewicht im Sitzen	Kann gelähmtes Bein jetzt gut anstellen, mit gesunder Hand halten	
		Neigt zur Retraktion der gelähmten Schulter	Kann im Liegen Brücke bauen	
	4	Kann Essen nicht alleine anrichten	Nahrungsaufnahme selbständig	
	5	Kann aufgrund der Lähmung Körperpflege nicht selbst durchführen	Führt Mundpflege selbst durch Rasiert sich selbst Wäscht sich Oberkörper ohne Hilfe	
	6	"	Nimmt Urinflasche selbst	
	7	"	Kennt Reihenfolge beim An- und Ausziehen	
	12+	Ehefrau möchte Patienten bei Maßnahme unterstützen	Freut sich über Fortschritte des Patienten	
	13		Ehefrau unterstützt Patienten Patient reagiert positiv auf Ermutigung	
2.11.				

nächste Auswertung am: | 1 | ✗ | 3 | 4 | 5 | 6 | 7 | 8 | ✗ | 10 | 11 | 12 | 13 | 14 | 15 | 16 | 17 | 18 | 19 | 20 | 21 | 22 | 23 | 24 | 25 | ✗ | 27 | 28 | 29 | 30 | 31 |

Monat: Nov.   Okt.

Pflegeplan

Datum	AEDL	Pflegeziele	Pflegemaßnahmen	Hdz.
1.	1	Spricht verständlich Spricht auch, wenn Fremde im Zimmer sind	Zum langsamen und deutlichen Sprechen ermutigen, vorlesen lassen	
	13		Bei der Mundpflege Zungenübungen Ab n. Woche logopädisches Training	
	2	Weitere Stabilisierung im rechten Bein	Transfer Bett-Rollstuhl üben Im Bett selbst drehen üben	
		Hält Gleichgewicht im Sitzen o. Hilfsmittel (2.11.)	Gleichgewichtstraining beim Sitzen an der Bettkante Im Rollstuhl noch mit Kissen abstützen. Beim Sitzen im Bett 3-Punkt-Kissen-Lagerung	
	4	Lernt stufenweise Essen auch selbst anzurichten	Brot u. Streichen üben Brot muss festgehalten werden Rutschfeste Unterlage	
		Führt Körperpflege selbst durch	Waschen am Waschbecken. Aufschrauben von Zahnpastatube üben Standspiegel zum Rasieren Gelähmten Arm beim Waschen stützen / führen (Schultergelenk!)	
	6		Zum Waschen d. Beine Schemel bereitstellen	
	7	Kann Hemd u. Hose mit geringer Hilfe anziehen	Zur Stuhlausscheidung zur Toilette fahren Training mit Hemd und Hose Ehefrau anleiten bei AEDL 1, 2, 4 u. 7	
	12			
2.11.	13		Immer wieder auf Fortschritte hinweisen	

nächste Auswertung am: | 1 | 2 | 3 | 4 | 5 | 6 | 7 | 8 | 9 | 10 | 11 | 12 | 13 | 14 | 15 | 16 | 17 | 18 | 19 | 20 | 21 | 22 | 23 | 24 | 25 | 26 | 27 | 28 | 29 | 30 | 31 |

Monat: Primäre pflegerische Bezugsperson:

Beispiel eines Pflegeverlaufsberichts eine Woche vor der Entlassung

Pflegeverlaufsbericht

- ✓ 1. kommunizieren
- ✓ 2. sich bewegen
-    3. vitale Funktionen aufrecht erhalten
- ✓ 4. essen und trinken
- ✓ 5. sich pflegen
- ✓ 6. ausscheiden
- ✓ 7. sich kleiden
-    8. ruhen und schlafen
- ✓ 9. sich beschäftigen
- ✓ 10. sich als Frau/Mann fühlen und verhalten
- ✓ 11. für eine sichere Umgebung sorgen
-    12. soziale Bereiche des Lebens sichern
-    13. mit existentiellen Erfahrungen des Lebens umgehen
-    14. Organisation

Patientenaufkleber

Hr. B.

Datum, Uhrzeit	AEDL	Beobachtungen: Bedürfnisse, Probleme, Fähigkeiten kurzfristige Maßnahmen, Auswirk. der Maßnahmen	AEDL	Kurzfristige Ziele, Maßnahmen, Hinweise	Hdz.
1.5.	2	Patient hat heute gelernt, fast allein aus dem Bett aufzustehen. Steht sicher			ST
2.5.	1	Herr B. ist sehr motiviert, versteht schnell und hat Humor			GF
	2	Herr B. geht mit Stock links (ca. Toilette und zurück) mit guter Unterstützung am Waschbecken und Knie. Spielbeinparese rechts → kann sein rechtes Bein nicht nach vorne setzen. Unterstützung geben			
3.5.	2+5	Patient hat sich ganz um Waschbecken gewaschen. Beine auf einen Hocker gestellt und dann gewaschen. Genitalbereich im Stehen mit leichter Unterstützung am Rumpf.			
	4	Patient hat heute versucht, sein Brot allein zu schmieren. Pflegende muss noch Brot festhalten, Patient schmiert dann links.			
	6	Patient bekam heute SPF. Urin leicht gelb und blutig.			ST
4.5.	2	Herr B. fühlt sich aufgrund seiner Gürtelrose heute nicht so fit. War nur kurz belastbar (20 Minuten). Gehen war nicht möglich.			GF
6.5.	7	Patient ist heute nicht mit dem Anziehen der Strümpfe zurecht gekommen. Es ist sehr schwer für den Patienten.			ST
7.5.	2	Herr B. ist heute mit Unterstützung gegangen (2 Schritte)			GF

Entlassungssituation

selbstständig/unabhängig

○ ja ☒ nein

2. sich bewegen/Mobilität

✓ a) Bewegen von Extremitäten, Rumpf, Hals/Kopf, Gesicht/Mundbereich
b) Körperschema (findet Körpermitte an Kopf, Rumpf)
c) im Bett (liegen, drehen, sitzen)
d) außerhalb des Bettes (sitzen, gehen, Rollstuhl, sonstiges)
e) Gleichgewicht (Kopf, Nacken, Rumpf)
f) Gefährdungen (Kontrakturen, lagerungsbed. Ödeme, Decubitalgeschwüre)

Bedürfnisse/Probleme und Gewohnheiten/Fähigkeiten/Hilfen:

Gewohnheiten, Hilfen:
a) Patient hat schlaffe Lähmung rechter Arm
Eingeschränkte Bewegung des rechten Beins
Fähigkeiten:
Patient hat keine Probleme beim Drehen im Bett;
findet Körpermitte; kann alleine vom Bett aufstehen
und mit Hilfe einer Person laufen.

~~Bewegungseinschränkungen durch andere Erkrankungen/Unfälle sowie~~
Fähigkeiten/Hilfen:
Patient sitzt auf doppelt aufeinander gesetzten Stühlen,
da er so besser aufstehen kann.

( ) Kontrakturen: *Patient ist etwas ungelenkig. Hatte bereits*
zu Hause Gehstock wegen Problemen im Hüftgelenk.

( ) lagerungsbedingte Ödeme

Hilfen: *Gehstock mit anatomischem Handgriff für*
linke Hand

selbstständig/unabhängig

☒ ja ○ nein

3. vitale Funktionen aufrechterhalten

a) Atmen (Husten, Verschleimung, Atemstörung)
b) Kreislaufsituation, Temperaturregulation

Bedürfnisse/Probleme und Gewohnheiten/Fähigkeiten/Hilfen:

Entwicklung im Krankenhaus:

Entlassungssituation

[selbstständig/unabhängig]   **4. Essen und trinken**

○ ja   ☒ nein
- a) Kostform/Diät (inkl. Unverträglichkeiten)
- b) Kau- und Schluckfunktion (inkl. Zunge, Schleimhaut)
- ✓ c) Zähne, Zahnstatus

Patient benötig Hilfe bei der Essenszubereitung
→ evtl. Wurstdosen öffnen, etc.
c) Patient trägt Zahnprothese

Entwicklung im Krankenhaus:
Patient schmiert Brot/Brötchen selbst

[selbstständig/unabhängig]   **5. sich pflegen**

○ ja   ☒ nein
- a) waschen, baden, duschen
- b) Haut (Hautzustand, -defekte, Allergien, Infektionen)
- c) Hautpflege (allgemein)
- d) Pflege von Augen, Nägeln, Haaren, Bart
- e) Mundpflege (Zähne, Mund, Prothesen)

Bedürfnisse/Probleme und Gewohnheiten/Fähigkeiten/Hilfen:

a) aktivierende Körperpflege wurde durchgeführt.
Pat. wäscht sich am Waschbecken Gesicht, Brust, rechten Arm, Intimbereich und Beine selbst; benötigt Hilfe bei Rücken, Füße; Patient führt Mundpflege und Rasur selbst durch

---

[selbstständig/unabhängig]   **6. ausscheiden**

○ ja   ☒ nein
- ✓ a) Urin: Häufigkeit (inkl. Tag/Nacht), Kontinenz, Harnverhaltung, Blasenverweilkatheter *(siehe urol. Bereich an den Arzt)*
- b) Stuhl: Häufigkeit, Kontinenz, Obstipation, Anus praeter
- c) Ausscheidungshilfen: Steckbecken, Flasche, Toilettenstuhl, Toilette

Bedürfnisse/Probleme und Gewohnheiten/Fähigkeiten/Hilfen:

a) Patient hat SPF seit 30.10.90 → SPF ist abgestöpselt und wird bei Bedarf an Urinbeutel angeschlossen (Patient meldet sich); nachts Urinbeutel anschließen. Patient ist Stuhlkontinent → geht zur Toilette mit Hilfe

Entlassungssituation

selbstständig/unabhängig

○ ja ☒ nein

7. sich kleiden

Ankleiden, Auskleiden (tags/nachts)

Patient trägt eigene Kleidung → benötigt nur geringe Unterstützung beim An- und Auskleiden (evtl. Socken)

Entwicklung im Krankenhaus:
_____

selbstständig/unabhängig

☒ ja ○ nein

8. ruhen und schlafen

Inklusive Dauer, Zeiten und Qualität

Bedürfnisse/Probleme und Gewohnheiten/Fähigkeiten/Hilfen:
_____

selbstständig/unabhängig

☒ ja ○ nein

9. sich beschäftigen

Tagesgestaltung, Aktivitäten

Hilfen: _____

Informationen zur Lebenssituation

selbstständig/unabhängig

☒ ja ○ nein

10. sich als Frau/Mann fühlen und verhalten

Bezug zu anderen AEDL
_____

Hilfen: _____

selbstständig/unabhängig

☒ ja ○ nein

11. für eine sichere Umgebung sorgen

a) bauliche Lage des Wohn- und Lebensbereiches (inkl. mobiler Hilfen)

Wohnt im Parterre, 6 Stufen

b) Ausstattung der Wohnung (inkl. behindertengerechtem Mobiliar, Sanitäranlagen): _____

c) Sonstiges: _____

Bedürfnisse/Probleme und Gewohnheiten/Fähigkeiten/Hilfen:
_____

Absprachen: _____

Entlassungssituation

selbstständig/unabhängig

☒ ja   ○ nein

12. soziale Bereiche des Lebens sichern

a) Wohnung/Unterbringung (eigener Haushalt, Heimunterbringung: Art und Dauer):

b) soziale Beziehungen (Familie, Freundes- und Bekanntenkreis), primäre persönliche Bezugsperson

Ehefrau, Tochter,
sehr gutes Verhältnis

c) Verantwortung/Verpflichtungen (z. B. für Lebenspartner):

Hilfen:

d) finanzielle (versicherungsrechtliche Situation); Beruf (auch bei Ruhestand), Abhängigkeit von anderen, Sozialversicherung, Rente/Pension (ausreichend: ja/nein), sonstiges (vom Sozialdienst auszufüllen)

Hilfen:

selbstständig/unabhängig

☒ ja   ○ nein

13. mit existenziellen Erfahrungen des Lebens umgehen

a) <u>Gefährdende Erfahrungen</u>:
Verlust von Unabhängigkeit, sozialen Beziehungen (Isolation); Veränderung des Körperbewusstseins; Angst; Stress; Sorgen; Ungewissheit; Schwerzen; Trennung; Sterben; Trauer

b) <u>Stützende Erfahrungen</u>: Freude, Vertrauen, Hoffnung, Zuversicht, Wohlbefinden:

Patient ist sehr motiviert

14. für die Pflege relevante Informationen:

Organisatorische Absprachen (z. B. mit Angehörigen):

siehe unten

Entlassungssituation

15. Aufnahmesituation und Verlauf:

Wir haben während des Krankenhausaufenthaltes folgende Beobachtungen gemacht und möchten Ihnen einige Aspekte zur weiteren Förderung/ Unterstützung des Patienten/der Patientin bzw. der Angehörigen empfehlen:

Herr B. hat während des Krankenhausaufenthaltes durch aktivierende Pflege sehr große Fortschritte gemacht, so dass er sich fast selbstständig versorgen kann; er sollte auch weiterhin gefördert werden, um seine Selbstständigkeit zu behalten bzw. zu verbessern.
Schon während des Aufenthaltes in der Rehaklinik sollten auch die Angehörigen (Ehefrau) in die Pflege einbezogen werden.

xx.xx.xx	B. B.	G. G.	D. D.
Datum	Unterschriften Krankenschwester/-pfleger und Bezugsperson		

Über eine Rückmeldung zur weiteren Gesundheits- und Unabhängigkeitsentwicklung von ~~Frau~~/Herrn B. würden wir uns sehr freuen.

4.2 Arbeitsorganisation und Koordination

4.2.1 Managementmodell

Auf dieser Seite ist noch einmal ein erweitertes Managementmodell dargestellt.

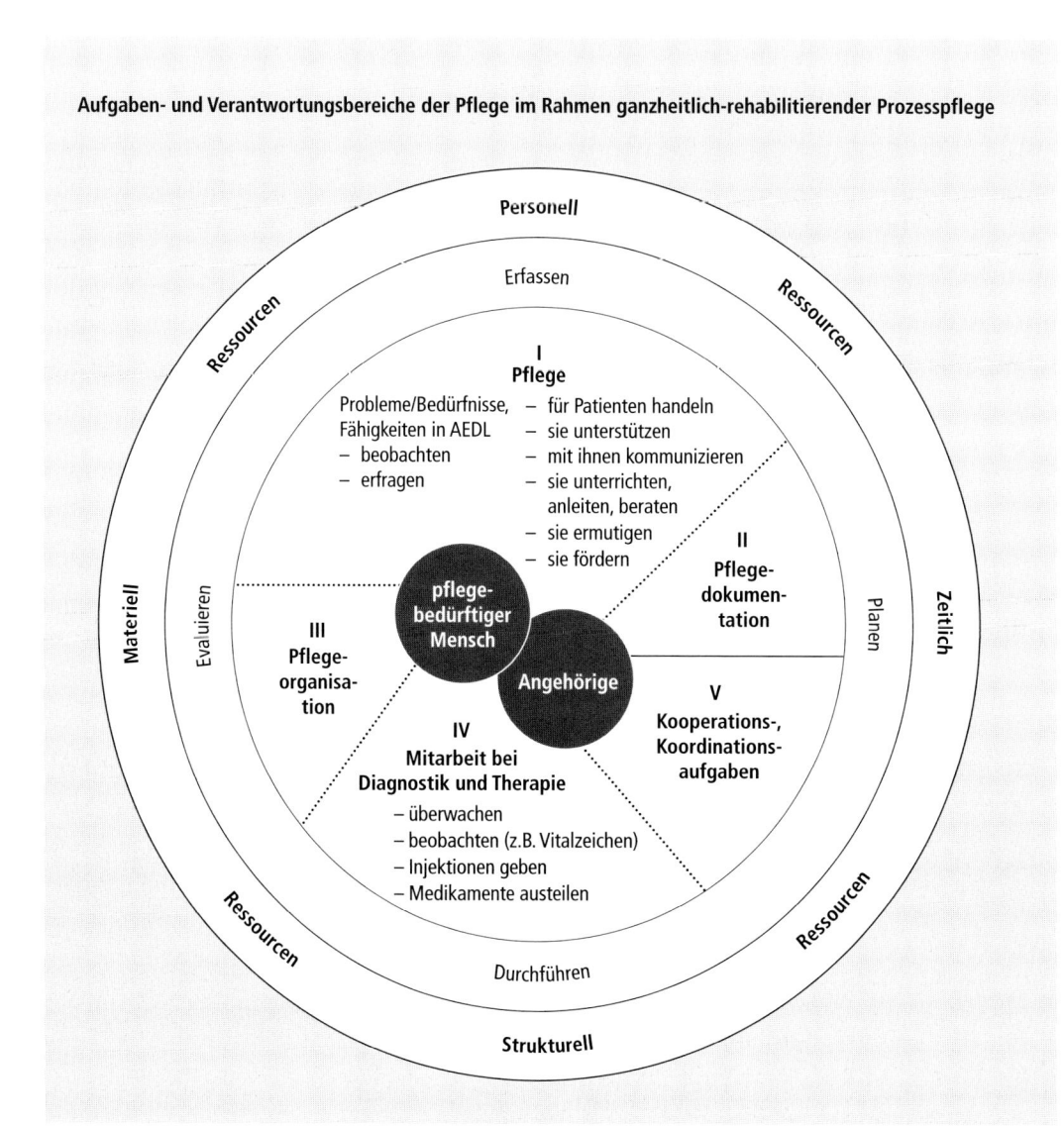

Aufgaben- und Verantwortungsbereiche der Pflege im Rahmen ganzheitlich-rehabilitierender Prozesspflege

Personell — Erfassen — Ressourcen — Planen — Zeitlich — Durchführen — Strukturell — Evaluieren — Materiell — Ressourcen

I Pflege
Probleme/Bedürfnisse, Fähigkeiten in AEDL
- beobachten
- erfragen
- für Patienten handeln
- sie unterstützen
- mit ihnen kommunizieren
- sie unterrichten, anleiten, beraten
- sie ermutigen
- sie fördern

II Pflegedokumentation

III Pflegeorganisation

IV Mitarbeit bei Diagnostik und Therapie
- überwachen
- beobachten (z.B. Vitalzeichen)
- Injektionen geben
- Medikamente austeilen

V Kooperations-, Koordinationsaufgaben

pflegebedürftiger Mensch — Angehörige

4.2.2
Neustrukturierung von Arbeitsabläufen

Pflegeorganisation, Stand: Mai 1989

Leitfragen zur Verteilung von Arbeitsaufgaben:

1. Anzahl der Pflegenden für die Schicht

- immer in Relation zur Patientenzahl und zum Grad der Pflegeabhängigkeit

2. Qualifikation der Pflegenden

a) exam. Krankenschwester/-pfleger

b) exam. Pflegehelfer/in

c) Krankenpflegeschüler/in; exam. Altenpfleger/in
   – Welcher Ausbildungsstand/Ausbildungsjahr?
   – Wie lange schon auf Station?

d) Aushilfe
   – Welche Vorerfahrungen in der Klinik/auf der Station?
   – Medizinstudent/in
   – anderes Studium
   – keine Vorerfahrung.

3. Bezugspersonenpflege

- Welche der anwesenden Pflegenden ist für welche Zimmer als primäre/sekundäre Bezugsperson zuständig?
- Zuordnung exam. Pflegende – KPS und Aushilfe.

4. Arbeitsaufgaben

- Welche Aufgaben müssen innerhalb der nächsten 2 Stunden erledigt werden
   – besonders im Bereich der direkten Pflege;
   – im Bereich der Pflegedokumentation;
   – welche festen Zeiten sind grundsätzlich einzuhalten?
- Welche Angaben werden von wem übernommen? (Pflegebedürftigkeit des Patienten unbedingt berücksichtigen!)
- Welche Aufgaben übernehmen KPS/Aushilfen selbständig?
- Welche Aufgaben erledigen KPS/Aushilfen unter Aufsicht d. exam. Pflegenden?
- Welche unerledigten Aufgaben sind von der vorangegangenen Schicht zu erledigen?
- Welche Aufgaben können im Verlauf der späteren Schicht erledigt werden:
   – im Bereich der direkten Pflege;
   – im Bereich der Pflegeorganisation (z. B. Auffüllen von Pfelgehilfsmitteln);
   – im Bereich der Pflegedokumentation.

5. Begleitung der Visite (Vormittagsplanung)

- Dauer und Zeitpunkt der Visite (Absprache mit Ärzten/Ärztinnen)
- Wer begleitet die Visite und arbeitet diese aus?
- Welche Alternativen sind bei personellen Engpässen vorgesehen?

6. Einplanung von Personalpausen

- Kann die feste Zeitplanung eingehalten werden?
- Sind zeitliche Verschiebungen zu erwarten?
- Frühdienst: Wer frühstückt rechtzeitig genug, um die Visite (ab 9.00 Uhr) zu begleiten
- Kann die Visite überhaupt begleitet werden?

7. Weitere Überlegungen

Bezugspersonenpflege

Prinzipien und Leitfaden

1. Nach der Übergabe überlegen, welche Aufgaben sind dringend, welche nicht? Welche Aufgaben können kombiniert werden, welche werden zurückgestellt?
2. Orientierung an Absprachen zur Arbeitsorganisation
3. Zuteilung der Bezugspersonenpflege als Aushang – wer pflegt jetzt bei wem?
4. Verknüpfung von direkter Pflege und Pflegeprozessdokumentation (Körperpflege, Einnahme von Essen, Mobilisation, Verordnungsrunde)
   - bei wem wöchentliche Auswertung
   - bei wem erstmalig Pflegebedarfserhebung/Pflegeplan/Absprache mit anderen Bereichen
   - bei wem Vorbereitung d. Entlassung durch
     → Beratung von Angehörigen
     → pflegerischer Entlassungsbericht
5. Zeitliche Organisation/Begleitung der Visite
6. Welche Pflegende braucht Hilfe
7. Vorbereitung und Durchführung der Übergabe FD–SD
8. Prinzipien z. Sicherstellung der Bezugspersonenpflege:
   - in jedem Fall: Pflege im «eigenen» Zimmer
   - «Vertretung» von Kolleginnen, die nicht im Dienst sind
     → Pflegeintensität: Kompetenz der Pflegenden
     → Verantwortung für Pflegeprozessdokumentation (auch vertretungsweise)
     → Aufgaben für Aushilfen – kompetenzgebunden
   - Kontrolle/Überprüfung von Absprachen durch die Gruppenleitung
     → wichtig: morgendliche Vorabsprachen treffen, die absolut verbindlich sind!
     → Strukturhilfen anwenden!
     → Förderung der MA, die Bezugspersonenpflege wünschen und durchführen

→ Dienstplangestaltung mit Zimmerzuweisung
   Kombination schwache/starke KS
   Integration von SchülerInnen (III + I)
→ Leitlinien beachten
   direkte Pflege ⟷ Pflegedokumentation
   Visitenbegleitung
   Übergabe

4.2.3
Arbeitsabläufe des Pflegeteams

Bei den Abbildungen auf den nächsten Seiten geht es um die Modifizierung von patienten- und personalorientierten Arbeitsabläufen.

Patienten- und personalorientierte Modifizierung der Arbeitsabläufe – Arbeitsabläufe des Pflegeteams über 24 Stunden – Detailplanung 6.15–9.00 Uhr

Zeit von/bis 6.15–21.45 Uhr	Direkter Pflegebereich			Außenarbeiten				
	Pflege I	Mitarbeit bei Diagnose und Therapie	Pflegeprozess-dokumentation II	Pflegerische Organisation/Koordination III	Mitarbeit bei Diagnostik und Therapie IV	Koordination mit anderen Diensten V	Ärzte	KGs Fr.	Logopädie
6.15				Übergabe; Arbeitsablaufplanung für den Tag					
6.45	– pflegeabhängige Patienten betten – Lagerung zur Mundpflege u. vorbereitende Lagerung zum Frühstück Patienten zur Toilette begleiten	Medikamentenkontrolle, Tropfen richten, Medizin austeilen, Vitalzeichenkontrolle, wiegen, Insulin (n. BZ) 7.00–15.00 Patienten vorbereiten für Untersuchungen (2–10 Patienten)	Pflegeverlaufsberichte aktualisieren		ab 7.30 akute Anordnungen annehmen und ausarbeiten; BSG aufziehen und ablesen ab 7.30 restliche Vorbereitungen für Blutentnahmen, Infusionen, Injektionen	Koordination von Transporten, Telefonate (Krankentransporte) EGK bei bettlägrigen Patienten – Zeitpunkt	7.30 Dienstbeginn Übergabe an Arzt Blut entnehmen Injektion Infusion Wieviel Zeit benötigen PJ. für Blutentnahmen/Injektionen?	Prakt. 91/04 Fr. (Di./Mi.) 7:30: Beginn der ersten 7.35–11.30 Absprachen zur Koordination → z. B. Patienten zum Frühstück raussetzen (welche bleiben im Bett, welche stehen auf?)	
8.00	8.00 Frühstück austeilen, Schluckanalyse und -training, Hilfestellung; Patienten aufsetzen			Aufräumarbeiten		Patienten werden zur Diagnostik/Therapie abgeholt und zurückgebracht (z.T. durch Patientenbegleitdienst) (vormittags bis früher Nachmittag)	→ Störung bei Patientenfrühstück, Zeitfaktor, den der ärztliche Dienst klären muss	Unterstützung beim Schlucktraining, Abstimmung: Waschen am Waschbecken, Gehschulung, Bettgymnastik, An- und Ausziehtraining	
8.45	8.45 Tabletts einsammeln			Personalfrühstück	Laborproben (Blut, Urin etc.) vorbereiten zum Versenden				
9.00	flexible Aufgaben								

4. Materialien zur Intervention

Patienten- und personalorientierte Modifizierung der Arbeitsabläufe – Arbeitsabläufe des Pflegeteams über 24 Stunden – Detailplanung 9.30–12.00 Uhr

Zeit von/bis 6.15–21.45 Uhr	Direkter Pflegebereich			Außenarbeiten			
	Pflege I	Mitarbeit bei Diagnose und Therapie	Pflegeprozess-dokumentation II	Pflegerische Organisation/Koordination III	Mitarbeit bei Diagnostik und Therapie IV	Koordination mit anderen Diensten V	Ärzte	KGs Fr.	Logopädie

Zeit	Pflege	Mitarbeit bei Diagnose und Therapie	Pflegeprozess-dokumentation	Pflegerische Organisation/Koordination	Mitarbeit bei Diagnostik und Therapie	Koordination mit anderen Diensten	Ärzte	KGs Fr.	Logopädie
9.30	Rehabilitierende Pflege einschließlich AEDL-bezogene Prophylaxen; Anleitung, Information, Beratung von Patienten und Angehörigen; Lagerung	einschl. Verordnungen (z. B. Verbandswechsel) Visitenbegleitung durch pflegerische Bezugsperson Vitalzeichenkontrolle	Pflegeverlaufsberichte aktualisieren = feste Zeiten: 9.00–10.00 Uhr oder 10.00–11.00 Uhr	s.V. erfragen von Menü-/Diätwünschen (1-mal wöchentlich, evtl. auch ab 13.00 Uhr) während der Verordnungen	Visitenbegleitung (Chef); Visitenausarbeitung (flexibel); Chefarztvisite bis ca. 13.00 Uhr	Koordination des Visitenablaufs (Beginn, mit Konsiliarärzten); Absprachen mit dem Sozialdienst; Verlegung von Patienten, Aufnahme und Entlassung über den ganzen Tag	Visite	Anleitung von Angehörigen, Einträge in die Pflegedokumentation (bes. Pflegeverlaufsberichte) **ab 11.00** Vorbereitung von Patienten zum Mittagessen (wie Frühstück)	kommt nach Absprache – Informationen nach Bedarf
11.30	Patient vorbereiten zum Mittagessen	Medikamente kontrollieren, Tropfen richten; Medikamente austeilen		Dienstbeginn B1 und kurze Übergabe, evtl. Freizeitausgleich A-Dienst B-Dienst					
12.00	Austeilen Mittagessen, Schluck- und Kautraining; Hilfestellung; Patienten aufsetzen; Mundpflege, Toilettenbegleitung; Einsammeln der Essentabletts; Lagerung; Patienten zu Bett bringen; Anleitung von Angehörigen in der Pflege (z. B. AEDL 5)	Überwachung der Medikamenteneinnahme ggf. Verbandswechsel	Aktualisierung des Pflegeverlaufsberichts; Pflegeprozessdokumentation insgesamt (Pflegeanamnese, Pflegeplan) Aktualisierung des Pflegeverlaufsberichts	– Aufräumaufgaben Nebenräume – Personalmittagessen (12.00–13.00) – Essensänderungen Zentralküche Vorbereitung der übergabe A → B	Visite ausarbeiten; Aufträge für Diagnostik und Therapie – flexibel: i.V.-Medikament für den Nachmittag richten; Mithilfe bei Visitenausarbeitung	Verlegung, Aufnahme und Entlassung, «Todesfälle» flexibel 12.00–15.00 Uhr; Untersuchungen (z.B. USKG, cerebraler Doppler, Sono u. a. m.); – Krankentransport anrufen	**12.00** Chefarztbesprechung und Pj. **12.30** Röntgenbesprechung	Fortsetzung der Therapie (bis max. 14.00 Uhr auf der Gruppe) Anleitung der Angehörigen	

Patienten- und personalorientierte Modifizierung der Arbeitsabläufe – Arbeitsabläufe des Pflegeteams über 24 Stunden – Detailplanung 13.00–15.30 Uhr

Zeit von/bis 6.15-21.45 Uhr	Direkter Pflegebereich			Außenarbeiten			Ärzte	KGs Fr.	Logopädie
	Pflege I	Mitarbeit bei Diagnose und Therapie	Pflegeprozess-dokumentation II	Pflegerische Organisation/Koordination III	Mitarbeit bei Diagnostik und Therapie IV	Koordination mit anderen Diensten V			
13.00	Heparin aufziehen und s.c.-Spritzen; zusätzliche Medikamente austeilen; ggf. RR-Kontrollen (nach Anordnung)		Pflegeprozessdokumentation insgesamt (Pflegebezugsperson)		Anmeldeuntersuchungen in med. Endoskopie (Gruppenweise alle 4 Wochen)				
13.15				Dienstbeginn B 2 – Freizeitausgleich A – ausführliches Übergabegespräch A → B		Sozialdienst Infos			
13.30/13.45					med. Schälchen abwaschen				
14.15									
14.30	Lagern u. Prophylaxen, Mobilisation, Anleitung, Beratung, Information von Patienten und Angehörigen – AEDL-bezogen	Kontrolle von Medikamenten; Richten von Tropfen (Austeilen bei Zimmerrunde)	Aktualisierung des Pflegeverlaufsberichts	– Pflegekonferenz 1-mal pro Woche (flexibel von 13.15 bis 13.30 Uhr, max. 1 Std.) – Dienstende A – Richten des Pflege- und Verordnungswagens – ab ca. 14.30 Uhr Terminabsprache mit Angehörigen	Vorbereitung von Infusionen und Injektionen (bis 16 Uhr)	Absprachen mit ärztlichem Dienst (Nachanordnungen – besonders bei neuen Patienten, ca. 30 Minuten)	donnerstags sogenannter Journalclub Einsichtnahme der Labor-Ergebnisse	Behandlung von Ambulanzpatienten im Therapeutikum	
15.30	Eventuell AEDL 5 unter Intergration von Angehörigen (primär am Vormittag); Lagern und Prophylaxen					16.00: «Gruppendienst» – Auftragszettel in Briefkästen – Befunde abholen (+ Rohrpostbenutzung) – Meldung der Bettenauslastung an Poliklinik	16.00–16.30 Infusionen, Injektionen, Notfallblutentnahme		

4. Materialien zur Intervention

Patienten- und personalorientierte Modifizierung der Arbeitsabläufe – Arbeitsabläufe des Pflegeteams über 24 Stunden – Detailplanung 16.30–20.00 Uhr

Zeit von/bis 6.15–21.45 Uhr	Direkter Pflegebereich			Außenarbeiten					
	Pflege I	Mitarbeit bei Diagnose und Therapie	Pflegeprozess-dokumentation II	Pflegerische Organisation/Koordination III	Mitarbeit bei Diagnostik und Therapie IV	Koordination mit anderen Diensten V	Ärzte	KGs Fr.	Logopädie
16.30	Vorbereitung von Patienten zum Abendbrot (Aufsetzen, aus dem Bett setzen, Toilettenbegleitung)	Eventuell Insulin vorbereiten und verabreichen	Lebensgewohnheiten dokumentieren	Datum von Besuchszeiten von Angehörigen	– Blut in Labor bringen (Nachanordnungen); Sichten von Laborbefunden		offiziell Dienstschluss	Dienstschluss (freitags um 14 Uhr)	
17.00	Abendbrot; Schluck- und Kautraining; Hilfestellung	Überwachung der Medikamenteneinnahme				Absprachen mit dem Oberarzt: akute (medizinische) Probleme, nachträgliche Anordnungen, Sonderanforderungen, Apotheke (Rezepte)			
18.00	Einsammeln der Essenstabletts			Datum von Besuchszeiten von Angehörigen	Infusionen (Injektionen) richten; Heparin aufziehen; Medikamentenschälchen spülen				
18.30	Mundpflege, «kleine Toilette» oder rehabilitierende Körperpflege, Lagern und Prophylaxen; Begleitung zur Toilette	Ärztliche Verordnungen und Vitalzeichenkontrolle: Kontrolle und Austeilen der Nachtmedizin; Diagnostik und Therapie am Folgetag; Verabreichung von Injektionen und Nachtmedikamenten	Aktualisierung des Pflegeverlaufsberichts (B 1)	Vorbereitung der Abendrunde					
20.00	Klingelrufe beantworten (B2)	Bereit sein für den 2. ärztlichen Dienst 20.00–22.00 (flexibel)		Dienstende B 1; Vorbereitung der Übergabe B → C	Bereitstellen der Nachtinjektionen/-Infusionen	Verlegung, Aufnahme, «Todesfälle»	Rundgang Bereitschaftsdienst 22.00–23.00 Uhr Infusionen, Injektionen		

Patienten- und personalorientierte Modifizierung der Arbeitsabläufe – Arbeitsabläufe des Pflegeteams über 24 Stunden – Detailplanung 21.00–24.00 Uhr

Zeit von/bis 6.15–21.45 Uhr	Direkter Pflegebereich		Außenarbeiten					
	Pflege	Mitarbeit bei Diagnose und Therapie	Pflegeprozessdokumentation	Pflegerische Organisation/Koordination	Mitarbeit bei Diagnostik und Therapie	Koordination mit anderen Diensten	Ärzte	KGs Fr.	Logopädie
	I	II	III	IV	V			
21.00			Aktualisierung der Pflegeverlaufsberichte	Aufräumarbeiten; Übergabe an C-Dienst; Dienstbeginn C; Übergabe mit allgemeinen Infos; Gruppenschlüssel; Dienstende B2 –			21.00–24.00 Bereitschaftsdienst injiziert i.v.-Medikamente		
21.30									
21.45									
22.00	1. Rundgang: Hilfestellung bei Spätmahlzeit, Hilfestellung bei der Ausscheidung	Medikamente/i.m, s.c.; Vitalzeichenkontrollen; Bedarfsmedikation; Schlaf/Schmerz;			Injektionen und Infusionen zur Nacht für Bereitschaftsarz/ärztin richten	MTA zu BZ-Kontrollen in die Zimmer			
23.00		Vorbereitung zur Blutentnahme		Schreiben von Übersichtsplänen					
23.30	Hilfestellung AEDL-bezogen (1, 2, 3, 4, 5, 6 und 8) und nach Bedürfnissen von Patienten mit Schlafstörung/Schmerzen	Akut; AEDL 3; Infusionswechsel kontinuierlich; EK	Pflegedokumentation richten/vorbereiten; auf dem Laufenden halten	Essensbestellungen schriftlich/telefonisch; Kontrolle und Begleitung von Aushilfen sowie Krankenpflegeschülern	Telefonische Entgegennahme von Labor-Ergebnissen; Medikamente (ohne Tropfen) richten); Medikamentenpläne, BZ-Plan schreiben (bis 2.30 Uhr)	Aufnahme und Verlegung; «Todesfälle» während der ganzen Nacht			
24.00	AEDL 13 kontinuierlich								

4. Materialien zur Intervention

Patienten- und personalorientierte Modifizierung der Arbeitsabläufe – Arbeitsabläufe des Pflegeteams über 24 Stunden – Detailplanung 1.00–6.15 Uhr

Zeit von/bis 6.15–21.45 Uhr	Direkter Pflegebereich		Außenarbeiten					
	Pflege I	Mitarbeit bei Diagnose und Therapie	Pflegeprozess-dokumentation II	Pflegerische Organisation/Koordination III	Mitarbeit bei Diagnostik und Therapie IV	Koordination mit anderen Diensten V	Ärzte	KGs Fr.	Logopädie
1.00	2. Rundgang (siehe oben)	Vitalzeichenkontrolle und aktut (besonders RR, P, T)		Ohne feste Zeit: an Wochenenden und Feiertagen Patiententee kochen					
3.00	3. Rundgang (siehe oben)								
5.00	4. Rundgang (siehe oben)	s.c.-Injektionen (Heparin); Vitalzeichenkontrolle	Aktualisierung des Pflegeverlaufsberichts		Vorbereitung Übergabe				
6.00	«Stichproben»-Rundgang				Kaffee für A-Dienst; Aufräumarbeiten				
6.15					Übergabe an A-Dienst				

4.2.4
Planung der Bezugspersonenpflege

Agnes-Karll-Stiftung für Pflegeforschung
Forschungsvorhaben zum Pflegeprozess (BMJFFG)

Arbeitsergebnis
«Patientenorientierte Arbeitsorganisation»

Zeichenerklärung
PR. Primäre pflegerische Bezugsperson
1S 1. sekundäre pflegerische Bezugsperson
2S 2. sekundäre pflegerische Bezugsperson
3S 3. sekundäre pflegerische Bezugsperson

Derzeitige Schichtzuordnung

Schicht A		Schicht B	
KS	G.	KPFL	M.
KS	K.	KS	D.
KS	E.	KS	A.
KS	G. (¾-Dienst)	KS	C.
KPH	S.	KS	P.

Hinweise

- Patientenzuordnung bei der Dienstplanung berücksichtigen
- Lernplanung bei der Dienstplanung berücksichtigen
- Stellenplan ab April
- Arbeitsmittel: Magnettafel (Dienstplan anheften)

Anmerkung:
Im Dienstplan ist zu berücksichtigen, dass jeweils mindestens eine Bezugsperson pro Bereich in der Früh- bzw. in der Spätschicht im Dienst ist.

4. Materialien zur Intervention

Übersicht zur modifizierten Bezugspersonenpflege

PR=Primäre pflegerische Bezugsperson   S=Sekundäre pflegerische Bezugsperson (1–3)

Pflegebereich A

									Pflegebereich B		
PR	K.	E.	E.	A.	G.	K.	Zimmer Oberarzt	Zimmer Pflege- übergabe	P.	C.	D.
S1	G.	M.	A.	G.	B.	G.			C.	D.	P.
S2	E.	Schü. 1	S.	S.	K.	B.			Schü. 3b	P.	C.
S3	Zivildl.	–	–	Schü. 1a	–	–			Schü. 3b	–	–
Name Patient	1. 2. 3.	1. 2. 3.	1. 2. 3.	1. 2. 3.	1. 2. 3.	1. 2. 3.	Geräte- raum	Geräte- raum	1. 2. 3.	1. 2. 3.	1. 2. 3.
	Zi. 201	Zi. 202	Zi. 203	Zi. 204	Zi. 205	Zi. 206	Flur u. Treppen- Aufgang		Zi. 210	Zi. 211	Zi. 212
	Bad Toilette	Geräte		Küche	Stations- zimmer- pflege	Arztzimmer	Klinik- eingang	Kleiner Abstell- raum		Bad Toilette	

- Im Dienstplan ist zu berücksichtigen, dass mindestens jeweils 1 Bezugsperson (Krankenschwester/Krankenpfleger) pro Pflegebereich im Dienst ist.
- Lernende werden den Bezugspersonen zugeordnet. Sie übernehmen Aufgaben und Verantwortungen, welche ihrer Ausbildungsphase entsprechen.
- Die Magnettafel dient als Planungsübersicht.

Bezugspersonenpflege, Gruppe 92 (Entwurf)

PR=Primäre pflegerische Bezugsperson   S=Sekundäre pflegerische Bezugsperson (1–3)

Seite A   Seite B

PR				K	C	B		E	A	C
S1	C	C	A	C	B	K		A	C	C
S2	A	A	C	B	K, C	C, A		C	C	E
S3	O	KPS	KPS	A	K	K		C	E	A
Patient	(1)	1 (2)	1 (2)	1 2 3	1 2 3	1 2 3		1 2 3	1 2 3	1 2 3
	2	Flur	Flur	16	18	20		22	24	26

1. H
2. A
3. K
4. G
5. S
6. B
7. M
8. F
9. K
10. K

FD: 2–3 KS / 1–2 KPS: 3–4 Pfleg.
SD: 1–2 KS / 1 KPS: 2–3 Pfleg.
ND: 1 KS od. 1 KPH od. 1 Med.-Stud.
    für 2 Gruppen (40 P.)

AGNES-KARLL-STIFTUNG
FÜR PFLEGEFORSCHUNG
Forschungsvorhaben zum
Pflegeprozess   (BMJFFG)

4.3
Seminarübersicht und Protokollbeispiele

4.3.1
Schulungsübersicht

Übersicht über interstationäre Schulungen im Rahmen der Interventionsphase im Projektkrankenhaus 2

Aufgeführt sind im Folgenden die Themenschwerpunkte, die jeweils für die Gruppe und die Gruppe B gelten.

Schulung 1

3 Tage
1. Einführung: Schwerpunkte und Ziele des Projektes
   Theoretisches Rahmenkonzept und Modelle des Forschungsprojektes.

2. Ergebnis der Basisuntersuchung
   Beobachtete Pflegepraxis und im Zusammenhang hiermit ausgewählte Methoden und Techniken ganzheitlich-rehabilitierender Prozesspflege, AEDL 1 bis 13
   Umsetzung anhand praktischer Beispiele
   Schwerpunkte: «Bewegen», «Kommunizieren», «sich pflegen», «Essen und trinken», «sichere Umgebung», «mit existentiellen Erfahrungen umgehen»

Schulung 2

3 Tage
1. Arbeitsorganisation und Pflegekontinuität Probleme und Möglichkeiten:
   – Erkenntnisse und Methoden im direkten Pflegebereich
     (Schwerpunkte AEDL 2, 4, 5, 7)
   – Kongruenz und Kontinuität in der Pflege
   – Zusammenhänge zw. Pflegeorganisation und Pflege
   – Hauptaufgaben- und Verantwortungsbereiche der Pflege
   – Zusammenarbeit zwischen Pflegenden, KrankengymnastInnen ÄrztInnen, SprachtherapeutInnen und SozialarbeiterInnen

   Patientenorientierte Arbeitsorganisation und Ressourcenplanung
   – Entwicklung einer modifizierten Bezugspersonenpflege
   – Analyse und Anpassung von Arbeitsabläufen
   – Koordination von Aufgaben mit den anderen Diensten im Krankenhaus

   Hilfen zur Sicherung der Pflegekontinuität bis zur Entlassung des Patienten
   – Nachklinische Situation von Patienten, Angehörigen und Pflegenden
   – Vorbereitung und Zusammenarbeit mit anderen Diensten in der häuslichen Versorgung nach der Entlassung
   – Pflegerische Aspekte unter Einbeziehung der AEDL 12 und 13

2. Ganzheitlich-rehabilitierende Methoden bei PatientInnen mit Kau- und Schluckstörungen

   Pflegeprozessdokumentation
   – Zusammenhänge zwischen theoretischem Rahmenkonzept und Prozessdokumentation
   – AEDL-Strukturbogen
   – Evaluation der eigenen Dokumentation

- Übungen zur Pflegedokumentation
- Formale und inhaltliche Anpassungsmöglichkeiten der Pflegeprozessdokumentation

Schulung 3

2 Tage   1. Patientenorientierte Arbeitsorganisation und Ressourcenplanung (Fortsetzung)
- Arbeitsabläufe am Tag und in der Nacht
- Dienstplangestaltung unter Einbeziehung der modifizierten Bezugspersonenpflege
- Koordination der Aufgaben und Arbeitsabläufe mit den anderen Diensten im Krankenhaus

2. Der Pflegeprozess von der Aufnahme bis zur Entlassung der PatientInnen
- Sicherung der Pflegekontinuität im nachklinischen Pflegebereich
- Vorbereitung und Absicherung der Verlegungssituation unter Einbeziehung der AEDL 12 und 13 in Abstimmung mit dem Sozialen Dienst.
- Anleitung und Beratung von persönlichen Bezugspersonen
- Anpassung bzw. Weiterentwicklung der Pflegeprozessdokumentation (Aufnahme- und Entlassungsberichte)

Schulung 4

1 Tag   1. Anpassung und Weiterentwicklung der Pflegeprozessdokumentation
- Pflegebedarfserhebung und Pflegeplan
- AEDL-bezogene Dokumentation

2. Rehabilitierende Methoden zur Bewegung und Berührung (Fortsetzung)

3. Kauen und Schlucken
Diagnostische und therapeutische Maßnahmen und ihre Anwendung im Pflegeprozess

Schulung 5

1 Tag   1. AEDL «Kommunizieren» im Zusammenhang mit «Atmen» und «Entspannen»
- Formen der Aphasie/Sprachstörungen bei PatientInnen mit Schlaganfall
- Probleme von Konzentration und Gedächtnis in ihren Auswirkungen auf die Pflegesituation
- Möglichkeiten und Methoden der Diagnosestellung und Behandlung
- Sprachtherapeutische Behandlung im stationären Alltag
- Integration sprachtherapeutischer Elemente in der Pflege
  - Sicherung der Kontinuität in der Pflegedokumentation
  - Bedeutung und Stellenwert von Bezugspersonenpflege in diesem Kontext

Schulung 6

1 Tag   1. Probleme/Bedürfnisse von PatientInnen mit Hemiparese/Hemineglect (vertiefende Bearbeitung)
- Theorie
- Selbstwahrnehmung/Fremdwahrnehmung
- Umgang mit den Problemen und Bedürfnissen der PatientInnen

2. Evaluation der bisherigen Veränderungsprozesse
   - Schwerpunkt: Prozessdokumentation anhand ausgewählter Praxisbeispiele
3. AEDL 2 «Sich bewegen»:
   - Systematische Integration in den Pflegeablauf
   - Vertiefung mit Übungen
4. AEDL 12:
   - Vertiefende Bearbeitung der Praxiserfahrung zur Anleitung und Beratung von persönlichen Bezugspersonen

Schulung 7

1 Tag

1. Prozessdokumentation
   - Auswertungen zur Pflegebedarfserhebung und zum Pflegeplan
2. Pflegeprobleme
   - Maßnahmen zur Problemprophylaxe und zu Problemlösungen in Bezug auf die AEDL 7 «Obstipation», «Inkontinenz» AEDL 1 «Desorientierung»
3. Sicherung der erreichten Projektergebnisse
   - Einführung neuer MitarbeiterInnen in das System ganzheitlich-rehabilitierender Prozesspflege (unter Verwendung der Stationshandbücher)
   - Gruppenarbeiten zu den Bereichen: Essen und Trinken/ Rehabilitierende Körperpflege/ Bewegung/Kommunizieren
   - Bearbeitung der Bilddokumentation zur ganzheitlich-rehabilitierenden Prozesspflege im direkten Pflegebereich

Schulung 8

1 Tag

1. Auswertungsgespräche über Veränderungen in der Pflegepraxis
2. Erfahrungen mit der Anwendung der Pflege bei anderen PatientInnen

Hinweise:
Gesamtzeitraum der Intervention: 6 Monate

Gesamtdauer der interstationären Schulungen: 14 Seminartage pro Gruppe

Stationsinterne Schulungen:
Die interstationären Schulungen werden komplementär zu stationsinternen Schulungen abgehalten.

Zu den stationsinternen Schulungen gehören:
- Kontinuierliche Einzel- und Gruppenschulungen in den Hauptaufgabenbereichen der Pflege
- Wöchentliche Pflegekonferenzen
- vier- bis sechswöchige Abteilungskonferenzen unter Teilnahme aller Berufsgruppen einschließlich der Ärzte

4.3.2
Planung der Interventionsphase

Planung der Interventionsphase:
15. Februar – 30. August

Absprachen mit den Projektstationen
17. Februar – 31. März

Intensive Schulungs- und Planungsphase

I. Interstationäre Schulung – Seminarschwerpunkte

1. Seminar (3 Tage)
   a) Ganzheitlich-rehabilitierende Prozesspflege im direkten Pflegebereich
   b) Zusammenhänge von Pflegeorganisation und Pflegekontinuität/Diskontinuität in ihren Auswirkungen auf Unabhängigkeit und Wohlbefinden von Patienten
   c) Wissen, Werten und Können in ihren Auswirkungen auf die direkte Pflege, die Pflegedokumentation und die Arbeitsorganisation

2. Seminar
   a) Analyse und Anpassung von Arbeitsabläufen. Entwicklung einer modifizierten Bezugspersonenpflege zur Förderung der Pflegekontinuität und Pflegequalität
   b) Ist-Analyse der Pflegedokumentation mit Hilfe des AEDL-Einschätzungs- und Analysebogens
   c) Die Schritte des Pflegeprozesses am Beispiel eines ausgewählten Patienten, inhaltliche und methodische Übungen
      – Erhebung (Bedürfnisse/Probleme/Ursachen/Fähigkeiten)
      – Zielsetzung
      – Maßnahmen
      – AEDL-orientierter Verlaufsbericht
      – Auswertung
      Einführende Diskussion zur Struktur der Pflegeprozessdokumentation

II. Interstationäre Begleitung
wöchentliche Planungsgespräche (Pflegekonferenzen)

III. Vorbereitende Informations- und Beratungsgespräche mit Pflegedienstleitung, Chefarzt, durch die Projektleiterin und Klinikoberschwester

April 1983:
Beginn der praktischen Umsetzung auf den Projektstationen
unter Anleitung und Beratung von M. Krohwinkel und E. Müller

Unterstützung bei Methoden der unabhängigkeitsfördernden Lagerung und der Molisation im Bett und außerhalb des Bettes E. L.

- Begleitung/Anleitung und Beratung auf Station 1 und 4
  Di., Mi., Do. einer jeden Woche (nach Absprache)

- Pflegegespräche (Pflegekonferenzen) mit praktischen Übungen
  Station 1: Mi.
  Station 4: Do.
  (an diesen Tagen sollten, wenn möglich, verkürzte Übergaben stattfinden)

Schulungstermine im April
Zwei Nachmittage pro Gruppe
Gruppe I: 10./11. April, 14–18 Uhr
Gruppe II: 26./27. April, 14–18 Uhr

Inhaltliche Schwerpunkte
Gruppe I: Pflegedokumentation
  – Stammblatt
  – Entlassungsbericht
  – Pflegeplan

Gruppe II: Standardisierte Pflegepläne
  Schwerpunkte: Ess-, Kau- und Schluckstörungen
                Bewegungsstörungen (Hemiplegie)

Wichtiger Hinweis
Alle Punkte werden mit der Pflegedienstleitung beraten. Alle den ärztlichen Dienst betreffenden Punkte werden zunächst mit dem Chefarzt und den Oberärzten abgestimmt.

M. Krohwinkel

4.3.3
Beispiel eines Protokolls zu einer Pflegekonferenz in einem Projektkrankenhaus

Pflegekonferenz, Station 1 und 4,
erste Ergebnisse

Veränderungen/Wünsche (teilweise schon realisiert)

1. Patientenorientierte Arbeitsorganisation durch
   - *Bezugspersonenpflege:* d. h. Zuständigkeit und Verantwortung von Pflegenden für bestimmte Patienten von der Aufnahme bis zur Entlassung (primäre und sekundäre Bezugspersonen) → Wie führt der Weg dorthin? (Station 4)
   - *Zimmerzuweisung* für Pflegende wochenweise
   - Auch «A-Seite» (Station 1) halbieren. Das heißt für den Dienstplan:
   3 examinierte Pflegende im FD (x)
   3 examinierte Pflegende im SD (o).
   Wieviele Pflegende im ND?
   (1 examinierte Pflegende pro Schicht ist für SchülerInnen/ZDL/Praktikanten/PflegehelferInnen untragbar → Stationen 1 und 4)
   - Patienten mit Schlaganfall in Zimmer unterbringen, die genügend Platz lassen für mobilisierende Behandlung und Pflege (z. B. konkret, dass nicht 3 Patienten dieser Gruppe in einem 3-Bettzimmer untergebracht werden sollten).
   - *Planung und Zuordnung der Außenarbeiten,* zum Beispiel
     - Wöchentliche Zuweisung von sogenannten «Nebenaufgaben» (Bestellung von Material, Aufräumarbeiten etc.) nach dem Prinzip, wer diese neben den pflegerischen Aufgaben zusätzlich leisten kann (Stat. 4).

2. Arbeitsabläufe patientenbezogen gestalten
   - Patienten auch nach ihren zeitlichen Gewohnheiten zur Körperpflege befragen, damit sie nicht in den letzten Stunden der Nacht gewaschen werden müssen, sondern über den Tag verteilt (Station 1).
   - Möglichkeiten zur unterstützenden Körperpflege ausbauen (Station 4).
     - Von der «Versorgenden Pflege» hin zur «Aktivierenden/Unabhängigkeit fördernden Pflege».
   - Koordination von Lagerung und «Essen und trinken» (Station 4).
     - Vor der Verteilung des Essens (z. B. während des morgendl. Bettens) bettlägerige Patienten auf dem Rücken lagern und Polsterung unter die Knie.
     - Beim Essenverteilen die Patienten hochsetzen.
     - Personalfrühstück in 2 Gruppen organisieren, damit sogenannter Außendienst nach dem Patientenfrühstück Patienten lagern kann.
     Vorteile:
       - Pflegekontinuität ist höher;
       - Personalfrühstück ist störungsfreier.
     Nachteile:
       - Geht auf Kosten der Gruppengemeinschaft.
   - Pflegeplanung am Beispiel von Patienten mit Schlaganfall
     - Wege zur Realisierung sind Inhalte zur Schulung 2 (und folgende).

Zeitliche und strukturelle Veränderungen der Übergabe
- «Kleine Übergabe» (Station 4, 12.15 h) wurde immer umfangreicher – jetzt aufgegeben
- zugungsten der regulären Übergabe, die ab 12.30 Uhr stattfindet
  Vorteile:
  - Mittagsruhe für Patienten
  - Kaffeezeit für Patienten ist früher
  - dadurch mehr Zeit für patientennahe pflegerische Aufgaben am frühen Nachmittag.

Mehr Zeit für die Pflege gewinnen durch:
- Straffung der Visitenzeiten für Pflegende.
- Zeitliche Konzentrierung der Visiten-Schreibarbeiten; Schwerpunkt: pflegerelevante Schreibarbeiten.
- Visite auf beiden Seiten nicht mehr gleichzeitig, sondern nacheinander. (Station 1).
- Telefondienste u. «Laufburschentätigkeiten» bes. für ÄrzteInnen reduzieren (sind über Piepser erreichbar) (Station 1).
- Reduzierung der Zuarbeitszeiten für andere Dienstleistungsbereiche.
- Sortieren von Krankenakten durch Mediziner/-innen im praktischen Jahr.
- Umstellung der Speisenverteilung auf Tablettsystem (Sommer 1989).
- Umstellung des Bestell- und Anlieferungsverfahrens aus der Wäscherei (wann?).
- Bei Pflegekonferenzen/Übergaben Störungen weitgehend gering halten, z. B. durch Außendienst von ZDL oder Schüler/-innen.
- Dienstzeiten anderer Dienstleistungsbereiche auf Dienstzeiten im Pflegedienst optimaler abstimmen, z. B. Essenszeiten, Labor, Röntgen.

3. Geplante Pflege und Pflegedokumentation im Sinne von Prozesspflege – auch unter Integration der Physiotherapie und des Sozialdienstes (u. a.) durch:
   - Teilnahme an Übergabegesprächen 1-mal wöchentl. (KG).
   - Gemeinsames Erstellen von Lagerungs- u. Mobilisationsplänen, die am Patientenbett aufbewahrt werden (Pflegende und KG → mit Symbolen arbeiten; Entwurf wird für Schulung 2 vorbereitet).
     - Gemeinsame Lagerung und Mobilisation: Absprachen treffen.
     - Aktivierende Körperpflege- und Essenszeiten darauf abstimmen.
     - Absprachen über: «wie lange» sollen Patienten draußen sitzen und «wo»? (Flur, Krankenzimmer, Aufenthaltsraum).
   - Standort der *Pflegedokumentation* im Patientenzimmer, um Wege und Zeitspannen zwischen geplanter, durchgeführter und dokumentierter Pflege zu verkürzen.
   - Eigene Rubrik (und Farbe) in der Pflegedokumentation für KG (und Sozialdienst).
   - Verbesserung der Kooperation mit der Krankenhausseelsorge (Station 1).

4. Verbesserung der Beratung und Anleitung von Patienten und Angehörigen durch:
   - Schulung der Pflegenden in Gesprächsführung (auch: inhaltlich und zeitliche Planung von Anleitung – Station 4).
   - Kontinuierliche und nachvollziehbare Pflegedokumentation unter Integration der Erfassung der Patientensituation *vor* und *nach* dem Krankenhausaufenthalt.

- Soll auch beinhalten: Besuchern die Bedeutung von Ruhe- und Besuchszeiten für Patienten erklären (Station 4).
- Einplanung in den Arbeitsablauf.

5. Verbesserung der Beratung und Anleitung von SchülerInnen durch:
   - Primäre/sekundäre Bezugspersonen auf der Station
   - Mehr Nachvollziehbarkeit, was Patienten «dürfen» und was nicht.
   - Auch hier gilt: 1 examinierte Pflegende/Schicht ist untragbar.

6. Verbesserung der Kooperation zwischen Pflegedienst und ärztlichem Dienst durch:
   - Einladung, an Pflegekonferenzen teilzunehmen.
   - Information der Ärzte/-innen, welche Veränderungen weshalb angestrebt werden.
   - Gemeinsame Fortbildung mit Ärzten.
   - Bessere Koordination zwischen ärztl. Anordnungen und Pflege (Beispiel: tägliches Wiegen von Patienten – Messen der Ausfuhr).

7. Und noch etwas: **Zettelkiste**
   Sie soll die weiteren Ideen, Vorschläge und Wünsche *aller* auf Station Arbeitenden aufnehmen und wird zur Auswertung wöchentlich geleert.

Sachwortverzeichnis

A
ABEDL/AEDL 30, 89: s. auch Interview; Materialband
– Aktivitäten d. Lebens realisieren können 222
– Beziehungen sichern und gestalten können 231
– Kategorien 212, 220 f.
– kommunizieren können 225 f.
– mit existentiellen Erfahrungen d. Lebens umgehen können 233
– Pretests 62
– sich bewegen können 224
– sich bewegen und kommunizieren können 222, 224
– Strukturierungsmodell 30 ff., 241 f.
– Subkategorien 222
– Untersuchungsdesign 46
– vitale Funktionen aufrechterhalten können 222 f.
Aktivitätsindex nach Hamrin 64
Apoplexiekranke 21, 27, 87
Arbeitsorganisation, funktionelle 24
Arbeitsorganisation, patientenbezogene 24
Ausbildung 189

B
Bereichspflege 24
Bezugspersonenpflege, modifizierte 25
Bezugspersonenpflege, primäre 24, 37, 245 f., 426, 434

D
Datenerhebung, qualitative/Hauptuntersuchung s. Hauptuntersuchung
Datenerhebung/Untersuchung, qualitative 46
– Analyse/Dokumentation 47
– Pflegebereich, direkter/Pflegedokumentation 48
Dokumentationsanalyse, standardisierte/Design 48
– Auswertungsverfahren 50
– Datencodierung 49
– Vorüberlegung, methodische 48

E
Erfahrungen d. Lebens, existentielle s. AEDL
Expertenbefragungen 21

F
Forschungsstand/Aneignung 21
Fortbildung 189

G
Ganzheitlichkeit, dynamische 213

H
Hauptuntersuchung 67
Hauptuntersuchung/Arbeitsorganisation, Rahmenbedingungen 147
– Arbeitsablaufplan 156 f.
– Arbeitsorganisation, patienten/-personalorientierte 154
– Aufgaben/Verantwortungsbereiche 148, 160
– Belegungsplan 159
– Managementmodell 148, 160
– Mitarbeits-/Koordinationsaufgaben 149
– Pflege, direkte/Veränderungen, qualitativ/quantitativ 152
– Schlussfolgerungen 161
– Überbelegung/Unterbesetzung 158
– Vergleich Basis-/Postinterventionsuntersuchung 152
– Zeitmessung Mitarbeit 150 f., 153
Hauptuntersuchung/Datenanalyse/-erhebung, qualitative 69
– Aspekte, ethische 72
– Beobachtungszeiten/-konstellation 70
– Datenerhebung/-dokumentation 70
– Durchführung 73
– Untersuchende 72
– Untersuchungsgruppen/-phasen 69
Hauptuntersuchung/Dokumentationsdaten, standardisierte 99
– Dokumentationsformen 100
– Dokumente/Fragen/Untersuchungsdimensionen 99
– Ergebnisse Krankenhausprojekt 1 102
– Ergebnisse Krankenhausprojekt 2 118
– Ergebnisvergleich Krankenhausprojekte 113
    – Aufnahme-/Entlassung 141
    – Basisuntersuchung 133
    – Veränderungen 137
– Schlussfolgerungen 144
Hauptuntersuchung/Ergebnisse, qualitative 77
– Basisuntersuchung Arbeitsorganisation, Pflegedokumentation, Ressourcen 82
– Basisuntersuchung Pflege, direkte 77
– Basisuntersuchung Pflege, nachklinische 83

- Maßnahmen, rehabilitierende/Integration 92
- Pflegeplan/Beispiele 96
- Prozesspflege/Indikatoren 91
- Prozesspflege/Kategorien 93
- Schlussfolgerungen 98
- Veränderungsprozesse Apoplexiekranke 87
- Veränderungsprozesse Aufnahme bis Entlassung 86
- Veränderungsprozesse Pflegeverhalten AEDL-Bereich 89
- Vergleich Basis/-Postinterventionsuntersuchung 85

Hauptuntersuchung/Intervention s. Interventionsprojekt
Hebe-/Tragetechniken 172
Hilfeleistung, primäre pflegerische 33 f.

I

Interesse, primär pflegerisches 32, 34
Interventionsprojekt 163
Interventionsprojekt/Konzeption, methodisch-didaktische 163
- Erfahrungslernen, reflektierendes 166
- Hauptebenen 164
- Prozessphasen 165
- Schulungen, interstationäre 167
- Seminare, praxisbegleitende 166
- Veränderungsprozesse/Grundbedingungen 165

Interventionsprojekt/Schwerpunktumsetzung 168
- Arbeitsorganisation, patienten-/pflegeorientierte 186
- Aus-/Fort-/Weiterbildung 189
- Hebe-/Tragetechniken 172
- Lagerungen, physiologische/unphysiologische 169, 171, 173, 174 ff.
- Lernprozesse Pflegebereich, direkter 168
- Pflegeprozessdokumentation 181
- Pflegeverlaufbericht 182 ff.
- Problemdarstellung 169
- Rahmenkonzept, theoretisches 168

Interventionsprojekt/Zusammenfassung, Empfehlungen 191
- Entwicklung/Umsetzung 191
- Ergebnisse, empirische 191
- Übertragbarkeit Methoden/Konzepte 194

Interview Krohwinkel, Monika 205
- ABEDL/Aktivitäten d. Lebens realisieren können 222
- ABEDL/Beziehungen sichern und gestalten können 231
- ABEDL-Kategorien 212, 220 f.
- ABEDL/kommunizieren können 225 f.
- ABEDL/mit existentiellen Erfahrungen d. Lebens umgehen können 233
- ABEDL/sich bewegen können 224
- ABEDL/sich bewegen und kommunizieren können 222, 224
- ABEDL-Strukturierungsmodell 241 f.
- ABEDL-Subkategorien 222
- ABEDL/vitale Funktionen aufrechterhalten können 222 f.
- Aufnahme-/Übernahmesituation 239
- Beziehungen, soziale 206, 229, 231
- Beziehungen, soziale/Bereiche, soziale 220
- Bezugspersonen, persönliche 216
- Bezugspersonenpflege 245 f.
- Diskontinuität/Kontinuität 209
- Empathie/Kongruenz 207, 219
- Entwicklung Prozesspflege, fördernde 205
- Entwicklungs-/Lebensprozesse 217
- Erfahrungen, existentielle/Lebensaktivitäten 206, 209
- Erfahrungslernen, reflektierendes 211
- Fähigkeit/Ressourcen 216
- Forschungsmethodologie 210
- Ganzheitlichkeit, dynamische 213
- Gesamtüberblick 207
- Gesundheits-/Krankheitsentwicklung 217
- Grundlagen, theoretische 207
- Handlungen, primär pflegerische 218
- Inkongruenz/Kongruenz 209
- Kategorien/Pflege, defizitär-versorgende 255
- Kategorien/Prozesspflege, fördernde 256
- Kernaussage 219 f.
- Kontakte 229, 231
- Kontext Pflegeprozess/Prozesspflege, fördernde 237
- Konzeptionen/Konzepte, zentrale 212
- Literatur 255
- Offenheit 214
- Orientierung zur Person/Desorientierung 225
- Pflege, defizitär-versorgende 255
- Pflege, familienorientierte 216
- Pflegeanamnese 238
- Pflegedurchführung/-verlaufsbericht 240
- Pflegeevaluation 240
- Pflegemanagementmodell 241, 244
- Pflegeplanung 239, 247, 249
- Pflegeprozess/Phasen 238
- Pflegetheorien 208
- Phänomenologie 207
- Praxisfelder 205
- Prioritätsorientierung 214
- Qualitätsentwicklung 247, 250
- Qualitätsentwicklungsmodell 253 f.
- Rahmenmodell 215
- Schulungen 211
- Sinnbezogenheit 214
- Symbolischer Interaktionismus 208
- Synergie/Wechselwirksamkeit 214
- System Prozesspflege, fördernde 211
- Systemtheorien 208
- Verhalten, kommunikativ-förderndes 218
- Verhaltensdimensionen, pflegerische 209
- Wechselwirkungen/Zusammenhänge 207
- Weiterentwicklung 210
- Ziele/Ziele, übergeordnete 218

L

Lagerungen, physiologische/unphysiologische 169, 171, 173, 174 ff.
Lebensaktivitäten s. AEDL
Lernprozesse 168
Literatur 197

M

Managementmodell 38, 424; s. auch Interview
Materialband/Dokumentationsanalyse, qualitative 317
– AEDL-Modell 318
– Aufnahme-/Entlassungssituation 345
– Daten Entlassungsbericht, ärztlicher 378
– Pflegemaßnahmen, ganzheitlich-rehabilitierende AEDL-bezogen 319
– Pflegemaßnahmen, rehabilitierende patientenbezogen 328
Materialband/Inhaltsverzeichnis 259, 261
Materialband/Intervention 393
– Arbeitsabläufe/Neustrukturierung 425
– Arbeitsabläufe Pflegeteam 427
– Arbeitsorganisation/Koordination 424
– Aufgaben/Verantwortung Leitfragen 425
– Bezugspersonenpflege 426
– Bezugspersonenpflege/Planung 434
– Dokumentationsformulare/Beispiele 411
– Managementmodell 424
– Pflegedokumentation Leitfaden Handhabung 394
– Pflegekonferenz Projektkrankenhaus 441
– Planung Interventionsphase 439
– Protokollbeispiel/Seminarübersicht 436
– Prozesspflegedokumentation 394
– Schulungsübersicht 436
Materialband/Untersuchungsmethoden, Instrumente 277
– AEDL-Erhebung, Kennzeichnung 280
– AEDL-Variablensatz, reduzierter 292
– Codiermanuale I und II 295
– Codiersheets Pflegeprozessdokumentation 312
– Dokumentationsanalyse, standardisierte 292
– Erhebungsinstrumente Pflege, direkte 278
– Untersuchung, qualitative 278
– Verhaltensmuster Abhängigkeit-/Unabhängigkeitsentwicklung 290
Materialband/Zielsetzung, Schwerpunkte/Vorgehensweise 263
– Erhebungsbogen Auswahl Krankenhäuser 264
– Erstinformationen Projektkrankenhäuser 269
– Hauptuntersuchungsebenen 273
– Kooperationsaufgaben Projektkrankenhäuser 269
– Patientenpopulation 274

P

Pflege, funktionelle 24
Pflege/Hauptaufgaben, Verantwortung 37
Pflege, kontinuierlich/diskontinuierlich 24
Pflegemanagement/-modell 37f.
Pflegemethodik 33
Pflegeprozess im Krankenhaus 35
– Evaluation/Feedback 36
– Pflegebedarfserhebung/Zielsetzung 36
– Pflegedokumentation 37
– Prozessphasen 36
Pflegeprozessdokumentation 23, 37
Pretests/Vorstudien, explorative 55
– AEDL-Erhebung/-Analyse 62
– Aktivitätsindex nach Hamrin 64
– Beratungsbedarf 61
– Codiermanuale/Anpassung 66
– Erprobung/Exploration Untersuchung, qualitative 55
– Kategorienbildung, erste 57
– Pflege/Arbeitsorganisation, pflegerische 61
– Pflegehandbuch 62
– Pflege/Pflegedokumentation 60
– Pflegedokumentationsanalyse, standardisierte 64
– Tiefeninterviews, problemorientierte 61
– Untersuchungsinstrumente 62
– Verhalten, abhängigkeits-/unabhängigkeitsförderndes 56
– Vorgehen/Zielsetzung 55
Primary Nursing 24, 37, 245f.
Prozesspflege, fördernde/Interview Krohwinkel 205
Prozesspflege, fördernde/System 211
Prozesspflege, fördernde/Überblick 207
Prozesspflege, ganzheitlich rehabilitierende 19
– Einleitung 17
– Hauptuntersuchung 67
– Literatur 255
– Materialband 259
– Rahmenkonzept, theoretisches 21
– Rahmenmodell 32f.
– Untersuchungsgrundlagen 21

Q

Qualitätsentwicklung 247, 250; s. auch Interview
Qualitätsentwicklungsmodell 253f.

R

Rahmenkonzept, theoretisches 21, 28
– AEDL-Strukturierung 30
– Arbeitsorganisation, pflegerische/Prozesseffektivität 24
– Auswertungsschwerpunkte/Vorgehen 21
– Expertenbefragungen 21
– Handeln/Werte/Wissen 25
– Kontext Prozesspflege 37
– Literaturanalyse 22
– Managementmodell 38
– Pflegeprozessdokumentation 23
– Rahmenkonzept/Umsetzung Pflegeprozess 35
– Rahmenmodell 32, 34
– Schlüsselkonzepte 29
– Untersuchungen Apoplexiekranke 27
– Untersuchungen, empirische/Ergebnisse 23
– Untersuchungen, empirische/Schlussfolgerungen 28
Rahmenmodell Prozesspflege 32, 34

S

Schlüsselkonzepte Pflege 29
– Gesundheit 30
– Handlungsprozess, pflegerischer 30
– Personen 29
– Umgebung 29
Schweizer Nationale Studie 23

U

Untersuchungen, empirische s. Rahmenkonzept, theoretisches
Untersuchungsdesign 41
- Arbeitsorganisation, patientenorientierte 45
- Dokumentationsanalyse, standardisierte 48
- Faktoren, intervenierende 46
- Felder 50 f.
- Gruppen 52
- Hauptuntersuchungsebenen 42
- Pflege, direkte 43
- Pflegedokumentation 44
- Phasen/Schwerpunkte 41
- Postinterventionsphase 46
- Pretests/Vorstudien s. Pretests
- Untersuchung, qualitative 46
- Ziele 41 f.

V

Verhalten, pflegerisches 25
- Dimension physisch-funktional 26
- Dimension willentlich-emotional 26
Vorstudien, explorative s. Pretests

W

Weiterbildung 189
WHO-Studie, multinationale 23

Z

Zielsetzung, primäre pflegerische 33 f.